全国中医药行业高等教育"十三五"创新教材

中医临床医学概论

（供医药类院校非临床医学专业用）

主　审　曹洪欣（中国中医科学院）

主　编　张明雪（辽宁中医药大学）

副主编　薛博瑜（南京中医药大学）

　　　　任东林（中山大学）

　　　　黄丽辉（首都医科大学）

　　　　吴力群（北京中医药大学）

中国中医药出版社

·北　京·

图书在版编目（CIP）数据

中医临床医学概论/张明雪主编.—北京：中国中医药出版社，2017.2（2025.1重印）

全国中医药行业高等教育"十三五"创新教材

ISBN 978 - 7 - 5132 - 3935 - 6

Ⅰ.①中…　Ⅱ.①张…　Ⅲ.①中医临床 - 高等学校 - 教材　Ⅳ.①R24

中国版本图书馆 CIP 数据核字（2016）第 317747 号

中国中医药出版社出版

北京经济技术开发区科创十三街31号院二区8号楼

邮政编码　100176

传真　010 - 64405721

唐山市润丰印务有限公司印刷

各地新华书店经销

开本 787 × 1092　1/16　印张 22.25　字数 528 千字

2017 年 2 月第 1 版　2025 年 1 月第 8 次印刷

书号　ISBN 978 - 7 - 5132 - 3935 - 6

定价　69.00 元

网址　www.cptcm.com

服 务 热 线　010-64405510

购 书 热 线　010-89535836

微信服务号　zgzyycbs

微商城网址　https://kdt.im/LIdUGr

官方微博　http：// e. weibo. com / cptcm

天猫旗舰店网址　https://zgzyycbs.tmall.com

全国中医药行业高等教育"十三五"创新教材

《中医临床医学概论》编委会

主　　审　曹洪欣（中国中医科学院）

主　　编　张明雪（辽宁中医药大学）

副 主 编　薛博瑜（南京中医药大学）

　　　　　任东林（中山大学）

　　　　　黄丽辉（首都医科大学）

　　　　　吴力群（北京中医药大学）

编　　委　（以姓氏笔画为序）

　　　　　刘　宁（辽宁中医药大学）

　　　　　刘　静（中国中医科学院）

　　　　　李　京（辽宁中医药大学）

　　　　　李　蕾（中国中医科学院）

　　　　　苏　丹（中山大学）

　　　　　陈经宝（广州中医药大学）

　　　　　周婉瑜（中国中医科学院）

　　　　　郝宏文（北京中医药大学）

　　　　　秦　有（广州中医药大学）

　　　　　莫　蕙（南京中医药大学）

　　　　　霍婧伟（北京中医药大学）

编写说明

　　随着近年来高等中医药院校办学规模的扩大，许多院校相继设置了部分非医学类本科专业。为了适应我国高等中医药教育的发展，辽宁中医药大学等全国多所中医药院校和中国中医科学院的专家学者共同编写了《中医临床医学概论》，希望借此为非中医类专业本科生提供一部简明易学的中医临床医学入门教材，同时也可供中药学、护理学、临床医学等专业，以及西学中人员和其他中医爱好者使用。

　　本教材包括中医内、外、妇、儿、眼、耳鼻喉科各专业学科，分别介绍各科常见病的病因病机、诊断依据、辨证施治、临证备要，力求使学生系统地掌握中医临床医学基础理论和基本实践技能，从而为未来从事临床相关的工作奠定扎实基础。

　　本教材是在辽宁中医药大学领导、相关职能处室领导的亲切关怀和帮助下完成的。本教材编写的具体分工如下：绪论和中医内科部分由张明雪、薛博瑜、刘宁、李京编写，中医外科部分由任东林、陈经宝、秦有、苏丹编写，中医妇科部分由莫蕙编写，中医儿科部分由吴力群、郝宏文、霍婧伟编写，中医眼科部分由周婉瑜编写，中医耳鼻喉科部分由黄丽辉、刘静、李蕾编写。全书由主编单位辽宁中医药大学统稿。曹洪欣教授在百忙之中主审全书，对教材的编写内容提出了许多宝贵意见，在此一并致谢。由于初次编写非中医类专业的临床医学教材，在编写内容及体例方面定有挂一漏万之处，欢迎各位专家、师生批评指正，以便再版时修订提高。

《中医临床医学概论》编委会

2016 年 12 月

目　录

绪 论

中医学是研究人体生理病理、疾病诊断与防治，以及摄生康复的一门传统医学科学，其以中医药理论与实践经验为主体，研究人类生命活动中健康与疾病转化的客观规律，探索预防、诊断、治疗、康复和保健的科学方法和手段。中医学以阴阳五行作为理论基础，将人体看成气、形、神的统一体，通过望、闻、问、切四诊合参的方法，探求病因、病性、病位，分析病机及脏腑经络、气血津液的变化，判断邪正消长，进而识别疾病及证型，遵循辨证论治原则，采用"汗、吐、下、和、温、清、补、消"等治法，运用中药、针灸、推拿、拔罐、气功、食疗等多种治疗手段，使人体达到阴阳平衡而康复。

中医理论源远流长。在几千年的医学实践中，中医学源于临床，服务于临床，在临床中不断深化对健康与疾病的认识。战国两汉时期，《黄帝内经》（《内经》）、《难经》《神农本草经》《伤寒杂病论》等经典著作，对病因、病机、诊法、治则、治法、方药等方面进行了系统论述，其整体观念、辨证论治、方证对应的理念构建了中医临床思维范式，对中医临证产生了深远的影响。晋唐时期，荟萃方药的临证医药著作良多，专科专书专篇开始出现，如《脉经》总结了脉诊的理论与方法，《诸病源候论》论述了内、外、妇、儿等67种疾病的病源证候，《千金要方》《千金翼方》《外台秘要》等综合方书在海内外有广泛影响。金元时期，随着对实用经验的总结和理论探索，开启了中医药学术争鸣的局面，所谓"医之门户分于金元"。"金元四大家"刘完素、张从正、李东垣和朱丹溪各擅寒凉、攻邪、补土、滋阴治法，丰富了中医辨治理论。明清时期，临证各科得到了更为充分的发展，如内科治疗中薛己主温补脾肾，张景岳推温补肾阳，李中梓主张脾肾互济同治，赵献可尚保养"命火"，王清任创活血逐瘀；温病学派创立了外感热病治疗的辨证体系，提倡养阴透邪的治法；外科则分"正宗派""全生派""心得派"；妇产科、儿科、眼科、喉科、针灸、养生等学科亦多有成就。《本草纲目》标志着中药学的又一次科学性总结，对医学和自然科学做出了极大的贡献。中西汇通医派则取西医之长而补益中医。20世纪50年代起，在党和国家的重视下，中医学焕发了新的生机，对历代医家学术思想和临床经验进行了梳理和总结，中医临床家不断汲取现代医学科学成果，更好地为临床实践服务，同时又促进了中医学的迅速发展。其中病证结合、方证相应的思维方法为中医学认识和治疗复杂疾病提供了新的思路。

在数千年的临床实践中，中医临床经历了实践——认识——再实践——再认识的规律，临证经验凝结着对基础理论、诊法、治则治法、方药的深刻把握。其中，对中医理论的认识主要研究人的健康和疾病的特征及健康与疾病相互转化的规律，包括中医基础理论如阴阳五行、脏腑经络、病因病机、治法治则；中医诊断如望、闻、问、切四诊方法，八纲辨证、脏腑辨证、六经辨证等辨证方法；中药学如中药基本理论和各种中药的性能、功效、应用方法；方剂学如方剂的基本理论和各种方剂组方原则、功效、适应证等。中医临床主要研究疾病的病因病机和辨证论治规律，包括对内、外、妇、儿等各科疾病的因机证治、养生调摄。

中医临床概论是介绍中医临床各科主要病证的病因病机、辨证论治规律的一门课程。针对中药学、药理学、医学信息工程等非临床类专业本科学生既需了解中医临床各科疾病一般诊疗知识，又有较为繁重的本专业学习任务的特殊性，本课程概要介绍中医临床各科主要疾病的证候特征、病因病机、诊断要点、辨证论治原则和代表方药基本内容。全书分中医内科疾病、中医外科疾病、中医妇科疾病、中医儿科疾病、中医五官科疾病五个部分，体现了基础理论与临床实践的相互联系，并与执业医师、执业药师资格考试所要求掌握的知识相结合。相信本书的面世，能够为我国高等医学院校非临床类专业人才培养和教学，提供一本系统、简明教材。同时，本书也可作为其他需要掌握中医临床基本知识的进修、培训、自学人员的参考书。

第一章　中医内科病证

第一节　概　述

一、中医内科学的特点和内容

中医内科学是以中医理论为指导，研究人体内脏疾病，阐述中医内科常见病证的病因病机及辨证论治规律，并采用传统中医药治疗方法为主的一门临床学科。

中医内科学是一门综合基础理论，密切联系实践的临床课程，系统地反映了中医辨证论治的特点，因而是中医学科的主干课程，也是临床其他各科的基础。

中医内科疾病的病种多、范围广。最早对内科病证进行分类的是《黄帝内经》，如按病机、病位分类，其中"病机十九条"便是典型的例子。《伤寒杂病论》则按病因病机分为外感热病和非外感热病，即伤寒、杂病两大类，一直为后世医沿用。《诸病源候论》按病因、病位、症状分类，把各种疾病分门别类。《三因极一病证方论》以病因为分类依据，将疾病归为内因、外因、不内外因三类。从指导临床实际应用来看，内科疾病的分类主要以病因为依据，分为外感性疾病和内伤性疾病两大类。外感性疾病包括伤寒六经病证、温病卫气营血、三焦病证，主要是按六经、卫气营血、三焦的病理变化进行证候归纳；内伤性疾病包括脏腑经络病证、气血津液病证，主要是以脏腑、经络、气血津液的病理变化进行证候归类。按照比较简明的分类，目前可以将除伤寒、温病之外的部分外感病证和内伤杂病按五脏系统分为五大类，即肺系病证、心系病证、脾（胃）系病证、肝（胆）系病证和肾系病证，其中以内伤杂病为主。

中医内科病证的命名原则主要是以病因、病机、病理产物、病位、主症、体征为依据。如以病因命名的中风、中暑；以病机命名的郁证、痹证、厥证等；以病理产物命名的痰饮等；以病位命名的胸痹、肾着、肺痿等；以主要症状命名的咳嗽、喘证、呕吐、泄泻、眩晕等；以主要体征命名的黄疸、积聚、水肿、鼓胀等。由于中医对疾病的认识方法不同，对疾病的命名有其自身的固有特点，大部分是以临床症状和体征进行命名，与西医学有明显的差异。但在几千年的医疗实践过程中，这种传统的命名方法已具有确定的含义，在中医内科理论的指导下，逐步形成了与病名相应的病因病机、临床特点、类证鉴别、发展演变、转归预后的系统认识，以及辨证论治的具体治法、方药和预防调护，迄今仍有效地指导临床。

中医内科外感疾病的病因为六淫、疠气等外邪，发病常与季节有关，起病较急，病邪多由皮毛、口鼻而入，由表传里。外感疾病多具有季节性、传变性，若兼夹疠气、疫毒，则具有传染性、流行性。如黄疸中之急黄病因外感湿热疫毒，发病急骤，初起虽有短暂表证经过，但邪毒迅即由表入里，而现热毒炽盛，充斥三焦，甚则深入营血，内陷心肝，其来势凶猛，传变迅速。内伤杂病的病因主要是病后体虚及饮食、劳倦、情志所伤，皆可导致脏腑失和、气血阴阳失调。其特点是多脏腑相关、多因素相加、多病性复合、多病证杂见。在病情演变过程中，往往出现寒热虚实错杂的证候，并可多病重叠。如肺痨初起病位在肺，久则肺损及肾，肺脾同病，终致肺、脾、肾三脏交亏，病情重笃；喘证病因有外感、内伤两端，病理性质有虚实两类，可由多种因素诱发和加重，在反复发作过程中，常因正虚感邪、寒郁化热，而表现表寒里热、上实下虚的证候；咳嗽久延，可以致喘，亦可因肺虚气不布津，停而为饮，聚而成痰，导致痰饮伏肺，而见咳、痰、喘并存。

二、中医内科学发展概况及展望

中医内科学的形成和发展，经历了漫长的过程。殷商的甲骨文中，已有关于疾病方面的记载，如"疾首""疾腹""疾言""疟疾""蛊"等；作为主要治疗方法之一的"汤液"，传说由商代的伊尹创制。西周时期则有"疾医"，可谓是最早的内科医师。春秋战国时期，出现了《五十二病方》《足臂十一脉灸经》《阴阳十一脉灸经》等医学著作。始于战国而成书于西汉的《黄帝内经》对内科疾病分别从脏腑、经络、气血津液等生理系统，风、寒、暑、湿、燥、火等病因，以及疾病的临床表现特点来加以认识，为后世内科疾病的分类与命名打下了基础，其最显著的特点是体现了整体观念和辨证论治。东汉张仲景著《伤寒杂病论》，提出了包括理、法、方、药等比较系统的辨证论治的理论体系，使《黄帝内经》辨证论治的思维方法与临床实践密切结合起来。后经王叔和整理，成为现存的《伤寒论》和《金匮要略》两书。前者以六经辨证来概括、辨识外感时病，对外感病证的发生、发展、预后、治疗做了精辟的论述；后者以脏腑病机来概括、辨识内伤杂病，对多种杂病的病因、病机、证候、治法做了论述。辨证论治体系的确立为中医内科学的发展奠定了基础。

晋朝王叔和著《脉经》十卷，使脉学理论与方法系统化，对内科的诊断起了很大的作用。葛洪著《肘后方》，记载了许多简便有效的方药，如用海藻、昆布治疗瘿病，用槟榔驱寸白虫，用青蒿治疗疟疾，该书对肺痨、天花、麻风等病亦有较深认识。隋代巢元方编著的《诸病源候论》是现存最早的一部中医病因病理学专著，其中记载内科疾病一千余种，且对其病因病机多有阐述，形成了病源学说，如明确提出瘿病的发生与水土和情志有关；指出各种淋证的病因是"由肾虚而膀胱热故也"等。唐代的《千金要方》和《外台秘要》所载内科病证的治疗方法更是丰富多彩，如《千金要方》肯定了《神农本草经》用常山、蜀漆治疗疟疾，继《金匮要略》之后提出用苦参治疗痢疾等，其创制的温脾汤、苇茎汤、犀角散则是治疗内科疾病常用的名方良剂。宋代的《太平圣惠方》《圣济总录》是国家颁行的大型方书，收载了大量的内科方药。陈无择的《三因极一病证方论》对病因学说有所发展，在病因上首分内因、外因、不内外因三类。金元时期最突出的医学家代表是刘完素、张从正、李东垣、朱丹溪，被后世称为"金元四大家"。刘完素倡火热而主寒凉；张从正治病力主攻邪，善用汗、吐、下三法；李东垣论内伤而重脾胃，首创脾胃内伤学说；朱丹溪创"阳常有余，阴常不足"之说，而主养阴。至此，中医内科学体系已初步形成。

明清以后，中医内科学日益充实、发展。王纶著《明医杂著》，提出"外感法仲景，内伤法东垣，热病用元素，杂病用丹溪"，是对当时内科学术思想的一个很好总结。王肯堂的《证治准绳》、张介宾的《景岳全书》、秦景明的《症因脉治》等著作，对内科的许多病证都有深刻的认识，尤其是《景岳全书》，更有自己的独特见解，如提出"阳非有余，真阴不足"、阴阳互补学说等，对内科疾病的辨证论治做出了重要贡献。清代编著了大量的医学书籍，以内科为主体的有《图书集成医部全录》《医宗金鉴》《张氏医通》《沈氏尊生书》等。此外，简短实用的《证治汇补》《医学心悟》《类证治裁》《医林改错》《血证论》等，对中医内科学的发展起了很大作用。如王清任著的《医林改错》，论述了血瘀证和其他有关杂证，创用的血府逐瘀汤、补阳还五汤等补气活血方剂，至今仍有很高的实用价值。温病学说的形成和发展是中医内科学的一个巨大成就。继明代吴又可《温疫论》提出戾气致病的病因学说之后，清代叶天士著《温热论》，创立了温病卫气营血的辨证纲领；薛雪的《湿热条辨》专论湿热之邪所致温病；吴鞠通的《温病条辨》提出温病的三焦辨证，充实了内科热病体系。

新中国成立以来，中医内科学的发展进入了一个崭新的历史时期。国家对历代古典医籍和内科文献进行了搜集、整理、研究，出版了大批有价值的医学典籍。同时，注重总结古今中医内科学的理论和实践，编写出版了《实用中医内科学》等一批中医内科学专著。在保持中医特色、发挥中医优势这一思想的指导下，积极开展中医内科学科的研究工作。临床研究以现代难治病为重点，通过对冠心病、疟疾、肾病、肝病、脾胃病、肿瘤等疾病的研究，深化了病因病机认识，在诊断、辨证规范化和防治方法等方面也有较大的发展，提高了临床疗效；对中医内科急症如高热、中风、厥脱、血证、急腹痛等疾病的研究，在治疗方法和剂型改革方面成绩显著，肯定了通里攻下、活血化瘀、清热解毒、扶正祛邪等治疗方法对急症救治的疗效，研制出一批高效、速效、低毒、安全的急救中成药。近年来，运用现代科学理论和技术对中医内科学理论的研究，已开始向着微观的细胞、分子水平和宏观的系统论、场论两个方向发展，如对肾本质、血瘀证、阴虚证、阳虚证的研究等，都取得了进展，为实现中医现代化做了有益的探索。

三、中医内科学脏腑证候辨治概要

（一）心与小肠证候

1. 心气虚证

证候要点：心悸怔忡，胸闷不舒，气短自汗，活动后诸症加重，懒言乏力，面色㿠白，舌淡苔白，脉虚。以心悸怔忡和气虚证共见为临床特征。

治法方剂：治宜益心气，安心神。方用保元汤。

2. 心阳虚证

证候要点：心悸怔忡，胸闷不舒，气短自汗，形寒肢冷，心痛，浮肿，面色晦滞，舌淡胖，苔白滑，脉沉迟。以心气虚证和虚寒证并见为临床特征。

治法方剂：治宜温补心阳，通脉益气。方用桂枝甘草龙骨牡蛎汤。

3. 心阳暴脱证

证候要点：形体衰弱，爪甲青冷，胸闷胸痛，突然冷汗淋漓，四肢厥冷，呼吸衰弱，面色苍白，口唇青紫，神志模糊，甚者昏迷谵妄，水肿，舌淡或暗，脉沉细结代，或浮大无根。以在心阳虚的基础上，出现气脱亡阳证为临床特征。

治法方剂：治宜回阳救逆，益气固脱。方用参附汤。

4. 心脉痹阻证

证候要点：心悸不安，心胸窒闷而痛，痛如针刺，疼痛放射肩背、上肢内侧，时发时止，舌质紫暗见瘀斑、瘀点，脉涩。以心胸刺痛，兼见舌脉瘀血的表现为临床特征。

治法方剂：治宜活血化瘀，理气止痛。方用血府逐瘀汤。

5. 心血虚证

证候要点：心悸怔忡，少寐多梦，眩晕健忘，面白无华，心绪不宁，爪甲唇舌淡白，脉虚无力。以心悸怔忡和血虚证候共见为临床特征。

治法方剂：治宜滋养心血，安神宁志。方用养心汤。

6. 心阴虚证

证候要点：心悸怔忡，少寐多梦，虚烦，盗汗，手足心热，颧红，口干咽燥，舌红少苔，脉细数。以心血虚证和阴虚内热证并见为临床特征。

治法方剂：治宜滋阴降火，补心安神。方用天王补心丹。

7. 心火亢盛证

证候要点：心烦不寐，面赤口干，心胸烦热，溲赤便干，舌尖红绛，脉象洪数；或口舌生疮，或狂躁，神昏谵语，或吐血衄血，或肌肤红肿热痛，痈疮脓疡。以心烦不寐、口舌生疮、脉洪数等实火炽盛的症状为临床特征。

治法方剂：治宜清热泻火，安神宁志。方用泻心汤。

8. 痰迷心窍证

证候要点：神志呆钝，表情淡漠，或神识失常，胡言乱语，哭笑无常，或呈现一时性昏厥，甚或昏迷，舌苔腻或黄腻，脉弦滑。以神志障碍、舌苔腻、脉滑为临床特征。

治法方剂：治宜豁痰开窍。方用温胆汤。

9. 痰火扰心证

证候要点：壮热，呼吸气急，面红目赤，咳痰黄稠，喉间痰鸣，烦躁不安，神昏谵语，舌红苔黄腻，脉滑数。以壮热、痰盛、神昏为临床特征。

治法方剂：治宜清心降火，祛痰开窍。方用万氏牛黄清心丸。

10. 小肠实热证

证候要点：心烦咽痛，口渴，口舌生疮，小溲热涩灼痛，尿血鲜红，舌红苔黄，脉数。以上焦心经热盛及下焦小便热涩灼痛为临床特征。

治法方剂：治宜清热泻火，通利小便。方用导赤散。

11. 水气凌心证

证候要点：心悸咳喘，咳痰量多色白，胸满，不得平卧，头面浮肿，恶心纳差，眩晕，神疲乏力，舌苔白滑，脉弦滑。以心悸怔忡、咳喘、浮肿、苔白滑、脉弦滑为临床特征。

治法方剂：治宜温化水饮，振奋心阳。方用苓桂术甘汤。

（二）肺与大肠证候

1. 肺气虚证

证候要点：咳喘无力，遇劳加重，气少不足以呼吸，咳痰清稀色白，面色㿠白，声低懒言，神疲乏力，或自汗畏风，易感冒，舌淡苔白，脉虚弱。以咳喘无力，气少不足以息和气虚证为临床特征。

治法方剂：治宜补肺止咳，益气固表。方用补肺汤。

2. 肺阴虚证

证候要点：干咳无痰或痰少而黏稠，不易咳出，甚则咳痰带血，声音嘶哑，五心烦热，形体消瘦，口燥咽干，潮热盗汗，颧红，舌红少苔，脉细数。以肺系常见症状与虚热证并见为临床特征。

治法方剂：治宜养阴润肺，降火止咳。方用百合固金丸。

3. 风寒束肺证

证候要点：咳嗽，声音重浊，咳痰清稀色白，鼻塞，流清涕，头身疼痛，轻度发热恶寒，无汗，苔白或薄白，脉浮紧。以咳嗽、咳痰清稀色白和风寒表证并见为临床特征。

治法方剂：治宜疏风散寒，宣肺止咳。方用杏苏散。

4. 风热犯肺证

证候要点：咳嗽，咳痰质稠色黄，口燥咽干而痛，发热恶风，鼻塞流黄浊涕，舌尖红，苔薄黄，脉浮数。以咳嗽和风热表证并见为临床特征。

治法方剂：治宜疏风清热，宣肺止咳。方用桑菊饮。

5. 燥邪犯肺证

证候要点：干咳无痰或痰少而黏稠，不易咳出，甚则咳痰带血，口咽、唇、鼻、舌干燥，或发热，微恶风寒，头身疼痛，舌红苔白或苔黄欠润，脉数。以干咳少痰质黏稠和阴虚内热证，或见卫表失和证为临床特征。

治法方剂：治宜清燥润肺。方用桑杏汤。

6. 寒邪客肺证

证候要点：咳嗽，喘促，胸闷，痰液清稀色白，形寒肢冷不发热，舌淡苔白，脉迟缓。以突然发作的咳嗽气喘和里寒证并见为临床特征。

治法方剂：治宜温肺散寒，止咳平喘。方用华盖散。

7. 痰湿阻肺证

证候要点：胸闷咳嗽气喘，咳痰量多质黏色白易咳，甚则喉间痰鸣，舌淡苔白腻，脉滑。以咳嗽、痰多色白质黏易咳为临床特征。

治法方剂：治宜祛痰除湿，健脾止咳。方用二陈汤。

8. 饮停于肺证

证候要点：咳喘胸满，甚则倚息不能平卧，咳痰量多色白质稀如水，呈泡沫状，久咳则面目浮肿，或心悸气短，苔白腻，脉弦紧，或有发热、恶寒、头身疼痛等表证。以咳喘不能平卧和水饮内停的征象为临床特征。

治法方剂：治宜温肺化饮，平喘止咳。方用小青龙汤。

9. 热邪壅肺证

证候要点：咳嗽气喘，呼吸气粗，甚则鼻翼扇动，咳痰质稠色黄，口渴，汗出，壮热，烦躁不安，咯血，衄血，胸闷或痛，咳吐脓血痰，痰味腥臭，大便干结，小便短赤，舌红苔黄，脉滑数。以咳喘，痰黄稠和里实热证为临床特征。

治法方剂：治宜清热化痰，止咳平喘。方用泻肺散或千金苇茎汤。

10. 大肠湿热证

证候要点：身热，腹痛，里急后重，下利赤白黏冻脓血便，或泻下急迫，粪色黄而臭，肛门灼热，口渴，小溲短赤，舌红苔黄腻，脉濡数或滑数。或伴见恶寒发热或但热不寒。以下利黏冻脓血便，或黄色水样粪便，并伴有便次增多及湿热内蕴的表现为临床特征。

治法方剂：治宜清化湿热。方用葛根芩连汤。

11. 肠虚滑泻证

证候要点：泻下无度，或滑脱不禁，甚则脱肛不收，腹部隐隐作痛，喜温喜按，四肢不温，舌淡苔白滑，脉虚弱。以大便滑脱失禁伴阳虚阴盛的现象为临床特征。

治法方剂：治宜温补阳气，涩肠固脱。方用真人养脏汤、补中益气汤。

12. 大肠液亏证

证候要点：大便干燥，难以排出，甚则大便秘结，常数日一行，口咽干燥，或心烦，头昏，口臭，舌红少津，脉细涩。以大便干燥、难以排出和腹无胀痛为临床特征。

治法方剂：治宜养阴增液，润肠通便，即增水行舟。方用麻子仁丸。

13. 大肠燥结证

证候要点：腹满胀痛，拒按，烦躁，大便秘结或热结旁流，面赤，口唇干燥，口渴，日晡发热，小便短赤，舌质红，苔黄干燥，脉滑数。以腹胀痛拒按，便秘，日晡身热为临床特征。

治法方剂：治宜峻下燥结，泄热通便。方用大承气汤。

（三）脾与胃证候

1. 脾气虚证

证候要点：食欲不振，倦怠乏力，腹胀，进食尤甚，大便溏薄，肠鸣，肌肉消瘦，少气懒言，面色萎黄，或轻度水肿，舌淡苔白，脉濡缓。以腹胀，纳差，便溏之脾失健运和气虚证共见为临床特征。

治法方剂：治宜健脾和胃，补益中气。方用四君子汤。

2. 中气下陷证

证候要点：脘腹部胀闷下坠（胃下垂），进食尤甚，或便意频多，肛门坠重，或久泻久痢，肛门脱出，但无痛感，或小溲混浊如米泔或阴挺，兼见食欲不振，倦怠乏力，腹胀，进食尤甚，大便溏薄，少气懒言，面色萎黄，舌淡苔白，脉虚弱。以脏器下垂和脾气虚证共见为临床特征。

治法方剂：治宜补中益气，升阳举陷。方用补中益气汤。

3. 脾阳虚弱证

证候要点：腹胀，食欲不振，腹部疼痛，喜温喜按，泻下清稀，肢末不温，倦怠乏力，少气懒言，面色萎黄，或肢体困重，水肿，小便不利，或白带清稀量多，舌质淡或胖，边有齿痕，苔白滑，脉沉迟而弱。以脾气虚证，伴见寒象为临床特征。

治法方剂：治宜温阳健脾，散寒除湿。方用理中丸。

4. 脾不统血证

证候要点：大便下血，先便后血，尿血，肌衄（皮下出血），妇女月经量多，经漏，上述出血，血色暗淡质稀，兼腹胀，食后尤甚，食欲不振，大便溏薄，倦怠乏力，少气懒言，面色萎黄，舌淡苔白，脉细弱。以出血（以下部出血为多见）和脾气虚证共见为临床特征。

治法方剂：治宜补中健脾，固摄止血。方用归脾汤。

5. 寒湿困脾证

证候要点：脘腹胀闷痞满疼痛，口淡乏味，肢体沉重困顿，食欲不振，呕恶欲吐，大便溏薄，小便不利，肢体浮肿，口不渴，或妇女白带量多质稀，面色黄晦，或白睛、肌肤、颜面发黄，其色晦暗如烟熏，舌质淡胖、有齿痕，苔白腻，脉濡缓。以寒湿内盛和脾运失健为临床特征。

治法方剂：治宜散寒除湿，健脾温中。方用茵陈四逆汤。

6. 湿热蕴脾证

证候要点：脘腹胀满痞闷，不思饮食，恶心欲吐，头身困重，大便溏薄，小便短黄，或身面俱黄，色泽黄亮如橘子。口苦，厌油腻，肌肤瘙痒，或浮肿，身热不扬，舌质红，苔黄腻，脉濡数。以湿热内蕴和脾运化功能失调为临床特征。

治法方剂：治宜清化湿热，健脾利胆。方用茵陈蒿汤加减。

7. 胃阴虚证

证候要点：饥不欲食，纳差，胃脘隐痛，口咽干燥，大便干结或便意缺乏，或脘部痞满不适，或形体消瘦，或呃逆干呕，或午后及夜间烦热，舌红少津，甚则舌有裂纹，脉细数。以胃脘隐痛，饥不欲食和阴虚证共见为临床特征。

治法方剂：治宜滋阴养胃，降火和中。方用养胃汤。

8. 寒邪客胃证

证候：胃脘疼痛剧烈，突然发作，得温则舒，遇冷痛甚，口淡不渴，喜热饮，畏寒喜暖，或突然呕吐伴发热恶寒、头身疼痛或泄泻清稀如水样，腹闷，肠鸣，苔白，脉弦紧。以突发胃脘剧痛，呕吐或泄泻清冷为临床特征。

治法方剂：治宜散寒降逆，和胃止痛。方用良附丸。

9. 胃热证

证候要点：胃脘部灼热疼痛，口渴喜冷饮，胃中热辣，吞酸嘈杂，或食入即吐，或消谷善饥，能食消瘦或齿龈红肿热痛溃烂，或鼻衄、齿衄，或吐血鲜红，或口臭心烦，大便秘结，小便短赤，舌红苔黄，脉滑数。以胃脘灼痛、口渴、便秘等里热炽盛证为临床特征。

治法方剂：治宜清胃泄热，降逆和中。方用清胃散。

10. 食滞胃脘证

证候要点：呕吐酸腐食物，吐出宿食，厌食，食后吐甚，胃脘胀闷疼痛拒按，吐后胀痛减轻，嗳气，或矢气频多，其味臭秽，或泄泻，泻下粪便臭如败卵，并夹有不消化食物，得泻反快，或有发热，舌苔厚腻垢浊或黄垢，脉滑数。以胃脘胀痛，呕吐或泻下酸腐食物为临床特征。

治法方剂：治宜消食导滞，健脾和胃。方用保和丸。

（四）肝与胆证候

1. 肝血虚证

证候要点：面色无华，两目干涩，视力减退，甚则雀盲；眩晕耳鸣，少寐多梦，易惊醒，胁肋隐痛，爪甲不荣，肢体麻木，妇女多见月经量少色淡，月经后期，甚则闭经；肌肤甲错；舌质淡苔白，脉弦细而涩。以头、目、爪甲、筋脉、肌肤失于血液濡养及全身血虚证并见为临床特征。

治法方剂：治宜补血养肝，滋筋明目。方用补肝汤。

2. 肝阴虚证

证候要点：眩晕耳鸣，目干畏光，视力减退或视物昏花，烦躁易怒，面色潮红，胁肋灼痛，心中烦热，口干咽燥，盗汗潮热，或筋惕肉瞤，舌红少津，脉弦细数。以头目、耳、胁之阴液不充及阴虚证并见为临床特征。

治法方剂：治宜补养肝肾，滋阴降火。方用一贯煎。

3. 肝气郁结证

证候要点：精神抑郁，急躁易怒，胸胁、乳房、少腹胀闷疼痛，痛无定处；胸闷嗳气，善叹息，或颈项瘿瘤，或癥瘕积聚，或咽部不适，有物堵塞，咳之不出，咽之不下，不妨碍饮食，或妇女经行腹痛，月经不调，甚则闭经，舌淡苔白，脉弦。以情志改变，肝经循行部位（胸胁、乳房、少腹）发生胀闷疼痛，以及妇女月经不调等为临床特征。

治法方剂：治宜疏肝解郁，理气止痛。方用柴胡疏肝散。

4. 肝火上炎证

证候要点：头目胀痛，眩晕耳鸣如潮，面红目赤，急躁易怒，失眠多梦或噩梦纷纭，甚则狂躁不得眠，口苦咽干，胸胁肋部灼热疼痛，便秘尿黄，或吐血、衄血、咯血，或耳内红肿热痛流脓，舌质红，苔黄，脉弦数。以肝经所过部位的头、目、耳、胁所表现的里实热证为临床特征。

治法方剂：治宜清肝泻火，凉血生津。方用当归龙荟丸。

5. 肝阳上亢证

证候要点：头目胀痛，眩晕耳鸣、耳聋，面红目赤，急躁易怒，少寐多梦，口苦，心悸健忘，腰膝酸软无力，头重足轻，舌质红，苔少而干，脉弦有力或弦细数。以阳亢于上的头痛、眩晕和阴亏于下的腰膝酸软、足轻头重等上盛下虚证为临床特征。

治法方剂：治宜平肝潜阳，滋阴降火。方用天麻钩藤饮。

6. 肝阳化风证

证候要点：头摇头痛，眩晕难支，肢体麻木，手足颤抖，颈项强直，痉挛抽搐，语言涩謇，步履不正；甚则突然昏倒，不省人事，半身不遂，口眼㖞斜，喉中痰鸣，口噤不开；舌体偏斜抖动或舌强难语，舌红苔白或黄腻，脉弦数有力。以平素具有头晕头痛、耳鸣等肝阳上亢的表现和突然发作的肝风内动表现为临床特征。

治法方剂：治宜镇肝息风，滋阴潜阳。方用镇肝熄风汤。

7. 血虚生风证

证候要点：肢体麻木或手足发麻，关节拘急，屈伸不利，手足震颤，肌肉瞤动（即自发性跳动），心悸失眠，头晕眼花，视物模糊，皮肤瘙痒，耳鸣如蝉，面色、唇舌、爪甲淡白无华，舌苔白，脉细而无力。以肢麻震颤，筋挛肉瞤的动风证和血虚证共见为临床特征。

治法方剂：治宜养血息风，滋肝柔筋。方用阿胶鸡子黄汤。

8. 寒滞肝脉证

证候要点：少腹牵引阴器坠痛冷胀，甚则阴囊阴茎短缩，遇寒痛甚，得温痛减，可伴见形寒肢冷，体态蜷缩，舌质淡，舌苔白滑，脉象沉迟而弦。以少腹牵引阴器坠痛冷胀和寒象并见为临床特征。

治法方剂：治宜暖肝散寒，温经止痛。方用暖肝煎。

9. 肝胆湿热证

证候要点：胁肋部灼热胀闷疼痛，腹胀，厌食，或胁下痞块，恶心呕吐，口苦，大便溏泻或大便干结，小便短赤，舌红，苔黄腻，脉弦数；或伴有皮肤、白睛黄染，或寒热往来，或阴部湿疹，瘙痒难忍，或睾丸肿痛，或带下色黄味臭等。以胁肋部灼热胀痛，口苦厌食，舌红苔黄腻为临床特征。

治法方剂：治宜疏肝利胆，清化湿热。方用龙胆泻肝汤。

10. 胆郁痰扰证

证候要点：惊悸失眠，胁痛胀闷，眩晕耳鸣，急躁易怒，太息，口苦呕恶，心烦胸闷，舌红苔黄腻，脉弦滑。以惊悸失眠，口苦胁胀，眩晕耳鸣，舌苔黄腻为临床特征。

治法方剂：治宜清热化痰，和胆利气。方用温胆汤。

（五）肾与膀胱证候

1. 肾精不足证

证候要点：眩晕耳鸣，耳聋，目昏，腰膝酸软，健忘发脱齿摇，思维迟钝，动作缓慢，男子精少不育，女子经闭不孕等。以腰膝酸软，发脱齿摇，生殖功能低下为临床特征。

治法方剂：治宜补肾填精，益气养血。方用六味地黄丸。

2. 肾阴虚证

证候要点：头晕眼花，耳鸣失聪，腰膝酸软而痛，虚烦，少寐多梦，男子阳强梦遗不育，女子经少，闭经，崩漏，不孕，形体消瘦，五心烦热，午后潮热，骨蒸盗汗，颧红，口干咽燥，小溲短黄，大便干结，舌红少苔，脉细数。以肾病常见症状伴五心烦热、骨蒸盗汗等虚热证并见为临床特征。

治法方剂：治宜滋阴补肾，降火除蒸。方用知柏地黄丸。

3. 肾气不固证

证候要点：腰膝酸软，面色白而少华，神疲倦怠，听力减退，小便清长而频数，余沥不净，甚则尿失禁，遗尿；男子早泄遗精，女子白带清稀量多，或胎动易滑，舌淡苔白，脉沉弱。以膀胱失约，精关不固，冲任带脉失固和肾气虚证共见为临床特征。

治法方剂：治宜补肾益气固摄。方用桑螵蛸散。

4. 肾阳虚证

证候要点：腰膝酸软冷痛，面色㿠白，身寒肢冷，尤以下肢冷甚，精神萎靡不振，头目眩晕，舌质淡胖，苔白润，脉沉迟无力；兼见滑精，阳痿，白带清稀，妇女宫寒不孕，或兼五更泄泻，完谷不化，腹胀，久泻不止，或兼水肿。以阳虚寒盛、全身性功能减退为临床特征，常可兼见生殖功能减退和运化失职、水气内停的表现。

治法方剂：治宜温补肾阳。方用金匮肾气丸。

5. 肾虚水泛证

证候要点：全身浮肿，以下肢为甚，按之凹陷，小便短少，脐腹胀满，甚则阴囊水肿。水肿反复发作，咳嗽气喘痰鸣，不能平卧，咳痰色白质稀，心悸气短，并具肾阳虚证的表现：腰膝酸软冷痛，形寒肢冷，面色㿠白，舌淡胖大，有齿痕，苔白滑，脉沉滑。以水肿，小便短少和阳虚寒盛的表现为临床特征。

治法方剂：治宜温阳补肾，化气行水。方用济生肾气丸。

6. 肾不纳气证

证候要点：咳喘气急，不足以息，呼多吸少，气不接续，动则尤甚，不得平卧，张口抬肩，语声低微，腰膝酸软，神疲倦怠，自汗，舌淡苔白，脉沉弱。以久病咳喘，呼吸气急，喘不得卧，动则尤甚和肺肾气虚证共见为临床特征。

治法方剂：治宜补肾纳气。方用参蛤散或都气丸。

7. 膀胱湿热证

证候要点：小便短赤，尿频，尿急，排尿时尿道灼痛，小腹胀痛，腰痛，或伴发热恶寒，口干渴，但不欲饮水，舌质红苔黄腻，脉滑数或濡数。以尿频、尿急、排尿痛、尿短黄为临床特征。

治法方剂：治宜清利湿热，疏通膀胱。方用八正散。

（六）脏腑相兼证候

1. 心肾不交证

证候要点：心烦失眠，心悸不宁，健忘头晕，耳鸣盗汗，腰膝酸软，遗精发落，五心烦热，咽干体倦，舌质红少苔，脉细数，或见腰以下酸困发凉。以心悸、失眠等心火亢于上和腰膝酸软等肾水亏于下的证候为临床特征。

治法方剂：治宜交通心肾，滋阴降火。方用黄连阿胶汤。

2. 心肾阳虚证

证候要点：心悸怔忡，形寒肢冷，甚则四肢厥逆，或神疲，蒙眬欲睡，或面浮身肿，下肢尤甚，小便短少，或面色、口唇、爪甲淡暗青紫，舌质淡暗或青紫有瘀斑，苔白滑，脉沉微细。以全身功能低下，甚则出现阴寒内盛的肢冷和水气内停的浮肿及瘀血内阻的唇舌紫暗为临床特征。

治法方剂：治宜温补心肾，行血化水。方用四逆汤加人参、茯苓。

3. 心肺气虚证

证候要点：心悸气短，咳嗽喘息，动则尤甚，胸闷自汗，咳痰清稀，神疲乏力，头晕头昏，面色㿠白，懒言声怯，舌淡苔白，脉虚弱。以心悸（心病特异性症状）和咳喘

（肺病特异性症状）并见与乏力（气虚证特异性症状）等气虚证为临床特征。

治法方剂：治宜补养心肺，益气止咳。方用补肺汤。

4. 心脾两虚证

证候要点：失眠多梦，眩晕健忘，心悸怔忡，面色少华，腹胀腹泻，饮食减少，疲乏无力，神倦懒言，或便血，皮下出血，崩漏，或妇女月经量少色淡，甚则经闭，舌质淡嫩，苔白，脉细弱。以心悸失眠的心血虚证和腹胀、腹泻、纳差的脾气虚证及慢性出血证为临床特征。

治法方剂：治宜养心安神，健脾益气。方用归脾汤。

5. 心肝血虚证

证候要点：心悸怔忡，失眠多梦，健忘，眩晕，耳鸣，面色无华，两目干涩、模糊，爪甲不荣，肢体麻木，女子月经量少色淡或经闭，舌淡苔薄白，脉细（弱）。以心悸、失眠、两目干涩、爪甲不荣等症状和血虚证为临床特征。

治法方剂：治宜补血养肝，宁心安神。方用养心汤合四物汤。

6. 脾肺气虚证

证候要点：久病咳喘，痰多稀白，胸闷气短，腹胀，大便溏薄，纳呆，神疲乏力，声低懒言，面色㿠白，面浮足肿，舌质淡，苔白，脉缓弱。以咳喘和腹胀、便溏、纳呆（脾虚的特异性表现）及乏力等气虚证为临床特征。

治法方剂：治宜健脾益气，补肺化痰。方用六君子汤。

7. 肺肾阴虚证

证候要点：干咳少痰，甚者痰中带血，口干咽燥，或声音嘶哑，腰膝酸软，男子遗精，女子月经量少或崩漏，五心烦热，骨蒸潮热，盗汗颧红，形体消瘦，大便干结，舌红少苔，脉细数。以干咳少痰（肺阴虚内燥证）、腰膝酸软和阴虚内热证候为临床特征。

治法方剂：治宜润肺止咳，滋阴降火。方用百合固金汤、秦艽鳖甲散。

8. 肝火犯肺证

证候要点：咳喘阵发，黄痰黏稠，甚至痰中带血，可伴有心烦易怒、头晕脑胀、面红目赤、胁肋灼痛、咽干口燥等症状，舌红苔黄，脉弦数。症状可随情绪变化而起伏。以胁肋灼痛，心烦易怒，口苦目赤，咳痰黄稠为临床特征。

证候要点：治宜平肝降逆，清肺止咳。方用黛蛤散合加减泻白散。

9. 肝胃不和证

证候要点：胸胁、乳房、少腹胀痛，胃脘攻撑作痛，急躁易怒，泛吐酸水，嘈杂纳呆，呃逆嗳气，舌质红，苔薄黄，脉弦略数。以脘胁胀痛，嘈杂泛酸，易怒，舌红苔黄为临床特征。

治法方剂：治宜清热理气，泻肝和胃。方用化肝煎。

10. 肝脾不调证

证候要点：胸胁、乳房、少腹胀闷窜痛，善太息，情志抑郁或易怒，遇怒则诸证加重，腹胀，便溏不爽，泻必腹痛，泻后痛减，食欲不振，肠鸣矢气，舌苔白，或苔腻，脉弦。以胁肋胀痛的肝郁证和腹胀、腹泻、纳呆的脾虚证共见为临床特征。

治法方剂：治宜疏肝理气，健脾和胃。方用痛泻要方。

11. 肝肾阴虚证

证候要点：胁痛，腰膝酸软，头晕耳鸣，少寐多梦，健忘，目干视弱，口燥咽干，五心烦热，颧红盗汗，男子遗精，女子月经量少，舌红少苔，脉细数。以胁痛（肝病特异性表现），腰膝酸软，头晕（肝阳上亢）和阴虚内热证共见为临床特征。

治法方剂：治宜滋补肝肾，育阴潜阳。方用杞菊地黄丸。

12. 脾肾阳虚证

证候要点：形寒肢冷，腰膝腹部冷痛，面色㿠白，或全身浮肿，腰以下肿甚，小便短少，或久泻久痢，黎明腹痛，肠鸣即泻，泻后则安，下利清谷，舌淡胖嫩，苔白滑，脉沉细迟。以阴寒内盛的肢冷和水气内停的浮肿及运化失职的"五更泄"为临床特征。

治法方剂：治宜温肾健脾。方用真武汤或四神丸。

第二节　感　冒

感冒是感受触冒风邪而导致的常见外感疾病，临床表现以鼻塞、流涕、喷嚏、咳嗽、头痛、恶寒、发热、全身不适为特征。病情轻者称为伤风、冒风、冒寒；病情重者称为重伤风；在一个时期内广泛流行、证候相类似者，称为时行感冒。

西医学中凡因普通感冒、流行性感冒及其他病毒、细菌感染所引起的上呼吸道急性炎症，均可参照本节内容进行辨证论治。

【病因病机】

1. 病因　感冒是由于六淫或时行病毒自口鼻或皮毛侵入人体而致病。其中以风邪为主因，在不同的季节中，常与时令之气相合而致病。一般以风寒、风热为多见，暑湿之证次之。

若四时六气失常，非其时而有其气，伤人致病者，一般较感受当令之气为重。而时行疫毒伤人，则病情重而多变，往往相互传染，造成广泛的流行，且不限于季节性。

2. 病机　外邪侵袭人体是否发病，关键在于卫气之强弱，同时与感邪的轻重有关。若正不胜邪，邪犯卫表，即可致病。如气候突变，冷热失常，六淫病邪猖獗，卫外之气失于调节应变，即可受邪发病。或因生活起居不当，寒温失调及过度疲劳，以致腠理不密，营卫失和，感受外邪。若体质不强，正气虚弱，卫表不固，稍有不慎，即易感邪，称之为虚体感冒。若原本肺有宿邪，则每易感受外邪，内外相引而发病，临床上可见寒热错杂等证候。

风性轻扬，为病多犯上焦，故外邪从口鼻、皮毛入侵，肺卫首当其冲，感邪之后，随即出现卫表不和及上焦肺系症状。因病邪在外、在表，故尤以卫表不和为主。

由于四时六气不同，以及体质的差异，故临床表现之证候，有风寒、风热、暑湿三证。若感受风寒湿邪，则皮毛闭塞，邪郁于肺，肺气失宣；感受风热暑燥，则皮毛疏泄不畅，邪热犯肺，肺失清肃。如感受时行疫毒则病情多重，甚或有变生他病者。在病程中且可见寒与热的转化或错杂。

【诊断依据】

1. 初起以卫表及鼻咽症状为主，可见恶风或恶寒、鼻塞、流涕、多嚏、咽痒、咽痛、周身酸楚不适等，或有发热。

2. 时行感冒多呈流行性，在同一时期发病患者数剧增，且病症相似，多突然起病，恶寒、发热（多为高热）、周身酸痛、疲乏无力，病情一般较普通感冒为重。

3. 病程一般 3~7 日，普通感冒一般不传变，时行感冒少数可传变入里，变生他病。

【辨证论治】

1. 辨证要点 本病邪在肺卫，辨证属表实证，但应根据病情，区别风寒、风热和暑湿兼夹之证，还需注意虚体外感者邪正虚实主次关系。

2. 治疗原则 解表为本病的治疗原则。风寒证治以辛温发汗；风热证治以辛凉清解；暑湿夹杂者，又当清暑祛湿解表。至于虚体感冒，应在解表药中酌加扶正之品，以扶正达邪。

3. 证治分类

（1）风寒感冒

证候：恶寒重，发热轻，无汗，头痛，肢节酸疼，鼻塞声重或鼻痒喷嚏，时流清涕，咽痒，咳嗽，痰吐稀薄色白，口不渴或渴喜热饮，舌苔薄白而润，脉浮或浮紧。

治法：辛温解表。

方药：荆防达表汤（荆芥、防风、苏叶、白芷、橘红、杏仁、赤茯苓、生姜、葱头、炒神曲）、荆防败毒散（荆芥、防风、人参、羌活、独活、前胡、柴胡、桔梗、枳壳、茯苓、川芎、甘草）加减。

加减：表寒重，配麻黄、桂枝；表湿较重，肢体酸痛，舌苔白腻，加羌活、独活。

（2）风热感冒

证候：身热较著，微恶风，汗泄不畅，头胀痛，面赤，鼻塞，流黄浊涕，咽燥，或咽喉乳蛾红肿疼痛，咳嗽，痰黏或黄，口干欲饮，舌苔薄白微黄，舌边尖红，脉浮数。

治法：辛凉解表。

方药：银翘散（金银花、连翘、桔梗、薄荷、牛蒡子、竹叶、荆芥穗、豆豉、甘草、鲜芦根）、葱豉桔梗汤（葱白、豆豉、薄荷、连翘、栀子、竹叶、桔梗、甘草）加减。

加减：风热上壅，头胀痛较甚，加桑叶、菊花；痰热较盛，咳痰黄稠，加黄芩、知母、瓜蒌皮；热毒壅阻咽喉，乳蛾红肿疼痛，加一枝黄花、土牛膝、玄参；时行感冒，热毒较盛，配大青叶、蒲公英、草河车；风热化燥伤津，或秋令感受温燥之邪，伴有呛咳痰少，口、咽、唇、鼻干燥，苔薄舌红少津等燥象者，酌配南沙参、天花粉、梨皮等。

（3）暑湿感冒

证候：身热，微恶风，汗少，肢体酸重或疼痛，头昏重胀痛，鼻流浊涕，咳嗽痰黏，心烦口渴，或口中黏腻，渴不多饮，胸闷脘痞，泛恶，腹胀，大便或溏，小便短赤，舌苔薄黄而腻，脉濡数。

治法：清暑祛湿解表。

方药：新加香薷饮（香薷、金银花、鲜扁豆花、厚朴、连翘）加减。

加减：暑热偏盛，加黄连、栀子、黄芩、青蒿；湿困卫表，肢体酸重疼痛较甚，加豆卷、藿香、佩兰；里湿偏盛，口中黏腻，胸闷脘痞，泛恶，腹胀，便溏，加苍术、白蔻仁、半夏、陈皮；小便短赤加滑石、甘草、赤茯苓。

【临证备要】

1. 感冒为常见的外感病，治疗以解表达邪为原则，除虚体感冒兼顾扶正补虚外，一般均忌用补敛之品，以免留邪。

2. 临床感冒轻症，或初起寒热分辨不清者，可用辛平轻剂。

3. 虚体感冒当在解表药中酌加扶正之品：气虚感冒治宜益气解表，可用参苏饮加减；阴虚感冒治予滋阴解表，可用加减葳蕤汤化裁。

4. 注意煎药和服药方法。

第三节　咳　嗽

咳嗽是指肺气上逆作声，咳吐痰液而言，为肺系疾病的主要病证之一。

西医学中急、慢性支气管炎，部分支气管扩张，慢性咽炎等可参考本篇辨证论治。其他疾病兼见咳嗽者，须参阅有关章节辨证处理。

【病因病机】

1. 病因

（1）**外感六淫**　起居不慎，寒温失宜，或过度疲劳，肺的卫外功能减退或失调，六淫之邪从口鼻或皮毛而入，侵袭肺系，或吸入烟尘、异味气体，肺气被郁，肺失宣降，发为咳嗽。六淫之中多以风为先导，常夹寒、热、燥邪，临床以风邪夹寒者最为多见。

（2）**内邪干肺**　平素嗜烟好酒，火热熏灼肺胃；过食辛辣肥甘炙煿，酿湿生痰；平素脾运不健，饮食精微不归正化，变生痰浊，上干于肺，乃生咳嗽。若情志不遂，肝失条达，日久气郁化火，气火循经上逆犯肺，亦可为咳。若肺系疾病迁延日久，阴伤气耗，肺的主气功能失常，以致肃降无权，肺气上逆作咳。

2. 病机　咳嗽的病变主脏在肺，与肝、脾有关，久则及肾。主要病机为邪犯于肺，肺气上逆。因肺为"娇脏"，不耐寒热，易受内、外之邪侵袭而致宣肃失司。肺脏为了祛除病邪外达，以致肺气上逆，冲激声门而发为咳嗽。

外感咳嗽属于邪实，为六淫外邪犯肺，肺气壅遏不畅所致。因于风寒者，肺气失宣，津液凝滞。因于风热者，热蒸液聚为痰；因于风燥者，燥邪灼津生痰，痰邪壅阻肺气，则发为咳嗽。若外邪未能及时解散，还可发生演变转化，如风寒久郁化热，风热灼津化燥，肺热蒸液成痰等。

内伤咳嗽，多由脏腑功能失调，内邪上干于肺所致。常反复发作，迁延日久，脏气多虚，故属邪实与正虚并见。病理因素主要为"痰"与"火"。而痰有寒热之别，火有虚实之分；痰火可互为因果，痰可郁而化火（热），火能炼液灼津为痰。虚实之间尚有先后主次的不同。他脏有病而及肺者，多因实致虚；肺脏自病者，多因虚致实。

外感咳嗽与内伤咳嗽可相互为病。外感咳嗽如迁延失治，邪伤肺气，更易反复感邪，而致咳嗽屡作，肺脏益伤，逐渐转为内伤咳嗽。内伤咳嗽，肺脏有病，卫外不强，易受外邪引发或加重，在气候转冷时尤为明显。久则肺脏虚弱，阴伤气耗，由实转虚。于此可知，咳嗽虽有外感、内伤之分，但两者又可互为因果。

一般而言，外感咳嗽病浅而易治，但燥与湿二者较为缠绵，久则可转为内伤咳嗽；内伤咳嗽多属慢性病变，治疗难取速效，久延可演变发展为咳喘。

【诊断依据】

1. 咳逆有声，或伴咽痒咳痰。

2. 外感咳嗽起病急，可伴有寒热等表证；内伤咳嗽每因外感反复发作，病程较长，咳而兼喘，多伴其他兼证。

【辨证论治】

1. 辨证要点 咳嗽的辨证，当首辨外感内伤，次辨证候虚实。应了解咳嗽的时间、节律、性质、声音及加重的有关因素等，还需注意根据痰的色、质、量、味进行辨证。

2. 治疗原则 咳嗽的治疗应分清邪正虚实。外感咳嗽应祛邪利肺，按病邪性质分风寒、风热、风燥论治。内伤咳嗽，标实为主者，治以祛邪止咳；本虚为主者，治以扶正补虚。同时，须按本虚标实的主次酌情兼顾。

3. 证治分类

（1）外感咳嗽

①风寒袭肺证

证候：咳嗽声重，气急，咽痒，咯痰稀薄色白，常伴鼻塞，流清涕，头痛，肢体酸楚，或见恶寒发热、无汗等表证，舌苔薄白，脉浮或浮紧。

治法：疏风散寒，宣肺止咳。

方药：三拗汤（麻黄、杏仁、甘草）、止嗽散（紫菀、百部、荆芥、桔梗、甘草、陈皮、白前）加减。

加减：胸闷、气急等肺气闭实之象不著而外有表证，去麻黄之辛散，加荆芥、苏叶、生姜；表寒未解，里有郁热，加生石膏、桑白皮、黄芩。

②风热犯肺证

证候：咳嗽频剧，气粗或咳声嘶哑，喉燥咽痛，咳痰不爽，痰黏稠或黄，咳时汗出，常伴鼻流黄涕，口渴，头痛，身楚，或见恶风、身热等表证，舌苔薄黄，脉浮数。

治法：疏风清热，肃肺化痰。

方药：桑菊饮（桑叶、菊花、薄荷、杏仁、桔梗、甘草、连翘、芦根）加减。

加减：肺热内盛，加黄芩、知母；热邪上壅咽喉，加射干、山豆根、挂金灯、赤芍；夏令夹暑加六一散、鲜荷叶。

③风燥伤肺证

证候：干咳，连声作呛，喉痒，咽喉干痛，无痰或痰少而粘连成丝，不易咳出，或痰中带有血丝，口干，唇鼻干燥，初起或伴鼻塞、头痛、微寒、身热等表证，舌质红干而少津，苔薄白或薄黄，脉浮数。

治法：疏风清肺，润燥止咳。

方药：桑杏汤（桑叶、豆豉、杏仁、浙贝母、南沙参、梨皮、栀子）加减。

加减：津伤较甚，干咳咳痰不多，舌干红少苔，配麦冬、北沙参；热重不恶寒，心烦口渴，酌加石膏、知母、栀子；肺络受损，痰中夹血，配白茅根。

如属凉燥证，乃燥证与内寒并见，治疗当以温润为法，方取杏苏散（苏叶、杏仁、前胡、紫菀、款冬花、百部、甘草）加减。

（2）内伤咳嗽

①痰湿蕴肺证

证候：咳嗽反复发作，咳声重浊，痰多，因痰而嗽，痰出咳平，痰黏腻或稠厚成块，色白或带灰色，每于早晨或食后则咳甚痰多，进甘甜油腻食物加重，胸闷，脘痞，呕恶，食少，体倦，大便时溏，舌苔白腻，脉濡滑。

治法：健脾燥湿，化痰止咳。

方药：二陈平胃散（半夏、茯苓、陈皮、甘草、苍术、厚朴）合三子养亲汤（苏子、白芥子、莱菔子）加减。

加减：寒痰较重，痰黏白如沫，怯寒背冷，加干姜、细辛；久病脾虚，加党参、白术，症情平稳后可服六君子丸以调理脾胃。

②痰热郁肺证

证候：咳嗽气息粗促，或喉中有痰声，痰多质黏厚或稠黄，咳吐不爽，或有热腥味，或吐血痰，胸胁胀满，咳时引痛，面赤，或有身热，口干而黏，欲饮水，舌质红，舌苔薄黄腻，脉滑数。

治法：清热肃肺，豁痰止咳。

方药：清金化痰汤（黄芩、栀子、桔梗、甘草、浙贝母、知母、麦冬、桑白皮、瓜蒌仁、橘红、茯苓）加减。

加减：痰黄如脓或有热腥味，加鱼腥草、金荞麦根、冬瓜子、薏苡仁；痰热壅盛，腑气不通，配葶苈子、大黄、风化硝；痰热伤津，配北沙参、天冬、天花粉。

③肝火犯肺证

证候：上气咳逆阵作，咳时面赤，咽干口苦，常感痰滞咽喉而咳之难出，量少质黏，或如絮条，胸胁胀痛，咳时引痛。症状可随情绪波动而增减。舌红或舌边红，舌苔薄黄少津，脉弦数。

治法：清肺平肝，顺气降火。

方药：黛蛤散（青黛、海蛤壳）合加减泻白散（桑白皮、地骨皮、粳米、甘草、知母、黄芩、桔梗、青皮、陈皮）加减。

加减：胸闷气逆，加瓜蒌、枳壳；胸痛配郁金、旋覆花、丝瓜络；痰黏难咳加海浮石、知母、浙贝母；火郁伤津，加北沙参、麦冬、天花粉、诃子。

④肺阴亏耗证

证候：干咳，咳声短促，或痰中带血丝，或声音逐渐嘶哑，口干咽燥，或午后潮热，颧红，盗汗，口干，日渐消瘦，神疲，舌质红、少苔，脉细数。

治法：滋阴润肺，化痰止咳。

方药：沙参麦冬汤（沙参、麦冬、玉竹、桑叶、甘草、天花粉、生扁豆）加减。

加减：咳而气促，加五味子、诃子；阴虚潮热，加功劳叶、银柴胡、青蒿、鳖甲、胡黄连；阴虚盗汗，加乌梅、瘪桃干、浮小麦；咳吐黄痰，加海蛤粉、知母、黄芩；热伤血络，痰中带血，加牡丹皮、栀子、藕节。

【临证备要】

1. 外邪犯肺发生演变转化者应随证变法。

2. 注意整体治疗。咳嗽的治疗，除直接治肺外，还应从整体出发，注意治脾、治肝、治肾等。注意审证求因。

3. 治禁：外感咳嗽忌敛涩留邪，当因势利导，邪去则正安；内伤咳嗽忌宣散伤正，耗气伤阴，当调护正气，以免久咳伤正成劳。

第四节 哮 病

哮病是一种发作性的痰鸣气喘疾患。发时喉中有哮鸣声，呼吸气促困难，甚则喘息不能平卧。元代朱丹溪首创哮喘病名，《丹溪心法》认为"哮喘专主于痰"，提出"未发以扶正气为主，既发以攻邪气为急"的治疗原则。

本节所论哮病包括西医学的支气管哮喘、哮喘性支气管炎、嗜酸性细胞增多症（或其他急性肺部过敏性疾患）引起的哮喘。

【病因病机】

1. 病因

（1）外邪侵袭 外感风寒或风热之邪，未能及时表散，邪蕴于肺，壅阻肺气，气不布津，聚液生痰。或因吸入烟尘、花粉、动物毛屑、异味气体等，影响肺气的宣降，津液凝聚，痰浊内生而致哮。

（2）饮食不当 过食生冷，寒饮内停，或嗜食酸咸甘肥，积痰蒸热，或进食海膻发物，以致脾失健运，痰浊内生，上干于肺，壅塞气道，而致诱发。

（3）体虚病后 因素质不强，则易受邪侵。若病后体弱，如幼年患麻疹、顿咳，或反复感冒、咳嗽日久等导致肺虚。一般而言，素质不强者多以肾为主，而病后所致者多以肺为主。

2. 病机 病理因素以痰为主，痰的产生主要由于人体津液不归正化，凝聚而成，伏藏于肺，则成为发病的潜在"夙根"，因各种诱因如气候、饮食、情志、劳累等诱发，这些诱因每多错杂相关，其中尤以气候变化为主。

发作时的基本病理变化为"伏痰"遇感引触，痰随气升，气因痰阻，相互搏结，壅塞气道，肺管狭窄，通畅不利，肺气宣降失常，引动停积之痰，而致痰鸣如吼，气息喘促。发作时的病理环节为痰阻气闭，以邪实为主。若病因于寒，素体阳虚，痰从寒化，属寒痰为患，则发为冷哮；病因于热，素体阳盛，痰从热化，属痰热为患，则发为热哮。

若长期反复发作，寒痰伤及脾肾之阳，痰热耗灼肺肾之阴，则可从实转虚，在平时表现肺、脾、肾等脏气虚弱之候。由于三脏之间的交互影响，可致合并同病，表现肺脾气虚或肺肾两虚之象。在平时亦觉短气，疲乏，并有轻度喘哮，难以全部消失。一旦大发作时，每易持续不解，邪实与正虚错综并见，肺肾两虚而痰浊又复壅盛，严重者肺不能治理调节心血的运行，肾虚命门之火不能上济于心，则心阳亦同时受累，甚至发生"喘脱"危候。

【诊断依据】

1. 多与先天禀赋有关，家族中可有哮病史。常由气候突变，饮食不当，情志失调，劳累等诱发。

2. 呈反复发作性。

3. 发时常突然，可见鼻痒、喷嚏、咳嗽、胸闷等先兆。喉中有明显哮鸣声，呼吸困难，不能平卧，甚至面色苍白，唇甲青紫，约数分钟、数小时后缓解。

4. 平时可一如常人，或稍感疲劳、纳差。但病程日久，反复发作，导致正气亏虚，可常有轻度哮鸣，甚至在大发作时持续难平，出现"喘脱"。

【辨证论治】

1. 辨证要点　发时以邪实为主，当分寒热，注意是否兼有表证。未发时以正虚为主，应辨阴阳之偏虚，肺脾肾三脏之所属。若久发正虚，虚实错杂者，当按病程新久及全身症状辨别其主次。

2. 治疗原则　以"发时治标，平时治本"为基本原则。发时攻邪治标，祛痰利气，寒痰宜温化宣肺，热痰当清化肃肺，寒热错杂者，当温清并施，表证明显者兼以解表；反复日久，正虚邪实者，又当兼顾。若发生喘脱危候，当急予扶正救脱。平时应扶正治本，阳气虚者应予温补，阴虚者则予滋养，分别采取补肺、健脾、益肾等法，以冀减轻、减少或控制其发作。

3. 证治分类

（1）发作期

①冷哮证

证候：喉中哮鸣如水鸡声，呼吸急促，喘憋气逆，胸膈满闷如塞，咳不甚，痰少咳吐不爽，色白而多泡沫，口不渴或渴喜热饮，形寒怕冷，天冷或受寒易发，面色青晦，舌苔白滑，脉弦紧或浮紧。

治法：宣肺散寒，化痰平喘。

方药：射干麻黄汤（射干、麻黄、细辛、紫菀、款冬花、半夏、五味子、生姜、大枣）、小青龙汤加减（麻黄、桂枝、白芍、甘草、干姜、细辛、半夏、五味子）。

加减：表寒明显，寒热身痛，配桂枝、生姜；痰涌气逆不得平卧，加葶苈子、苏子泻肺降逆，并酌加杏仁、苏子、白前、橘皮化痰利气；咳逆上气，汗多加白芍以敛肺。

②热哮证

证候：喉中痰鸣如吼，喘而气粗息涌，胸高胁胀，咳呛阵作，咳痰色黄或白，黏浊稠厚，咳吐不利，口苦，口渴喜饮，汗出，面赤，或有身热，甚至有好发于夏季者，舌质红，舌苔黄腻，脉滑数或弦滑。

治法：清热宣肺，化痰定喘。

方药：定喘汤（白果、麻黄、桑白皮、款冬花、半夏、杏仁、苏子、黄芩、甘草）、越婢加半夏汤（麻黄、石膏、生姜、大枣、甘草、半夏）加减。

加减：表寒外束，肺热内郁，加石膏配麻黄解表清里；肺气壅实，痰鸣息涌，不得平卧，加葶苈子、广地龙泻肺平喘；肺热壅盛，痰吐稠黄，加海蛤壳、射干、知母、鱼腥草以清热化痰；兼有大便秘结者，可用大黄、芒硝、全瓜蒌、枳实通腑以利肺；病久热盛伤阴，气急难续，痰少质黏，口咽干燥，舌红少苔，脉细数者，当养阴清热化痰，加南沙参、知母、天花粉。

附：喘脱危证

证候：哮病反复久发，喘息鼻扇，张口抬肩，气短息促，烦躁，昏蒙，面青，四肢厥冷，汗出如油，脉细数不清，或浮大无根，舌质青黯，苔腻或滑。

治法：补肺纳肾，扶正固脱。

方药：回阳急救汤（附子、干姜、肉桂、人参、白术、茯苓、陈皮、甘草、五味子）、生脉饮（人参、麦冬、五味子）加减。

加减：阳虚甚，气息微弱，汗出肢冷，舌淡，脉沉细加肉桂、干姜回阳固脱；气息急促，心烦内热，汗出黏手，口干舌红，脉沉细数加生地黄、玉竹养阴救脱，人参改用西洋参。

（2）缓解期

①肺脾气虚证

证候：气短声低，喉中时有轻度哮鸣，痰多质稀，色白，自汗，怕风，常易感冒，倦怠无力，食少便溏，舌质淡，苔白，脉濡软。

治法：健脾益气，补土生金。

方药：六君子汤（人参、炙甘草、茯苓、白术、陈皮、制半夏）加减。

加减：表虚自汗加炙黄芪、浮小麦、大枣；怕冷、畏风、易感冒，可加桂枝、白芍、制附子；痰多加前胡、杏仁。

②肺肾两虚证

证候：短气息促，动则为甚，吸气不利，咳痰质黏起沫，脑转耳鸣，腰酸腿软，心慌，不耐劳累。或五心烦热，颧红，口干，舌质红少苔，脉细数；或畏寒肢冷，面色苍白，舌质淡，体胖，舌苔白，脉沉细。

治法：补肺益肾。

方药：生脉地黄汤（人参、麦冬、五味子、地黄、山茱萸、山药、茯苓、牡丹皮、泽泻）合金水六君煎（当归、茯苓、半夏、熟地黄、陈皮、炙甘草）加减。

加减：肺气阴两虚为主者加黄芪、沙参、百合；肾阳虚为主者，酌加补骨脂、仙灵脾、鹿角片、制附子、肉桂；肾阴虚为主者加生地黄、冬虫夏草。另可常服紫河车粉补益肾精。

【临证备要】

1. 临证应注意寒证与热证的互相兼夹与转化。

2. 哮病的治疗，发作时未必全从标治，当治标顾本；平时亦未必全恃扶正，当治本顾标。平时当重视治本，其中尤以补肾为要。

3. 注意预防调护。

第五节　喘　证

喘即气喘、喘息。临床表现以呼吸困难，甚至张口抬肩，鼻翼扇动，不能平卧为特征者，谓之喘证。喘证的症状轻重不一，轻者仅表现为呼吸困难；重者稍动则喘息不已；甚则张口抬肩，鼻翼扇动，喘促持续不解，面青唇紫，肢冷汗出。喘证的名称最早见于《黄帝内经》，如《灵枢·五阅五使》说："肺病者，喘息鼻张。"

西医学中的喘息性支气管炎、肺气肿、心脏性哮喘、肺炎、肺源性心脏病、肺结核、矽肺及癔病等发生呼吸困难时，均可按照本篇辨证施治。

【病因病机】

1. 病因

（1）外邪侵袭　重感风寒，邪袭于肺，外闭皮毛，内遏肺气，肺气不得宣畅，气机壅阻，上逆作喘。或表邪未解，内已化热，或肺热素盛，寒邪外束，热不得泄，则热为寒郁，肺失宣降，亦气逆作喘。或风热外袭，内犯于肺，肺气壅实，清肃失司；或热蒸液聚成痰，痰热壅阻肺气，升降失常，发为喘逆。

（2）饮食不当　过食生冷、肥甘，或因嗜酒伤中，脾运失健，水谷不归正化，反而聚湿生痰，痰浊上干，壅阻肺气，升降不利，发为喘促。若痰湿久郁化热，或肺火素盛，则痰火交阻于肺，肺气不降，上逆为喘。若痰从寒化，可见寒饮伏肺，常因外邪袭表犯肺，引动伏饮，壅阻气道，发为喘促。

（3）情志所伤　情志不遂，忧思气结，肺气痹阻，气机不利，或郁怒伤肝，肝气上逆于肺，肺气不得肃降，升多降少，气逆而喘。

（4）劳欲久病　慢性咳嗽、肺痨等肺系病证，久病肺虚，气失所主，气阴亏耗，不能下荫于肾，肾元亏虚，肾不纳气而短气喘促。此外，如中气虚弱，肺气失于充养，亦可因气虚而喘。

2. 病机　喘证的发病部位主要在肺和肾，涉及肝脾。因肺主气，司呼吸，外合皮毛，为气机出入升降之枢纽。肺的宣肃功能正常，则吐浊吸清，呼吸调匀；肾主摄纳，有助于肺气肃降，故有"肺为气之主，肾为气之根"之说。若外邪侵袭，或他脏病气上犯，皆可使肺失宣降，肺气胀满，呼吸不利而致喘；肾为气之根，与肺同司气体之出纳，故肾元不固，摄纳失常则气不归元，阴阳不相接续，亦可气逆于肺而为喘。另外，如脾经痰浊上干及中气虚弱，土不生金，肺气不足；或肝气上逆乘肺，升多降少，均可致肺气上逆而为喘。

喘证的病理性质有虚实之分。实喘在肺，为外邪、痰浊、肝郁气逆，邪壅肺气，宣降不利所致；虚喘责之肺、肾两脏，因阳气不足、阴精亏耗，致肺肾出纳失常，且尤以气虚为主。

喘证的严重阶段，不但肺肾俱虚，在孤阳欲脱之时，每多影响到心，可导致心气、心阳衰惫，鼓动血脉无力，血行瘀滞，面色、唇舌、指甲青紫，甚至出现喘汗致脱，亡阴、亡阳的危重局面。

【诊断依据】

1. 以喘促短气，呼吸困难，甚至张口抬肩，鼻翼扇动，不能平卧，口唇发绀为特征。

2. 多有慢性咳嗽、哮病、肺痨、心悸等病史，每遇外感及劳累而诱发。

【辨证论治】

1. 辨证要点　喘证的辨证首当分清虚实及有无表证。实喘者呼吸深长有余，呼出为快，气粗声高，伴有痰鸣咳嗽，脉数有力，病势多急；虚喘呼吸短促难续，深吸为快，气怯声低，少有痰鸣咳嗽，脉象微弱或浮大中空，病势徐缓，时轻时重，遇劳则甚。

2. 治疗原则　喘证的治疗应分清虚实邪正。实喘治肺，以祛邪利气为主；虚喘以培补摄纳为主，或补肺，或健脾，或补肾。

3. 证治分类

（1）实喘

①风寒壅肺证

证候：喘息咳逆，呼吸急促，胸部胀闷，痰多稀薄而带泡沫，色白质黏，常有头痛，恶寒，或有发热，口不渴，无汗；苔薄白而滑，脉浮紧。

治法：宣肺散寒。

方药：麻黄汤（麻黄、杏仁、桂枝、炙甘草）合华盖散（麻黄、桑白皮、紫苏子、杏仁、赤茯苓、陈皮）加减。

加减：寒痰较重，痰白清稀，量多起沫，加细辛、生姜温肺化痰；咳喘重，胸满气逆，加射干、前胡、厚朴、紫菀宣肺降气化痰。

②表寒肺热证

证候：喘逆上气，胸胀或痛，息粗，鼻扇，咳而不爽，吐痰稠黏，伴形寒、身热、烦闷、身痛，有汗或无汗，口渴，苔薄白或罩黄，舌边红，脉浮数或滑。

治法：解表清里，化痰平喘。

方药：麻杏石甘汤（麻黄、杏仁、石膏、甘草）加减。

加减：表寒重，加桂枝解表散寒；痰热重，痰黄黏稠量多，加瓜蒌、浙贝母清化痰热；痰鸣息涌，加葶苈子、射干泻肺消痰。

③痰热郁肺证

证候：喘咳气涌，胸部胀痛，痰多质黏色黄或夹有血色，伴胸中烦闷、身热、有汗，口渴而喜冷饮，面赤，咽干，小便赤涩，大便或秘，舌质红，舌苔薄黄或腻，脉滑数。

治法：清热化痰，宣肺平喘。

方药：桑白皮汤（桑白皮、半夏、苏子、杏仁、浙贝母、黄芩、黄连、栀子）加减。

加减：身热重，加石膏辛寒清气；喘甚痰多，黏稠色黄，加葶苈子、海蛤壳、鱼腥草、冬瓜仁、薏苡仁清热泻肺、化痰泄浊；腑气不通，痰涌便秘加瓜蒌仁、大黄或风化硝通腑清肺泻壅。

④痰浊阻肺证

证候：喘而胸满闷塞，甚则胸盈仰息，咳嗽痰多黏腻色白，咳吐不利，兼有呕恶，食少，口黏不渴，舌苔白腻，脉象滑或濡。

治法：祛痰降逆，宣肺平喘。

方药：二陈汤（半夏、陈皮、茯苓、炙甘草）合三子养亲汤（苏子、白芥子、莱菔子）加减。

加减：痰湿较重，舌苔厚腻，加苍术、厚朴燥湿理气，化痰定喘；脾虚，纳少，神疲，便溏，加党参、白术健脾益气；痰从寒化，色白清稀，畏寒，加干姜、细辛；痰浊郁而化热，按痰热证治疗。

⑤肺气郁痹证

证候：每遇情志刺激而诱发，发时突然呼吸短促，息粗气憋，胸闷胸痛，咽中如窒，但喉中痰鸣不著，或无痰声。平素常多忧思抑郁，失眠，心悸，苔薄，脉弦。

治法：开郁降气平喘。

方药：五磨饮子（乌药、沉香、槟榔、枳实、木香）加减。

加减：肝郁气滞较著，加柴胡、郁金、青皮疏理肝气；气滞腹胀，大便秘结加大黄以降气通腑，即六磨汤之意。

本证治疗中，宜劝慰患者心情开朗，配合治疗。

（2）虚喘

①肺气虚耗证

证候；喘促短气，气怯声低，喉有鼾声，咳声低弱，痰吐稀薄，自汗畏风，或见咳呛痰少质黏，烦热而渴，咽喉不利，面颧潮红，舌质淡红或有苔剥，脉软弱或细数。

治法：补肺益气养阴。

方药：生脉散（人参、麦冬、五味子）合补肺汤（人参、黄芪、熟地黄、五味子、紫菀、桑白皮）加减。

加减：咳逆、咳痰稀薄者加紫菀、款冬花、苏子、钟乳石温肺止咳定喘；偏阴虚者加补肺养阴之品，如沙参、麦冬、玉竹、百合、诃子；咳痰稠黏，加川贝母、百部、桑白皮化痰肃肺。病重时常兼肾虚，喘促不已，动则尤甚，加山茱萸、胡桃肉、脐带等补肾纳气。兼中气虚弱，肺脾同病，清气下陷，食少便溏，腹中气坠，配合补中益气汤，补脾养肺，益气升陷。

②肾虚不纳证

证候：喘促日久，动则喘甚，呼多吸少，呼则难升，吸则难降，气不得续，形瘦神惫，跗肿，汗出肢冷，面青唇紫，舌淡苔白或黑而润滑，脉微细或沉弱；或见喘咳，面红烦躁，口咽干燥，足冷，汗出如油，舌红少津，脉细数。

治法：补肾纳气。

方药：金匮肾气丸（桂枝、附子、熟地黄、山茱萸、山药、茯苓、牡丹皮、泽泻）合参蛤散（人参、蛤蚧）加减。

加减：脐下筑筑跳动，气从少腹上冲胸咽，为肾失潜纳，加紫石英、磁石、沉香镇纳；喘剧气怯，不能稍动，加人参、五味子、蛤蚧益气纳肾；肾阴虚者，不宜辛燥，用七味都气丸合生脉散加减以滋阴纳气。

③正虚喘脱证

证候：喘逆剧甚，张口抬肩，鼻扇气促，端坐不能平卧，稍动则咳喘欲绝，或有痰鸣，心慌动悸，烦躁不安，面青唇紫，汗出如珠，肢冷，脉浮大无根，或见歇止，或模糊不清。

治法：扶阳固脱，镇摄肾气。

方药：参附汤（人参、熟附子、生姜、大枣）送服黑锡丹（黑锡、硫黄、川楝子、胡芦巴、木香、炮附子、肉豆蔻、阳起石、沉香、茴香、肉桂、补骨脂），配合蛤蚧粉。

加减：阳虚甚，气息微弱，汗出肢冷，舌淡，脉沉细加制附子、干姜；阴虚甚，气息急促，心烦内热，汗出黏手，口干舌红，脉沉细数，加麦冬、玉竹，人参改用西洋参；神昧不清，加丹参、远志、石菖蒲安神祛痰开窍；浮肿加茯苓、炙蟾皮、万年青根强心利水。

【临证备要】

1. 注意寒热的转化互见。

2. 掌握虚实的错杂。

3. 虚喘尤重治肾，补正当辨阴阳。

第六节 心 悸

心悸是指患者自觉心中悸动、惊惕不安，甚则不能自主的一种病证，临床一般多呈发作性，每因情志波动或劳累过度而发作，且常伴胸闷、气短、失眠、健忘、眩晕、耳鸣等症。病情较轻者为惊悸，病情较重者为怔忡。心悸的病名首见于汉代张仲景的《金匮要略》和《伤寒论》，称之为"心动悸""心下悸""心中悸"及"惊悸"等。

西医学的各类心律失常，如心动过速、心动过缓、早搏、心房颤动或扑动、房室传导阻滞、病态窦房结综合征、预激综合征及心功能不全、部分神经官能症等，见此症状者可参照本节内容辨证论治。

【病因病机】

1. 病因

（1）体质素虚　素体虚弱，或久病失养，耗伤心之气血阴阳，导致心神失养，发为心悸。

（2）饮食劳倦　嗜食膏粱厚味、煎炸炙煿，酿生痰火，上扰心神，或劳倦伤脾，脾虚生化之源不足，致心血虚少，心失所养，均引发心悸。

（3）七情所伤　平素心虚胆怯，突遇惊恐，忤犯心神；或忧思不解，心气郁结，阴血暗耗，不能养心而心悸；或化火生痰，痰火扰心，心神失宁而心悸。此外，大怒、大恐皆可动撼心神而发惊悸。

（4）感受外邪　风、寒、湿三气杂至，合而为痹，痹证日久，内舍于心，痹阻心脉，心血运行受阻，发为心悸。或风寒湿热之邪，由血脉内侵于心，耗伤心气心阴，亦可引为心悸。温病、疫毒均可灼伤营阴，心失所养，或邪毒内扰心神，导致心悸。

（5）药食不当　药物过量或毒性较剧，耗伤心气，损伤心阴，引起心悸，如附子、乌头、雄黄、蟾酥、麻黄等或西药锑剂、洋地黄、奎尼丁、阿托品、肾上腺素等。

2. 病机　心悸的病位在心，与肝、脾、肾、肺四脏密切相关。心之气血不足，心失滋养，搏动致乱；或心阳虚衰，血脉瘀滞，心神失养；或肾阴不足，不能上制心火，水火失济，心肾不交；或肾阳亏虚，心阳失于温煦，阴寒凝滞心脉；或肝失疏泄，气滞血瘀，心脉不畅；或脾胃虚弱，气血乏源，宗气不行，血脉凝留；或脾失健运，痰湿内生，扰动心神；或热毒犯肺，肺失宣肃，内舍于心，血运失常；或肺气亏虚，不能助阳以治节，心脉运行不畅，均可引发心悸。

心悸的病理变化主要有虚实两方面：虚者为气、血、阴、阳亏损，使心失滋养，而致心悸；实者多由痰火扰心，水饮上凌或心血瘀阻，气血运行不畅而引起。虚实之间可以相互夹杂或转化。其本为心气不足，心阳虚衰，阴血亏虚；其标有气滞、血瘀、痰浊、水饮等；临床表现多为虚实夹杂。

心悸之本虚初起以心气虚为常见，可表现为心气不足，心脾两虚，心肺气虚，心虚胆怯等证；阳虚者则表现为心阳不振，脾肾阳虚，甚或水饮凌心之证；阴虚血亏者多表现为心血不足，肝肾阴虚，心肾不交等证。病久阴损及阳或阳损及阴，可出现气阴两虚，气血不足，阴阳俱虚之候。若病情恶化，心阳暴脱，患者可出现厥脱、抽搐等危候，甚至死亡。

【诊断依据】

1. 自觉心搏异常，或快速，或缓慢，或跳动过重，或忽跳忽止，呈阵发性或持续不解，神情紧张，心慌不安，不能自主。

2. 常伴有胸闷不舒，易激动，心烦寐差，颤抖乏力，头晕等症。中老年患者，可伴有心胸疼痛，甚则喘促，汗出肢冷，或见晕厥。

3. 可见数、促、结、代、缓、沉、迟等脉象。

4. 常由情志刺激如惊恐、紧张及劳倦、饮酒、饱食等因素而诱发。

【辨证论治】

1. 辨证要点　心悸应首辨虚实。虚者系指脏腑气血阴阳亏虚，实者多指痰饮、瘀血、火邪之类。同时，应当辨证与辨病相结合，以提高辨证准确性。

2. 治疗原则　心悸的治疗应分虚实。虚证分别予以补气、养血、滋阴、温阳；实证则应祛痰、化饮、清火、行瘀。根据虚实的主次、缓急的不同而相互兼顾，并酌情配入镇心安神之法。

3. 证治分类

（1）心虚胆怯证

证候：心悸不宁，善惊易恐，坐卧不安，不寐多梦而易惊醒，恶闻声响，食少纳呆，苔薄白，脉细略数或细弦。

治法：镇惊定志，养心安神。

方药：安神定志丸（人参、茯苓、茯神、石菖蒲、姜远志、龙齿）加减。

加减：气短乏力，头晕目眩，动则为甚，为心气虚损明显，重用人参，加黄芪以加强益气之功；兼见心阳不振，用肉桂易桂枝，加制附子温通心阳；兼心血不足，加阿胶、何首乌、龙眼肉滋养心血；兼心气郁结，心悸烦闷，精神抑郁，加柴胡、郁金、合欢皮、绿萼梅疏肝解郁；气虚夹湿，加泽泻，重用白术、茯苓；气虚夹瘀，加丹参、川芎、红花、郁金。

（2）心血不足证

证候：心悸气短，头晕目眩，失眠健忘，面色无华，倦怠乏力，纳呆食少，舌淡红，脉细弱。

治法：补血养心，益气安神。

方药：归脾汤（人参、黄芪、白术、茯神、酸枣仁、龙眼肉、木香、炙甘草、当归、远志、生姜、大枣）加减。

加减：五心烦热，自汗盗汗，胸闷心烦，舌淡红少津，苔少或无，脉细数或结代，为气阴两虚，治以益气养血，滋阴安神，用炙甘草汤加减。血虚甚者加当归、熟地黄；阳虚甚而汗出肢冷，加制附子、黄芪、煅龙骨、煅牡蛎；自汗盗汗者，加麻黄根、山茱萸、煅龙骨、煅牡蛎、糯稻根收敛止汗；纳呆腹胀，加陈皮、谷芽、麦芽、神曲、山楂、鸡内金、枳壳健脾助运；失眠多梦，加合欢皮、夜交藤、五味子、柏子仁、莲子心养心安神。

（3）阴虚火旺证

证候：心悸易惊，心烦失眠，五心烦热，口干，盗汗，思虑劳心则症状加重，伴耳鸣腰酸，头晕目眩，急躁易怒，舌红少津，苔少或无，脉象细数。

治法：滋阴清火，养心安神。

方药：天王补心丹（人参、玄参、丹参、茯苓、五味子、远志、桔梗、当归身、天冬、麦冬、柏子仁、酸枣仁、生地黄、辰砂）合朱砂安神丸（黄连、朱砂、生地黄、当归身、炙甘草）加减。

加减：若肾阴亏虚，虚火妄动，遗精、腰酸者，加龟板、熟地黄、知母、黄柏，或加服知柏地黄丸；阴虚而火热不明显者，可单用天王补心丹。

（4）心阳不振证

证候：心悸不安，胸闷气短，动则尤甚，面色苍白，形寒肢冷，舌淡苔白，脉象虚弱或沉细无力。

治法：温补心阳，安神定悸。

方药：桂枝甘草龙骨牡蛎汤（桂枝、炙甘草、煅龙骨、煅牡蛎）合参附汤（人参、制附子、生姜、大枣）加减。

加减：形寒肢冷，重用人参、黄芪、附子、肉桂温阳散寒；大汗出者重用人参、黄芪、煅龙骨、煅牡蛎、山茱萸益气敛汗；或用独参汤煎服；兼水饮内停，加葶苈子、五加皮、车前子、泽泻利水化饮；夹瘀血者，加丹参、赤芍、川芎、桃仁、红花；心阳不振，心动过缓者，加炙麻黄、补骨脂、制附子，重用桂枝以温通心阳。

（5）水饮凌心证

证候：心悸眩晕，胸闷痞满，渴不欲饮，小便短少，或下肢浮肿，形寒肢冷，伴恶心、欲吐、流涎，舌淡胖，苔白滑，脉象弦滑或沉细而滑。

治法：振奋心阳，化气行水，宁心安神。

方药：苓桂术甘汤（茯苓、桂枝、白术、甘草）加减。

加减：兼恶心呕吐，加半夏、陈皮、生姜以和胃降逆；兼见瘀血者，加当归、川芎、刘寄奴、泽兰叶、益母草；心功能不全而致浮肿、尿少、阵发性夜间咳喘或端坐呼吸者，当重用温阳利水之品，如真武汤。

（6）瘀阻心脉证

证候：心悸不安，胸闷不舒，心痛时作，痛如针刺，唇甲青紫，舌质紫暗或有瘀斑，脉涩或结或代。

治法：活血化瘀，理气通络。

方药：桃仁红花煎（丹参、赤芍、桃仁、红花、香附、延胡索、青皮、当归、川芎、生地黄）合桂枝甘草龙骨牡蛎汤（桂枝、炙甘草、煅龙骨、煅牡蛎）。

加减：气滞血瘀，加柴胡、枳壳；夹痰浊，胸满闷痛，苔浊腻，加瓜蒌、薤白、半夏、陈皮；胸痛甚，加乳香、没药、五灵脂、蒲黄、三七粉。

（7）痰火扰心证

证候：心悸时发时止，受惊易作，胸闷烦躁，失眠多梦，口干苦，大便秘结，小便短赤，舌红，苔黄腻，脉弦滑。

治法：清热化痰，宁心安神。

方药：黄连温胆汤（半夏、陈皮、茯苓、甘草、枳实、竹茹、黄连、大枣）加减。

加减：痰热互结，大便秘结，加生大黄；心悸重，加珍珠母、石决明、磁石重镇安神；火郁伤阴，加麦冬、玉竹、天冬、生地黄养阴清热；兼见脾虚者，加党参、白术、谷芽、麦芽、白蔻仁益气醒脾。

【临证备要】

1. 注意脉象变化与辨证的关系。

2. 注意脉象变化与心律失常的关系。

3. 心悸应辨病辨证相结合。

第七节　胸　痹

胸痹是指以胸部闷痛，甚则胸痛彻背、喘息不得卧为主症的一种疾病。轻者仅感胸闷如窒，呼吸欠畅；重者则有胸痛；严重者心痛彻背，背痛彻心。《灵枢·厥病》把心痛严重并迅速造成死亡者，称为"真心痛"，谓"真心痛，手足青至节，心痛甚，旦发夕死，夕发旦死"。《金匮要略》正式提出胸痹的病名，并把病因病机归纳为"阳微阴弦"。

西医学的冠状动脉粥样硬化性心脏病、心包炎、二尖瓣脱垂综合征、病毒性心肌炎、心肌病、慢性肺系疾病等，出现胸闷、心痛彻背、短气、喘不得卧等症状者，均可参照本节内容辨证论治。

【病因病机】

1. 病因

（1）寒邪内侵　寒主收引，既可抑遏阳气，所谓暴寒折阳；又可使血行瘀滞，发为本病。素体阳衰，胸阳不足，阴寒之邪乘虚侵袭，寒凝气滞，痹阻胸阳，而成胸痹。

（2）饮食失调　过食肥甘厚味，或嗜烟酒而成癖，以致脾胃损伤，运化失健，聚湿生痰，上犯心胸清旷之区，阻遏心阳，胸阳失展，气机不畅，心脉闭阻，而成胸痹。

（3）情志失节　忧思伤脾，脾运失健，津液不布，遂聚为痰。郁怒伤肝，肝失疏泄，肝郁气滞，甚则气郁化火，灼津成痰。无论气滞或痰阻，均可使血行失畅，脉络不利，而致气血瘀滞，或痰瘀交阻，胸阳不运，心脉痹阻，不通则痛，而发胸痹。

（4）劳倦内伤　劳倦伤脾，脾虚转输失能，气血生化乏源，无以濡养心脉，拘急而痛。积劳伤阳，心肾阳微，鼓动无力，胸阳失展，阴寒内侵，血气行滞，而发胸痹。

（5）年迈体虚　年过半百，肾气自半，精血渐衰，如肾阳虚衰，则不能鼓舞五脏之阳，可致心气不足或心阳不振，血脉失于温运，痹阻不畅，发为胸痹；肾阴亏虚，则不能濡养五脏之阴，水不涵木，又不能上济于心，因而心木火旺，致心阴耗伤，心脉失于濡养，而致胸痹；心阴不足，心火燔炽，下汲肾水，又可进一步耗伤肾阴；心肾阳虚，阴寒痰饮乘于阳位，阻滞心脉。凡此均可在本虚的基础上形成标实，导致寒凝、血瘀、气滞、痰浊，而使胸阳失运，心脉阻滞，发生胸痹。

2. 病机　胸痹的主要病机为心脉痹阻，病位在心，涉及肝、脾、肾三脏。心主血脉，气血畅流其中，以保证机体的滋养，脏腑功能的协调。心病则不能推动血脉，血行瘀滞；肝病疏泄失职，肝气郁结，气血凝滞；脾虚失其健运，聚生痰湿，气血乏源；肾虚藏精失常，肾阴亏损，肾阳虚衰。均可引致心脉痹阻而发胸痹。其临床主要表现为本虚标实，虚实夹杂。其本虚有气虚、阴伤、阳衰，及阴损及阳、阳损及阴，而表现气阴两虚，阴阳两虚，甚至阳衰阴竭，心阳外越；标实为瘀血、寒凝、痰浊、气滞，且又可相互为病，如气滞血瘀、寒凝气滞、痰瘀交阻等。

胸痹病机转化可因实致虚，亦可因虚致实。痰踞心胸，胸阳痹阻，病延日久，每可耗气伤阳，向心气不足或阴阳并损证转化；阴寒凝结，气失温煦，非唯暴寒折阳，日久寒邪伤人阳气，病向心阳虚衰转化；瘀阻脉络，血行滞涩，瘀血不去，新血不生，留瘀日久，心气痹阻，遏抑心阳。此三者皆因实致虚。心气不足，鼓动无力，易为风寒邪气所伤；心肾阴虚，津不化气，水亏火炎，炼液为痰；心阳虚衰，阴阳并损，阳虚生外寒，寒痰凝络，此三者皆由虚而致实。

【诊断依据】

1. 膻中或心前区憋闷疼痛，甚则痛彻左肩背、咽喉、胃脘部、左上臂内侧等部位，呈反复发作性或持续不解，常伴有心悸、气短、自汗，甚则喘息不得卧。

2. 胸闷胸痛一般几秒到几十分钟可缓解。严重者可疼痛剧烈，持续不解，汗出肢冷，面色苍白，唇甲青紫，心跳加快，或出现心律失常等危重证候，甚至可发生猝死。

3. 多见于中年以上，常因操劳过度，抑郁恼怒或多饮暴食，感受寒冷而诱发。

【辨证论治】

1. 辨证要点 首辨标本虚实：胸痹总属本虚标实之证，辨证首先掌握虚实，分清标本。标实应区别气滞、痰浊、血瘀、寒凝的不同；本虚又应区别阴阳气血亏虚的不同。

2. 治疗原则 治疗原则应先治其标，后治其本；先从祛邪入手，然后再予扶正；必要时可根据虚实标本的主次，兼顾同治。标实当泻，针对气滞、血瘀、寒凝、痰浊而疏理气机、活血化瘀、辛温通阳、泄浊豁痰，尤重活血通脉治法；本虚宜补，权衡心脏阴阳气血之不足，有无兼见肝、脾、肾等脏之亏虚，补气温阳、滋阴益肾，纠正脏腑之偏衰，尤其重视补益心气之不足。在胸痹的治疗中，尤其对真心痛的治疗时，必须辨清证候之重危顺逆，一旦发现脱证之先兆，必须尽早投用益气固脱之品，或采用中西医结合治疗。

3. 证治分类

（1）心血瘀阻证

证候：心胸疼痛，如刺如绞，痛有定处，入夜为甚，甚则心痛彻背，背痛彻心，或痛引肩背，伴有胸闷，日久不愈，可因暴怒、劳累而加重，舌质暗红，或紫暗，有瘀斑，舌下瘀筋，苔薄，脉弦涩或结、代、促。

治法：活血化瘀，通脉止痛。

方药：血府逐瘀汤（当归、生地黄、桃仁、红花、枳壳、赤芍、柴胡、甘草、桔梗、川芎、牛膝）加减。

加减：心血瘀阻重症，胸痛剧烈，加乳香、没药、郁金、降香、丹参活血理气；血瘀气滞并重，胸闷痛甚，加沉香、檀香、荜茇辛香理气止痛；寒凝血瘀或阳虚血瘀，加桂枝或肉桂、细辛、高良姜、薤白温通散寒，或人参、制附子益气温阳；气虚血瘀，伴气短乏力，自汗，脉细弱或结代，当益气活血，用人参养荣汤合桃仁四物汤加减；卒然心痛发作，可含化复方丹参滴丸、速效救心丸等活血化瘀，芳香止痛，而获速效。

（2）气滞心胸证

证候：心胸满闷，隐痛阵发，痛无定处，时欲太息，遇情志不遂时容易诱发或加重，或兼有脘胀闷，得嗳气或矢气则舒，苔薄或薄腻，脉细弦。

治法：疏调气机，和血舒脉。

方药：柴胡疏肝散（陈皮、柴胡、枳壳、白芍、炙甘草、香附、川芎）加减。

加减：胸闷心痛明显，为气滞血瘀，可合用失笑散活血行瘀、散结止痛；气郁日久化热，心烦易怒，口干便秘，舌红苔黄，脉弦数，用丹栀逍遥散疏肝清热；便秘严重加当归芦荟丸泻郁火。

（3）痰浊闭阻证

证候：胸闷重而心痛微，痰多气短，肢体沉重，形体肥胖，遇阴雨天而易发作或加重，伴有倦怠乏力、纳呆便溏、咳吐痰涎，舌体胖大且边有齿痕，苔浊腻或白滑，脉滑。

治法：通阳泄浊，豁痰宣痹。

方药：瓜蒌薤白半夏汤（瓜蒌、薤白、半夏、白酒）合涤痰汤（制半夏、制南星、陈皮、枳实、茯苓、人参、石菖蒲、竹茹、甘草、生姜）加减。

加减：痰浊郁而化热，用黄连温胆汤加郁金清化痰热，理气活血；如痰热兼有郁火或阴虚火旺者，加海浮石、海蛤壳化痰火之胶结，加生地黄、麦冬、龟甲、玉竹等治痰火之伤津；大便干结加桃仁、大黄。痰浊闭塞心脉，卒然剧痛，可用苏合香丸、速效救心丸等舌下含化。痰浊与瘀血往往同时并见，因此通阳豁痰和活血化瘀法亦经常并用，但必须根据两者的偏重而有所侧重。

（4）阴寒凝心证

证候：猝然心痛如绞，心痛彻背，喘不得卧，多因气候骤冷或骤感风寒而发病或加重，伴形寒，甚则手足不温，冷汗自出，胸闷气短，心悸，面色苍白，苔薄白，脉沉紧或沉细。

治法：辛温散寒，振通心阳。

方药：枳实薤白桂枝汤（枳实、厚朴、薤白、桂枝、瓜蒌实）合当归四逆散（当归、桂枝、白芍、细辛、炙甘草、大枣）。

加减：阴寒极盛，胸痹重症，表现胸痛剧烈，痛无休止，伴身寒肢冷、气短喘息，脉沉紧或沉微者，当用温通，予乌头赤石脂丸；若痛剧而四肢不温，冷汗自出，即舌下含化苏合香丸或麝香保心丸，芳香化浊，理气温通开窍。

（5）心气不足证

证候：心胸隐痛，时作时休，心悸气短，动则益甚，伴倦怠乏力，声息低微，面色㿠白，易汗出，舌质淡红，舌体胖且边有齿痕，苔薄白，脉虚细缓或结代。

治法：益气通脉，鼓动心阳。

方药：生脉散（人参、麦冬、五味子）合人参养荣汤（人参、熟地黄、当归、白芍、白术、茯苓、炙甘草、黄芪、陈皮、五味子、桂心、炒远志）加减。

加减：兼气滞血瘀，加丹参、当归、川芎、郁金行气活血；兼痰浊可合用茯苓、白术、白豆蔻健脾化痰；兼纳呆、失眠，可并用茯苓、茯神、远志、半夏曲健脾和胃。

（6）心肾阴虚证

证候：心痛憋闷，心悸盗汗，虚烦不寐，腰酸膝软，头晕耳鸣，口干便秘，舌红少津，苔薄或剥，脉细数或促代。

治法：滋阴清火，养心和络。

方药：天王补心丹（人参、玄参、丹参、茯苓、五味子、远志、桔梗、当归身、天冬、麦冬、柏子仁、酸枣仁、生地黄、朱砂）合加减复脉汤（炙甘草、生地黄、生白芍、麦冬、阿胶、火麻仁、人参）。

加减：阴不敛阳，虚火内扰心神，虚烦不寐，舌尖红少津者，可用酸枣仁汤清热除烦以养血安神；兼见风阳上扰，加珍珠母、灵磁石、石决明、琥珀重镇潜阳；心肾阴虚，头晕目眩，腰膝酸软，遗精盗汗，心悸不宁，口燥咽干，用左归饮以滋阴补肾、填精益髓。

（7）心阳虚衰证

证候：心悸而痛，胸闷气短，自汗，动则更甚，面色㿠白，神倦怯寒，四肢欠温或肿胀，舌质淡胖，边有齿痕，苔白或腻，脉沉细迟。

治法：温补阳气，振奋心阳。

方药：参附汤（人参、附子、大枣、生姜）合桂枝甘草汤（桂枝、甘草）。

加减：心肾阳虚，腰膝酸软，小便清长，可合肾气丸温补心肾而消阴翳；肾阳虚衰，不能制水，水饮上凌心肺，用真武汤温肾阳而化水饮；心肾阳虚，虚阳欲脱厥逆者，用四逆加人参汤，温阳益气，回阳救逆，或参附注射液 40～60mL 加入 5% 葡萄糖注射液 250～500mL 中静脉点滴。

【临证备要】

1. 胸痹治疗应以通为补，通补结合。

2. 注意预防调护。

第八节　不　寐

不寐是以经常不能获得正常睡眠为特征的一类病证。主要表现为睡眠时间、深度的不足，轻者入睡困难，或寐而不酣，时寐时醒，或醒后不能再寐；重则彻夜不寐，常影响正常工作、生活、学习和健康。《黄帝内经》称其为"不得卧""目不瞑"，病因病机为"胃不和则卧不安"。

西医学中的神经官能症、更年期综合征、慢性消化不良、贫血、动脉粥样硬化症等以不寐为主要临床表现者可参照本节辨证论治。

【病因病机】

1. 病因

（1）饮食不节　暴饮暴食，宿食停滞，脾胃受损，酿生痰热，壅遏于中，痰热上扰，胃气失和，而不得安寐。此外，浓茶、咖啡、酒之类饮料也是造成不寐的因素。

（2）情志失常　喜怒哀乐等情志过极均可导致脏腑功能失调而发生不寐病证。或由情志不遂，肝气郁结，肝郁化火，邪火扰动心神，神不安而不寐；或由暴怒伤肝，肝血不能舍魂，魂不藏而不寐；或由五志过极，心火内炽，心神扰动而不寐；或由喜笑无度，心神激动，神魂不安而不寐；或由暴受惊恐，导致心虚胆怯，神魂不安，夜不能寐。

（3）劳倦、思虑过度　五脏之阴精气血为神能守舍之基础。劳倦、思虑过度，伤及心脾，心伤则阴血暗耗，神不守舍；脾伤则食少，纳呆，生化之源不足，营血亏虚，不能上奉于心，致心神不安。

（4）病后、年迈体虚　久病血虚，年迈血少，引起心血不足，心失所养，心神不安而不寐。亦可因年迈体虚，阴阳亏虚而致不寐。若素体阴虚，兼因房劳过度，肾阴耗伤，阴衰于下，不能上奉于心，水火不济，心火独亢，火盛神动，心肾失交而神志不宁。

2. 病机　不寐的病因虽多，但总与心脾肝肾的阴阳失调，气血失和，以致心神失养或心神不安有关。其病理变化，总属阳盛阴衰、阴阳失交。其病位主要在心，因心主神明，神安则寐，神不安则不寐。而阴阳气血之来源，由水谷之精微所化，上奉于心，则心神得养；受藏于肝，则肝体柔和；统摄于脾，则生化不息；调节有度，化而为精，内藏于肾，肾精上承于心，心气下交于肾，则神志安宁。若饮食、情志所伤，劳倦、思虑、体衰等因素所致，或为肝郁化火；或为痰热内扰，则动摇心神，神不安宅；或由心脾两虚，气血不足；或由心胆气虚，触事易惊；或由心肾不交，水火不济，则心神失养，神不安宁。前者以实证为主，后者以虚证多见，但不寐久病可表现为虚实兼夹，或为瘀血所致。

【诊断依据】
1. 轻者入寐困难或寐而易醒，醒后不寐，连续3周以上，重者彻夜难眠。
2. 常伴有头痛、头昏、心悸、健忘及神疲乏力、心神不宁、多梦等症。
3. 本病证常有饮食不节，情志失常，劳倦、思虑过度，病后、体虚等病史。
4. 经各系统及实验室检查，未发现有妨碍睡眠的其他器质性病变。

【辨证论治】
1. 辨证要点　本病当辨其病位，主要病位在心，与肝、胆、脾、胃、肾的阴阳气血失调相关。急躁易怒而不寐，多为肝火内扰；脘闷苔腻而不寐，多为胃腑宿食，痰热内盛；心烦心悸，头晕健忘而不寐，多为阴虚火旺，心肾不交；面色少华、肢倦神疲而不寐，多属脾虚不运，心神失养；心烦不寐，触事易惊，多属心胆气虚。

2. 治疗原则　治疗当以补虚泻实，调整脏腑气血阴阳，安神定志为原则。实证泻其有余，如疏肝泄热，清化痰热，消导和中；虚证补其不足，如益气养血，健脾补肝益肾。在泻实补虚的基础上安神定志，如养血安神，镇惊安神，清心安神，配合精神治疗，消除紧张焦虑，保持规律生活及精神舒畅。

3. 证治分类
（1）肝火扰心证
证候：不寐多梦，甚则彻夜不眠，急躁易怒，伴头晕头胀，目赤耳鸣，口干而苦，不思饮食，便秘溲赤，舌红苔黄，脉弦而数。
治法：疏肝泄热，镇心安神。
方药：龙胆泻肝汤（龙胆草、栀子、黄芩、车前子、当归、生地黄、柴胡、泽泻、甘草）加减。

加减：胸闷胁胀，善太息，加香附、郁金、佛手、绿萼梅疏肝解郁；头晕目眩，头痛欲裂，不寐欲狂，大便秘结，可用当归龙荟丸。

（2）痰热扰心证

证候：心烦不寐，胸闷脘痞，泛恶嗳气，伴口苦、头重、目眩，舌偏红，苔黄腻，脉滑数。

治法：清化痰热，和中安神。

方药：黄连温胆汤（黄连、竹茹、枳实、半夏、陈皮、茯苓、甘草、生姜）加减。

加减：伴胸闷嗳气，脘腹胀满，大便不爽，苔腻脉滑，加半夏秫米汤和胃健脾；饮食停滞，胃中不和，加神曲、焦山楂、莱菔子消导和中；宿食停滞较甚，见嗳腐吞酸，脘腹胀痛，用保和丸和中安神；经久不寐，或彻夜不寐，大便秘结，用礞石滚痰丸降火泄热，逐痰安神。

（3）心脾两虚证

证候：不易入睡，多梦易醒，心悸健忘，神疲食少，伴头晕目眩、四肢倦怠、腹胀便溏、面色少华，舌淡苔薄，脉细无力。

治法：补益心脾，养血安神。

方药：归脾汤（白术、茯神、黄芪、龙眼肉、酸枣仁、人参、木香、甘草、当归、远志、生姜、大枣）加减。

加减：心血不足较甚，加熟地黄、白芍、阿胶以养心血；不寐较重，加五味子、夜交藤、合欢皮、柏子仁养心安神，或加生龙骨、生牡蛎、琥珀镇静安神。兼脘闷纳呆、苔腻，重用白术，加苍术、半夏、陈皮、茯苓、厚朴健脾燥湿，理气化痰。

（4）心肾不交证

证候：心烦不寐，入睡困难，心悸多梦，伴头晕耳鸣、腰膝酸软、潮热盗汗、五心烦热、咽干少津，男子遗精，女子月经不调，舌红少苔，脉细数。

治法：滋阴降火，交通心肾。

方药：六味地黄丸（熟地黄、山药、茯苓、牡丹皮、泽泻、山茱萸）合交泰丸（黄连、肉桂）加减。

加减：心阴不足为主，可用天王补心丹滋阴养血、补心安神；心烦不寐，彻夜不眠者，加朱砂、磁石、龙骨、龙齿重镇安神。

（5）心胆气虚证

证候：虚烦不寐，触事易惊，终日惕惕，胆怯心悸，伴气短自汗、倦怠乏力，舌淡，脉弦细。

治法：益气镇惊，安神定志。

方药：安神定志丸（人参、茯苓、茯神、石菖蒲、远志、龙齿）合酸枣仁汤（酸枣仁、知母、川芎、茯苓、甘草）加减。

加减：心肝血虚，惊悸汗出，重用人参，加白芍、当归、黄芪补养肝血；胆虚不疏土，胸闷善太息，纳呆腹胀，加柴胡、陈皮、山药、白术疏肝健脾；心悸甚，惊惕不安，加生龙骨、生牡蛎、朱砂重镇安神。

【临证备要】

1. 不寐治疗应注意调整脏腑气血阴阳，强调在辨证论治基础上施以安神镇静，注意精神治疗的作用。

2. 注意预防调护。

第九节　痫　病

痫病是一种反复发作性神志异常的病证。临床以突然意识丧失，发则仆倒，不省人事，强直抽搐，口吐涎沫，两目上视或口中怪叫为特征。移时苏醒，一如常人。发作前可伴眩晕、胸闷等先兆，发作后常有疲乏无力等症状。

痫病首见于《黄帝内经》，不仅提出"胎病""癫疾"的病名，并指出发病与先天因素有关。

西医学的癫痫，无论原发性，或继发性，根据其临床表现均可参照本节辨证论治。

【病因病机】

1. 病因

（1）七情失调　主要责之于惊恐。由于突受大惊大恐，造成气机逆乱，进而损伤脏腑，肝肾受损，则易致阴不敛阳而生热生风。脾胃受损，则易致精微不布，痰浊内聚，经久失调，一遇诱因，痰浊或随气逆，或随火炎，或随风动，蒙蔽心神清窍，痫证作矣。小儿脏腑娇嫩，元气未充，神气怯弱，或素蕴风痰，更易因惊恐而发生本病。

（2）先天因素　痫病始于幼年者多见，与先天因素有密切关系，多责之于"在母腹中时，其母有所大惊"所致。若母体突受惊恐，一则导致气机逆乱，一则导致精伤而肾亏。母体精气之耗伤，必使胎儿发育异常，出生后，遂易发生痫病。

（3）脑部外伤　跌仆撞击，或出生时难产，均能导致脑窍受损，瘀血阻络，经脉不畅，脑神失养，使神志逆乱，昏不知人，遂发痫病。

（4）其他　外感六淫之邪，尤以风邪内入；或因饮食失调，食宿积痰；或因患他病后，脏腑受损，均可导致积痰内伏。一遇劳累过度，生活起居失于调摄，遂致气机逆乱，触动积痰，生热动风，壅塞经络，闭塞心窍，上扰脑神，发为痫病。

2. 病机　痫病概由痰、火、瘀为内风触动，导致脏腑功能失调，痰浊内阻，气血逆乱，风痰内动，清窍蒙蔽而发病。本病以心脑神机失养为本，脏腑功能失调为标，而先天遗传与后天所伤为两大致病因素。其中痰浊内阻，脏气不平，阴阳偏胜，神机受累，元神失控是病机的关键所在。而痫病之痰，具有随风气而聚散和胶固难化两大特点，因而痫病之所以久发难愈，缠绵不止，正是由于胶固心胸之"顽痰"所致。

痫病与五脏均有关联，但主要责之于心，顽痰闭阻心阳是痫病的主要病机特点。心为阳居之地，痰乃阴凝之邪，痰邪交结于胸膈之间，则郁阻心阳，壅遏气机，扰乱清窍，致发痫病。

【诊断依据】

1. 任何年龄、性别均可发病，但多在儿童期、青春期或青年期发病，多有家族史，每因惊恐、劳累、情志过极等诱发。

2. 典型发作时突然昏倒，不省人事，两目上视，项背强直，四肢抽搐，口吐涎沫，或有异常叫声等，或仅有突然呆木，两眼瞪视，呼之不应，或头部下垂，腹软无力，面色苍白等。

3. 局限性发作可见多种形式，如口、眼、手等局部抽搐而无突然昏倒，或凝视，或语言障碍，或无意识动作等。多数在数秒至数分钟即止。

4. 发作前可有眩晕、胸闷等先兆症状。

5. 发作突然，醒后如常人，醒后对发作时情况不知，反复发作。

6. 脑电图在发作期描记到对称性同步化棘波或棘－慢波等阳性表现，有条件做 CT、磁共振等相应检查。

【辨证论治】

1. 辨证要点

（1）确定病性　来势急骤，神昏卒倒，不省人事，口噤牙紧，颈项强直，四肢抽搐者，病性属风；发作时口吐涎沫，气粗痰鸣，发作后或有情志错乱、幻听、错觉，或有梦游者，病情属痰；发作时呆木无知，呼之不应，扎之不知痛，平素或发作后有神疲胸闷，纳呆身重者，病性属湿；卒倒啼叫，面赤身热，口流血沫，平素或发作后有大便秘结，口臭苔黄者，病性属热；发作时面色潮红、紫红，继则青紫，口唇紫绀，或有颅脑外伤、产伤等病史者，病性属瘀。

（2）辨病情轻重　判断本病之轻重决定于两个方面，一是病发持续时间之长短，一般持续时间长则病重，短则病轻；二是发作间隔时间之久暂，即间隔时间短暂则病重，间隔时间长久则病轻。其临床表现的轻重与痰浊之浅深和正气之盛衰密切相关。

2. 治疗原则　宜分标本虚实。频繁发作，以治标为主，着重清泻肝火，豁痰息风，开窍定痫；平时病缓则补虚以治其本，宜益气养血，健脾化痰，滋补肝肾，宁心安神。而调养精神，注意饮食，劳逸适度实属重要。

3. 证治分类

（1）风痰闭窍证

证候：发病前常有眩晕、头昏、胸闷、乏力、痰多、心情不悦。痫病发作呈多样性，或见突然跌倒，神志不清，抽搐吐涎，或伴尖叫与二便失禁，或短暂神志不清，双目发呆，茫然若有所失，谈话中断，持物落地，或精神恍惚而无抽搐，舌质红，苔白腻，脉多弦滑有力。

治法：涤痰息风，开窍定痫。

方药：定痫丸（天麻、川贝母、胆南星、姜半夏、陈皮、茯神、丹参、麦冬、石菖蒲、远志、全蝎、僵蚕、琥珀、辰砂）加减。

加减：眩晕、目斜视者，加生龙骨、生牡蛎、磁石、珍珠母重镇安神。

（2）痰火扰神证

证候：发作时昏仆抽搐，吐涎或有吼叫，平时急躁易怒，心烦失眠，咳痰不爽，口苦咽干，便秘溲黄，病发后，症情加重，彻夜难眠，目赤，舌红，苔黄腻，脉弦滑而数。

治法：清热泻火，化痰开窍。

方药：当归龙荟丸（当归、龙胆草、栀子、黄连、黄芩、黄柏、大黄、青黛、芦荟、木香、麝香）合涤痰汤（制半夏、制天南星、陈皮、枳实、茯苓、人参、石菖蒲、竹茹、甘草、生姜）加减。

加减：肝火动风，加天麻、石决明、钩藤、地龙、全蝎平肝息风。

（3）瘀阻脑络证

证候：平素头晕头痛，痛有定处，常伴单侧肢体抽搐，或一侧面部抽动，颜面口唇青紫。多继发于颅脑外伤、产伤、颅内感染性疾患后遗症等，或先天脑发育不全，舌质暗红或有瘀斑，舌苔薄白，脉涩，或弦。

治法：活血化瘀，息风通络。

方药：通窍活血汤（赤芍、川芎、桃仁、红花、麝香、老葱、鲜姜、大枣）加减。

加减：痰涎偏盛，加半夏、胆南星、竹茹。

（4）心脾两虚证

证候：反复发病，神疲乏力，心悸气短，失眠多梦，面色苍白，体瘦纳呆，大便溏薄，舌质淡，苔白腻，脉沉细而弱。

治法：补益气血，健脾宁心。

方药：六君子汤（人参、炙甘草、茯苓、白术、陈皮、制半夏、生姜、大枣）合天王补心丹（人参、玄参、丹参、茯苓、五味子、远志、桔梗、当归、天冬、麦冬、柏子仁、酸枣仁、生地黄、朱砂）加减。

加减：痰浊盛，恶心呕吐痰涎，加胆南星、姜竹茹、瓜蒌、石菖蒲、旋覆花化痰降浊；便溏加焦米仁、炒扁豆、炮姜健脾止泻；夜游加生龙骨、生牡蛎、生铁落镇心安神。

（5）肝肾阴虚证

证候：痫病频发，神情恍惚，头晕目眩，两目干涩，面色晦暗，耳轮焦枯不泽，健忘失眠，腰膝酸软，大便干燥，舌质红，脉沉细而数。

治法：滋补肝肾，潜阳安神。

方药：左归丸加味（熟地黄、山药、山茱萸、菟丝子、枸杞子、川牛膝、鹿角胶、龟甲胶）。

加减：神思恍惚持续时间长者，加阿胶、龙眼肉补益心血；心中烦热，加栀子、莲子心清心除烦；大便干燥者，加玄参、天花粉、肉苁蓉、当归、火麻仁养阴润肠通便。

【临证备要】

1. 痫病的治疗遵循"间者并行，甚者独行"原则。

2. 注意辛热开破法在痫病的应用。

第十节　厥　证

厥证是以突然昏倒，不省人事，或伴有四肢逆冷为主要临床表现的一种急性病证。病情轻者，一般在短时内苏醒，醒后无偏瘫、失语及口眼㖞斜等后遗症；但病情重者，则昏厥时间较长，甚至一厥不复而导致死亡。

《黄帝内经》论厥甚多，含义、范围广泛，概括起来可分为两类表现：一种是指突然昏倒，不知人事；另一种是指肢体和手足逆冷。后世医家多在此基础上各有发挥和深化。

西医学中多种原因所致之晕厥，可参考本节辨证论治。

【病因病机】

1. 病因

（1）情志内伤 气逆为患，以恼怒致厥为多。若所愿不遂，肝气郁结，郁久化火，肝火上炎，或因大怒而气血并走于上等，以致阴阳不相顺接而发为厥证。

（2）饮食劳倦 元气素虚者，如因过度饥饿，以致中气不足，脑海失养；或因暴饮暴食，饮食停于胸膈，上下不通，阴阳升降受阻，均可引起昏厥。此外，过度疲劳，或睡眠长期不足，阴阳气血亏耗，亦会成为厥证的发病原因。

（3）亡血失津 如因大汗吐下，气随液耗，或因创伤出血，或血证失血过多，以致气随血脱，阳随阴消，神明失主，而致厥证。

（4）痰饮内伏 多见于形盛气弱之人，嗜食酒酪肥甘，脾胃受伤，运化失常，以致聚湿生痰，痰浊阻滞，气机不畅，日积月累，痰愈多则气愈阻，气愈滞则痰更甚，如痰浊一时上壅，清阳被阻，则可发为昏厥。

2. 病机 厥证的主要病机是气机突然逆乱，升降乖戾，气血阴阳不相顺接。情志变动，最易影响气机运行，轻则气郁，重则气逆，逆而不顺则气厥。气盛有余之人，骤遇恼怒惊骇，气机上冲逆乱，清窍壅塞而发为气厥实证；素来元气虚弱之人，陡遇恐吓，清阳不升，神明失养，而发为气厥虚证。气为阳，血为阴，气与血阴阳相随，互为资生，互为依存，气血的病变也是互相影响的。素有肝阳偏亢，遇暴怒伤肝，肝阳上亢，肝气上逆，血随气升，气血逆乱于上，发为血厥实证；大量失血，血脱则气无以附，气血不能上达清窍，神明失养，昏不知人，则发为血厥虚证。由于情志过极、饮食不节以致气机升降失调，运行逆乱，或痰随气升，阻滞神明，则发为痰厥。

厥证由于体质和病机转化的不同，其证候有虚实之别。大凡气盛有余者，情志突变，气逆上冲，血随气逆，或夹痰浊壅滞于上，以致清窍闭塞，不知人事，成为厥之实证；气虚不足，清阳不升，气陷于下，或大量出血，气随血脱，血不上达，气血一时不相顺接，以致神明失养，不知人事，四肢不温，发为厥之虚证。

厥证之转归主要有三：一是阴阳气血相失，进而阴阳离绝，发展为一厥不复之死证。二是阴阳气血失常，或为气血上逆，或为中气下陷，或气血痰浊内闭，气机逆乱而阴阳尚未离绝，此类厥证之生死，取决于正气来复与否及治疗措施是否及时、得当；若正气来复，治疗得当，则气复返而生，反之，气不复返而死。三是表现为各种证候之间的转化，如气厥和血厥之实证，常转化为气滞血瘀之证；失血致厥的血厥虚证，严重者可转化为气随血脱之脱证等。

【诊断依据】

1. 突然昏仆，不省人事，或伴四肢逆冷的临床表现。

2. 患者在发病之前，常有先兆症状，如头晕、视物模糊、面色苍白、出汗等，而后突然发生昏仆，不知人事，呈一时性，移时苏醒，发病时常伴有恶心、汗出，或伴有四肢逆冷，醒后感头晕、疲乏、口干，但无失语、瘫痪等后遗症。

3. 应了解既往有无类似病证发生。发病前有明显的情志变动、精神刺激的因素，或有大失血病史，或有暴饮暴食史，或有素体痰盛宿疾。

【辨证论治】

1. 辨证要点 厥证不外虚实两证。实证表现为突然昏仆，面红气粗，声高息促，口噤握拳，或夹痰涎壅盛，舌红苔黄腻，脉洪大有力。虚证表现眩晕昏厥，面色苍白，声低息微，口开手撒，或汗出肢冷，舌胖或淡，脉细弱无力。气厥实证，乃肝气升发太过所致，体质壮实之人，肝气上逆，由惊恐而发，表现为突然昏仆，呼吸气粗，口噤握拳，头晕头痛，舌红苔黄，脉沉而弦；血厥实证，乃肝阳上亢，阳气暴张，血随气升，气血并走于上，表现为突然昏仆，牙关紧闭，四肢厥冷，面赤唇紫，或鼻衄，舌质暗红，脉弦有力。

2. 治疗原则 厥证乃危急之候，当及时救治为要，醒神回厥是主要的治疗原则，但具体治疗其虚、实证时又有所不同。实证应开窍、化痰、辟秽而醒神。开窍法适用于邪实窍闭之厥证，以辛香走窜的药物为主，具有通关开窍的作用。主要是通过开泄痰浊闭阻，温通辟秽化浊，宣窍通利气机而达到苏醒神志的目的。在使用剂型上应选择丸、散、气雾、含化及注射之类药物，宜吞服、鼻饲、注射。本法系急救治标之法，苏醒后应按病情辨证治疗。虚证应益气、回阳、救逆而醒神。适用于元气亏虚、气随血脱、精竭气脱之厥证。主要是通过补益元气，回阳救逆而提高气的统摄能力。对于失血过急过多者，还应配合止血、输血，以挽其危。由于气血亏虚，故不可妄用辛香开窍之品。

3. 证治分类

（1）气厥

①实证

证候：由情志异常、精神刺激而发作，突然昏倒，不知人事，或四肢厥冷，呼吸气粗，口噤拳握，舌苔薄白，脉伏或沉弦。

治法：开窍，顺气，解郁。

方药：通关散（猪牙皂、鹅不食草、细辛）、五磨饮子（乌药、沉香、槟榔、枳实、木香）加减。

加减：肝阳偏亢，头晕而痛，面赤燥热，加钩藤、石决明、磁石平肝潜阳；兼有痰热，症见喉中痰鸣，痰涌气塞者，加胆南星、浙贝母、橘红、竹沥涤痰清热；醒后哭笑无常，睡眠不宁者，加茯神、远志、酸枣仁等安神宁志。

平时可服用柴胡疏肝散、逍遥散之类，理气解郁，调和肝脾。

②虚证

证候：发病前有明显的情绪紧张、恐惧、疼痛或站立过久等诱发因素，发作时眩晕昏仆，面色苍白，呼吸微弱，汗出肢冷，舌淡，脉沉细微。

治法：补气，回阳，醒神。

方药：生脉注射液（人参、麦冬、五味子）、参附注射液（人参、制附子、生姜、大枣）、四味回阳饮（人参、制附子、炮姜、炙甘草）。

加减：汗出多者，加黄芪、白术、煅龙牡，加强益气功效，更能固涩止汗；心悸不宁，加远志、柏子仁、酸枣仁养心安神；纳谷不香，食欲不振者，加白术、茯苓、陈皮健脾和胃。

本证亦有反复发作的倾向，平时可服用香砂六君子丸、归脾丸等药物。

（2）血厥

①实证

证候：多因急躁恼怒而发，突然昏倒，不知人事，牙关紧闭，面赤唇紫，舌黯红，脉弦有力。

治法：开窍，活血，顺气，降逆。

方药：清开灵注射液（胆酸、水牛角、黄芩苷、珍珠层粉、栀子、板蓝根、金银花）、通瘀煎（当归尾、山楂、香附、红花、乌药、青皮、泽泻）加减。

加减：可加石决明、钩藤、牛膝平肝潜阳。急躁易怒，肝热甚者，加菊花、牡丹皮、龙胆草。兼见阴虚不足，眩晕头痛，加生地黄、枸杞子、珍珠母。

②虚证

证候：因失血过多而发，突然昏厥，面色苍白，口唇无华，四肢震颤，自汗肢冷，目陷口张，呼吸微弱，舌质淡，脉芤或细数无力。

治法：补养气血。

方药：急用独参汤（人参）灌服，继服人参养荣汤（人参、熟地黄、当归、白芍、白术、茯苓、炙甘草、黄芪、陈皮、五味子、肉桂、炒远志）。

加减：自汗肤冷，呼吸微弱者，加制附子、干姜温阳；口干少津，加麦冬、玉竹、沙参养阴；心悸少寐，加龙眼肉、酸枣仁养心安神。

（3）痰厥

证候：素有咳喘宿痰，多湿多痰，恼怒或剧烈咳嗽后突然昏厥，喉有痰声，或呕吐涎沫，呼吸气粗，舌苔白腻，脉沉滑。

治法：行气豁痰。

方药：导痰汤（半夏、陈皮、枳实、茯苓、甘草、制天南星、生姜）。

加减：痰湿化热，口干便秘，舌苔黄腻，脉滑数，加黄芩、栀子、竹茹、瓜蒌仁清热降火。

【临证备要】

1. 本病的特点有急骤性、突发性和一时性。

2. 各型之厥特点不同，但也有其内在的联系。

3. 厥证是内科常见危急重症。

第十一节　胃　痛

胃痛，又称胃脘痛，是指以上腹胃脘部近心窝处疼痛为主症的病证。

西医学中急性胃炎、慢性胃炎、胃溃疡、十二指肠溃疡、功能性消化不良、胃黏膜脱垂等病以上腹部疼痛为主要症状者，均可参考本节辨证论治。

【病因病机】

1. 病因

（1）外邪犯胃　外感寒、热、湿诸邪，内客于胃，致胃脘气机阻滞，不通则痛。

（2）饮食伤胃　饮食不节，或过饥过饱，损伤脾胃，胃气壅滞，致胃失和降，不通则痛。五味过极，辛辣无度，肥甘厚腻，饮酒如浆，则蕴湿生热，伤脾碍胃，气机壅滞。

（3）**情志不畅**　忧思恼怒，伤肝损脾，肝失疏泄，横逆犯胃，脾失健运，胃气阻滞，均致胃失和降，而发胃痛。气滞日久或久痛入络，可致胃络血瘀。

（4）**素体脾虚**　脾胃为仓廪之官，主受纳和运化水谷，若素体脾胃虚弱，运化失职，气机不畅，或中阳不足，中焦虚寒，失其温养而发生疼痛。

2. 病机　胃为阳土，喜润恶燥，为五脏六腑之大源，主受纳、腐熟水谷，其气以和降为顺，不宜郁滞。上述病因如寒邪、饮食伤胃等皆可引起胃气阻滞，胃失和降而发生胃痛。胃痛的病变部位在胃，但与肝、脾的关系极为密切，还与肾有关。肝与胃是木土乘克的关系。若忧思恼怒，气郁伤肝，肝气横逆，势必克脾犯胃，致气机阻滞，胃失和降而为痛。肝气久郁，既可出现化火伤阴，又能导致瘀血内结，病情至此，则胃痛加重，每每缠绵难愈。脾与胃同居中焦，以膜相连，一脏一腑，互为表里，共主升降，故脾病多涉于胃，胃病亦可及于脾。若禀赋不足，后天失调，或饥饱失常，劳倦过度，以及久病正虚不复等，均能引起脾气虚弱，运化失职，气机阻滞而为胃痛。脾阳不足，则寒自内生，胃失温养，致虚寒胃痛；如脾润不及，或胃燥太过，胃失濡养，致阴虚胃痛。阳虚无力，血行不畅，涩而成瘀；或阴虚不荣，脉失濡养，可致血瘀胃痛。脾胃之运化腐熟赖肾阳之温煦。肾阳不足，脾失于温煦，脾胃虚寒，胃失温养，亦可致虚寒胃痛。

胃痛早期多由外邪、饮食、情志所伤，多为实证；后期常为脾胃虚弱，但往往虚实夹杂，如脾胃虚弱夹湿、夹瘀等。胃痛的病理因素主要有气滞、食积、血瘀。

胃痛的病机演变，胃热炽盛，迫血妄行，或瘀血阻滞，血不循经，或脾气虚弱，不能统血，致便血、呕血；大量出血，可致气随血脱，危及生命；若脾胃运化失职，湿浊内生，郁而化热，火热内结，导致腑气不通，腹痛剧烈拒按，大汗淋漓，四肢厥逆的厥脱危证；或日久成瘀，气机壅塞，胃失和降，胃气上逆，致呕吐反胃；若胃痛日久，由气分深入血分，久痛入络致瘀，瘀结胃脘，可形成癥积。

【诊断依据】

1. 以上腹胃脘部近心窝处发生疼痛，其疼痛有胀痛、刺痛、隐痛、剧痛等性质的不同。

2. 常伴食欲不振、恶心呕吐、嘈杂泛酸、嗳气吐腐等上胃肠道症状。

3. 发病特点：以中青年居多，多有反复发作病史，发病前多有明显的诱因，如天气变化、恼怒、劳累、暴饮暴食、饥饿、饮食生冷干硬、辛辣烟酒，或服用有损脾胃的药物。

4. 胃痛应与真心痛、胁痛、腹痛、肠痈等病进行鉴别。

【辨证论治】

1. 辨证原则　应辨虚实寒热、在气在血，还应辨兼夹证。实者多痛剧，固定不移，拒按，脉盛；虚者多痛势徐缓，痛处不定，喜按，脉虚。遇寒则痛甚，得温则痛减，为寒证；胃脘灼痛，痛势急迫，遇热则痛甚，得寒则痛减，为热证。一般初病在气，久病在血。在气者，有气滞、气虚之分。其中，气滞者，多见胀痛，或涉及两胁，或兼见恶心呕吐，嗳气频频，疼痛与情志因素显著相关；气虚者，指脾胃气虚，除见胃脘疼痛外，兼见饮食减少，食后腹胀，大便溏薄，面色少华，舌淡脉弱等。在血者，疼痛部位固定不移,痛如针刺,舌质紫暗或有瘀斑,脉涩,或兼见呕血、便血。

2. 治疗原则 治疗以理气和胃止痛为主,再须审证求因,辨证施治。虽有"通则不痛"之说,但绝不能局限于狭义的"通"法。要从广义的角度去理解和运用"通"法。属于胃寒者,散寒即所谓通;属于食停者,消食即所谓通;属于气滞者,理气即所谓通;属于热郁者,泄热即所谓通;属于血瘀者,化瘀即所谓通;属于阴虚者,益胃养阴即所谓通;属于阳虚者,温运脾阳即所谓通。根据不同病机而采取相应治法,才能善用"通"法。

3. 证治分类

(1)寒邪客胃证

证候:胃痛暴作,恶寒喜暖,得温痛减,遇寒加重,口淡不渴,或喜热饮,舌淡苔薄白,脉弦紧。

治法:温胃散寒,行气止痛。

方药:良附丸(高良姜、香附)加味。

加减:兼见恶寒、头痛等风寒表证,加紫苏、藿香疏散风寒,或内服生姜、胡椒汤散寒止痛;兼见胸脘痞闷、胃纳呆滞、嗳气或呕吐,是为寒夹食滞,加枳实、神曲、鸡内金、制半夏、生姜;寒邪郁久化热,寒热错杂,可用半夏泻心汤辛开苦降,寒热并调。

(2)饮食伤胃证

证候:胃脘疼痛,胀满拒按,嗳腐吞酸,或呕吐不消化食物,其味腐臭,吐后痛减,不思饮食,大便不爽,得矢气及便后稍舒,舌苔厚腻,脉滑。

治法:消食导滞,和胃止痛。

方药:保和丸(神曲、山楂、茯苓、半夏、陈皮、连翘、莱菔子)加减。

加减:脘腹胀甚,加枳实、砂仁、槟榔行气消滞;胃脘胀痛而便闭,合用小承气汤或改用枳实导滞丸通腑行气;胃痛急剧而拒按,苔黄燥便秘,为食积化热成燥,合用大承气汤泄热解燥,通腑荡积。

(3)肝气犯胃证

证候:胃脘胀痛,痛连两胁,遇烦恼则痛作或痛甚,嗳气、矢气则痛舒,胸闷嗳气,喜长叹息,大便不畅,舌苔多薄白,脉弦。

治法:疏肝解郁,理气止痛。

方药:柴胡疏肝散(柴胡、白芍、川芎、香附、陈皮、枳壳、甘草)加减。

加减:胃痛较甚,加川楝子、延胡索理气止痛;嗳气较频,加沉香、旋覆花顺气降逆;泛酸加乌贼骨、煅瓦楞子中和胃酸;痛势急迫,口干口苦,舌红苔黄,脉弦或数,乃肝胃郁热之征,改用化肝煎或丹栀逍遥散加黄连疏肝泄热和胃。

(4)脾胃湿热证

证候:胃脘疼痛,痛势急迫,脘闷灼热,口干口苦,口渴而不欲饮,身重疲倦,纳呆恶心,小便色黄,大便不畅,舌苔黄腻,脉滑数。

治法:清化湿热,理气和胃。

方药:清中汤(黄连、栀子、半夏、茯苓、陈皮、草豆蔻、甘草)加减。

加减:湿偏重,加苍术、藿香燥湿醒脾;热偏重,加蒲公英、黄芩清胃泄热;伴恶心呕吐，加竹茹、橘皮清胃降逆；大便秘结不通，加大黄通下导滞；气滞腹胀，加厚朴、枳实理气消胀；纳呆少食，加神曲、谷芽、麦芽消食导滞。

（5）瘀血停胃证

证候：胃脘疼痛，如针刺、似刀割，痛有定处，按之痛甚，痛时持久，食后加剧，入夜尤甚，或见吐血黑便，舌质紫暗或有瘀斑，脉涩。

治法：化瘀通络，理气和胃。

方药：失笑散（蒲黄、五灵脂）合丹参饮（丹参、檀香、砂仁）加减。

加减：胃痛甚，加延胡索、木香、郁金、枳壳活血行气止痛；四肢不温，舌淡脉弱，加党参、黄芪益气活血；大便黑，加三七、白及化瘀止血；出血不止，应参考血证有关内容辨证论治；口干咽燥，舌光无苔，脉细，加生地黄、麦冬以滋阴润燥。

（6）胃阴不足证

证候：胃脘隐隐灼痛，似饥而不欲食，口燥咽干，五心烦热，消瘦乏力，口渴思饮，大便干结，舌红少津，脉细数。

治法：养阴益胃，和中止痛。

方药：一贯煎（沙参、麦冬、生地黄、枸杞子、当归、川楝子）合芍药甘草汤（白芍、甘草）加减。

加减：胃脘灼痛、嘈杂泛酸，加珍珠层粉、牡蛎、海螵蛸或配用左金丸以制酸；胃脘胀痛较剧，兼有气滞，加厚朴花、玫瑰花、佛手行气止痛；大便干燥难解，加火麻仁、瓜蒌仁润肠通便；阴虚胃热，加石斛、知母、黄连养阴清胃。

（7）脾胃虚寒证

证候：胃痛隐隐，绵绵不休，喜温喜按，空腹痛甚，得食则缓，劳累或受凉后发作或加重，泛吐清水，神疲纳呆，四肢倦怠，手足不温，大便溏薄，舌淡苔白，脉虚弱或迟缓。

治法：温中健脾，和胃止痛。

方药：黄芪建中汤（黄芪、桂枝、生姜、白芍、炙甘草、饴糖、大枣）加减。

加减：泛吐清水较多，加干姜、制半夏、陈皮、茯苓温胃化饮；泛酸，去饴糖，加黄连炒吴茱萸、乌贼骨、煅瓦楞子制酸和胃；胃脘冷痛，里寒较甚，呕吐肢冷加理中丸温中散寒；兼形寒肢冷，腰膝酸软，可用附子理中汤温肾暖脾，和胃止痛；无泛吐清水、手足不温，可改用香砂六君子汤健脾益气，和胃止痛。

【临证备要】

预防调护：在预防上要重视精神与饮食的调摄；患者要注意有规律的生活与饮食习惯，忌暴饮暴食、饥饱不匀；胃痛持续不已者，应在一定时期内进流质或半流质饮食，少食多餐，以清淡饮食、易消化的食物为宜；忌粗糙多纤维饮食，尽量避免食用浓茶、咖啡、烟酒和辛辣等，进食宜细嚼慢咽；慎用水杨酸、肾上腺皮质激素等西药。同时保持乐观的情绪，避免过度劳累与紧张。

第十二节　噎膈

噎膈是指吞咽食物哽噎不顺的疾患。噎即噎塞，指吞咽之时哽噎不顺；膈为格拒，指饮食不下。噎虽可单独出现，而又可为膈的前驱表现，故临床往往以噎膈并称。表现为饮食吞咽之时，哽噎不顺，食物难下至胃，甚则格拒不通，食入即吐。

只有西医学中的食道癌、贲门癌、贲门痉挛、食管憩室、食道炎、食道狭窄等可参照本节内容辨证论治。

【病因病机】

1. 病因

（1）七情内伤　因情志因素而致噎膈者，多由忧思恼怒而成。忧思则伤脾，脾伤则气结，水湿失运，滋生痰浊；恼怒则伤肝，肝伤则气郁，气郁则血停，瘀血阻滞食道而成噎膈。

（2）饮食不节　因饮食原因而致噎膈者，多为嗜酒无度，或过食肥甘辛香燥热之品，致使胃肠积热，津液耗损，痰热内结；或饮食过热，或食物粗糙，或常食发霉之物，损伤食道脉络而致。

（3）年老肾虚　因年老肾虚而致噎膈者，多因房劳过度，纵欲太甚，真阴亏损，阴亏液涸，食道干涩，遂成噎膈之病。

2. 病机　噎膈的形成虽有上述种种因素，但其基本病变与发病机理，总属食管狭窄、津液干涸而致。病位在食道，属胃气所主。病变脏腑与肝、脾、肾三脏有关，因三脏之经络皆与食道相连，从而影响食道的功能。如七情内伤、饮食不节、年老肾虚可致肝脾肾三脏功能失常。脾之功能失调，健运失司，水湿聚而为痰；肝之疏泄失常，则气失条达，可使气滞血瘀或气郁化火；肾阴不足，则不能濡养咽嗌，致气滞、痰阻、血瘀，使食管狭窄，津液干涸失濡而成噎膈。

病理性质总属本虚标实。所谓本虚，系指阴津损伤以致阴津干涸，严重者为气虚阳微。标实乃为痰、气、瘀阻塞食道，故噎膈以吞咽困难为主症。因饮食不节，生湿凝痰，阻滞气机于食道，为痰气交阻证；肝气郁结，气滞则血瘀，气血互结，则形成瘀血内结证；因年高体虚，或热盛津伤，津亏不能滋润食道，而形成津亏热结证；久病阴亏，阴损及阳，脾肾脏腑功能减退，阳气不足，则成气虚阳微证。本病虽然有轻重之别，但本虚标实这一病理环节贯穿着整个病变过程，在病情发展的不同阶段，本虚与标实有主次之别。本病初期，以标实为主，由痰气交阻于食道，故吞咽之时哽噎不顺，继则瘀血内结，痰、气、瘀三者交互搏结，胃之通降阻塞、上下不通，因此吞咽格拒，饮食难下。久则气郁化火，或痰瘀生热，伤阴耗液，病机由标实转为正虚为主，病情由轻转重。

【诊断依据】

1. 轻症患者主要为胸骨后不适，烧灼感或疼痛，食物通过有滞留感或轻度梗阻感，咽部干燥或紧缩感。

2. 重症患者见持续性、进行性吞咽困难，咽下梗阻即吐，吐出黏液或白色泡沫黏痰，严重时伴有胸骨后或背部肩胛区持续性钝痛，进行性消瘦。

3. 患者常有情志不畅、酒食不节、年老肾虚等病史。

【辨证论治】

1. 辨证原则　临床应辨标本主次。标实当辨气结、血瘀、痰阻三者之不同。本虚多责之于阴津枯槁为主，发展至后期可见气虚阳微之证。

2. 治疗原则　本病的治疗应权衡本虚标实的程度，酌情处理。初期重在治标，宜理气、消瘀、化痰、降火为主；后期重在治本，宜滋阴润燥，或补气温阳为主。然噎膈之病，病机复杂，即使在疾病初期，阴津未必不损，故治疗当顾护津液，其辛散香燥之药不可多用，以免变生兼证。后期津液枯槁，阴血亏损，法当滋阴补血。但滋腻之品亦不可过用，当顾护胃气，防滋腻太过有碍于脾胃，胃气一绝，则诸药罔投。

3. 证治分类

（1）痰气交阻证

证候：吞咽梗阻，胸膈痞满，甚则疼痛，情志舒畅时稍可减轻，情志抑郁时则加重，嗳气呃逆，呕吐痰涎，口干咽燥，大便艰涩，舌质红，苔薄腻，脉弦滑。

治法：开郁化痰，润燥降气。

方药：启膈散（丹参、沙参、浙贝母、茯苓、郁金、荷叶蒂、砂仁壳、杵头糠）加减。

加减：嗳气呕吐明显，加旋覆花、代赭石降逆和胃；泛吐痰涎甚多，加半夏、陈皮化痰；津伤较甚，大便艰涩，舌红少津，加生地黄、玄参、白蜜增液润燥；心烦口干，气郁化火，加山豆根、栀子、金果榄清热解毒。

（2）瘀血内结证

证候：饮食难下，或虽下而复吐出，甚或呕出物如赤豆汁，胸膈疼痛，固着不移，肌肤枯燥，形体消瘦，舌质紫暗，脉细涩。

治法：滋阴养血，破血行瘀。

方药：通幽汤（生地黄、熟地黄、当归、桃仁、红花、甘草、升麻）加减。

加减：瘀阻显著，加三棱、莪术、炙穿山甲、急性子破结通络；呕吐较甚，痰涎较多，加海蛤粉、法半夏、瓜蒌化痰止呕；如服药即吐，难于下咽，可含化玉枢丹以开膈降逆，随后再服汤药。

（3）津亏热结证

证候：食入格拒不下，入而复出，甚则水饮难进，心烦口干，胃脘灼热，大便干结如羊矢，形体消瘦，皮肤干枯，小便短赤，舌质光红，干裂少津，脉细数。

治法：滋阴养血，润燥生津。

方药：沙参麦冬汤（沙参、麦冬、玉竹、甘草、桑叶、天花粉、扁豆）加减。

加减：可加竹茹、芦根清热除烦，和胃止呕；胃火偏盛，加栀子、黄连清胃中之火；肠腑失润，大便干结，坚如羊矢，加火麻仁、全瓜蒌润肠通便；烦渴咽燥，噎食不下，或食入即吐，吐物酸热，改用竹叶石膏汤加大黄泄热存阴。

（4）气虚阳微证

证候：水饮不下，泛吐多量黏液白沫，面浮足肿，面色㿠白，形寒气短，精神疲惫，腹胀，形寒气短，舌质淡，苔白，脉细弱。

治法：温补脾肾。

方药：补气运脾汤（人参、黄芪、白术、茯苓、甘草、砂仁、陈皮、半夏、生姜、大枣）合右归丸（熟地黄、山茱萸、当归、枸杞子、山药、鹿角胶、菟丝子、杜仲、肉桂、制附子）加减。

加减：胃虚气逆，呕吐不止，加旋覆花、代赭石和胃降逆；口干咽燥，形体消瘦，大便干燥，加石斛、麦冬、沙参滋养津液；噎食不下，肢体倦怠，动则气喘，脉大无力，加升麻、柴胡、陈皮升提中阳之气。

【临证备要】

1. 治疗勿伤津损胃。

2. 祛邪应重痰瘀气热毒结。

3. 及早检查，确定病性。

第十三节　腹　痛

腹痛是指以胃脘以下、耻骨毛际以上的部位发生疼痛为主症的病证。

西医学的胃肠功能紊乱、急慢性肠炎、肠结核、肠粘连、肠系膜和腹膜病变及某些全身性疾病（铅中毒、过敏性紫癜等）以腹痛为主要表现者可参照本节辨证论治。

【病因病机】

1. 病因

（1）外感时邪　外感风、寒、暑、热、湿之邪，侵入腹中，均可引起腹痛。伤于风寒则寒凝气滞，经脉受阻，不通则痛。若伤于暑热，或寒邪不解，郁而化热，或湿热壅滞，以致气机阻滞，腑气不通而见腹痛。

（2）饮食不节　暴饮暴食，饮食停滞，纳运无力；过食肥甘厚腻，或辛辣，酿生湿热，蕴蓄胃肠；或恣食生冷，寒湿内停，中阳受损，均可损伤脾胃，腑气通降不利而发生腹痛。

（3）情志失调　情志不遂则肝失条达，气机不畅，气机阻滞而痛作。若气滞日久，血行不畅，瘀血内生；或跌仆损伤，络脉瘀阻；或腹部术后，血络受损，均可形成腹中血瘀，中焦气机升降不利，不通则痛。

（4）阳气素虚　素体脾阳亏虚，虚寒中生，渐致气血生成不足，脾阳虚馁而不能温养，出现腹痛，甚至病久肾阳不足，相火失于温煦，脏腑虚寒，腹痛日久不愈。

2. 病机　病变部分涉及肝、胆、脾、肾、大小肠、膀胱等脏腑，包括了足三阴、足少阳、手足阳明、冲、任、带等经脉，尤与六腑关系密切。

病理因素主要有寒凝、火郁、食积、气滞、血瘀。本病的基本病机为脏腑气机阻滞，气血运行不畅，经脉痹阻，"不痛则痛"，或脏腑经脉失养，不荣而痛。若急性暴痛，治不及时，或治不得当，气血逆乱，可致厥脱之证；若湿热蕴结肠胃，蛔虫内扰，或术后气滞血瘀，可造成腑气不通，腹痛拒按之阳明腑实证；气滞血瘀日久，可变生积聚。

腹痛的病因病机虽然复杂，但不外寒热虚实四端，四者往往相互错杂，或寒热交错，或虚实夹杂；或为虚寒，或为实热；亦可互为因果，互相转化。如寒痛缠绵发作，可以寒郁化热；热痛日久，治疗不当，可以转化为寒，成为寒热交错之证；素体脾虚不运，再因饮食不节，食滞中阻，可成虚中夹实之证；气滞影响血脉流通可导致血瘀，血瘀可影响气机通畅导致气滞。

【诊断依据】

1. 凡是以胃脘以下、耻骨毛际以上部位的疼痛为主要表现者，即为腹痛。其疼痛性质各异，但一般不甚剧烈，按之柔软，压痛较轻，无拒按。

2. 有与腹痛相关病因，脏腑经络相关的症状，如涉及肠腑，可伴有腹泻或便秘；疝气之少腹痛可引及睾丸；膀胱湿热可见腹痛牵引前阴，小便淋沥，尿道灼痛；蛔虫作痛多伴嘈杂吐涎，时作时止；瘀血腹痛常有外伤或手术史；少阳病表里同病腹痛可见痛连腰背，伴恶寒发热、恶心呕吐。

3. 腹痛发作或加重常与饮食、情志、受凉等因素有关。

【辨证论治】

1. 辨证要点

（1）辨别腹痛的性质　腹痛拘急，疼痛暴作，痛无间断，坚满急痛，遇冷痛剧，得热则减者，为寒痛；痛在脐腹，痛处有热感，时轻时重，或伴有便秘，得凉痛减者，为热痛；腹痛时轻时重，痛处不定，攻冲作痛，伴胸胁不舒，腹胀，嗳气或矢气则胀痛减轻者，属气滞痛；少腹刺痛，痛无休止，痛处不移，痛处拒按，经常夜间加剧者，伴面色晦暗，为血瘀痛；因饮食不慎，脘腹胀痛，嗳气频作，嗳后稍舒，痛甚欲便，便后痛减者，为伤食痛。暴痛多实，伴腹胀、呕逆、拒按等；虚痛病程较久，痛势绵绵，喜揉喜按。

（2）辨急缓　突然发病，腹痛较剧，伴随症状明显者，多因外感时邪，饮食不节，蛔虫内扰等，属急性腹痛；发病缓慢，病程迁延日久，腹痛绵绵，痛势不甚，多由内伤情志，脏腑虚弱，气血不足，属慢性腹痛。

（3）辨部位　腹痛在少腹多属肝经病证；脐以上大腹疼痛，多为脾胃病证；脐以下少腹多属膀胱及大小肠病证。

2. 治疗原则　实者，急则治其标，宜"通"，即调血以和气，调气以和血，可为通；虚者助之使通；寒者温之使通；下者使之上行，中结者使之旁达，均属"通"的范畴。如对虚痛应温中补虚，益气养血，不可滥施攻下。对于久痛入络，绵绵不愈之腹痛，可采取辛润活血通络之法。

3. 证治分类

（1）寒邪内阻证

证候：腹痛拘急，遇寒痛甚，得温痛减，口淡不渴，形寒肢冷，小便清长，大便清稀或秘结，舌质淡，苔白腻，脉沉紧。

治法：散寒温里，理气止痛。

方药：良附丸（高良姜、香附）合正气天香散（乌药、香附、干姜、紫苏、陈皮）加减。

加减：脐中痛不可忍，喜按喜温，手足厥逆，脉微欲绝，为肾阳不足，寒邪内侵，宜通脉四逆汤温通肾阳；少腹拘急冷痛，苔白，脉沉紧，为下焦受寒，厥阴之气失于疏泄，宜暖肝煎温肝散寒；腹中冷痛，手足逆冷，身体疼痛，为内外皆寒，宜乌头桂枝汤散内外之寒；腹中雷鸣切痛，胸胁逆满，呕吐，属寒气上逆，用附子粳米汤温中降逆。

（2）湿热壅滞证

证候：腹痛拒按，烦渴引饮，大便秘结，或溏滞不爽，潮热汗出，小便短黄，舌质红，苔黄燥或黄腻，脉滑数。

治法：泄热通腑，行气导滞。

方药：大承气汤（大黄、厚朴、枳实、芒硝）加减。

加减：燥热不甚，湿热偏重，大便不爽，去芒硝，加栀子、黄芩；痛引两胁，加郁金、柴胡；腹痛剧烈，寒热往来，恶心呕吐，大便秘结，改用大柴胡汤表里双解。

（3）饮食积滞证

证候：脘腹胀满，疼痛拒按，嗳腐吞酸，恶食呕恶，痛而欲泻，泻后痛减，或大便秘结，舌苔厚腻，脉滑。

治法：消食导滞，理气止痛。

方药：枳实导滞丸（大黄、枳实、黄芩、黄连、神曲、白术、茯苓、泽泻）加减。

加减：腹痛胀满者，加厚朴、木香行气消胀；兼大便自利，恶心呕吐，去大黄，加陈皮、半夏、苍术理气燥湿，降逆止呕；食滞不重，腹痛较轻者，用保和丸。

（4）肝郁气滞证

证候：腹痛胀闷，痛无定处，痛引少腹，或兼痛窜两胁，时作时止，得嗳气、矢气疼痛则舒，遇忧思恼怒则剧，情绪急躁易怒，舌质红，苔薄白，脉弦。

治法：疏肝解郁，理气止痛。

方药：柴胡疏肝散（柴胡、枳壳、白芍、甘草、香附、川芎）加减。

加减：气滞较重，胸胁胀痛，加川楝子、郁金；痛引少腹睾丸，加橘核、荔枝核、川楝子；腹痛肠鸣，气滞腹泻，可用痛泻要方；少腹绞痛，阴囊寒疝，可用天台乌药散；肝郁日久化热，加牡丹皮、栀子、川楝子清肝泄热。

（5）瘀血内停证

证候：腹痛较剧，痛如针刺，痛处固定，经久不愈，饮食较差，食后疼痛加剧，大便不爽，或大便色黑，舌质紫暗，脉细涩。

治法：活血化瘀，和络止痛。

方药：血府逐瘀汤（当归、生地黄、桃仁、红花、枳壳、赤芍、柴胡、甘草、桔梗、川芎、牛膝）加减。

加减：腹部术后作痛，加泽兰、延胡索、蒲黄、五灵脂；跌仆损伤作痛，加没药、三七；瘀血日久发热，加丹参、牡丹皮、王不留行；下焦蓄血，大便色黑，可用桃核承气汤；兼有虚寒，腹痛喜温，加小茴香、干姜、肉桂温经止痛。

（6）中虚脏寒证

证候：腹痛绵绵，时作时止，喜温喜按，形寒肢冷，神疲乏力，气短懒言，胃纳不佳，面色无华，大便溏薄，舌质淡，苔薄白，脉沉细。

治法：温中补虚，缓急止痛。

方药：小建中汤（桂枝、白芍、甘草、生姜、大枣、饴糖）加减。

加减：腹中大寒，呕吐肢冷，用大建中汤温中散寒；腹痛下痢，脉微肢冷，脾肾阳虚，用附子理中汤；大肠虚寒，积冷便秘，用温脾汤；中气大虚，少气懒言，用补中益气汤。

【临证备要】

1. 灵活运用温通之法治疗腹痛。

2. 注意虫证引起的腹痛。

3. 注意预防调护。

第十四节　泄　泻

　　泄泻是指大便次数增多，粪便稀薄，甚至泻出如水样的病证。大便溏薄而势缓者为泄，大便清稀如水而直下者为泻。《丹台玉案》指出："泄者，如水之泄也，势犹稍缓；泻者，势似直下，微有不同，而其病则一，故总名之曰泄泻。"

　　西医学的急慢性肠炎、胃肠功能紊乱、肠结核等肠道疾病引起的泄泻可参照本节辨证论治。

　　【病因病机】

　　1. 病因

　　（1）感受外邪　外感寒湿暑热之邪常可引起泄泻，其中以湿邪最为多见。湿邪易困脾土；寒邪和暑热之邪，既可侵袭皮毛肺卫，从表入里，使脾胃升降失司，亦能夹湿邪为患，直接损伤脾胃，导致运化失常，清浊不分，引起泄泻。

　　（2）饮食所伤　误食不洁之物，使脾胃受伤；或饮食过量，停滞不化；或恣食肥甘，嗜食辛燥，致湿热内蕴；或恣啖生冷，寒气伤中，均能化生寒、湿、热、食滞之邪，使脾运失职，升降失调，清浊不分，发生泄泻。

　　（3）情志失调　忧郁恼怒，精神紧张，易致肝气郁结，木郁不达，横逆犯脾；忧思伤脾，土虚木乘，均可使脾失健运，气机升降失常，遂致本病。

　　（4）病后体虚　久病失治，脾胃受损，日久伤肾，脾失温煦，运化失职，水谷不化，积谷为滞，湿滞内生，遂成泄泻。

　　（5）禀赋不足　由于先天不足，禀赋虚弱；或素体脾胃虚弱，不能受纳运化某些食物，易致泄泻。

　　2. 病机　基本病机为脾胃受损，湿困脾土，肠道功能失司。病位在肠，脾失健运是关键，同时与肝、肾密切相关。脾主运化，喜燥恶湿，大小肠司泌浊、传导；肝主疏泄，调节脾运化；肾主命门之火，能暖脾助运、腐熟水谷，且肾司开阖。以上病因均可使脾运失职，小肠无以分清泌浊，大肠无法传化，水反为湿，谷反为滞，合污而下，发生泄泻。泄泻的发生外因与湿邪关系最大，湿为阴邪，易困脾阳，脾受湿困，运化不利。其病理因素离不开湿，可夹寒、夹热、夹滞。

　　外感湿邪可夹寒邪直伤脾胃，或湿从寒化，阻遏脾胃，中阳不振而成寒湿困脾证；如外感暑（热）湿之邪，或湿从热化，损伤脾胃，影响运化致湿热伤脾而泄；伤食者因宿食内停，谷反为滞，阻碍肠胃，肠道传化失常，发生泄泻；伤肝者可因肝气犯胃，横逆侮脾，脾胃气机升降失调，运化失职，遂见肝气乘脾之泄泻。上述证候以实证多见，有脾虚见证者往往虚实夹杂，凡寒湿、湿热、食滞以湿盛为主者可出现急性暴泻。久泻者，往往由于湿困日久，或久病失治，或因体质因素均可造成脾胃虚弱，运化无权，聚水成湿而生泄。脾病日久，可伤肾，或由于其他原因损伤肾阳，脾失温煦，不能腐熟水谷而成泻，甚者则出现命门火衰之五更泄泻。

　　【诊断依据】

　　1. 以大便粪质溏稀为诊断的主要依据，或完谷不化，或粪如水样，或大便次数增多，每日三五次甚至十数次以上。

2. 常兼有腹胀腹痛、肠鸣、纳呆。

3. 起病或急或缓，暴泻者多有暴饮暴食或误食不洁之物的病史。迁延日久，时发时止者，常由外邪、饮食、情志等因素诱发。

【辨证论治】

1. 辨证要点 凡病势急骤，脘腹胀满，腹痛拒按，泻后痛减，小便不利者，多属实证；凡病程较长，腹痛不甚且喜按，小便利，口不渴，多属虚证。粪质清稀如水，腹痛喜温，完谷不化，多属寒湿之证；粪便黄褐，味臭较重，泻下急迫，肛门灼热，多属湿热证。久泻迁延不愈，倦怠乏力，稍有饮食不当，或劳倦过度即复发，多以脾虚为主；泄泻反复不愈，每因情志不遂而复发，多为肝郁克脾之证；五更飧泄，完谷不化，腰酸肢冷，多为肾阳不足。泄泻而饮食如常，说明脾胃未败，多为轻症，预后良好；泻而不能食，形体消瘦，或暑湿化火，暴泄无度，或久泄滑脱不禁，均属重症。

2. 治疗原则 急性泄泻多以湿盛为主，重用化湿，佐以分利。再根据寒湿和湿热的不同，分别采用温化寒湿与清化湿热之法。夹有表邪者，佐以疏解；夹有暑邪者，佐以清暑；兼有伤食者，佐以消导。久泻以脾虚为主，当以健脾。因肝气乘脾者，宜抑肝扶脾；因肾阳虚衰者，宜温肾健脾；中气下陷者，宜升提；久泄不止者，宜固涩。暴泻不可骤用补涩，以免关门留寇；久泻不可分利太过，以防劫其阴液。《医宗必读》中的治泄九法，值得在临床治疗中借鉴。

3. 证治分类

（1）寒湿困脾证

证候：泄泻清稀，甚则如水样，脘闷食少，腹痛肠鸣，舌质淡，苔白腻，脉濡缓。若兼外感风寒，则恶寒发热头痛，肢体酸痛，苔薄白，脉浮。

治法：散寒化湿。

方药：藿香正气散（藿香、紫苏、白芷、白术、厚朴、半夏曲、大腹皮、茯苓、陈皮、甘草、大枣）加减。

加减：表寒重者，加荆芥、防风疏风散寒；湿邪偏重，腹满肠鸣，小便不利，用胃苓汤健脾行气祛湿；寒邪偏重，腹痛食少，可用理中丸温中祛寒，补益脾胃。

（2）湿热伤脾证

证候：泄泻腹痛，泻下急迫，或泻而不爽，粪色黄褐，气味臭秽，肛门灼热，烦热口渴，小便短黄，舌质红，苔黄腻，脉滑数或濡数。

治法：清热利湿。

方药：葛根芩连汤（葛根、黄芩、黄连、甘草、车前草、苦参）加减。

加减：有发热、头痛、脉浮等表证，加金银花、连翘、薄荷疏风清热；夹食滞，加神曲、山楂、麦芽消食导滞；湿邪偏重，加茯苓、猪苓、泽泻健脾祛湿；夏暑之间，症见发热头重，烦渴自汗，小便短赤，脉濡数，可用新加香薷饮合六一散表里同治，解暑清热，利湿止泻。

（3）食滞肠胃证

证候：腹痛肠鸣，泻下粪便，臭如败卵，泻后痛减，脘腹胀满，嗳腐酸臭，不思饮食，舌苔垢浊或厚腻，脉滑。

治法：消食导滞。

方药：保和丸（神曲、山楂、茯苓、半夏、陈皮、连翘、莱菔子、谷芽、麦芽）加减。

加减：食积较重，脘腹胀满，可因势利导，用枳实导滞丸；食积化热，可用黄连清热燥湿止泻；兼脾虚，可加白术、扁豆健脾祛湿。

（4）肝气乘脾证

证候：素有胸胁胀闷，嗳气食少，每因抑郁恼怒，或情绪紧张之时，发生腹痛泄泻，腹中雷鸣，攻窜作痛，矢气频作，舌淡红，脉弦。

治法：抑肝扶脾。

方药：痛泻要方（白术、白芍、防风、陈皮）加减。

加减：胸胁脘腹胀满疼痛，嗳气，加柴胡、木香、郁金、香附疏肝理气止痛；兼神疲乏力，纳呆，脾虚甚，加党参、茯苓、扁豆、鸡内金益气健脾开胃；久泻反复发作，加乌梅、焦山楂、甘草酸甘敛肝，收涩止泻。

（5）脾胃虚弱证

证候：大便时溏时泻，迁延反复，食少，食后脘闷不舒，稍进油腻食物，则大便次数明显增加，面色萎黄，神疲倦怠，舌质淡，苔白，脉细弱。

治法：健脾益气，化湿止泻。

方药：参苓白术散（人参、白术、茯苓、桔梗、山药、甘草、白扁豆、莲子肉、砂仁、薏苡仁、陈皮）加减。

加减：脾阳虚衰，阴寒内盛，可用附子理中丸温中散寒；久泻不止，中气下陷，或兼有脱肛，可用补中益气汤健脾止泻，升阳举陷。

（6）肾阳虚衰证

证候：黎明之前脐腹作痛，肠鸣即泻，泻下完谷，泻后则安，形寒肢冷，腰膝酸软，舌淡苔白，脉沉细。

治法：温肾健脾，固涩止泻。

方药：四神丸（补骨脂、肉豆蔻、吴茱萸、五味子、生姜、大枣）加减。

加减：脐腹冷痛，加理中丸温中健脾；年老体衰，久泻不止，脱肛，为中气下陷，加黄芪、党参、白术、升麻益气升阳，亦可合桃花汤收涩止泻。

【临证备要】

1. 久泻不可利小便。

2. 不轻易用补、涩法。

3. 注意预防调护。

第十五节　痢　疾

痢疾是因外感时邪疫毒、内伤饮食而致，具有传染性的疾病。以腹痛腹泻，里急后重，排赤白脓血便为主要临床表现。

《黄帝内经》称本病为"肠澼""赤沃"；《难经》称之为"大瘕泄"；宋代《济生方·痢疾论治》正式启用"痢疾"之病名。

西医学中的细菌性痢疾、阿米巴痢疾、溃疡性结肠炎、放射性结肠炎、细菌性食物中毒等出现类似本节所述痢疾的症状者，均可参照本节辨证论治。

【病因病机】

1. 病因

（1）外感时邪　其一是感受湿热之邪。痢疾多发于夏秋之交，气候正值热郁湿蒸之际，湿热疫毒之邪，侵入肠胃，湿热郁蒸或疫毒弥漫为患，热毒壅盛，气血阻滞，与暑湿疫毒互相搏结，化为脓血，发为痢疾。其二是感受疫毒之邪。疫毒者，指具有强烈传染性的致病邪气，这种邪气之产生及其致病流行，往往与反常气候有关。

（2）饮食不节　平素嗜食肥甘厚味，酿生湿热，或夏月恣食生冷瓜果，损伤脾胃，中阳受困，湿热或寒湿、食积之邪内蕴，肠中气机壅阻，气滞血瘀，与肠中腐浊相搏结，化为脓血，而致本病。

2. 病机　本病病位在肠，与脾胃密切相关，可涉及肾。脾胃运化失职，气机升降失调，肠道传导失司，致疫毒弥漫，湿热、寒湿内蕴肠腑，腑气壅滞，气机受阻，造成气滞血阻，气血与邪气相搏结，夹糟粕积滞进入肠道，脂络受伤，腐败化为脓血而痢下赤白；气机阻滞，腑气不通，闭塞滞下，故见腹痛，里急后重。

本病初期多为实证，疫毒内侵，毒盛于里，熏灼肠道，耗伤气血，下痢鲜紫脓血，壮热口渴为疫毒痢。外感湿热或湿热内生，壅滞腑气，则成下痢赤白，肛门灼热之湿热痢。寒湿下痢皆因寒湿为阴邪，易困脾土，脾失健运，邪留肠中，气机阻滞，以下痢白多赤少为特点。下痢日久，可由实转虚或虚实夹杂，寒热并见；疫毒热盛伤津或湿热内郁不清，日久伤阴伤气，亦有素体阴虚感邪可形成阴虚痢，因营阴不足故下痢黏稠，虚坐努责，阴亏热灼可出现脐腹灼痛。脾胃素虚而感寒湿患痢，或湿热痢过服寒凉药物致脾虚中寒，寒湿留滞肠中则下痢稀薄带有白冻；日久因脾胃虚寒，化源不足，累及肾阳，关门不固，下痢滑脱不禁，腰酸腹冷，此为虚寒征象。如痢疾失治迁延日久，或治疗不当，收涩太早，关门留寇，酿成正虚邪恋，可发展为下痢时发时止，日久难愈的休息痢。

【诊断依据】

1. 以腹痛、里急后重、大便次数增多、排赤白脓血便为主症。

2. 急性痢疾起病突然，病程短，可伴恶寒、发热等；慢性痢疾起病缓慢，反复发作，迁延不愈；疫毒痢病情严重而病势凶险，以儿童为多见，起病急骤，在腹痛、腹泻尚未出现之时，即有高热神疲，四肢厥冷，面色青灰，呼吸浅表，神昏惊厥，而痢下、呕吐并不一定严重。

3. 有传染性痢疾者，多伴有饮食不洁史。急性痢疾多发生在夏秋之交，慢性痢疾四季皆可发生。

【辨证论治】

1. 辨证要点　首辨实痢、虚痢。初痢及年轻体壮患痢者多实；久痢及年高体弱患痢者多虚。腹痛胀满，痛而拒按，痛时窘迫欲便，便后里急后重暂时减轻者为实；腹痛绵绵，痛而喜按，便后里急后重不减，坠胀甚者为虚；反复发作之休息痢，常为本虚标实。次辨寒痢、热痢。大便排出脓血，色鲜红，赤白甚至紫黑，浓厚黏稠腥臭，腹痛，里急后重感明显，口渴喜冷，口臭，小便黄或短赤，舌红苔黄腻，脉滑数者属热；大便排出赤白清稀，白多赤少，清淡无臭，腹痛喜按，里急后重感不明显，面白肢冷形寒，舌淡苔白，脉沉细者属寒。再辨伤气、伤血。下痢白多赤少，邪伤气分；赤多白少，或以血为主者，邪伤血分。

2. 治疗原则　痢疾的治疗，总的来说，热痢清之，寒痢温之，初痢实则通之，久痢虚则补之，寒热交错者清温并用，虚实夹杂者攻补兼施。痢疾初起之时，以实证、热证多见，宜清热化湿解毒，久痢虚证、寒证，宜补虚温中，调理脾胃，收涩固脱。如下痢兼有表证者，宜合解表剂，外疏内通，夹食滞可配合消导药消除积滞。刘完素提出："调气则后重自除，行血则便脓自愈。"

3. 证治分类

（1）湿热痢

证候：腹部疼痛，里急后重，痢下赤白脓血，黏稠如胶冻，腥臭，肛门灼热，小便短赤，舌苔黄腻，脉滑数。

治法：清热导滞，调气行血。

方药：芍药汤（黄芩、白芍、炙甘草、黄连、大黄、槟榔、当归、木香、肉桂）加减。

加减：痢疾初起，兼见表证，恶寒发热、头身痛者，可用解表法，用荆防败毒散，解表举陷，逆流挽舟；表邪未解，里热已盛，症见身热汗出、脉象急促者，则用葛根芩连汤表里双解；痢下赤多白少，口渴喜冷饮，属热重于湿者，宜以白头翁汤清热解毒；瘀热较重，痢下鲜红者，加地榆、牡丹皮、苦参凉血行瘀；痢下白多赤少，舌苔白腻，属湿重于热，去当归，加茯苓、苍术、厚朴、陈皮健脾燥湿；兼饮食积滞，嗳腐吞酸，腹部胀满，加莱菔子、神曲、山楂消食化滞；食积化热，痢下不爽，腹痛拒按，加用枳实导滞丸行气导滞，泄热止痢。

（2）疫毒痢

证候：起病急骤，壮热口渴，头痛烦躁，恶心呕吐，大便频频，痢下鲜紫脓血，腹痛剧烈，后重感特著，甚者神昏惊厥，舌质红绛，舌苔黄燥，脉滑数或微欲绝。

治法：清热解毒，凉血除积。

方药：白头翁汤（白头翁、黄连、黄柏、秦皮）合芍药汤（黄芩、白芍、炙甘草、黄连、大黄、槟榔、当归、木香、肉桂）加减。

加减：神昏谵语，甚则痉厥，舌质红苔黄糙，脉细数，属热毒深入营血，用犀角地黄汤、紫雪丹清营凉血开窍；热极风动，痉厥抽搐，加羚羊角、钩藤、石决明息风镇痉；暴痢致脱，症见面色苍白，汗出肢冷，唇舌紫暗，尿少，脉微欲绝，应急服独参汤或参附汤，加用参麦注射液、参附芪注射液益气固脱。

（3）寒湿痢

证候：腹痛拘急，痢下赤白黏冻，白多赤少，或为纯白冻，里急后重，口淡乏味，脘胀腹满，头身困重，舌质淡，舌苔白腻，脉濡缓。

治法：温中燥湿，调气和血。

方药：不换金正气散（厚朴、藿香、甘草、半夏、苍术、陈皮、生姜、大枣）加减。

加减：痢下白中兼赤，加当归、白芍调营和血；脾虚纳呆加白术、神曲健脾开胃；暑天感寒湿而痢，用藿香正气散祛暑散寒，化湿止痢。

（4）阴虚痢

证候：痢下赤白，日久不愈，脓血黏稠，或下鲜血，脐下灼痛，虚坐努责，食少，心烦口干，至夜转剧，舌红绛少津，苔腻或花剥，脉细数。

治法：坚阴泄热，扶正止痢。

方药：黄连阿胶汤（黄芩、黄连、白芍、鸡子黄、阿胶）合驻车丸（黄连、阿胶、当归、干姜）加减。

加减：虚热灼津，口渴、尿少、舌干，加沙参、石斛养阴生津；痢下血多，加牡丹皮、墨旱莲、地榆炭凉血止血；湿热未清，口苦、肛门灼热，加白头翁、秦皮清解湿热。

（5）虚寒痢

证候：腹部隐痛，缠绵不已，喜按喜温，痢下赤白清稀，无腥臭，或为白冻，甚则滑脱不禁，肛门坠胀，便后更甚，形寒畏冷，四肢不温，食少神疲，腰膝酸软，舌淡苔薄白，脉沉细而弱。

治法：温补脾肾，收涩固脱。

方药：桃花汤（赤石脂、干姜、粳米）合真人养脏汤（诃子、罂粟壳、肉豆蔻、白术、人参、木香、肉桂、炙甘草、当归、白芍）加减。

加减：痢久脾虚气陷，导致少气脱肛，加黄芪、柴胡、升麻、党参补中益气，升清举陷。

（6）休息痢

证候：下痢时发时止，迁延不愈，常因饮食不当、受凉、劳累而发，发时大便次数增多，夹有赤白黏冻，腹胀食少，倦怠嗜卧，舌质淡，苔腻，脉濡软或虚数。

治法：温中清肠，调气化滞。

方药：连理汤（人参、白术、干姜、炙甘草、黄连、茯苓）加减。

加减：脾阳虚极，肠中寒积不化，遇寒即发，症见下痢白冻，倦怠少食，舌淡苔白，脉沉，用温脾汤温中散寒，消积导滞；久痢兼见肾阳虚衰，关门不固，加肉桂、制附子、吴茱萸、五味子、肉豆蔻温肾暖脾，固肠止痢。

【临证备要】

1. 对反复发作，迁延日久之休息痢，如属阿米巴原虫所致，可在辨证治疗基础上，酌加白头翁、石榴皮，亦可用鸦胆子仁10~15粒，去壳装胶囊饭后吞服，1日3次，7~10日为一疗程。

2. 慢性病例因反复发作，较难治愈，可在内服中药基础上，服用中药保留灌肠。

3. 下痢而不能进食，或下痢呕恶不能食者，称为噤口痢，主要是胃失和降，气机升降失常。多由湿热、疫毒蕴结而成，治宜泄热和胃，苦辛通降，方用开噤散加减。

4. 注意预防调护。

第十六节　胁　痛

胁痛是指以一侧或两侧胁肋部疼痛为主要表现的病证，是临床上比较多见的一种自觉症状。胁，指侧胸部，为腋以下至第12肋骨部的总称。

西医学的急慢性肝炎、胆囊炎、胆系结石、胆道蛔虫、肋间神经痛等，凡出现以胁痛为主要表现者，均可参考本节辨证论治。

【病因病机】

1. 病因

（1）情志不遂 肝乃将军之官，性喜条达，主调畅气机。若因情志所伤，或暴怒伤肝，或抑郁忧思，皆可使肝失条达，疏泄不利，气阻络痹，可发为肝郁胁痛。若气郁日久，血行不畅，瘀血渐生，阻于胁络，不通则痛，亦致瘀血胁痛。

（2）跌仆损伤 气为血帅，气行则血行。或因跌仆外伤，或因强力负重，致使胁络受伤，瘀血停留，阻塞胁络，发为胁痛。

（3）饮食所伤 饮食不节，过食肥甘，损伤脾胃，湿热内生，郁于肝胆，肝胆失于疏泄，可发为胁痛。

（4）外感湿热 湿热之邪外袭，郁结少阳，枢机不利，肝胆经气失于疏泄，可以导致胁痛。

（5）劳欲久病 久病耗伤，劳欲过度，或各种原因所导致的阴血亏虚，均可使精血亏虚，肝阴不足，血不养肝，使脉络失养，拘急而痛。

2. 病机 胁痛的基本病机为肝络失和，其病理变化可归结为"不通则痛"与"不荣则痛"两类。其病理性质有虚实之分，其病理因素不外乎气滞、血瘀、湿热三者。其中，因肝郁气滞、肝失条达，瘀血停着、胁络不通，湿热蕴结，肝失疏泄所导致的胁痛多属实证，是为"不通则痛"；而因阴血不足，肝络失养所导致的胁痛则为虚证，属"不荣则痛"。

一般说来，胁痛初病在气，由肝郁气滞，气机不畅而致胁痛。气为血帅，气行则血行，故气滞日久，血行不畅，其病变则由气滞转为血瘀，或气滞血瘀并见。气滞日久，易于化火伤阴，因饮食所伤、肝胆湿热所致之胁痛，日久亦可耗伤阴津，皆可致肝阴耗伤，脉络失养，而转为虚证或虚实夹杂证。

胁痛的病变脏腑主要在于肝胆，又与脾胃及肾相关。其病证有虚有实，而以实证多见。实证中以气滞、血瘀、湿热为主，三者又以气滞为先。虚证多属阴血亏损，肝失所养。而实证日久，又可化燥伤阴，故临床可见虚实夹杂之证。

【诊断依据】

1. 以一侧或两侧胁肋部疼痛为主要表现者，可以诊断为胁痛。胁痛的性质可以表现为刺痛、胀痛、灼痛、隐痛、钝痛等不同特点。

2. 部分患者可伴见胸闷、腹胀、嗳气、呃逆、急躁易怒、口苦、纳呆、厌食、恶心等症。

3. 常有饮食不节、情志内伤、感受外湿、跌仆闪挫或劳欲久病等病史。

【辨证论治】

1. 辨证要点 ①首辨在气在血：大抵胀痛多属气郁，且疼痛呈游走不定，时轻时重，症状轻重与情绪变化有关；刺痛多属血瘀，且痛处固定不移，疼痛持续不已，局部拒按，入夜尤甚。②次辨属虚属实：实证之中以气滞、血瘀、湿热为主，多病程短，来势急，症见疼痛剧烈而拒按，脉实有力；虚证多为阴血不足，脉络失养，症见其痛隐隐，绵绵不休，且病程长，来势缓，并伴见全身阴血亏耗之症。

2. 治疗原则 胁痛之治疗原则当根据"通则不痛"的理论，以疏肝和络止痛为基本治则，结合肝胆的生理特点，灵活运用。实证之胁痛，宜用理气、活血、清利湿热之法；虚证之胁痛，宜补中寓通，采用滋阴、养血、柔肝之法。

3. 证治分类

（1）肝郁气滞证

证候：胁肋胀痛，走窜不定，甚则引及胸背肩臂，疼痛每因情志变化而增减，胸闷腹胀，嗳气频作，得嗳气而胀痛稍舒，纳少口苦，舌苔薄白，脉弦。

治法：疏肝理气。

方药：柴胡疏肝散（柴胡、枳壳、白芍、甘草、香附、川芎）加减。

加减：胁痛甚，加青皮、延胡索理气止痛；气郁化火，可去方中辛温之川芎，加栀子、牡丹皮、黄芩、夏枯草；肝气横逆犯脾，加茯苓、白术；肝郁化火，耗伤阴津，去方中川芎，酌配枸杞子、菊花、牡丹皮、栀子；兼见胃失和降，恶心呕吐，加半夏、陈皮、生姜、旋覆花；气滞兼见血瘀者，加牡丹皮、赤芍、当归尾、川楝子、延胡索、郁金。

（2）肝胆湿热证

证候：胁肋胀痛或刺痛，口苦口黏，胸闷纳呆，恶心呕吐，小便黄赤，大便不爽，或兼有身热恶寒，身目发黄，舌红苔黄腻，脉弦滑数。

治法：清热利湿。

方药：龙胆泻肝汤（龙胆草、泽泻、车前子、当归、柴胡、生地黄）加减。

加减：兼见发热、黄疸，加茵陈、黄柏以清热利湿退黄；肠胃积热，大便不通，腹胀腹满，加大黄、芒硝；湿热煎熬，结成砂石，阻滞胆道，症见胁肋剧痛，连及肩背者，加金钱草、海金沙、郁金、川楝子，或配硝石矾石散；胁肋剧痛，呕吐蛔虫，先以乌梅丸安蛔，再予驱蛔。

（3）瘀血阻络证

证候：胁肋刺痛，痛有定处，痛处拒按，入夜痛甚，胁肋下或见有癥块，舌质紫暗，脉象沉涩。

治法：祛瘀通络。

方药：血府逐瘀汤（当归、生地黄、桃仁、红花、枳壳、赤芍、柴胡、甘草、桔梗、川芎、牛膝）或复元活血汤（柴胡、当归、天花粉、红花、甘草、穿山甲、大黄、桃仁）加减。

加减：因跌打损伤而致胁痛，局部可见积瘀肿痛者，加穿山甲、酒大黄、栝楼根破瘀散结，通络止痛；胁肋刺痛较重，加当归尾、延胡索活血调气，化瘀止痛；胁肋下有癥块，而正气未衰者，加三棱、莪术、土鳖虫破瘀散结消坚，或配合服用鳖甲煎丸。

（4）肝络失养证

证候：胁肋隐痛，悠悠不休，遇劳加重，口干咽燥，心中烦热，头晕目眩，舌红少苔，脉细弦而数。

治法：养阴柔肝。

方药：一贯煎（沙参、麦冬、当归、生地黄、枸杞子、川楝子）加减。

加减：阴亏过甚，舌红而干，加石斛、玄参、天冬；心神不宁，心烦不寐，配酸枣仁、炒栀子、合欢皮；肝肾阴虚，头目失养，头晕目眩，加菊花、女贞子、熟地黄；阴虚火旺，配黄柏、知母、地骨皮。

【临证备要】

1. 治疗胁痛宜疏肝柔肝并举，以防辛燥劫阴之弊。

2. 注意胁痛与黄疸、积聚等病证的关系。

3. 注意预防调护。

第十七节　黄　疸

黄疸是以目黄、身黄、小便黄为主要症状的病证，其中尤以目睛黄染为主要特征。

《黄帝内经》提出黄疸病名与主症。《金匮要略》分立"五疸"，对病机、症状进行探讨，并创制茵陈蒿汤等方剂治疗。

西医学急慢性肝炎、肝硬化、胆囊炎、胆石症等疾病出现黄疸为主要表现者均可参照本节辨证论治。

【病因病机】

1. 病因

（1）外感湿热、疫毒　湿热或疫毒之邪外袭，感受外界暑湿、湿热或疫毒，若邪由表及里，或直中于里，郁遏不达，困阻中焦，脾胃运化失常，湿热熏蒸不能泄越，使肝失疏泄，胆汁外溢，外浸肌肤，上染睛目，下流膀胱，致身黄、目黄、小便黄。若夹疫毒之邪伤人，则发病急骤，且多具传染性，热毒炽盛，迫使胆汁不循常道而致黄疸，伤及营血，内陷心包，则可出现出血或神昏诸症，此证称曰"急黄"或"瘟黄"。

（2）内伤饮食、劳倦　饮食无度、不洁，或饥饱失常，或嗜酒过度，或嗜食肥甘厚味，损伤脾胃，脾失健运，不能化生、输布水谷精微，反酿湿浊，困阻气机，郁而化热，熏蒸肝胆，胆汁外溢乃发黄疸。劳倦过度，损伤脾气脾阳，津液失其运化及敷布，聚而成湿，同时易感外湿，湿从寒化，寒湿阻滞中焦，胆液被阻，溢于肌肤而发黄疸。

（3）病后续发　胁痛、积聚或他病之后，瘀血阻滞胆道，或湿邪阻滞气机，气滞血瘀，胆道不畅，以致胆汁外溢而产生黄疸。

2. 病机　病理因素以湿为主。由于湿邪阻滞中焦，胆液排泄失常，不循常道，外溢肌肤而发黄疸。若湿热蕴结者谓之阳黄；兼有热毒内伏者谓之急黄，若寒湿阻滞，谓之阴黄。从黄疸之病变脏腑看，则主要责之脾胃肝胆的功能失调，病变在肝胆，但往往由脾胃而涉及肝胆。

本病主要病机为湿邪困遏脾胃，壅塞肝胆，疏泄失常，病理表现有湿热和寒湿两端。致病因素有寒热之不同，人体脏腑阴阳也有偏盛偏衰之别。一般而言，病于湿热疫毒，酒食失节者，多发生于肝胆素有伏火之人，热阻脾胃，酿生湿热，困遏中焦，熏蒸肝胆，肝失疏泄，胆汁外溢而发黄疸，为阳黄；若热毒炽盛，内犯营血，易引起肌肤发斑或出血，重则内陷心包，可出现谵语昏迷之重症，为急黄；若阳热之邪不甚，而湿邪偏重，困遏脾胃，多发生于素体脾胃虚寒，或劳伤久病脾阳虚衰，或阳黄迁延失治误治，阳气受损之人，寒湿郁滞，胆汁被阻，外溢肌肤而发黄疸，为阴黄。

阳黄多数病程较短，消退较易，若湿盛于热，消退较缓，应防其迁延转为阴黄；急黄热毒炽盛，常危及生命；阴黄病程缠绵，预后较差，若日久不退，则有酿成癥积、鼓胀之可能。

【诊断依据】

1. 目黄、肤黄、小便黄，其中目睛黄染为本病的重要特征。

2. 常伴食欲减退，恶心呕吐，胁痛腹胀等症状。

3. 常有外感湿热疫毒，内伤酒食不节，或有胁痛、癥积等病史。

【辨证论治】

1. 辨证要点 以阴阳为纲。根据黄疸的色泽，并结合症状、病史予以辨别。阳黄黄色鲜明，发病急，病程短，常伴身热、口干苦、舌苔黄腻、脉象弦数。急黄为阳黄之重症，病情急骤，疸色如金，兼见神昏、发斑、出血等危象。阴黄黄色晦暗，病程长，病势缓，常伴纳少、乏力、舌淡、脉沉迟或细缓。

2. 治疗原则 黄疸的治疗大法，主要为化湿邪，利小便。化湿可以退黄，湿热当清热化湿，必要时还应通利腑气；寒湿应健脾温化。利小便，主要通过淡渗利湿达到退黄的目的。《金匮要略》说："诸病黄家，但利其小便。"急黄热毒炽盛，邪入心营者，又当以清热解毒，凉营开窍为主；阴黄脾虚湿滞者，治以健脾养血，利湿退黄。

3. 证治分类

（1）阳黄

①热重于湿证

证候：身目俱黄，黄色鲜明，发热口渴，或见心中懊侬，腹部胀闷，口干而苦，恶心呕吐，小便短少黄赤，大便秘结，舌苔黄腻，脉象弦数。

治法：清热通腑，利湿退黄。

方药：茵陈蒿汤（茵陈、栀子、大黄）加减。

加减：热毒内盛，心烦懊侬，加黄连、龙胆草增强清热解毒；恶心呕吐，加橘皮、竹茹、半夏和胃止呕。砂石阻滞胆道，可予大柴胡汤（柴胡、黄芩、半夏、生姜、大枣、枳实、大黄、白芍）加茵陈、金钱草、郁金。

②湿重于热证

证候：身目俱黄，黄色不及前者鲜明，头重身困，胸脘痞满，食欲减退，恶心呕吐，腹胀或大便溏垢，舌苔厚腻微黄，脉象濡数或濡缓。

治法：利湿化浊运脾，佐以清热。

方药：茵陈五苓散（茵陈、茯苓、白术、猪苓、泽泻、桂枝）合甘露消毒丹（茵陈、木通、滑石、黄芩、连翘、薄荷、射干、藿香、白豆蔻、石菖蒲、浙贝母）加减。

加减：湿阻气机，胸腹痞胀，呕恶纳差，加苍术、厚朴、半夏健脾燥湿，行气和胃；邪郁肌表，寒热头痛，宜先用麻黄连翘赤小豆汤疏表清热，利湿退黄。

③胆腑郁热证

证候：身目发黄，黄色鲜明，上腹、右胁胀闷疼痛，牵引肩背，身热不退，或寒热往来，口苦咽干，呕吐呃逆，尿黄赤，大便秘结，苔黄舌红，脉弦滑数。

治法：疏肝泄热，利胆退黄。

方药：大柴胡汤（柴胡、黄芩、半夏、生姜、大枣、枳实、大黄、白芍）加减。

加减：砂石阻滞，加金钱草、海金沙、玄明粉利胆化石；恶心呕逆明显，加厚朴、竹茹、陈皮和胃降逆。

④疫毒炽盛证（急黄）

证候：发病急骤，黄疸迅速加深，其色如金，皮肤瘙痒，高热口渴，胁痛腹满，神昏谵语，烦躁抽搐，或见衄血、便血，或肌肤瘀斑，舌质红绛，苔黄而燥，脉弦滑或数。

治法：清热解毒，凉血开窍。

方药：千金犀角散［犀角（水牛角代）、黄连、栀子、升麻、茵陈］加减。

加减：神昏谵语，加服安宫牛黄丸凉开透窍；动风抽搐者，加钩藤、石决明，另服羚羊角粉或紫雪丹息风止痉；衄血、便血、肌肤瘀斑重，加黑地榆、侧柏叶、紫草、茜根炭凉血止血；腹大有水，小便短少不利，加马鞭草、白茅根、车前草，并另吞琥珀、蟋蟀、沉香粉通利小便。

（2）阴黄

①寒湿阻遏证

证候：身目俱黄，黄色晦暗，或如烟熏，脘腹痞胀，纳谷减少，大便不实，神疲畏寒，口淡不渴，舌淡苔腻，脉濡缓或沉迟。

治法：温中化湿，健脾和胃。

方药：茵陈术附汤（茵陈、白术、附子、干姜、甘草、肉桂）加减。

加减：脘腹胀满，胸闷、呕恶显著，加苍术、厚朴、半夏、陈皮；湿浊不清，气滞血结，胁下结块疼痛，腹部胀满，肤色苍黄或黧黑，加服硝石矾石散（硝石、矾石）。

②脾虚湿滞证

证候：面目及肌肤淡黄，甚则晦暗不泽，肢软乏力，心悸气短，大便溏薄，舌质淡，苔薄，脉濡细。

治法：健脾养血，利湿退黄。

方药：黄芪建中汤（黄芪、桂枝、生姜、白芍、饴糖、炙甘草、大枣）加减。

加减：气虚乏力明显，重用黄芪，加党参补气；畏寒，肢冷，舌淡，加制附子温阳祛寒；心悸不宁，脉细而弱，加熟地黄、何首乌、酸枣仁补血养心。

（3）黄疸消退后的调治

①湿热留恋证

证候：脘痞腹胀，胁肋隐痛，饮食减少，口中干苦，小便黄赤，苔腻，脉濡数。

治法：清热利湿。

方药：茵陈四苓散（茵陈、茯苓、白术、猪苓、泽泻）加减。

②肝脾不调证

证候：脘腹痞闷，肢倦乏力，胁肋隐痛不适，饮食欠香，大便不调，舌苔薄白，脉来细弦。

治法：调和肝脾，理气助运。

方药：柴胡疏肝散（白芍、柴胡、枳壳、香附、川芎、陈皮、炙甘草）或归芍六君子汤（白术、茯苓、党参、甘草、当归、白芍、半夏、陈皮）加减。

③气滞血瘀证

证候：胁下结块，隐痛、刺痛不适，胸胁胀闷，面颈部见有赤丝红纹，舌有紫斑或紫点，脉涩。

治法：疏肝理气，活血化瘀。

方药：逍遥散（柴胡、枳壳、当归、炙甘草、白芍、白术、茯苓、薄荷、生姜）合鳖甲煎丸（鳖甲胶、阿胶、蜂房、鼠妇虫、土鳖虫、蜣螂、硝石、柴胡、黄芩、半夏、丹参、干姜、厚朴、桂枝、白芍、射干、桃仁、牡丹皮、大黄、凌霄花、葶苈子、石韦、瞿麦）加减。

【临证备要】

1. 临证时，除根据黄疸的色泽、病史、症状，辨别其属阴属阳外，尚应进行有关理化检查，区分肝细胞性、阻塞性或溶血性黄疸等不同性质。

2. 注意病程的阶段性与病证的动态变化。

第十八节　积　聚

积聚是腹内结块，或痛或胀的病证。积属有形，结块固定不移，痛有定处，病在血分，是为脏病；聚属无形，包块聚散无常，痛无定处，病在气分，是为腑病。

《内经》首先提出积聚的病名，《医宗必读·积聚》则提出了积聚分初、中、末三个阶段的治疗原则，历代文献中的相关病名如"癥瘕""癖块""痃癖""痞块"等。

西医学中的肝脾肿大、腹腔及盆腔肿瘤、胃肠功能紊乱、痉挛、幽门梗阻等，出现以积聚症状特点者，均可参照本节辨证论治。

【病因病机】

1. 病因

（1）情志失调　气为血之帅，气通达则血流畅。若情志郁结，肝气不畅，脏腑失和，使气机阻滞或逆乱，聚而不散，则致聚证；若气滞不能帅血畅行，以致瘀血内停，脉络受阻，结而成块者，则成积证。

（2）饮食所伤　酒食不节，饥饱失宜，或恣食肥甘生冷，可致脾胃受损。脾失健运，不能输布水谷之精微，反聚而成痰，痰阻气滞，则致聚证；气滞血阻，脉络壅塞，痰浊与气血相搏，结而成块，则成积证。

（3）寒邪内犯　寒湿侵袭，脾阳不运，湿痰内聚，阻滞气机，气血瘀滞，积聚乃成；亦有外感风寒，内伤饮食，使脾失健运，湿浊不化，凝聚成痰，痰阻气滞，滞而不行，以致成聚者。

（4）病后所致　黄疸病后，或黄疸经久不退，湿邪留恋，气血阻滞；久疟不愈，湿痰凝滞，脉络痹阻，血液内瘀；或感染血吸虫，肝脾不和，气血凝滞，均可导致气滞血瘀，结而成块，以致成积。

2. 病机　本病病机关键是气滞血瘀，寒邪、湿热、痰浊、食滞、虫积交错夹杂，相互并见，而终致气滞血瘀。病变脏腑主要在于肝脾，肝主疏泄，司藏血；脾主运化，司统血。如因情志、饮食、寒湿、病后等原因，引起肝气不畅，脾运失职，肝脾失调，气血涩滞，壅塞不通，便可形成积聚。

病理性质初起多实，病久虚实夹杂，后期正虚邪实。本病初起，气滞血瘀，邪气壅实，正气未虚，病理性质多属实；积聚日久，病势较深，正气耗伤，可转为虚实夹杂之证；病至后期，气血衰少，体质赢弱，则往往转以正虚为主。

聚证一般预后良好，少数日久不愈，由气入血，转为积证；积证日久，瘀阻气滞，脾运失健，生化乏源，可导致气虚、血虚，甚或气阴并亏；若正气愈亏，气虚血涩，则癥积愈加不易消散，甚则逐渐增大。积久肝脾两伤，藏血与摄血失职，或瘀热灼伤血络，导致出血。若湿热瘀结，胆汁泛溢，可出现黄疸。若水湿泛滥，气、血、水互结，可形成鼓胀。

【诊断依据】

1. 腹腔内有可扪及的包块。

2. 常有腹部胀闷或疼痛不适等症状。

3. 常有情志失调、饮食不节、感受寒邪或黄疸、虫毒、久疟、久泻、久痢等病史。

【辨证论治】

1. 辨证要点　根据病史长短、邪正盛衰及伴随症状区别虚实的主次：聚证多实证；积证初起，正气未虚，以邪实为主；中期，积块较硬，正气渐伤，邪实正虚；后期日久，瘀结不去，则正虚为主。

2. 治疗原则　聚证多实，治疗以行气散结为主。积证分初中末三个阶段：积证初期属邪实，应予消散；中期邪实正虚，予消补兼施；后期以正虚为主，应予养正除积。积聚日久，气血易损，治疗上始终要注意顾护正气，攻伐药物不可过用。

3. 证治分类

（1）聚证

①肝气郁结证

证候：腹中结块柔软，攻窜胀痛，时聚时散，脘胁胀闷不适，舌苔薄，脉弦。

治法：疏肝解郁，行气散结。

方药：逍遥散（柴胡、白芍、当归、炙甘草、白术、茯苓、薄荷、生姜）合木香顺气散（木香、青皮、橘皮、甘草、枳壳、厚朴、乌药、香附、苍术、砂仁、桂心、川芎）加减。

加减：胀痛甚，加川楝子、延胡索、木香理气止痛。兼瘀象，加延胡索、莪术活血化瘀；寒湿中阻，腹胀、舌苔白腻，加苍术、厚朴、陈皮、砂仁、桂心温中化湿。

②食滞痰阻证

证候：腹胀或痛，腹部时有条索状物聚起，按之胀痛更甚，便秘，纳呆，舌苔腻，脉弦滑。

治法：理气化痰，导滞通便。

方药：六磨汤（沉香、木香、槟榔、乌药、枳实、大黄）加减。

加减：痰湿较重，加陈皮、半夏、茯苓化痰和中；痰湿较重，兼有食滞，苔腻不化，以平胃散加山楂、六曲健脾消食，燥湿化痰；病情反复发作，脾气受伤，可常服香砂六君子汤以健脾和中，扶助正气。

（2）积证

①气滞血阻证

证候：腹部积块，固定不移，胀痛不适，质软不坚，胸胁胀满，舌苔薄，舌有紫斑或紫点，脉弦。

治法：理气消积，活血散瘀。

方药：金铃子散（川楝子、延胡索）合失笑散（蒲黄、五灵脂）加减。

加减：烦热口干，舌红，脉细者，加牡丹皮、栀子、赤芍、黄芩凉血清热；腹中冷痛，畏寒喜温，舌苔白，脉缓，加肉桂、吴茱萸、全当归温经祛寒散结。

②瘀血内结证

证候：腹部积块明显，质地较硬，固定不移，隐痛或刺痛，形体消瘦，纳谷减少，面色晦暗黧黑，面颈胸臂或有血痣赤缕，女子可见月事不下，舌质紫或有瘀斑、瘀点，脉细涩。

治法：祛瘀软坚，兼调脾胃。

方药：膈下逐瘀汤（当归、川芎、桃仁、红花、赤芍、五灵脂、牡丹皮、延胡索、香附、乌药、枳壳、甘草）加减。

加减：积块疼痛，加五灵脂、延胡索、佛手活血行气止痛；痰瘀互结，舌苔白腻，加白芥子、半夏、苍术化痰散结。

③正虚瘀结证

证候：久病体弱，积块坚硬，隐痛或剧痛，饮食减少，肌肉瘦削，面色萎黄或黧黑，甚则面肢浮肿，舌质淡紫，或光剥无苔，脉细数或弦细。

治法：补益气血，活血化瘀。

方药：八珍汤（人参、白术、茯苓、甘草、当归、白芍、地黄、川芎）合化积丸（三棱、莪术、阿魏、瓦楞子、香附、槟榔、苏木、海浮石、雄黄）加减。

加减：阴伤较甚，头晕目眩，舌光无苔，脉象细数，加生地黄、北沙参、枸杞子、石斛；牙龈出血、鼻衄，加栀子、牡丹皮、白茅根、茜草、三七凉血化瘀止血；畏寒肢肿，舌淡白，脉沉细，加黄芪、制附子、肉桂、泽泻温阳益气，利水消肿。

【临证备要】

1. 明确积聚的性质。

2. 时时顾护正气，不可过用攻伐药物。

3. 注意病理演变。

第十九节 鼓 胀

鼓胀是指腹部胀大如鼓的一类病证，临床以腹大胀满、绷急如鼓、皮色苍黄、脉络显露为特征。

鼓胀病名最早见于《黄帝内经》。有关本病的病因病机，《素问·阴阳应象大论》认为是"浊气在上"。后世医家续有阐发，其名称亦多不同，如水蛊、蛊胀、蜘蛛蛊、单腹胀。喻嘉言《医门法律》认识到癥积日久可致鼓胀，"凡有癥瘕、积块、痞块，即是胀病之根"。

西医学的病毒性肝炎、血吸虫病及胆汁性、营养不良性等多种原因导致的肝硬化腹水，可参照本节辨证论治。

【病因病机】

1. 病因

（1）酒食不节　如嗜酒过度，或恣食甘肥厚味，酿湿生热，蕴聚中焦，清浊相混，壅阻气机，水谷精微失于输布，湿浊内聚，遂成鼓胀。

（2）情志刺激　忧思郁怒，伤及肝脾。肝失疏泄，气机滞涩，日久由气及血，络脉瘀阻。肝气横逆，克伐脾胃，脾运失健，则水湿内停，气、血、水壅结而成鼓胀。

（3）虫毒感染　多因血吸虫感染，虫毒阻塞经隧，脉道不通，久延失治，肝脾两伤，形成癥积；气滞络瘀，清浊相混，水液停聚，乃成鼓胀。此即《诸病源候论》所称的"水蛊"之类。

（4）病后继发　凡因他病损伤肝脾，导致肝失疏泄、脾失健运者，均有继发鼓胀的可能。如黄疸日久，湿邪蕴阻，肝脾受损，气滞血瘀；或癥积不愈，气滞血结，脉络壅塞，正气耗伤，痰瘀留着，水湿不化，均可成鼓。

2. 病机　鼓胀的基本病理变化总属肝脾肾受损，气滞、血瘀、水停腹中。病变脏器主要在于肝脾，久则及肾。因肝主疏泄，司藏血，肝病则疏泄不行，气滞血瘀，进而横逆乘脾；脾主运化，脾病则运化失健，水湿内聚，进而土壅木郁，以致肝脾俱病。病延日久，累及于肾，肾关开合不利，水湿不化，则胀满愈甚。病理因素不外乎气滞、血瘀、水湿，水液停蓄不去，腹部日益胀大成鼓。

本病的病理性质总属本虚标实。初起，肝脾先伤，肝失疏泄，脾失健运，两者互为相因，乃至气滞湿阻，清浊相混，此时以实为主；进而湿浊内蕴中焦，阻滞气机，既可郁而化热，而致水热蕴结，亦可因湿从寒化，出现水湿困脾之候；久则气血凝滞，隧道壅塞，瘀结水留更甚。肝脾日虚，病延及肾，肾火虚衰，不但无力温助脾阳，蒸化水湿，且开合失司，气化不利，而致阳虚水盛；若阳伤及阴，或湿热内盛，湿聚热郁，热耗阴津，则肝肾之阴亏虚，肾阴既损，阳无以化，则水津失布，阳虚水停，故后期以虚为主。至此因肝、脾、肾三脏俱虚，运行蒸化水湿的功能更差，气滞、水停、血瘀三者错杂为患，壅结更甚，其胀日重，由于邪愈盛而正愈虚，故本虚标实，更为错综复杂，病势日益深重。

由于鼓胀病情易于反复，预后一般较差，故属于中医"风、痨、臌、膈"四大难症之一，因气血水互结，邪盛而正衰，治疗较为棘手。若病在早期，正虚不著，经适当调治，腹水可以消失，病情可趋缓解。如延至晚期，邪实正虚，则预后较差，腹水反复发生，病情不易稳定。若饮食不节，或服药不当，或劳倦过度，或正虚感邪，病情可致恶化。如阴虚血热，络脉瘀损，可致鼻衄、齿衄，甚或大量呕血、便血；或肝肾阴虚，邪从热化，蒸液生痰，内蒙心窍，引动肝风，则见神昏谵语、痉厥等严重征象。如脾肾阳虚，湿浊内蒙，蒙蔽心窍，亦可导致神糊昏厥之变，终至邪陷正虚，气阴耗竭，由闭转脱，病情极为险恶。

【诊断依据】

1. 初起脘腹作胀，食后尤甚。继而腹部胀满如鼓，重者腹壁青筋显露，脐孔突起。

2. 常伴乏力、纳差、尿少及齿衄、鼻衄、皮肤紫斑等出血现象，可见面色萎黄、黄疸、手掌殷红、面颈胸部红丝赤缕、血痣及蟹爪纹。

3. 本病常有酒食不节、情志内伤、虫毒感染或黄疸、胁痛、癥积等病史。

【辨证论治】

1. 辨证要点 本病多属本虚标实之证。临床首先应辨其虚实标本的主次，标实者当辨气滞、血瘀、水湿的偏盛，本虚者当辨阴虚与阳虚的不同。

2. 治疗原则 标实为主者，当根据气、血、水的偏盛，分别采用行气、活血、祛湿利水或暂用攻逐之法，同时配以疏肝健脾；本虚为主者，当根据阴阳的不同，分别采取温补脾肾或滋养肝肾法，同时配合行气活血利水。

3. 证治分类

（1）气滞湿阻证

证候：腹胀按之不坚，胁下胀满或疼痛，饮食减少，食后胀甚，得嗳气、矢气稍减，小便短少，舌苔薄白腻，脉弦。

治法：疏肝理气，运脾利湿。

方药：柴胡疏肝散（陈皮、柴胡、川芎、香附、枳壳、白芍、甘草）合胃苓汤（猪苓、泽泻、白术、茯苓、桂枝、厚朴、苍术、陈皮、甘草）加减。

加减：气滞偏甚，加佛手、沉香、木香调畅气机；尿少，腹胀，苔腻，加砂仁、大腹皮、泽泻、车前子运脾利湿；神倦，便溏，舌质淡，加党参、制附子、干姜、川椒温阳益气，健脾化湿；胁下刺痛，舌紫，脉涩，加延胡索、莪术、丹参活血化瘀。

（2）水湿困脾证

证候：腹大胀满，按之如囊裹水，甚则颜面微浮，下肢浮肿，脘腹痞胀，得热则舒，精神困倦，怯寒懒动，小便少，大便溏，舌苔白腻，脉缓。

治法：温中健脾，行气利水。

方药：实脾饮（厚朴、白术、木瓜、木香、草果仁、大腹子、附子、白茯苓、干姜、甘草）加减。

加减：浮肿较甚，小便短少，加肉桂、猪苓、车前子温阳化气，利水消肿；兼胸闷咳喘，加葶苈子、苏子、半夏泻肺行水，止咳平喘；胁腹痛胀，加郁金、香附、青皮、砂仁理气和络；脘闷纳呆，神疲，便溏，下肢浮肿，加党参、黄芪、山药、泽泻健脾益气利水。

（3）水热蕴结证

证候：腹大坚满，脘腹胀急，烦热口苦，渴不欲饮，或有面目皮肤发黄，小便赤涩，大便秘结或溏垢，舌边尖红、苔黄腻或兼灰黑，脉象弦数。

治法：清热利湿，攻下逐水。

方药：中满分消丸（厚朴、枳实、黄连、黄芩、知母、半夏、陈皮、茯苓、猪苓、泽泻、砂仁、干姜、姜黄、人参、白术、炙甘草）合茵陈蒿汤（茵陈、栀子、大黄）加减。

加减：热势较重，加连翘、龙胆草、半边莲清热解毒；小便赤涩不利，加陈葫芦、蟋蟀粉（另吞服）行水利窍。腹部胀急殊甚，大便干结，可用舟车丸行气逐水，但其作用峻烈，不可过用。

（4）瘀结水留证

证候：脘腹坚满，青筋显露，胁下癥结痛如针刺，面色晦暗鳖黑，或见赤丝血缕，面颈胸臂出现血痣或蟹爪纹，口干不欲饮水，或见大便色黑，舌质紫暗，或有紫斑，脉细涩。

治法：活血化瘀，行气利水。

方药：调营饮（莪术、川芎、当归、延胡索、赤芍、瞿麦、大黄、槟榔、陈皮、大腹皮、葶苈子、赤茯苓、桑白皮、细辛、肉桂、炙甘草、生姜、大枣、白芷）加减。

加减：胁下癥积肿大明显，加穿山甲、土鳖虫、牡蛎，或配合鳖甲煎丸化瘀消癥；病久体虚，气血不足，或攻逐之后，正气受损，宜用八珍汤或人参养荣丸补养气血；大便色黑，加三七、茜草、侧柏叶化瘀止血；病势恶化，大量吐血、下血或出现神志昏迷等危象，当辨阴阳之衰脱而急救之。

（5）阳虚水盛证

证候：腹大胀满，形似蛙腹，朝宽暮急，面色苍黄，或呈㿠白，脘闷纳呆，神倦怯寒，肢冷浮肿，小便短少不利，舌体胖，质紫，苔淡白，脉沉细无力。

治法：温补脾肾，化气利水。

方药：附子理苓汤（人参、白术、干姜、甘草、制附子、猪苓、泽泻、白术、茯苓、桂枝）或济生肾气丸（制附子、五味子、山茱萸、山药、牡丹皮、鹿茸、熟地黄、肉桂、白茯苓、泽泻）加减。

加减：偏于脾阳虚弱，神疲乏力，少气懒言，纳少，便溏，加黄芪、山药、薏苡仁、扁豆益气健脾；偏于肾阳虚衰，面色苍白，怯寒肢冷，腰膝酸冷疼痛，加肉桂、仙茅、仙灵脾温补肾阳。

（6）阴虚水停证

证候：腹大胀满，或见青筋暴露，面色晦滞，唇紫，口干而燥，心烦失眠，时或鼻衄，牙龈出血，小便短少，舌质红绛少津，苔少或光剥，脉弦细数。

治法：滋肾柔肝，养阴利水。

方药：六味地黄丸（熟地黄、山茱萸、山药、泽泻、牡丹皮、茯苓）合一贯煎（北沙参、麦冬、当归身、生地黄、枸杞子、川楝子）加减。

加减：津伤口干明显，加石斛、玄参、芦根养阴生津；青筋显露，唇舌紫暗，小便短少，加丹参、益母草、泽兰、马鞭草化瘀利水；齿鼻衄血，加鲜茅根、藕节、仙鹤草凉血止血；阴虚阳浮，耳鸣，面赤颧红，加龟甲、鳖甲、牡蛎滋阴潜阳；湿热留恋不清，溲赤涩少，加知母、黄柏、六一散、金钱草清热利湿。

鼓胀病后期，肝脾肾受损，水湿瘀热互结，正虚邪盛，危机四伏。若药食不当，或复感外邪，病情可迅速恶化，导致大量出血、昏迷、虚脱多种危重证候。

①大出血：骤然大量呕血，血色鲜红，大便下血，暗红或油黑。多属瘀热互结，热迫血溢，治宜清热凉血，活血止血，方用犀角地黄汤加参三七、仙鹤草、地榆炭、血余炭、大黄炭等；若大出血之后，气随血脱，阳气衰微，汗出如油，四肢厥冷，呼吸低弱，脉细微欲绝，治宜扶正固脱，益气摄血，方用大剂独参汤加山茱萸，并可与"血证篇"互参。

②昏迷：痰热内扰，蒙蔽心窍，症见神识昏迷，烦躁不安，甚则怒目狂叫，四肢抽搐颤动，口臭，便秘，溲赤尿少，舌红苔黄，脉弦滑数，治当清热豁痰，开窍息风，方用安宫牛黄丸合龙胆泻肝汤加减，亦可用醒脑静注射液静脉滴注；若痰浊壅盛，蒙蔽心窍，症见静卧嗜睡，语无伦次，神情淡漠，舌苔厚腻，治当化痰泄浊开窍，方用苏合香

丸合菖蒲郁金汤。病情继续恶化，昏迷加深，汗出肤冷，气促，撮空，两手抖动，脉细微弱者，为气阴耗竭，正气衰败，急予生脉散、参附龙牡汤以敛阴回阳固脱。

【临证备要】

1. 酌情应用逐水法。
2. 注意祛邪与扶正的配合。
3. 腹水消退后仍须调治。
4. 注意预防调护。

第二十节 头 痛

头痛是临床常见的自觉症状，可单独出现，亦见于多种疾病的过程中。本节所讨论的头痛，是指因外感六淫、内伤杂病而引起的，以头痛为主要表现的一类病证。

头痛一证首载于《黄帝内经》，称之"首风""脑风"。《伤寒论》中论及太阳、阳明、少阳、厥阴病均有头痛的见证及不同的治法。《东垣十书》将头痛分为外感头痛和内伤头痛，《丹溪心法》提出若头痛不愈，可加引经药以提高疗效。

头痛可见于西医学内、外、神经、精神、五官等各科疾病中。本节所论主要为内科常见的头痛，如血管性头痛、紧张性头痛、头部外伤后头痛、部分颅内疾病、神经官能症，以及某些感染性疾病过程中等。

【病因病机】

1. 病因

（1）感受外邪 起居不慎，风寒湿热之邪上犯，清阳之气受阻，气血凝滞，发为头痛。因风为百病之长，其性轻扬，故六淫之中，多以风邪为主因，夹寒、湿、热邪而发病。

（2）情志失调 忧郁恼怒，情志不遂，则肝失条达，气郁阳亢，或肝郁化火，上扰清窍，发为头痛。若肝火久郁，耗伤阴血，肝肾亏虚，精血不承，亦可引发头痛。

（3）先天不足或房事不节 禀赋不足或房劳过度，则肾精亏虚。肾主骨生髓，"脑为髓之海"。若肾精久亏，髓海空虚，无以滋养，则发为肾虚头痛。

（4）饮食劳倦及体虚久病 脾胃虚弱，气血化源不足，或病后正气受损，营血亏虚，不能上荣于脑髓脉络，可致头痛。或若饮食不节，嗜酒肥甘，脾失健运，痰湿内生，阻遏清阳，上蒙清窍而为痰浊头痛。

（5）头部外伤或久病入络 跌仆闪挫，头部外伤，或久病入络，气血滞涩，瘀血阻于脑络，不通则痛，发为头痛。

2. 病机 外感头痛多为外邪上扰清空，壅滞经络，络脉不通。头为诸阳之会，"伤于风者，上先受之"，故外感头痛多以风邪为主，并兼夹他邪为害，如寒、湿、热等。若风夹寒邪，凝滞血脉，络道不通，不通则痛；若风夹热邪，风热炎上，清空被扰，而发头痛；若风夹湿邪，阻遏阳气，蒙蔽清窍，亦可致头痛。

内伤头痛多与肝、脾、肾三脏的功能失调有关。因于肝者，或肝失疏泄，气郁化火，肝火炎上，上扰头窍而致；或肝肾阴虚，肝阳偏亢所成。因于肾者，多因房劳过度，禀赋不足，使肾精亏损，无以生髓，髓海空虚，发为头痛。因于脾者，或脾虚化源不足，气血亏虚，清阳不升，血虚失养而致；或脾失健运，痰浊内生，阻塞气机，浊阴不降，清窍被蒙而成。又若头部受伤，或久病入络，气血凝滞，脉络不通，则发为瘀血头痛。

外感头痛之病性，多属表属实，一般病程较短，预后较好。内伤头痛大多起病较缓，病程较长，病性较为复杂，一般来说，气血亏虚、肾精不足之头痛多属虚证，肝阳、痰浊、瘀血所致之头痛多偏邪实，虚实在一定条件下可以相互转化，如痰浊头痛，痰浊中阻日久，脾胃受损，气血生化不足，营血亏虚，不荣头窍，可转为气血亏虚之头痛；肝阳、肝火头痛，日久阳亢伤阴，耗伤肾阴，可转为肾阴头痛，或阴虚阳亢，虚实夹杂之头痛。而各种头痛迁延不愈，病久入络，又可兼夹瘀血头痛。

【诊断依据】

1. 以头部疼痛为主要临床表现。

2. 头痛部位可发生在前额、两颞、颠顶、枕项或全头部。疼痛性质可为跳痛、刺痛、胀痛、灼痛、重痛、空痛、昏痛、隐痛等。头痛发作形式可分为突然发作，或反复发作，时痛时止，或缓慢起病。疼痛的持续时间可长可短，可数分钟、数小时或数天、数周，甚则长期疼痛不已。

3. 外感头痛者多有起居不慎，感受外邪的病史；内伤头痛者常有饮食、劳倦、房事不节、病后体虚等病史。

【辨证论治】

1. 辨证要点

（1）辨外感头痛与内伤头痛　外感头痛因外邪致病，属实证，起病较急，一般疼痛较剧，多表现为掣痛、跳痛、灼痛、胀痛、重痛，痛无休止。内伤头痛，以虚证或虚实夹杂证为多见，如起病缓慢，病势较缓，多表现为隐痛、空痛、昏痛，痛处固定，痛势悠悠，遇劳加重，时作时止；如因肝阳、痰浊、瘀血所致者属实，头痛多表现为头昏胀痛，或昏蒙重痛，或刺痛钝痛，痛点固定，常伴有肝阳、痰浊、瘀血的相应证候。

（2）辨头痛之相关经络脏腑　头为诸阳之会，手足三阳经均上循头面，厥阴经亦上会于颠顶，由于受邪之脏腑经络不同，头痛之部位亦不同。大抵太阳头痛，多在头后部，下连于项；阳明头痛，多在前额部及眉棱骨等处；少阳头痛，多在头之两侧，并连及于耳；厥阴头痛则在颠顶部位，或连目系。

2. 治疗原则　外感头痛属实证，以风邪为主，故治疗主以疏风，兼以散寒、清热、祛湿。内伤头痛多属虚证或虚实夹杂证，虚证以滋阴养血、益肾填精为主；实证当平肝、化痰、行瘀；虚实夹杂者，酌情兼顾并治。

3. 证治分类

（1）外感头痛

①风寒头痛

证候：头痛连及项背，常有拘急收紧感，或伴恶风畏寒，遇风尤剧，口不渴，苔薄白，脉浮紧。

治法：疏散风寒止痛。

方药：川芎茶调散（川芎、荆芥、羌活、防风、白芷、细辛、薄荷、甘草、清茶）加减。

加减：头痛，恶寒明显，加麻黄、桂枝、制川乌温经散寒；寒邪侵于厥阴经脉，颠顶头痛，干呕、吐涎沫、四肢厥冷，苔白，脉弦，用吴茱萸汤去人参加藁本、川芎、细辛温散寒邪，降逆止痛；寒邪客于少阴经脉，头痛、足寒、气逆、背冷、脉沉细，用麻黄附子细辛汤加白芷、川芎温经散寒止痛。

②风热头痛

证候：头痛而胀，甚则头胀如裂，发热或恶风，面红耳赤，口渴喜饮，大便不畅，或便秘，溲赤，舌尖红，苔薄黄，脉浮数。

治法：疏风清热和络。

方药：芎芷石膏汤（川芎、白芷、石膏、菊花、藁本、羌活）加减。

加减：烦热口渴，舌红少津，重用石膏，配知母、天花粉清热生津，黄芩、栀子清热泻火；大便秘结，腑气不通，口舌生疮，用黄连上清丸泄热通腑。

③风湿头痛

证候：头痛如裹，肢体困重，胸闷纳呆，大便溏薄，苔白腻，脉濡。

治法：祛风胜湿通窍。

方药：羌活胜湿汤（羌活、独活、防风、藁本、川芎、蔓荆子）加减。

加减：胸闷脘痞、腹胀便溏显著者，加苍术、厚朴、陈皮、藿梗燥湿宽中，理气消胀；恶心、呕吐加半夏、竹茹、生姜降逆止呕；纳呆食少加麦芽、神曲；若病发夏令，夹暑夹湿，酌配新加香薷饮。

（2）内伤头痛

①肝阳头痛

证候：头昏胀痛，两侧为重，心烦易怒，夜寐不宁，口苦面红，或兼胁痛，舌红苔黄，脉弦数。

治法：平肝潜阳息风。

方药：天麻钩藤饮（天麻、钩藤、石决明、川牛膝、桑寄生、杜仲、栀子、黄芩、益母草、朱茯神、夜交藤）加减。

加减：肝郁化火，肝火炎上，头痛剧烈，目赤口苦，急躁，便秘溲黄，加夏枯草、龙胆草、大黄；肝肾亏虚，水不涵木，头痛目涩，视物不明，遇劳加重，腰膝酸软，加枸杞子、白芍、菊花。

②血虚头痛

证候：头痛隐隐，时时昏晕，心悸失眠，面色少华，神疲乏力，遇劳加重，舌质淡，苔薄白，脉细弱。

治法：养血滋阴，和络止痛。

方药：加味四物汤（当归、生地黄、白芍、川芎、菊花、蔓荆子、黄芩、甘草）加减。

加减：血虚气虚，兼见乏力气短，神疲懒言，汗出恶风，加党参、黄芪、白术；阴血亏虚，阴不敛阳，肝阳上扰，加天麻、钩藤、石决明、菊花。

③痰浊头痛

证候：头痛昏蒙，胸脘满闷，纳呆呕恶，舌苔白腻，脉滑或弦滑。

治法：健脾燥湿，化痰降逆。

方药：半夏白术天麻汤（半夏、白术、天麻、橘红、茯苓、甘草、生姜、大枣）加减。

加减：痰湿久郁化热，口苦便秘，舌红苔黄腻，脉滑数，加黄芩、竹茹、枳实、陈胆星；胸闷呕恶明显，加厚朴、枳壳、生姜和中降逆。

④肾虚头痛

证候：头痛且空，眩晕耳鸣，腰膝酸软，神疲乏力，滑精带下，舌红少苔，脉细无力。

治法：养阴补肾，填精生髓。

方药：大补元煎（人参、山药、熟地黄、杜仲、枸杞子、当归、山茱萸、甘草）加减。

加减：头痛而晕，头面烘热，面颊红赤，时伴汗出，证属肾阴亏虚，虚火上炎，去人参，加知母、黄柏以滋阴泻火，或用知柏地黄丸；头痛畏寒，面色㿠白，四肢不温，腰膝无力，舌淡，脉细无力，为肾阳不足，当温补肾阳，选用右归丸或金匮肾气丸加减。

⑤瘀血头痛

证候：头痛经久不愈，痛处固定不移，痛如锥刺，或有头部外伤史，舌紫暗，或有瘀斑、瘀点，苔薄白，脉细或细涩。

治法：活血化瘀，通窍止痛。

方药：通窍活血汤（赤芍、川芎、桃仁、红花、麝香、老葱、鲜姜、大枣、酒）加减。

加减：头痛较剧，久痛不已，加全蝎、蜈蚣、土鳖虫搜风剔络止痛。

【临证备要】

1. 掌握引经药的应用：如太阳头痛选用羌活、蔓荆子、川芎；阳明头痛，选用葛根、白芷、知母；少阳头痛，选用柴胡、黄芩、川芎；厥阴头痛，选用吴茱萸、藁本等。

2. 酌情应用虫类药。

3. 真头痛：真头痛起病急暴，病情危重，预后凶险，若抢救不及时，可迅速死亡。真头痛常见于西医学中因颅内压升高而导致的以头痛为主要表现的各类危重病症，如高血压危象、蛛网膜下腔出血、硬膜下出血等病。

第二十一节　眩　晕

眩是指眼花或眼前发黑，晕是指头晕或感觉自身或外界景物旋转。二者常同时并见，故统称为"眩晕"。轻者闭目即止；重者如坐车船，旋转不定，不能站立，或伴有恶心、呕吐、汗出，甚则昏倒等症状。

西医学的梅尼埃病、高血压、低血压、脑动脉硬化、椎-基底动脉供血不足、贫血、神经衰弱等临床表现以眩晕为主者，均可参照本节辨证论治。

【病因病机】

1. 病因

（1）情志不遂 忧郁恼怒太过，肝失条达，肝气郁结，气郁化火，肝阴耗伤，风阳易动，上扰头目，而致眩晕。

（2）年高肾虚 肾为先天之本，主藏精生髓，脑为髓之海。若年高肾精亏虚，髓海不足，无以充盈于脑；或体虚多病，损伤肾精肾气，或房劳过度，阴精亏虚，均可导致髓海空虚，发为眩晕。

（3）病后体虚 脾胃为后天之本，气血生化之源。若久病体虚，脾胃虚弱，或失血之后，耗伤气血，或饮食不节，忧思劳倦，均可导致气血两虚。气虚则清阳不升，血虚则清窍失养。

（4）饮食不节 若饮食不节，嗜酒肥甘，损伤脾胃，以致健运失司，水湿内停，积聚生痰，痰阻中焦，清阳不升，头窍失养，故发为眩晕。

（5）跌仆损伤 头脑外伤，瘀血停留，阻滞经脉，而致气血不能上荣于头目，故眩晕时作。

2. 病机 眩晕之病理变化不外虚实两端：虚者为髓海不足，或气血亏虚，清窍失养；实者为风、火、痰、瘀扰乱清空，病理性质以虚者居多。病位在于头窍，其病变脏腑与肝、脾、肾三脏相关。风、火、痰、瘀是眩晕的常见病理因素。

在眩晕的病变过程中，各个证候之间可相互兼夹或转化。如脾胃虚弱，气血亏虚而生眩晕，而脾虚又可聚湿生痰，二者相互影响，临床上可以表现为气血亏虚兼有痰湿中阻的证候。如痰湿中阻，郁久化热，形成痰火为患，甚至火盛伤阴，形成阴亏于下，痰火上蒙的复杂局面。再如肾精不足，本属阴虚，若阴损及阳，或精不化气，可以转为肾阳不足或阴阳两虚之证。此外，风阳每夹有痰火，肾虚可以导致肝旺，久病入络形成瘀血，故临床常形成虚实夹杂之证候。若中年以上，阴虚阳亢，风阳上扰，往往有中风晕厥的可能。

【诊断依据】

1. 头晕目眩，视物旋转，轻者闭目即止，重者如坐车船，甚则仆倒。

2. 严重者可伴有头痛、项强、恶心呕吐、眼球震颤、耳鸣耳聋、汗出、面色苍白等表现。

3. 多有情志不遂、年高体虚、饮食不节、跌仆损伤等病史。

【辨证论治】

1. 辨证要点 眩晕当辨病变脏腑，其次当辨标本虚实。眩晕多属本虚标实证，肝肾阴虚，气血不足为病者属本虚；风、火、痰、瘀为病者属标实。

2. 治疗原则 治疗原则是补虚泻实，调整阴阳。虚者当滋补肝肾、补益气血、填精生髓。实者当平肝潜阳、清肝泻火、化痰行瘀。

3. 证治分类

（1）肝阳上亢证

证候：眩晕，耳鸣，头目胀痛，口苦，失眠多梦，遇烦劳、郁怒而加重，甚则仆倒，颜面潮红，急躁易怒，肢麻震颤，舌红苔黄，脉弦或数。

治法：平肝潜阳，清火息风。

方药：天麻钩藤饮（天麻、钩藤、石决明、川牛膝、桑寄生、杜仲、栀子、黄芩、益母草、朱茯神、夜交藤）加减。

加减：肝火上炎，口苦目赤，烦躁易怒，加龙胆草、牡丹皮、夏枯草；肝肾阴虚较甚，目涩耳鸣，腰酸膝软，舌红少苔，脉弦细数，加枸杞子、何首乌、生地黄、麦冬、玄参；眩晕剧烈，兼见手足麻木或震颤，加羚羊角、生龙骨、生牡蛎、全蝎、蜈蚣镇肝息风，清热止痉。

（2）气血亏虚证

证候：眩晕动则加剧，劳累即发，面色㿠白，神疲乏力，倦怠懒言，唇甲不华，发色不泽，心悸少寐，纳少腹胀，舌淡苔薄白，脉细弱。

治法：补益气血，调养心脾。

方药：归脾汤（白术、茯神、黄芪、龙眼肉、酸枣仁、人参、木香、甘草、当归、远志、生姜、大枣）加减。

加减：中气不足，清阳不升，气短乏力，纳少神疲，便溏下坠，脉象无力，可合用补中益气汤；气虚卫阳不固，自汗时出，易于感冒，当重用黄芪，加防风、浮小麦益气固表敛汗；脾虚湿盛，腹泻或便溏，腹胀纳呆，舌淡舌胖，边有齿痕，加薏苡仁、炒扁豆、泽泻，当归宜炒用；血虚较甚，面色㿠白，唇舌色淡，加阿胶、紫河车粉（冲服）。

（3）肾精不足证

证候：眩晕日久不愈，精神萎靡，腰酸膝软，少寐多梦，健忘，两目干涩，视力减退。或遗精，滑泄，耳鸣，齿摇；或颧红咽干，五心烦热，舌红少苔，脉细数；或面色（㿠）白，形寒肢冷，舌淡嫩，苔白，脉弱尺甚。

治法：滋养肝肾，益精填髓。

方药：左归丸（熟地黄、山茱萸、山药、枸杞子、菟丝子、川牛膝、鹿角胶、龟甲胶）加减。

加减：阴虚火旺，五心烦热，潮热颧红，舌红少苔，脉细数，加鳖甲、知母、黄柏、牡丹皮、地骨皮；肾失封藏固摄，遗精滑脱者，加芡实、莲须、桑螵蛸；失眠，多梦，健忘，加阿胶、鸡子黄、酸枣仁、柏子仁交通心肾，养心安神。阴损及阳，肾阳虚明显，四肢不温，形寒怕冷，精神萎靡，舌淡脉沉，予右归丸温补肾阳，填精补髓，或酌配巴戟天、仙灵脾、肉桂。

（4）痰湿中阻证

证候：眩晕，头重昏蒙，或伴视物旋转，胸闷恶心，呕吐痰涎，食少多寐，舌苔白腻，脉濡滑。

治法：化痰祛湿，健脾和胃。

方药：半夏白术天麻汤（半夏、白术、天麻、橘红、茯苓、甘草、生姜、大枣）加减。

加减：眩晕较甚，呕吐频作，视物旋转，加代赭石、竹茹、生姜、旋覆花镇逆止呕；脘闷纳呆，加砂仁、白蔻仁芳香和胃；痰郁化火，头痛头胀，心烦口苦，渴不欲饮，舌红苔黄腻，脉弦滑，宜用黄连温胆汤清化痰热。

（5）瘀血阻窍证

证候：眩晕，头痛，兼见健忘，失眠，心悸，精神不振，耳鸣耳聋，面唇紫暗，舌暗有瘀斑，脉涩或细涩。

治法：祛瘀生新，活血通窍。

方药：通窍活血汤（川芎、赤芍、桃仁、红花、麝香、老葱、鲜姜、大枣、酒）加减。

加减：兼见神疲乏力，少气自汗，加入黄芪、党参益气行血；兼寒凝，畏寒肢冷，感寒加重，加制附子、桂枝温经活血。

【临证备要】

1. 眩晕从肝论治。
2. 警惕"眩晕乃中风之渐"。
3. 预防眩晕发生。

第二十二节　中　风

中风是以卒然昏仆，不省人事，伴半身不遂、口眼㖞斜、语言不利为主症的病证；病轻者可无昏仆而仅见口眼㖞斜及半身不遂等症状。

由于本病发生突然，起病急骤，古人形容"如矢石之中的，若暴风之疾速"。临床见症不一，变化多端而速疾，有晕仆、抽搐，与自然界"风性善行而数变"的特征相似，故古代医家取类比象而名之为"中风"；又因其发病突然，亦称之为"卒中"。

根据中风的临床表现特征，西医学中的急性脑血管疾病与之相近，包括缺血性中风和出血性中风，如短暂性脑缺血发作、局限性脑梗死、原发性脑出血和蛛网膜下腔出血等。

【病因病机】

1. 病因

（1）内伤积损　素体阴亏血虚，阳盛火旺，风火易炽，或年老体衰，肝肾阴虚，肝阳偏亢，复因将息失宜，致使阴虚阳亢，气血上逆，上蒙神窍，突发本病。

（2）劳欲过度　烦劳过度，耗气伤阴，易使阳气暴张，引动风阳上旋，气血上逆，壅阻清窍；纵欲过度，房劳不节，亦能引动心火，汲伤肾水，水不制火，则阳亢风动。

（3）饮食不节　嗜食肥甘厚味、辛香炙煿之物，或饮酒过度，致使脾失健运，聚湿生痰；痰湿生热，热极生风。终致风火痰热内盛，窜犯络脉，上阻清窍。

（4）情志所伤　平素忧郁恼怒，情志不畅，肝气不舒，气郁化火，则肝阳暴亢，引动心火，气血上冲于脑，神窍闭阻，遂致卒倒无知。或长期烦劳过度，精神紧张，虚火内燔，阴精暗耗，日久导致肝肾阴虚，阳亢风动。此外，素体阳盛，心肝火旺之青壮年，亦有遇怫郁而阳亢化风，以致突然发病者。

（5）气虚邪中　气血不足，脉络空虚，尤其在气候突变之际，风邪乘虚入中，气血痹阻，或形盛气衰，痰湿素盛，外风引动痰湿，闭阻经络，而致㖞僻不遂。

2. 病机　中风的形成虽有上述各种原因，但其基本病机总属阴阳失调，气血逆乱。病位在心、脑，与肝肾密切相关。病理基础为肝肾阴虚。因肝肾之阴下虚，则肝阳易于上亢，复加饮食起居不当，情志刺激或感受时邪，气血上冲于脑，神窍闭阻，故卒然昏仆，不省人事。

病理因素主要为风、火、痰、瘀，其形成与脏腑功能失调有关。如肝肾阴虚，阳亢化火生风，五志亦可化火动风。脾失健运，痰浊内生，或火热炼液为痰。暴怒血菀于上，或气虚无力推动，皆可致瘀血停滞。四者之间可互相影响或兼见同病，如风火相煽，痰瘀互结等。严重时风阳痰火与气血阻于脑窍，横窜经络，出现昏仆、失语、喎僻不遂。

病理性质多属本虚标实之证，肝肾阴虚、气血衰少为致病之本，风、火、痰、气、瘀为发病之标，两者可互为因果。发病之初，邪气鸱张，风阳痰火炽盛，气血上菀，故以标实为主；如病情剧变，在病邪的猛烈攻击下，正气急速溃败，可以正虚为主，甚则出现正气虚脱。而后期因正气未复而邪气独留，可留后遗症。

由于病位浅深、病情轻重的不同，又有中经络和中脏腑之别。若肝风夹痰，横窜经络，血脉瘀阻，气血不能濡养机体，则见中经络之证；若风阳痰火蒙蔽神窍，气血逆乱，上冲于脑则见中脏腑重症；若风阳痰火炽盛，进一步耗灼阴精，阴虚及阳，阴竭阳亡，阴阳离绝，则出现脱证。恢复期因气血失调，血脉不畅而后遗经络形证。

【诊断依据】

1. 具有突然昏仆、不省人事、半身不遂、偏身麻木、口眼喎斜、言语謇涩等特定的临床表现。轻症仅见眩晕、偏身麻木、口眼喎斜、半身不遂等。

2. 多急性起病，好发于 40 岁以上年龄。

3. 发病之前多有头晕、头痛、肢体一侧麻木等先兆症状。

4. 常有眩晕、头痛、心悸等病史，病发多有情志失调、饮食不当或劳累等诱因。

【辨证论治】

1. 辨证要点

（1）辨中经络、中脏腑   中经络者虽有半身不遂、口眼喎斜、语言不利，但意识清楚；中腑则见二便闭塞不通，虽有神志障碍但无昏迷；中脏则肢体不用，昏不知人。

（2）中脏腑辨闭证与脱证   闭证属实，因邪气内闭清窍所致。症见神志昏迷、牙关紧闭、口噤不开、两手握固、肢体强痉等。脱证属虚，乃为五脏真阳散脱、阴阳即将离决之候。临床可见神志昏愦无知、目合口开、四肢松懈瘫软、手撒肢冷汗多、二便自遗、鼻息低微等。

2. 治疗原则   中经络以平肝息风、化痰祛瘀通络为主；中腑当通瘀泄热；中脏闭证，治当息风清火，豁痰开窍通腑；脱证急宜救阴回阳固脱；对内闭外脱之证，则须醒神开窍与扶正固脱兼用；中风恢复期（后遗症），多为虚实兼夹，当扶正祛邪，标本兼顾。

3. 证治分类

（1）中经络

①风痰入络证

证候：肌肤不仁，手足麻木，突然发生口眼喎斜，语言不利，口角流涎，舌强言謇，甚则半身不遂。或兼见手足拘挛、关节酸痛等症。舌苔薄白，脉浮数。

治法：祛风化痰通络。

方药：真方白丸子（半夏、白附子、天南星、天麻、川乌、全蝎、木香、枳壳）加减。

加减：语言不清，加菖蒲、远志祛痰宣窍；痰瘀交阻，舌紫有瘀斑，脉细涩，加丹参、桃仁、红花、赤芍活血化瘀。

②风阳上扰证

证候：平素头晕头痛，耳鸣目眩，少寐多梦，突然发生口眼㖞斜，舌强语謇，或手足重滞，甚则半身不遂等症。舌质红，苔黄，脉弦细数。

治法：滋养肝肾，潜阳息风。

方药：天麻钩藤饮（天麻、钩藤、石决明、川牛膝、桑寄生、杜仲、栀子、黄芩、益母草、朱茯神、夜交藤）加减。

加减：夹有痰浊，胸闷，恶心，苔腻，加陈胆星、郁金；头痛较重，加羚羊角、夏枯草清肝息风；腿足重滞，加杜仲、桑寄生补益肝肾。

（2）中腑脏

1）闭证

①痰火瘀闭证

证候：突然昏仆，不省人事，牙关紧闭，口噤不开，两手握固，大小便闭，肢体强痉，面赤身热，气粗口臭，躁扰不宁，苔黄腻，脉弦滑而数。

治法：息风清火，豁痰开窍。

方药：羚羊钩藤汤（羚羊角、桑叶、川贝母、鲜生地黄、钩藤、菊花、白芍、生甘草、鲜竹茹、茯神）加减。

加减：痰热阻于气道，喉间痰鸣辘辘，可服竹沥水、猴枣散豁痰镇惊；肝火旺盛，面红目赤，脉弦劲有力，加龙胆草、栀子、夏枯草、代赭石、磁石清肝镇摄；腑实热结，腹胀便秘，苔黄厚，加生大黄、元明粉、枳实，或用礞石滚痰丸清热涤痰通腑；痰热伤津，舌质干红，苔黄糙，加北沙参、麦冬、石斛、生地黄。

②痰浊瘀闭证

证候：突然昏仆，不省人事，牙关紧闭，口噤不开，两手握固，大小便闭，肢体强痉，面白唇暗，静卧不烦，四肢不温，痰涎壅盛，苔白腻，脉沉滑缓。

治法：化痰息风，宣郁开窍。

方药：涤痰汤（半夏、胆南星、陈皮、枳实、茯苓、人参、石菖蒲、竹茹、甘草、生姜）加减。另可用苏合香丸宣郁开窍。

加减：兼有动风者，加天麻、钩藤以平息内风；有化热之象者，加黄芩、黄连；见戴阳证者，属病情恶化，宜急进参附汤、白通加猪胆汁汤救治。

2）脱证

证候：突然昏仆，不省人事，目合口张，鼻鼾息微，手撒肢冷，汗多，大小便自遗，肢体软瘫，舌痿，脉细弱或脉微欲绝。

治法：回阳救阴，益气固脱。

方药：参附汤（人参、附子）合生脉散（人参、麦冬、五味子）加味。

加减：阴不恋阳，阳浮于外，津液不能内守，汗泄过多，加龙骨、牡蛎敛汗回阳；阴精耗伤，舌干，脉微者，加玉竹、黄精救阴护津。

（3）后遗症　中风经过救治，神志清醒后，多留有后遗症，如半身不遂、言语不利、口眼㖞斜等。此时仍须积极治疗并加强护理，同时配合针灸、推拿按摩等综合疗法，并适当进行锻炼，以提高疗效。

①风痰瘀阻证

证候：口眼㖞斜，舌强语謇或失语，半身不遂，肢体麻木，苔滑腻，舌暗紫，脉弦滑。

治法：搜风化痰，行瘀通络。

方药：解语丹（白附子、石菖蒲、远志、天麻、全蝎、羌活、胆南星、木香、甘草）加减。

加减：痰热偏盛，加全瓜蒌、竹茹、川贝母清化痰热；兼有肝阳上亢，头晕头痛，面赤，脉弦劲有力，加钩藤、石决明、夏枯草以平肝、息风、潜阳。

②气虚络瘀证

证候：肢体偏枯不用，肢软无力，面色萎黄，舌质淡紫或有瘀斑，苔薄白，脉细涩或细弱。

治法：益气养血，化瘀通络。

方药：补阳还五汤（黄芪、当归、川芎、桃仁、地龙、赤芍、红花）加减。

加减：血虚甚，加枸杞子、首乌藤补血；肢冷，阳失温煦，加桂枝温经通脉；腰膝酸软，加川断、桑寄生、杜仲壮筋骨，强腰膝。

【临证备要】

1. 正确使用通下之法。

2. 出血性中风可配凉血化瘀药。

3. 注意预防调护。

第二十三节　水　肿

水肿是体内水液潴留，泛滥肌肤，表现以头面、眼睑、四肢、腹背，甚至全身浮肿为特征的一类病证。

本病在《黄帝内经》中称为"水"，已认识到发病与肺脾肾有关。对于水肿的治疗，《素问·汤液醪醴论》提出了"平治与权衡，去菀陈莝……开鬼门，洁净府"的治疗原则。汉代张仲景在治疗上又提出了发汗、利尿治法的适应证："诸有水者，腰以下肿，当利小便，腰以上肿，当发汗乃愈。"宋代严用和将水肿分为阴水、阳水两大类，为水肿病的临床辨证奠定了基础。

西医学的急慢性肾小球肾炎、肾病综合征、继发性肾小球疾病等，以水肿为主要表现者，均可参照本节辨证论治。

【病因病机】

1. 病因

（1）风邪袭表　风为六淫之首，每夹寒夹热，风寒或风热之邪，侵袭肺卫，肺失通调，风水相搏，发为水肿。

（2）疮毒内犯　肌肤患痈疡疮毒，火热内攻，损伤肺脾，致津液气化失常，发为水肿。

（3）外感水湿　久居湿地，冒雨涉水，湿衣裹身时间过久，水湿内侵，困遏脾阳，脾胃失其升清降浊之能，水无所制，发为水肿。

（4）饮食不节 过食肥甘，嗜食辛辣，久则湿热中阻，损伤脾胃；另因生活饥馑，饮食不足，或饮食失于调摄，脾气失养，以致脾运不健，脾失转输，水湿壅滞，发为水肿。

（5）禀赋不足，久病劳倦 先天禀赋薄弱，肾气亏虚，气化失常，水泛肌肤，发为水肿。或因劳倦过度、纵欲无节、生育过多、久病产后，损伤脾肾，水湿输布失常，溢于肌肤，发为水肿。

2. 病机 水肿发病的基本病理变化为肺失通调，脾失转输，肾失开合，三焦气化不利。其病位在肺、脾、肾，而关键在肾。病理因素为风邪、水湿、疮毒、瘀血。风邪犯肺，肺气失于宣畅，不能通调水道，风水相搏，发为水肿；外感水湿，脾阳被困，或饮食劳倦等损及脾气，造成脾失转输，水湿内停，乃成水肿；久病劳欲，损及肾脏，则肾失蒸化、开合不利，水液泛滥肌肤，则为水肿。《景岳全书》指出："凡水肿等证，乃肺脾肾三脏相干之病，盖水为至阴，故其本在肾；水化于气，故其标在肺；水唯畏土，故其制在脾。"

病理性质有阴水、阳水之分，并可相互转换或夹杂。阳水属实，多由外感风邪、疮毒、水湿而成，病位在肺、脾。阴水属虚或虚实夹杂，多由饮食劳倦、禀赋不足、久病体虚所致，病位在脾、肾。阳水迁延不愈，反复发作，正气渐衰，脾肾阳虚；或因失治、误治，损伤脾肾，阳水可转为阴水。反之，阴水复感外邪或饮食不节，使肿势加剧，呈现阳水证候，而成本虚标实之证。水肿日久不退，水邪壅阻经隧，络脉不利，瘀阻水停，则每多迁延不愈。

一般而言，阳水易消，阴水难治。若水邪壅盛或阴水日久，脾肾衰微，水气上犯则可出现水邪凌心犯肺之重症。若病变后期，肾阳衰败，气化不行，浊毒内闭，是由水肿发展为关格。若肺失通调，脾失健运，肾失开合，致膀胱气化无权，可见小便点滴或闭塞不通，则是水肿转为癃闭。若阳损及阴，造成肝肾阴虚，肝阳上亢则可转变为眩晕。

【诊查依据】

1. 水肿先从眼睑或下肢开始，继及四肢全身。

2. 轻者仅眼睑或足胫浮肿，重者全身皆肿，甚则腹大胀满，气喘不能平卧。更严重者可见尿闭或尿少，恶心呕吐，口有秽味，鼻衄牙宣，头痛，抽搐，神昏谵语等危象。

3. 可有乳蛾、心悸、疮毒、紫癜及久病体虚病史。

【辨证论治】

1. 辨证要点 水肿病证首先须辨阳水、阴水；其次要辨水肿之病因，有外感、内伤之分；再次应辨病变之脏腑，在肺、脾、肾、心之差异。

2. 治疗原则 水肿的治疗原则为发汗、利尿、泻下逐水。具体应用视阴阳虚实不同而异。阳水应发汗、利水、解毒或攻遂，以祛邪为主，同时配合健脾理气等法；阴水当温肾健脾，以扶正为主，同时配以利水、养阴、活血、祛瘀等法。

3. 证治分类

（1）阳水

①风水相搏证

证候：眼睑浮肿，继则四肢及全身皆肿，来势迅速，多有恶寒、发热、肢节酸楚、小便不利等症。偏于风热者，伴咽喉红肿疼痛，舌质红，脉浮滑数。偏于风寒者，兼恶寒，咳喘，舌苔薄白，脉浮滑或浮紧，如水肿较甚，亦可见沉脉。

治法：疏风清热，宣肺行水。

方药：越婢加术汤（麻黄、石膏、甘草、大枣、白术、生姜）加减。

加减：风寒偏盛，去石膏加苏叶、桂枝、防风散寒祛风；风热偏盛，加连翘、桔梗、板蓝根、鲜芦根清热利咽，解毒散结；咳喘较甚，加杏仁、前胡降气定喘；汗出恶风，卫阳已虚，用防己黄芪汤加减，以助卫行水。

②湿毒浸淫证

证候：眼睑浮肿，延及全身，皮肤光亮，尿少色赤，身发疮痍，甚则溃烂，恶风发热，舌质红，苔薄黄，脉浮数或滑数。

治法：宣肺解毒，利湿消肿。

方药：麻黄连翘赤小豆汤（麻黄、杏仁、连翘、赤小豆、桑白皮、甘草、生姜、大枣）合五味消毒饮（金银花、野菊花、蒲公英、紫花地丁、紫背天葵）加减。

加减：脓毒甚者，当重用蒲公英、紫花地丁；湿盛糜烂者，加苦参、土茯苓；风盛者，加白鲜皮、地肤子；血热而红肿，加牡丹皮、赤芍；大便不通，加大黄、芒硝。

③水湿浸渍证

证候：全身水肿，下肢明显，按之没指，小便短少，身体困重，胸闷，纳呆，泛恶，苔白腻，脉沉缓，起病缓慢，病程较长。

治法：健脾化湿，通阳利水。

方药：五皮饮（五加皮、陈皮、生姜皮、大腹皮、茯苓皮）合胃苓汤（陈皮、厚朴、苍术、甘草、猪苓、泽泻、白术、茯苓、桂枝）加减。

加减：外感风邪，肿甚而喘，加麻黄、杏仁、葶苈子宣肺泻水而平喘；面肿、胸满、不得卧，加苏子、葶苈子降气行水；湿困中焦，脘腹胀满者，加川椒目、大腹皮、干姜温脾化湿。

④湿热壅盛证

证候：遍体浮肿，皮肤绷急光亮，胸脘痞闷，烦热口渴，小便短赤，或大便干结，舌红苔黄腻，脉沉数或濡数。

治法：分利湿热。

方药：疏凿饮子（商陆、茯苓、椒目、泽泻、赤小豆、大腹皮、槟榔、羌活、秦艽、生姜皮）加减。

加减：腹满不减，大便不通，可合己椒苈黄丸，以助攻泻之力；肿势严重，兼见喘促不得平卧者，加葶苈子、桑白皮泻肺利水；湿热久羁，化燥伤阴，可用猪苓汤滋阴利水。

（2）阴水

①脾阳虚衰证

证候：身肿日久，腰以下为甚，按之凹陷不易恢复，脘腹胀闷，纳减便溏，面色不华，神疲乏力，四肢倦怠，小便短少，舌质淡，苔白腻或白滑，脉沉缓或沉弱。

治法：健脾温阳利水。

方药：实脾饮（厚朴、白术、木瓜、木香、草果仁、大腹皮、附子、茯苓、干姜、甘草）加减。

加减：气短声弱，气虚甚者，可加人参、黄芪健脾益气；小便短少，加桂枝、泽泻以助膀胱气化而行水。

又有水肿一证，由于长期饮食失调，脾胃虚弱，精微不化，而见遍体浮肿，面色萎黄，晨起头面较甚，动则下肢肿胀，能食而疲倦乏力，大便如常或溏，小便反多，舌苔薄腻，脉软弱，与上述水肿不同。此由脾气虚弱，气失舒展，不能运化水湿所致。治宜益气健脾，行气化湿。不宜分利伤气，可用参苓白术散（人参、白术、茯苓、薏苡仁、陈皮、白扁豆、甘草、山药、莲子肉、桔梗、砂仁、大枣）加减。

②肾阳衰微证

证候：水肿反复消长不已，面浮身肿，腰以下甚，按之凹陷不起，尿量减少或反多。腰酸冷痛，四肢厥冷，怯寒神疲，面色㿠白，甚者心悸胸闷，喘促难卧，腹大胀满，舌质淡胖苔白，脉沉细或沉迟无力。

治法：温肾助阳，化气行水。

方药：济生肾气丸（制附子、肉桂、熟地黄、山茱萸、山药、茯苓、泽泻、牡丹皮、车前子、牛膝）合真武汤（制附子、白术、白芍、茯苓、生姜）加减。

加减：面部浮肿为主，表情淡漠，动作迟缓，形寒肢冷，治以温补肾阳，方用右归丸加减；病至后期，阳损及阴，肾阴亏虚，水肿反复发作，精神疲惫，腰酸遗精，口渴干燥，五心烦热，舌红，脉细弱等，治当滋补肾阴为主，兼利水湿。方用左归丸加泽泻、茯苓、冬葵子。复感外邪，发热恶寒，肿势增剧，小便短少，虚实夹杂，本虚标实，当急则治标，先以风水论治，以越婢汤为主，酌加党参、菟丝子等补气温肾之药，扶正与祛邪并用。

水肿延久不退，临床上亦常合用活血祛瘀、化气行水之法，如桃红四物汤加益母草、泽兰等药，以加强利尿消肿的效果。

【临证备要】
1. 正确使用攻下逐水法。
2. 慎用肾毒性药物。
3. 及时治疗水肿的严重变证。
4. 重视预防调护。

第二十四节　淋　证

淋证是指以小便频数短涩，淋沥刺痛，小腹拘急引痛为主症的病证。

淋之名称，始见于《黄帝内经》。巢元方《诸病源候论》对淋证的病机进行了高度概括："诸淋者，由肾虚而膀胱热故也。"唐代《千金要方》《外台秘要》将淋证归纳为石、气、膏、劳、热五淋；宋代《济生方》又分为气、石、血、膏、劳淋五种。

西医学中急慢性尿路感染、泌尿道结核、尿路结石、急慢性前列腺炎、化学性膀胱炎、乳糜尿及尿道综合征等病症，凡是具有淋证特征者，均可参照本节内容辨证论治。

【病因病机】

1. 病因

（1）外感湿热　因下阴不洁，秽浊之邪从下侵入机体，上犯膀胱；或可由小肠邪热、心经火热、下肢丹毒等他脏外感之热邪传入膀胱，发为淋证。

（2）饮食不节　多食辛热肥甘之品，或嗜酒太过，脾胃运化失常，积湿生热，下注膀胱，乃成淋证。

（3）情志失调　情志不遂，肝气郁结，膀胱气滞，或气郁化火，气火郁于膀胱，导致淋证。

（4）禀赋不足或劳伤久病　禀赋不足，肾与膀胱先天畸形，或久病缠身，劳伤过度，房事不节，多产多育或久淋不愈，耗伤正气，或妊娠、产后脾肾气虚，膀胱容易感受外邪，而致本病。

2. 病机　淋证的基本病理变化为湿热蕴结下焦，肾与膀胱气化不利。其病位在膀胱与肾。由于湿热导致病理变化的不同，湿热客于下焦，膀胱气化不利，小便灼热刺痛，则为热淋；膀胱湿热，灼伤血络，迫血妄行，小便涩痛有血，乃成血淋；若肾阴不足，虚火扰动阴血，亦为血淋；湿热久蕴，熬尿成石，遂致石淋；湿热久蕴，阻滞经脉，脂液不循常道，小便混浊不清，而为膏淋；若肾虚下元不固，不能摄纳精微脂液，亦为膏淋；肝气失于疏泄，气火郁于膀胱，则为气淋；若中气不足，气虚下陷，膀胱气化无权，亦成气淋。若久淋不愈，湿热留恋膀胱，由腑及脏，继则由肾及脾，脾肾受损，遂成劳淋。

病理性质有实、有虚，且每见虚实夹杂之证。初起多因湿热为患，正气尚未虚损，故多属实证。但淋久湿热伤正，由肾及脾，每致脾肾两虚，而由实转虚。如邪气未尽，正气渐伤，或虚体受邪，则成虚实夹杂之证。

【诊断依据】

1. 小便频数，淋沥涩痛，小腹拘急引痛，为各种淋证的主症，是诊断淋证的主要依据。但还需根据各种淋证的不同临床特征，可确定不同的淋证类型。

2. 病久或反复发作后，常伴有低热、腰痛、小腹坠胀、疲劳等。

3. 多见于已婚女性，每因疲劳、情志变化、不洁房事而诱发。

【辨证论治】

1. 辨证要点　临床辨证首先应别六淋之类别；其次须辨证候之虚实。虚实夹杂者，须分清标本虚实之主次。

2. 治疗原则　实则清利，虚则补益为淋证的基本治则。具体而言，实证以膀胱湿热为主者，治宜清热利湿；以热灼血络为主者，治以凉血止血；以砂石结聚为主者，治以通淋排石；以气滞不利为主者，治以利气疏导。虚证以脾虚为主者，治以健脾益气；以肾虚为主者，治宜补虚益肾。对虚实夹杂者，邪重时，宜急则驱邪；邪退正虚时，宜缓者培补。

3. 证治分类

（1）热淋

证候：小便频数短涩，灼热刺痛，溺色黄赤，少腹拘急胀痛，或有寒热、口苦、呕恶，或有腰痛拒按，或有大便秘结，苔黄腻，脉滑数。

治法：清热利湿通淋。

方药：八正散（车前子、萹蓄、瞿麦、滑石、甘草梢、大黄、栀子、灯心草）加减。

加减：伴寒热、口苦、呕恶者，加黄芩、柴胡以和解少阳；大便秘结、腹胀，可重用生大黄、枳实通腑泄热；阳明热证，加知母、石膏；热毒弥漫三焦，用黄连解毒汤（黄芩、黄连、黄柏、栀子）合五味消毒饮（金银花、野菊花、蒲公英、紫花地丁、紫背天葵子）以清热泻火解毒。

（2）石淋

证候：尿中夹砂石，排尿涩痛，或排尿时突然中断，尿道窘迫疼痛，少腹拘急，往往突发一侧腰腹绞痛难忍，甚则牵及外阴，尿中带血，舌红，苔薄黄，脉弦或带数。若病久砂石不去，可伴见面色少华，精神委顿，少气乏力，舌淡边有齿印，脉细而弱；或腰腹隐痛，手足心热，舌红少苔，脉细带数。

治法：清热利湿，排石通淋。

方药：石韦散（石韦、冬葵子、瞿麦、滑石、车前子）加减。

加减：腰腹绞痛者，加白芍、甘草缓急止痛；尿中带血，加小蓟、生地黄、藕节凉血止血；小腹胀痛加木香、乌药行气通淋；伴有瘀滞，舌质紫，加桃仁、红花、炮山甲、皂角刺破气活血，化瘀散结；石淋日久，虚实夹杂，当标本兼顾；神疲乏力，少腹坠胀，补中益气汤（人参、黄芪、白术、甘草、当归、陈皮、升麻、柴胡）加金钱草、海金沙、冬葵子益气通淋；腰膝酸软，腰部隐痛加杜仲、续断、补骨脂补肾益气；舌红，口干，肾阴亏耗，配生地黄、熟地黄、麦冬、鳖甲滋养肾阴。结石过大，阻塞尿路，肾盂严重积水者，宜手术治疗。

（3）血淋

证候：小便热涩刺痛，尿色深红，或夹有血块，疼痛满急加剧，或见心烦，舌尖红，苔黄，脉滑数。

治法：清热通淋，凉血止血。

方药：小蓟饮子（生地黄、小蓟、滑石、通草、炒蒲黄、藕节、当归、栀子、甘草）加减。

加减：有瘀血征象，加三七、牛膝、桃仁以化瘀止血；出血不止，加仙鹤草、琥珀粉收敛止血；久病肾阴不足，虚火扰动阴血，尿色淡红，尿痛涩滞不显著，腰膝酸软，神疲乏力，宜滋阴清热，补虚止血，用知柏地黄丸加减；肾阴亏耗严重者，加熟地黄、麦冬、鳖甲、旱莲草滋养肾阴；久病脾虚，气不摄血，神疲乏力，面色少华，用归脾汤加仙鹤草、泽泻、滑石益气养血通淋。

（4）气淋

证候：郁怒之后，小便涩滞，淋沥不宣，少腹胀满疼痛，苔薄白，脉弦。

治法：理气疏导，通淋利尿。

方药：沉香散（沉香、石韦、滑石、当归、橘皮、白芍、冬葵子、甘草、王不留行）加减。

加减：少腹胀满，上及于胁，加川楝子、小茴香、广郁金疏肝理气；兼有瘀滞，加红花、赤芍、益母草活血化瘀行水。

（5）膏淋

证候：小便混浊乳白或如米泔水，上有浮油，置之沉淀，或伴有絮状凝块物，或混有血液、血块。尿道热涩疼痛，尿时阻塞不畅。口干，舌质红，苔黄腻，脉濡数。

治法：清热利湿，分清泄浊。

方药：程氏萆薢分清饮（萆薢、车前子、茯苓、莲子心、石菖蒲、黄柏、丹参、白术）加减。

加减：小腹胀，尿涩不畅，加台乌药、青皮疏利肝气；伴有血尿加小蓟、藕节、白茅根凉血止血。小便黄赤，热痛明显，加甘草梢、竹叶、通草清心泄热；兼肝火者，配龙胆草、栀子泻肝清火，导热下行。病久湿热伤阴，加生地黄、麦冬、知母滋养肾阴。膏淋病久不已，反复发作，淋出如脂，涩痛不甚，形体日见消瘦，头昏无力，腰膝酸软，舌淡，苔腻，脉细无力，此为脾肾两虚，气不固摄，用膏淋汤（山药、芡实、龙骨、牡蛎、生地黄、党参、白芍）补脾益肾固涩。

（6）劳淋

证候：小便不甚赤涩，溺痛不甚，但淋沥不已，时作时止，遇劳即发，腰膝酸软，神疲乏力，病程缠绵，舌质淡，脉细弱。

治法：补脾益肾。

方药：无比山药丸（山药、肉苁蓉、熟地黄、山茱萸、茯神、菟丝子、五味子、赤石脂、巴戟天、泽泻、杜仲、牛膝）加减。

加减：中气下陷，少腹坠胀，尿频涩滞，余沥难尽，不耐劳累，面色㿠白，少气懒言，舌淡，脉细无力，可用补中益气汤加减；肾阴虚，舌红苔少，加生地黄、熟地黄、龟甲滋养肾阴；阴虚火旺，面红烦热，尿黄赤灼热，用知柏地黄丸滋阴降火；低热加青蒿、鳖甲清虚热养肾阴；肾阳虚，加制附子、肉桂、鹿角片、巴戟天温补肾阳。

【临证备要】

1. 注意淋证的忌汗、忌补之说。

2. 重视预防与调护。

第二十五节　癃　闭

癃闭是以小便量少、排尿困难、点滴而出，甚则闭塞不通为主症的一种病证。

癃闭之名，首见于《黄帝内经》。《诸病源候论》指出："小便不通，由膀胱与肾俱热故也。"

西医学中多种原因引起的尿潴留和无尿症，均可参照本节辨证论治，但治疗时还应注意辨病求因。

【病因病机】

1. 病因

（1）湿热侵袭　下阴不洁，湿热秽浊之邪上犯膀胱，或湿热素盛，热结下焦，肾移热于膀胱，均可导致膀胱湿热阻滞，气化不利，小便不通，而成癃闭。

（2）邪热伤肺　温热犯肺，热邪壅滞，肺气不能肃降，津液输布失常，水道通调不利，不能下输膀胱；或因热气过盛，下移膀胱，以致上、下焦均为热气闭阻，而成癃闭。亦可因肺燥津伤，肾失滋源，水源枯竭，而发生癃闭。

（3）饮食不节 饮食偏嗜辛辣酒热肥甘之品，脾胃运化失常，酿湿生热，阻滞于中，流注下焦，湿热伤肾，热积膀胱，气化不利，发为癃闭。或饮食不节，饥饱失调，损伤脾胃，中气下陷，清阳不升，浊阴难以下降，小便因而不利，癃闭得生。

（4）情志因素 惊恐、郁怒、紧张以致肝气郁滞、疏泄失司，致三焦气化失常，水道失于通调而形成癃闭。

（5）体虚久病 体劳伤脾或素体脾胃虚弱，则脾虚气陷，浊阴不降致癃闭。年老体弱或因多种慢性疾病，久病体虚，肾阳不足，命门火衰，所谓"无阳则阴无以生"，致膀胱气化无权，而溺不得出。或因下焦积热，日久不愈，津液耗损，导致肾阴不足，所谓"无阴则阳无以化"即肾阴亏耗，水府枯竭无尿。

（6）浊瘀内停 淫欲过度，忍精不泄，留滞茎中是为败精瘀浊；跌仆外伤，致瘀血凝滞；或肿块砂石皆可阻塞尿路，小便难以排出，因而形成癃闭。

2. 病机 癃闭的病位以肾和膀胱为主。膀胱气化失调是癃闭的主要病机。而膀胱的气化又受肾气所主，肾主水而司二便，与膀胱相表里。若肾虚气化不及州都，则膀胱气化无权，亦可发生癃闭。病变脏器涉及肺、脾、肝、三焦。肺位上焦，为水之上源，若肺热气壅，气不布津则通调失职，或热伤肺津，肾失滋源；脾居中焦，为升降之枢纽，如湿热壅阻，下注膀胱或中气虚弱，则升运无力；肝主疏泄，能调节脏腑功能活动，若肝之疏泄失常，气机不利，肾气司化无权，均致三焦决渎失职，膀胱气化不行而为本病。故癃闭是多脏器病变所致。

病理性质属实者为膀胱气化不利，属虚者为膀胱气化无权。因湿热下注，膀胱积热；肺热气壅，通调失职；肝郁气滞，疏泄不畅；浊瘀阻塞，水道不通致膀胱气化不利者为实证。因中气下陷，肾元亏虚，阳虚命门火衰，气不化水；肾气不足，气化不及州都，膀胱传送无力；肾阴亏耗，下元水涸，以及急性吐泻、汗多伤津，津液极度耗损，水液无以下注膀胱者为虚证。但亦有表现为本虚标实者。

尿闭不通，水毒内停，上凌于肺，可出现喘肿危候。若尿闭不通，水毒内停，上凌于肺，可见喘急；水停小腹、外溢肌肤则为肿胀；上逆犯胃，则呕恶不止；水毒凌心，内陷厥少，则见神识昏厥之变；甚则脾肾阴阳衰惫，气化不利，浊邪内蕴导致关格，预后较差。

【诊断依据】

1. 起病急骤或逐渐加重，主症为小便不利，点滴不畅；甚或小便闭塞，点滴全无，每日尿量明显减少。

2. 触叩小腹部可发现膀胱明显膨隆等水蓄膀胱证候，或膀胱内无尿液，甚或伴有水肿、头晕、喘促等肾元衰竭证候。

3. 多见于老年男性或产后妇女及腹部手术后患者；或患有水肿、淋证、消渴等病，迁延日久不愈之患者。

【辨证论治】

1. 辨证要点 一般发病急骤，体质强壮，小腹胀满而痛，小便滴沥不畅，短赤灼热，苔黄腻或薄黄，脉数、弦、涩者，多因膀胱积热，肺热气壅，浊瘀阻塞，肝郁气滞而致膀胱气化不利，属于实证。若发病缓慢，年老体衰，排尿无力，神疲气短，面色少华，舌质淡，脉细弱者，多因中气下陷，命门火衰而致膀胱气化无权，多属虚证。

2. 治疗原则　癃闭治疗应根据"腑以通为用"的原则，采用通利之法。但通利之法，又因证候的虚实而各异，实证治宜清湿热，散瘀结，采用利气机而通水道；虚证治宜补脾肾，助气化，而达到气化得行，则小便自通的目的。

3. 证治分类

（1）膀胱积热证

证候：小便点滴不通，或量极少而短赤灼热，小腹胀满，口苦口黏，或口渴不欲饮，或大便不畅，舌质红，苔根黄腻，脉数。

治法：清利湿热，通利小便。

方药：八正散（车前子、萹蓄、瞿麦、滑石、甘草梢、大黄、栀子、灯心草）加减。

加减：兼心烦、口舌生疮糜烂，可合导赤散清心火，利湿热。湿热久恋下焦，肾阴灼伤而出现口干咽燥，潮热盗汗，手足心热，舌光红，可改用滋肾通关丸加生地黄、车前子、牛膝滋肾阴、清湿热而助气化。

（2）肺热气壅证

证候：小便涓滴不通，或点滴不爽，咽干，烦渴欲饮，呼吸短促，或有咳嗽，舌苔薄黄，脉数。

治法：清肺泄热，通利小便。

方药：清肺饮（黄芩、桑白皮、麦冬、茯苓、车前子、栀子）加减。

加减：肺阴不足者，加沙参、白茅根滋养肺阴；心火旺而见心烦、舌尖红，加黄连、竹叶兼清心火；大便不通加大黄、杏仁宣肺通便；有鼻塞、头痛、脉浮等表证，加薄荷、桔梗解表宣肺。

（3）肝郁气滞证

证候：情志郁怒后，突然小便不通，或通而不畅，胁腹胀满或痛，舌质红，苔薄或薄黄，脉弦。

治法：疏利气机，通利小便。

方药：沉香散（沉香、石韦、滑石、当归、橘皮、白芍、冬葵子、甘草、王不留行）加减。

加减：气郁化火，加龙胆草、栀子清郁火。

（4）浊瘀阻塞证

证候：小便点滴而下，或尿如细线，甚则阻塞不通，小腹胀满疼痛，舌质紫暗，或有瘀点，脉涩。

治法：行瘀散结。

方药：代抵当丸（大黄、当归尾、生地黄、山甲片、芒硝、桃仁、肉桂）加减。

加减：病久气血两虚，面色不华，加黄芪、党参补养气血；尿路有结石，加金钱草、海金沙、冬葵子、瞿麦、萹蓄通淋排石；兼见尿血，可吞服参三七、琥珀粉化瘀止血。

（5）中气下陷证

证候：小腹坠胀，时欲小便而不得出，或量少而不畅，精神疲乏，食欲不振，气短而语声低细，舌质淡，苔薄，脉象细弱。

治法：升清降浊，化气行水。

方药：补中益气汤（人参、黄芪、白术、甘草、当归、陈皮、升麻、柴胡）合春泽汤（白术、桂枝、猪苓、泽泻、茯苓、人参）加减。

加减：血虚者加熟地黄、鸡血藤；心悸多汗加麦冬、五味子、酸枣仁养心安神。

（6）命门火衰证

证候：小便不通或点滴不爽，排出无力，面色㿠白，神气祛弱，畏寒，腰膝冷而酸软无力，舌质淡，苔白，脉沉细而尺弱。

治法：温补肾阳，益气通窍。

方药：济生肾气丸（熟地黄、山药、山茱萸、牡丹皮、茯苓、泽泻、制附子、桂枝、牛膝、车前子）加减。

加减：形神委顿，腰膝酸痛，为精血俱亏，病及督脉，多见于老人，治宜香茸丸补养精血，助阳通窍；肾阳衰惫，命火式微，致三焦气化无权，浊毒内攻者，治宜千金温脾汤合吴茱萸汤温补脾肾，和胃降逆。

【临证备要】

1. 在小便点滴不通的情况下，内服药缓不济急，还可选用多种外治法来急通小便，目前多采用针灸疗法及导尿法，既简便，又有效，可以采用。

2. 根据"上窍开则下窍自通"的理论，可加桔梗、紫菀、升麻、杏仁等开提肺气之品，或用取嚏、探吐等法以加强通利功能。此即古之提壶揭盖法。

第二十六节 痹 证

痹证是因感受风寒湿热之邪引起的以肢体关节疼痛、酸楚、麻木、重着及活动障碍为主要症状的病证。

痹证的病名，最早见于《黄帝内经》，并提出病因以风、寒、湿邪为主。

西医学中的风湿性关节炎、类风湿性关节炎、骨关节炎、痛风、坐骨神经痛、肩关节周围炎等，出现以痹证为临床表现者，均可参照本节内容辨证论治。

【病因病机】

1. 病因

（1）外因　感受风寒湿热之邪，其中以风为主，常夹杂他邪伤人，如风寒、风湿、风热或寒湿、风湿热等多邪杂感。多由于居处、劳动环境寒冷潮湿，如坐卧湿地、涉水淋雨，或长期水下作业，或出入于冷库，或阴雨潮湿季节感受寒湿之邪。

（2）内因　劳倦过度，耗伤正气，机体防御功能低下，或劳后汗出当风，或汗后用冷水淋浴，外邪乘虚入侵。或素体虚弱，平时缺少体育锻炼，或病后、产后气血不足，腠理空疏，卫外不固，外邪乘虚而入。

2. 病机　病机主要为外邪痹阻肢体，经络、气血运行失畅。由于感邪性质有偏胜，症状表现亦不一。如风邪偏胜者为行痹，因风为阳邪，善行而数变，其性善窜上行，故疼痛游走不定，痛位偏上。若寒邪偏胜则为痛痹，因寒主收引，其性凝滞，经脉气血凝涩不畅，故疼痛剧烈而有定处，经脉拘急挛缩，感寒则甚，得温则减。湿邪偏胜则为着痹，因湿为阴邪，重着黏滞，其性下趋，故见肿胀、重着、酸楚疼痛，病位多偏于下。热邪偏胜则为热痹，经络蓄热，故关节红肿灼热，痛不可近。

病理性质病初以邪实为主，病久邪留伤正可致虚实夹杂。病变初起是感受风寒湿或风湿热邪，病程短，发病快，来势急，正气未伤，多以邪实为主。风寒湿热之邪，经久不去，势必伤正。因于风寒湿者，易伤人之阳气。因于风湿热邪者，热从火化，则易伤阴耗液，表现为肝肾亏虚之候。此时，邪未尽而正气已伤，体虚邪实而呈虚实夹杂之候。

风寒湿热之邪阻痹经络关节，影响气血津液的运行，可导致痰、瘀的形成；也可因肝肾亏虚，气血不足，使气血津液运行无力，痰阻成瘀。痰瘀互结者，可表现为关节肿大强直变形，功能障碍，病情更为缠绵难治。

病初因邪痹肌表、经络之间，故表现为肢体百节疼痛为主的五体痹见证。若病邪留恋或反复感邪，久病不愈，积年累月，或受邪较重，病邪由表及里，由经入脏，即可形成顽固而难愈的"五脏痹"。如表现为心悸心慌气喘的心痹；或肢软肌瘦无力的脾痹；腰背偻曲不能伸直或关节变形的骨痹等。

【诊断依据】

1. 临床表现为肢体关节肌肉疼痛，屈伸不利，或疼痛游走不定，甚则关节剧痛、肿大、强硬、变形。

2. 发病及病情的轻重常与劳累及季节、气候的寒冷、潮湿等天气变化有关。

3. 本病可发生于各年龄，但不同年龄的发病与疾病类型有一定的关系。

【辨证论治】

1. 辨证要点　痹病初起，以邪实为主。风邪偏盛者，疼痛呈游走性；寒邪偏盛者，痛处固定，疼痛剧烈，因寒而剧，得温则减；湿邪偏盛者，病程缠绵，酸痛重着，关节漫肿；热邪偏盛者，关节红肿热痛，疼痛剧烈，手不能触。关节肿大僵硬变形多为痰瘀交阻之候。病久入深，气血亏耗，肝肾亏损，筋骨失养，遂为正虚邪恋之证，以正虚为主。

2. 治疗原则　治疗以祛风、散寒、除湿、清热为原则，病久正气亏虚者，佐以养气血、补肝肾之法。夹有痰瘀者，当化痰祛瘀。

3. 证治分类

（1）风寒湿痹证

证候：关节肌肉疼痛、酸楚、重着，游走不定，可伴关节肌肉肿胀，屈伸不利，亦可有肌肤麻木不仁，阴雨天诸症加重，舌苔薄白或薄腻，脉弦紧或濡缓。

治法：祛风散寒，除湿通络。

方药：薏苡仁汤（薏苡仁、桂枝、麻黄、当归、白术、白芍、甘草）加减。

加减：风邪偏盛，疼痛游走，加防风、寻骨风、秦艽；湿邪偏重，关节肿胀重着，加防己、蚕沙；寒邪偏盛，疼痛固定，加麻黄、制附子；痛在上肢，加桑枝、姜黄；痛在下肢，加牛膝、木瓜；肌肤麻木，加豨莶草、路路通、海风藤。

（2）风湿热痹证

证候：肌肤或关节红肿热痛，屈伸不利，步履艰难，或有红斑结节，或伴有发热，口渴不欲饮，小便赤黄，舌质红，苔黄腻，脉濡数或滑数。

治法：清热通络，祛风除湿。

方药：白虎加桂枝汤（桂枝、知母、石膏、甘草、粳米）、宣痹汤（防己、杏仁、滑石、连翘、栀子、薏苡仁、半夏、蚕沙、赤小豆、姜黄、海桐皮）加减。

加减：皮肤出现红斑结节者，加生地黄、赤芍、牡丹皮、丹参清热凉血；表证明显，恶风、发热、咽痛等，加用清热解表之品，如牛蒡子、桑叶、虎杖等；寒热错杂，肢体肌肉关节红肿热痛，但局部畏寒，舌红苔白或舌淡苔黄，脉弦数或弦紧，治当温清并用，用桂枝芍药知母汤加减。

（3）痰瘀痹阻证

证候：肌肉、关节刺痛，固定不移，或关节肌肤紫暗、肿胀，按之稍硬，肢体顽麻或重着，或关节僵硬变形，屈伸不利，有硬结、瘀斑，舌质紫暗或瘀斑，苔白腻，脉弦涩。

治法：化痰祛瘀，搜风通络。

方药：双合汤（桃仁、红花、当归、川芎、熟地黄、白芍、陈皮、半夏、白芥子、茯苓、竹沥、甘草、姜汁）加减。

加减：痰留关节，皮下有结，加胆南星化痰散结；痰瘀不散，疼痛不已，加炮穿山甲、白花蛇、全蝎、蜈蚣、地龙搜剔络道；痰瘀化热，局部红赤，加连翘、忍冬藤、黄柏、牡丹皮清热。

（4）久痹正虚证

证候：痹证日久不愈，筋肉、关节疼痛肿大，僵硬畸形，肌肉瘦削，兼见腰膝酸软，脊以代头，尻以代踵，畏寒喜睡，手足不温，或骨蒸劳热，自汗盗汗，口渴不欲饮或饮不多，舌质红或淡，苔薄或少津，脉沉细弱或细数。

治法：培补肝肾，通络止痛。

方药：独活寄生汤（独活、桑寄生、秦艽、防风、细辛、生地黄、白芍、当归、川芎、桂心、茯苓、杜仲、人参、牛膝、甘草）加减。

加减：偏于肾阴虚者，加枸杞子、山茱萸、首乌、桑椹子、女贞子、墨旱莲滋补肾阴；阴虚内热，低热不净，加青蒿、鳖甲、地骨皮养阴退热；偏于肾阳虚者，加鹿角片、仙灵脾、仙茅、肉苁蓉温肾助阳。

【临证备要】

1. 痹证日久，由于邪气耗伤气血、肝肾，故治疗应以扶正为主，侧重养血和营，培补肝肾。同时，由于正虚不能抗邪，风寒湿热之邪久稽不去，并可出现痰瘀交阻，虚实夹杂证候；所以又应兼以搜风散寒，除湿通络，化痰祛瘀，标本同治。若虚体或产后受邪罹痹，尤当注意扶正祛邪。

2. 邪伏较深者，可用虫类药。

3. 治疗顽固性痹痛，常选择具有毒性的药物如川乌、草乌、马钱子、雷公藤等往往获得显效。但在运用时，应注意用法及剂量。

4. 痹证反复发作，内舍于脏腑，出现五脏痹，其中以心痹为多见，可出现心悸、浮肿等症，可参照心悸、水肿等病篇辨治。

第二十七节 郁 证

郁证是由于情志不舒、气机郁滞所致，以心情抑郁、情绪不宁、胸部满闷、胁肋胀痛，或易怒易哭，或咽中如有异物梗塞等症为主要临床表现的一类病证。

《丹溪心法》提出了气、血、火、食、湿、痰六郁之说，创立了六郁汤、越鞠丸等相应的治疗方剂。

西医学的神经衰弱、癔症及焦虑症，也见于更年期综合征及反应性精神病，出现以郁证为主要表现时，均可参照本节内容辨证论治。

【病因病机】

1. 病因

（1）情志失调　七情过极，超过机体的调节能力，导致情志失调。如恼怒伤肝，肝失条达，气失疏泄，而致肝气郁结。气郁日久化火，则为火郁；气滞血瘀则为血郁；谋虑不遂或忧思过度，久郁伤脾，脾失健运，食滞不消而蕴湿、生痰、化热等，则又可成为食郁、湿郁、痰郁、热郁。

（2）体质因素　原本肝旺，或体质素弱，复加情志刺激，肝郁抑脾，脾失健运，生化乏源，日久必气血不足，心脾失养，或郁火暗耗营血，阴虚火旺，心病及肾，而致心肾阴虚。

2. 病机　病位主要在肝，但涉及心、脾、肾。郁证成因主要为七情所伤，情志不遂，肝失疏泄，可引起五脏气血失调。如肝气郁结，横逆乘土，则出现肝脾失和之证。脾虚则生痰，又可因生化无源，气血不足，而形成心脾两虚或心神失养之证。肝郁化火，可致心火偏亢；火郁伤阴，心失所养，肾阴被耗，还可出现阴虚火旺或心肾阴虚之证。

病机主要为肝失疏泄，脾失健运，心失所养及脏腑阴阳气血失调。本病始于肝失条达，疏泄失常，故以气机郁滞不畅为先。气郁则湿不化，湿郁则生痰，而致痰气郁结；气郁日久，由气及血而致血郁，又可进而化火等，但均以气机郁滞为病理基础。

郁证初起，病变以气滞为主，常兼血瘀、化火、痰结、食滞等，多属实证。病久则易由实转虚，随其影响的脏腑及损耗气血阴阳的不同，而形成心、脾、肝、肾亏虚的不同病变。

【诊断依据】

1. 以忧郁不畅，情绪不宁，胸胁胀满疼痛为主要临床表现，或有易怒易哭，或有咽中如有炙脔，吞之不下，咯之不出的特殊症状。

2. 患者大多数有忧愁、焦虑、悲哀、恐惧、愤懑等情志内伤的病史。并且郁证病情的反复常与情志因素密切相关。

3. 本病多发于青中年女性，无其他病证的症状及体征。

【辨证论治】

1. 辨证要点　应依据临床症状，辨明其受病脏腑侧重之差异。一般说来，气郁、血郁、火郁主要关系于肝；食郁、湿郁、痰郁主要关系于脾。其次辨别证候虚实，气郁、血郁、食积、湿滞、痰结均属实，而心、脾、肝的气血或阴精亏虚所导致的证候则属虚。

2. 治疗原则 理气开郁、调畅气机是治疗郁病的基本原则。应根据是否兼有血瘀、痰结、湿滞、食积等而分别采用活血、降火、祛痰、化湿、消食等法。虚证则应根据损及的脏腑及气血阴精亏虚的不同情况而补之，或养心安神，或补益心脾，或滋养肝肾。除药物治疗外，精神治疗对郁证有极为重要的作用。

3. 证治分类

（1）肝气郁结证

证候：精神抑郁，情绪不宁，胸部满闷，胁肋胀痛，痛无定处，脘闷嗳气，不思饮食，大便不调，舌苔薄腻，脉弦。

治法：疏肝解郁，理气畅中。

方药：柴胡疏肝散（柴胡、枳壳、白芍、甘草）加减。

加减：胁肋胀满疼痛较甚，加郁金、青皮、佛手疏肝理气；肝气犯胃，胃失和降，嗳气频作，脘闷不舒，加旋覆花、代赭石、苏梗、法半夏和胃降逆；肝气乘脾，腹胀、腹痛、腹泻，加苍术、茯苓、乌药、白豆蔻健脾除湿，温经止痛；兼有血瘀，加当归、丹参、郁金、红花活血化瘀。

（2）气郁化火证

证候：性情急躁易怒，胸胁胀满，口苦而干，或头痛、目赤、耳鸣，或嘈杂吞酸，大便秘结，舌质红，苔黄，脉弦数。

治法：疏肝解郁，清肝泻火。

方药：丹栀逍遥散（牡丹皮、栀子、柴胡、当归、白芍、白术、茯苓、生姜、薄荷、甘草）加减。

加减：热势较甚，口苦，大便秘结，加龙胆草、大黄泄热通腑；肝火犯胃，胁肋疼痛、口苦、嘈杂吞酸、嗳气、呕吐，加黄连、吴茱萸清肝泻火，降逆止呕；肝火上炎，头痛、目赤、耳鸣者，加菊花、钩藤、刺蒺藜清热平肝。

（3）痰气郁结证

证候：自觉咽中如有物梗塞，吞之不下，咳之不出，精神抑郁，胸部闷塞，胁肋胀满，舌苔白腻，脉弦滑。

治法：行气开郁，化痰散结。

方药：半夏厚朴汤（半夏、厚朴、紫苏、茯苓、生姜）加减。

加减：湿郁气滞，胸脘痞闷、嗳气、苔腻，加香附、佛手、苍术理气除湿；痰郁化热，烦躁、舌红、苔黄，加竹茹、瓜蒌、黄芩、黄连清化痰热；病久入络，胸胁刺痛，舌质紫暗或有瘀点、瘀斑，脉涩，加郁金、丹参、降香、姜黄活血化瘀。

（4）心神失养证

证候：精神恍惚，心神不宁，多疑易惊，悲忧善哭，喜怒无常，或时时欠伸，或手舞足蹈，骂詈喊叫，舌质淡，脉弦。

治法：甘润缓急，养心安神。

方药：甘麦大枣汤（甘草、小麦、大枣）加减。

加减：血虚生风，手足蠕动或抽搐，加当归、生地黄、珍珠母、钩藤养血息风；躁扰、失眠，加酸枣仁、柏子仁、茯神、制何首乌养心安神。

（5）心脾两虚证

证候：多思善疑，头晕神疲，心悸胆怯，失眠，健忘，纳差，面色不华，舌质淡，苔薄白，脉细。

治法：健脾养心，补益气血。

方药：归脾汤（党参、茯苓、白术、黄芪、当归、龙眼肉、酸枣仁、远志、茯苓、木香、神曲、甘草）加减。

加减：心胸郁闷，情志不舒，加郁金、佛手片理气开郁；头痛加川芎、白芷活血祛风止痛。

（6）心肾阴虚证

证候：情绪不宁，心悸，健忘，失眠，多梦，五心烦热，盗汗，口咽干燥，舌红少津，脉细数。

治法：滋养心肾。

方药：天王补心丹（天冬、麦冬、玄参、人参、丹参、茯苓、五味子、当归、柏子仁、酸枣仁、远志、桔梗、生地黄、朱砂）合六味地黄丸（熟地黄、怀山药、山茱萸、茯苓、牡丹皮、泽泻）加减。

加减：心肾不交，心烦失眠，多梦遗精，可合交泰丸（黄连、肉桂）交通心肾；遗精较频，加芡实、莲须、金樱子补肾固涩。

【临证备要】

1. 理气开郁是治疗郁证的基本原则，而理气之品多偏辛燥，故对郁证久病及阴血不足之体，当谨慎用之。

2. 由于本证主要由精神因素所引起，精神治疗对于本证具有重要意义。

第二十八节　血　证

由于多种原因，导致血液不循常道，或上溢于口鼻诸窍，或下泄于前后二阴，或渗出于肌肤所形成的疾患，除外生理性的出血统称为血证。

《医学正传》率先将各种出血病证归纳在一起，并以"血证"之名概之。《先醒斋医学广笔记》提出了著名的治吐血三要法："宜行血不宜止血""宜补肝不宜伐肝""宜降气不宜降火"，强调了行血、补肝、降气在治疗吐血中的重要作用。清代唐宗海的《血证论》为血证的专著，提出"止血、消瘀、宁血、补血"四法，乃通治血证之大纲。

凡以出血为主要临床表现的内科病症，均属本证的范围，常见的如鼻衄、齿衄、咯血、吐血、便血、尿血、紫斑等。西医学中多种急、慢性疾病所引起的出血，包括某些系统的疾病（如呼吸、消化、泌尿系统疾病）有出血症状者，以及造血系统病变所引起的出血性疾病，均可参考本节辨证论治。

【病因病机】

1. 病因

（1）**感受外邪**　外邪侵袭，损伤脉络而引起出血。如风、热、燥邪损伤上部脉络，则引起衄血、咯血、吐血；热邪或湿热损伤下部脉络，则引起尿血、便血。

（2）**情志过极** 情志不遂，恼怒过度，肝气郁结化火，肝火上逆犯肺则引起衄血、咯血；肝火横逆犯胃则引起吐血。

（3）**饮食不节** 饮酒过多及过食辛辣厚味，或滋生湿热，热伤脉络，引起衄血、吐血、便血；或损伤脾胃，脾胃虚衰，血失统摄，而引起吐血、便血。

（4）**劳欲体虚** 劳欲过度，或久病体虚，导致心、脾、肾气阴的损伤。气虚不能摄血，以致血液外溢而形成衄血、吐血、便血、紫斑；或因阴虚火旺，迫血妄行而致衄血、尿血、紫斑。

（5）**久病之后** 久病使阴精伤耗，以致阴虚火旺，迫血妄行而致出血；久病使正气亏损，气虚不摄，血溢脉外而致出血；久病入络，使血脉瘀阻，血行不畅，血不循经而致出血。

2. 病机 各种原因之所以导致出血，其共同的病机可以归结为火热熏灼、迫血妄行及气虚不摄、血溢脉外两类。在火热之中，又有实火及虚火之分。外感风热燥火，湿热内蕴，肝郁化火等，均属实火；而阴虚火旺之火，则属虚火。气虚之中，又有仅见气虚，气损及阳，阳气亦虚之别。

从证候的虚实来说，由火热亢盛所致者属于实证；由阴虚火旺及气虚不摄所致者，则属于虚证。实证和虚证虽各有其不同的病因病机，但在疾病发展变化的过程中，又常发生实证向虚证的转化，阴虚火旺及气虚不摄，既是引起出血的病理因素，又是出血所导致的结果。

血证的预后，主要与引起血证的原因、出血量的多少、兼见症状有关。一般来说，外感易治，内伤难治，新病易治，久病难治。出血量少者病轻，出血量多者病重。出血而伴有发热、咳喘、脉数等症者，一般病情较重。

【诊断依据】

1. 鼻衄 凡血自鼻道外溢而非因外伤、倒经所致者，均可诊断为鼻衄。

2. 齿衄 血自齿龈或齿缝外溢，且排除外伤所致者，即可诊断为齿衄。

3. 咯血

（1）血由肺、气道而来，经咳嗽而出，或觉喉痒胸闷一咳即出，血色鲜红，或夹泡沫，或痰血相兼、痰中带血。

（2）多有慢性咳嗽、痰喘、肺痨等病史。

4. 吐血

（1）发病急骤，吐血前多有恶心、胃脘不适、头晕等症。

（2）血随呕吐而出，常伴有食物残渣等胃内容物，血色多为咖啡色或紫暗色，也可为鲜红色，大便色黑如漆，或呈暗红色。

（3）有胃痛、胁痛、黄疸、癥积等病史。

5. 便血

（1）大便色鲜红、暗红或紫暗，甚至黑如柏油样，次数增多。

（2）有胃肠或肝病病史。

6. 尿血 小便中混有血液或夹有血丝，排尿时无疼痛。

7. 紫斑

（1）肌肤出现青紫斑点，小如针尖，大者融合成片，压之不褪色。

（2）紫斑好发于四肢，尤以下肢为甚，常反复发作。

（3）重者可伴有鼻衄、齿衄、尿血、便血及崩漏。

（4）小儿及成人皆可患此病，但以女性为多见。

【辨证论治】

1. 辨证要点　首先辨病证的不同：如血液从口中而出的，有吐血与咯血之分；小便出血有尿血与血淋之别；大便下血则有便血、痔疮、痢疾之异。应根据临床表现、病史等加以鉴别。其次辨脏腑病变之异：如鼻衄，病变脏腑有肺、胃、肝的不同；吐血有病在胃及病在肝之别；齿衄有病在胃及在肾之分；尿血则有病在膀胱、肾或脾的不同。还要辨证候之寒热虚实：一般初病多实，久病多虚；由实火所致者属实，由阴虚火旺、气虚不摄甚至阳气虚衰所致者属虚。

2. 治疗原则　治疗血证主要应掌握治火、治气、治血三个基本原则。实火当清热泻火，虚火当滋阴降火；实证当清气降气，虚证当补气益气；各种血证均应酌情选用凉血止血、收敛止血或活血止血的药物。

3. 证治分类

（1）鼻衄

①热邪犯肺证

证候：鼻燥衄血，口干咽燥，或兼有身热、咳嗽痰少等症，舌质红，苔薄，脉数。

治法：清泄肺热，凉血止血。

方药：桑菊饮（桑叶、菊花、薄荷、连翘、桔梗、杏仁、甘草、芦根）加减。

加减：肺热盛而无表证，去薄荷、桔梗，加黄芩、栀子清泄肺热；阴伤较甚，口、鼻、咽干燥显著，加玄参、麦冬、生地黄养阴润肺。

②胃热炽盛证

证候：鼻衄，或兼齿衄，血色鲜红，口渴欲饮，鼻干，口干臭秽，烦躁，便秘，舌红，苔黄，脉数。

治法：清胃泻火，凉血止血。

方药：玉女煎（熟地黄、麦冬、石膏、知母、牛膝）加减。

加减：热势甚者，加栀子、牡丹皮、黄芩清热泻火；大便秘结，加生大黄通腑泄热；阴伤较甚，口渴、舌红苔少、脉细数，加天花粉、石斛、玉竹养胃生津。

③肝火上炎证

证候：鼻衄，头痛，目眩，耳鸣，烦躁易怒，两目红赤，口苦，舌红，脉弦数。

治法：清肝泻火，凉血止血。

方药：龙胆泻肝汤（龙胆草、柴胡、栀子、黄芩、泽泻、车前子、生地黄、当归、甘草）加减。

加减：阴液亏耗，口鼻干燥，舌红少津，脉细数，去车前子、泽泻、当归，加玄参、麦冬、女贞子、旱莲草养阴清热。

④气血亏虚证

证候：鼻衄，或兼齿衄、肌衄，神疲乏力，面色㿠白，头晕，耳鸣，心悸，夜寐不宁，舌质淡，脉细无力。

治法：补气摄血。

方药：归脾汤（当归、黄芪、党参、茯苓、白术、酸枣仁、远志、龙眼肉、木香、甘草）加减。

（2）齿衄

①胃火炽盛证

证候：齿衄血色鲜红，齿龈红肿疼痛，头痛，口臭，舌红，苔黄，脉洪数。

治法：清胃泻火，凉血止血。

方药：泻心汤（大黄、黄连、黄芩）加减。

加减：烦热口渴，加石膏、知母清热除烦。

②阴虚火旺证

证候：齿衄，血色淡红，起病较缓，常因受热及烦劳而诱发，齿摇不坚，舌质红，苔少，脉细数。

治法：滋阴降火，凉血止血。

方药：六味地黄丸（熟地黄、怀山药、山茱萸、茯苓、泽泻、牡丹皮）合茜根散（茜草根、黄芩、侧柏叶、阿胶、生地黄、甘草）加减。

加减：可酌加白茅根、仙鹤草、藕节以加强凉血止血的作用。虚火较甚而见低热、手足心热，加地骨皮、白薇、知母清退虚热。

（3）咳血

①燥热伤肺证

证候：喉痒咳嗽，痰中带血，口干鼻燥，或有身热，舌质红，少津，苔薄黄，脉数。

治法：清热润肺，宁络止血。

方药：桑杏汤（桑叶、栀子、川贝母、杏仁、淡豆豉、沙参、梨皮）加减。

加减：出血较多者，再加用云南白药或三七粉冲服；兼见风热犯肺，加金银花、连翘、牛蒡子辛凉解表，清热利咽；津伤较甚，干咳无痰，或痰黏不易咳出，苔少舌红乏津，加麦冬、玄参、天冬、天花粉养阴润燥；痰热壅肺，肺络受损，发热、面红、咳嗽，咯血，咳痰黄稠，舌红，苔黄，脉数，改用清金化痰汤去桔梗，加大蓟、小蓟、茜草清肺化痰，凉血止血；热势较甚，咯血较多，加金银花、连翘、黄芩、芦根，冲服三七粉。

②肝火犯肺证

证候：咳嗽阵作，痰中带血或纯血鲜红，胸胁胀痛，烦躁易怒，口苦，舌质红，苔薄黄，脉弦数。

治法：清肝泻火，凉血止血。

方药：泻白散（桑白皮、地骨皮、粳米、甘草）合黛蛤散（青黛、海蛤壳）加减。

加减：肝火较甚，头晕目赤，心烦易怒，加牡丹皮、栀子清肝泻火；咯血量较多，纯血鲜红，可用犀角地黄汤加三七粉冲服，以清热泻火，凉血止血。

③阴虚肺热证

证候：咳嗽痰少，痰中带血或反复咯血，血色鲜红，口干咽燥，颧红，潮热盗汗，舌质红，脉细数。

治法：滋阴润肺，宁络止血。

方药：百合固金汤（百合、麦冬、玄参、生地黄、熟地黄、当归、白芍、川贝母、桔梗、甘草）加减。

加减：反复咳血量多，加阿胶、三七养血止血；潮热、颧红者，加青蒿、鳖甲、地骨皮、白薇清退虚热；盗汗加糯稻根、浮小麦、五味子、牡蛎收敛固涩。

（4）吐血

①胃热壅盛证

证候：脘腹胀闷，甚则作痛，吐血色红或紫暗，常夹有食物残渣，口臭，便秘，大便色黑，舌质红，苔黄腻，脉滑数。

治法：清胃泻火，化瘀止血。

方药：泻心汤（大黄、黄连、黄芩）合十灰散（大蓟、小蓟、侧柏叶、茜草根、白茅根、牡丹皮、栀子、荷叶、大黄、棕榈皮）加减。

加减：胃气上逆而见恶心呕吐，加代赭石、竹茹、旋覆花和胃降逆；热伤胃阴，口渴，舌红而干，脉象细数，加麦冬、石斛、天花粉养胃生津。

②肝火犯胃证

证候：吐血色红或紫暗，口苦胁痛，心烦易怒，寐少梦多，舌红绛，脉弦数。

治法：泻肝清胃，凉血止血。

方药：龙胆泻肝汤（龙胆草、柴胡、栀子、黄芩、泽泻、车前子、生地黄、当归、甘草）加减。

加减：胁痛甚，加郁金、制香附理气活络定痛。

③气虚血溢证

证候：吐血缠绵不止，时轻时重，血色暗淡，神疲乏力，心悸气短，面色苍白，舌质淡，脉细弱。

治法：健脾益气摄血。

方药：归脾汤（当归、黄芪、党参、茯苓、白术、酸枣仁、远志、龙眼肉、木香、甘草）加减。

加减：气损及阳，脾胃虚寒，症见肤冷、畏寒、便溏者，治宜温经摄血，可改用柏叶汤。

（5）便血

①肠道湿热证

证候：便血色红，大便不畅或稀溏，或有腹痛，口苦，舌质红，苔黄腻，脉濡数。

治法：清化湿热，凉血止血。

方药：地榆散（地榆、茜草、栀子、黄芩、黄连、茯苓）合槐角丸（槐角、地榆、黄芩、防风、枳壳、当归）加减。

②气虚不摄证

证候：便血色红或紫暗，食少，体倦，面色萎黄，心悸，少寐，舌质淡，脉细。

治法：益气摄血。

方药：归脾汤（当归、黄芪、党参、茯苓、白术、酸枣仁、远志、龙眼肉、木香、甘草）加减。

③脾胃虚寒证

证候：便血紫暗，甚则黑色，腹部隐痛，喜热饮，面色不华，神倦懒言，便溏，舌质淡，脉细。

治法：健脾温中，养血止血。

方药：黄土汤（灶心土、白术、制附子、地黄、阿胶、黄芩、白及、乌贼骨、三七、花蕊石、甘草）加减。

加减：阳虚较甚，畏寒肢冷，加鹿角霜、炮姜、艾叶等温阳止血；若出现头昏、心慌、烦躁不安、面色苍白、脉细数等症状，常为大出血的征兆，应积极救治。

（6）尿血

①下焦热盛证

证候：小便黄赤灼热，尿血鲜红，心烦口渴，面赤口疮，夜寐不安，舌质红，脉数。

治法：清热泻火，凉血止血。

方药：小蓟饮子（小蓟、生地黄、藕节、蒲黄、栀子、通草、滑石、当归、甘草）加减。

加减：热盛而心烦口渴，加黄芩、天花粉清热生津；尿血较甚，加槐花、白茅根凉血止血；尿中夹有血块，加桃仁、红花、牛膝活血化瘀。

②肾虚火旺证

证候：小便短赤带血，头晕耳鸣，神疲，颧红潮热，腰膝酸软，舌质红，脉细数。

治法：滋阴降火，凉血止血。

方药：知柏地黄丸（熟地黄、怀山药、山茱萸、茯苓、泽泻、牡丹皮、知母、黄柏）加减。

加减：颧红潮热，加地骨皮、白薇清退虚热。

③脾不统血证

证候：久病尿血，甚或兼见齿衄、肌衄，食少，体倦乏力，气短声低，面色不华，舌质淡，脉细弱。

治法：补脾摄血。

方药：归脾汤（当归、黄芪、党参、茯苓、白术、酸枣仁、远志、龙眼肉、木香、甘草）加减。

加减：气虚下陷且少腹坠胀，加升麻、柴胡，配合原方中的党参、黄芪、白术，以起到益气升阳的作用。

④肾气不固证

证候：久病尿血，血色淡红，头晕耳鸣，精神困惫，腹脊酸痛，舌质淡，脉沉弱。

治法：补益肾气，固摄止血。

方药：无比山药丸（熟地黄、山药、山茱萸、怀牛膝、肉苁蓉、菟丝子、杜仲、巴戟天、茯苓、泽泻、五味子、赤石脂）加减。

加减：尿血较重，加牡蛎、金樱子、补骨脂固涩止血；腰脊酸痛，畏寒神怯，加鹿角片、狗脊温补督脉。

（7）紫斑

①血热妄行证

证候：皮肤出现青紫斑点或斑块，或伴有鼻衄、齿衄、便血、尿血，或有发热，口渴，便秘，舌质红，苔黄，脉弦数。

治法：清热解毒，凉血止血。

方药：十灰散（大蓟、小蓟、侧柏叶、茜草根、白茅根、牡丹皮、栀子、荷叶、大黄、棕榈皮）加减。

加减：热毒炽盛，发热，出血广泛，加生石膏、龙胆草、紫草，冲服紫雪丹；热壅胃肠，气血郁滞，腹痛、便血者，加白芍、甘草、地榆、槐花缓急止痛，凉血止血；邪热阻滞经络，关节肿痛，加秦艽、木瓜、桑枝等舒筋通络。

②阴虚火旺证

证候：皮肤出现青紫斑点或斑块，时发时止，常伴鼻衄、齿衄或月经过多，颧红，心烦，口渴，手足心热，或有潮热，盗汗，舌质红，苔少，脉细数。

治法：滋阴降火，宁络止血。

方药：茜根散（茜草根、黄芩、侧柏叶、阿胶、生地黄、甘草）加减。

加减：阴虚较甚者，加玄参、龟甲、女贞子、旱莲草养阴清热止血；潮热加地骨皮、白薇、秦艽清退虚热；肾阴亏虚而火热不甚，腰膝酸软，头晕乏力，手足心热，舌红少苔，脉细数，可改用六味地黄丸滋阴补肾，酌加茜草根、大蓟、槐花、紫草凉血止血，化瘀消斑。

③气不摄血证

证候：反复发生肌衄，久病不愈，神疲乏力，头晕目眩，面色苍白或萎黄，食欲不振，舌质淡，脉细弱。

治法：补气摄血。

方药：归脾汤（当归、黄芪、党参、茯苓、白术、酸枣仁、远志、龙眼肉、木香、甘草）加减。

加减：兼肾气不足，腰膝酸软，加山茱萸、菟丝子、续断补益肾气。

【临证备要】

1. 中医的血证至少包括鼻衄、齿衄、咯血、吐血、便血、尿血、紫斑 7 个病证，更见于西医学的百余种疾病，故在血证的诊断和治疗过程中，于辨证论治的同时，应与西医学的辨病相结合，以提高疗效。

2. 重视预防调护。

第二十九节　痰　饮

痰饮是指体内水液输布、运化失常，停积于某些部位的一类病证。

汉代张仲景《金匮要略》始有痰饮名称，并立专篇加以论述，有广义、狭义之分。广义痰饮包括痰饮、悬饮、溢饮、支饮四类，是诸饮的总称。狭义的痰饮，则是指饮停胃肠之证。隋唐至金元，有痰证、饮证之分，逐渐发展了痰的病理学说，提出"百病兼痰"的论点，对临床实践有十分重要的指导价值。

四饮的临床表现多端，大致与西医学中的慢性支气管炎、支气管哮喘、渗出性胸膜炎、慢性胃炎、心力衰竭、肾炎水肿等均有较密切联系。

【病因病机】

1. 病因

（1）外感寒湿 因气候湿冷，或冒雨涉水，坐卧湿地，寒湿之邪侵袭肌表，困遏卫阳，致使肺不能宣布水津，脾无以运化水湿，水津停滞，积而成饮。

（2）饮食不当 凡暴饮过量，恣饮冷水，进食生冷；或炎夏受热及酒后，因热伤冷，冷热交结，中阳被遏，脾失健运，湿从内生，水液停积而为痰饮。

（3）劳欲所伤 劳倦、纵欲太过，或久病体虚，伤及脾肾之阳，水液失于输化，亦可停而成饮。若体虚气弱，或劳倦太过之人，一旦伤于水湿，更易停蓄为病。

2. 病机 正常生理情况下，水液的输布排泄主要依靠三焦的气化作用和肺、脾、肾的功能活动。三焦气化失宣是形成痰饮的主要病机。三焦司全身的气化，为运行水谷津液的通道，气化则水行。若三焦失通失宣，阳虚水液不运，必致水饮停积为患。若联系到五脏，痰饮之生成则与肺、脾、肾功能失调有关。肺有通调水道的作用，若因肺气失宣，通调失司，津液失于布散，则聚为痰饮。脾主运化，若因湿邪困脾，或脾虚不运，均可使水谷精微不归正化，聚为痰湿。肾主蒸化水液，分清泌浊。若肾气肾阳不足，蒸化失司，水湿泛滥，亦可导致痰饮内生。三脏之中，脾运失司，首当其冲。因脾阳虚，则上不能输精以养肺，水谷不归正化，反为痰饮而干肺；下不能助肾以制水，水寒之气反伤肾阳。由此必致水液内停中焦，流溢各处，波及五脏。

本病的病理性质，则总属阳虚阴盛，输化失调，因虚致实，水饮停积为患。饮邪具有流动之性，饮留胃肠，则为痰饮；饮流胁下，则为悬饮；饮流肢体，则为溢饮；聚于胸肺，则为支饮。

【诊断依据】

1. 痰饮 心下满闷，呕吐清水痰涎，胃肠沥沥有声，形体昔肥今瘦，属饮停胃肠。

2. 悬饮 胸胁饱满，咳唾引痛，喘促不能平卧，或有肺痨病史，属饮流胁下。

3. 溢饮 身体疼痛而沉重，甚则肢体浮肿，当汗出而不汗出或伴咳喘，属饮溢肢体。

4. 支饮 咳逆倚息，短气不得平卧，其形如肿，属饮邪支撑胸肺。

【辨证论治】

1. 辨证要点 辨标本的主次掌握阳虚阴盛，本虚标实的特点。本虚为阳气不足，标实指水饮留聚。无论病之新久，应根据症状辨别二者主次。

2. 治疗原则 痰饮的治疗以温化为原则。因饮为阴邪，遇寒则聚，得温则行。通过温阳化气，可杜绝水饮之生成。《金匮要略》提出："病痰饮者，当以温药和之。"同时还当根据表里虚实的不同，采取相应的处理。水饮壅盛者，应祛饮以治标；阳微气衰者，宜温阳以治本；在表者，当温散发汗；在里者，应温化利水；正虚者补之，邪实者攻之，如属邪实正虚，则当消补兼施，饮热相杂者又当温清并用。

3. 论治分类

（1）痰饮 多由素体脾虚，运化不健，复加饮食不当，或为外湿所伤而致脾阳虚弱，饮留胃肠引起。

①脾阳虚弱证

证候：胸胁支满，心下痞闷，胃中有振水音，脘腹喜温畏冷，泛吐清水痰涎，饮入易吐，口渴不欲饮水，头晕目眩，心悸气短，食少，大便或溏，形体逐渐消瘦，舌苔白滑，脉弦细而滑。

治法：温脾化饮。

方药：苓桂术甘汤（茯苓、桂枝、白术、甘草）合小半夏加茯苓汤（半夏、生姜、茯苓）加减。

加减：水饮内阻，清气不升而见致眩冒，小便不利，加泽泻、猪苓；脘部冷痛、吐涎沫，为寒凝气滞，饮邪上逆，酌配干姜、吴茱萸、川椒目、肉桂；心下胀满者，加枳实以开痞。

②饮留胃肠证

证候：心下坚满或痛，自利，利后反快，虽利心下续坚满；或水走肠间，沥沥有声，腹满，便秘，口舌干燥，舌苔腻、色白或黄，脉沉弦或伏。

方药：甘遂半夏汤（甘遂、半夏、白芍、甘草）或己椒苈黄丸（防己、椒目、葶苈子、大黄）加减。

加减：饮邪上逆，胸满者加枳实、厚朴以泄满，但不能徒快一时，攻逐太过，损伤正气。

（2）悬饮　多因素体不强，或原有其他慢性疾病，肺虚卫弱，时邪外袭，肺失宣通，饮停胸胁，络气不和。

①邪犯胸肺证

证候：寒热往来，身热起伏，汗少，或发热不恶寒，有汗而热不解，咳嗽，痰少，气急，胸胁刺痛，呼吸、转侧疼痛加重，心下痞硬，干呕，口苦，咽干，舌苔薄白或黄，脉弦数。

治法：和解宣利。

方药：柴枳半夏汤（柴胡、半夏、黄芩、瓜蒌仁、枳壳、桔梗、杏仁、青皮、甘草）加减。

加减：痰饮内结，肺气失肃，见咳逆气急，加白芥子、桑白皮；胁痛甚者，加郁金、桃仁、延胡索以通络止痛；心下痞硬，口苦，干呕加黄连，与半夏、瓜蒌合伍以苦辛开痞散结；身热盛汗出，咳嗽气粗，去柴胡，加麻黄、杏仁、石膏清热宣肺化痰。

②饮停胸胁证

证候：胸胁疼痛，咳唾引痛，痛势较前减轻，而呼吸困难加重，咳逆气喘，息促不能平卧，或仅能偏卧于停饮的一侧，病侧肋间胀满，甚则可见偏侧胸廓隆起，舌苔白，脉沉弦或弦滑。

治法：泻肺祛饮。

方药：椒目瓜蒌汤（川椒目、瓜蒌仁、葶苈子、桑白皮、苏子、半夏、茯苓、橘红、蒺藜）合十枣汤（大戟、芫花、甘遂、大枣）或控涎丹（甘遂、大戟、白芥子）加减。

如用十枣汤或控涎丹峻下逐水，剂量均从小量递增，一般连服3～5日，必要时停二三日再服。必须注意顾护胃气，中病即止，如药后呕吐、腹痛、腹泻过剧，应减量或停服。

加减：痰浊偏盛，胸部满闷，舌苔浊腻，加薤白、杏仁；水饮久停难去，胸胁支满，体弱，食少，加桂枝、白术、甘草等通阳健脾化饮，不宜再予峻攻。

③络气不和证

证候：胸胁疼痛，如灼如刺，胸闷不舒，呼吸不畅，或有闷咳，甚则迁延经久不已，阴雨更甚，可见病侧胸廓变形，舌苔薄，质暗，脉弦。

治法：理气和络。

方药：香附旋覆花汤（香附、旋覆花、苏子霜、薏苡仁、半夏、茯苓、橘皮）加减。

加减：痰气郁阻，胸闷苔腻，加瓜蒌、枳壳豁痰开痹；久痛入络，痛势如刺，加桃仁、红花、乳香、没药行气活血和络；饮留不净，胁痛迁延，经久不已，加通草、路路通、冬瓜皮祛饮通络。

④阴虚内热证

证候：咳呛时作，咳吐少量黏痰，口干咽燥，或午后潮热，颧红，心烦，手足心热，盗汗，或伴胸胁闷痛，病久不复，形体消瘦，舌质偏红，少苔，脉数。

治法：滋阴清热。

方药：沙参麦冬汤（沙参、麦冬、玉竹、桑叶、甘草、天花粉、生扁豆）合泻白散（桑白皮、地骨皮、甘草、粳米）加减。

加减：阴虚内热，潮热显著，加鳖甲、功劳叶清虚热；虚热灼津为痰，肺失宣肃而见咳嗽，加百部、川贝母；痰阻气滞，络脉失畅见胸胁闷痛，加瓜蒌皮、枳壳、广郁金、丝瓜络；日久积液未尽，加牡蛎、泽泻利水化饮；兼有神疲、气短、易汗、面色㿠白，加太子参、黄芪、五味子益气敛液。本证须防迁延日久，趋向劳损之途。

（3）溢饮　多因外感风寒，玄府闭塞，以致肺脾输布失职，水饮流溢四肢肌肉，寒水相杂为患。

证候：身体沉重而疼痛，甚则肢体浮肿，恶寒，无汗，或有咳喘，痰多白沫，胸闷，干呕，口不渴，苔白，脉弦紧。

治法：发表化饮。

方药：小青龙汤（麻黄、桂枝、白芍、甘草、干姜、细辛、半夏、五味子）加减。

加减：表寒外束，内有郁热，伴有发热、烦躁，苔白而兼黄，加石膏清泄内热；表寒之象已不著者，改用大青龙汤（麻黄、桂枝、杏仁、甘草、石膏、生姜、大枣）发表清里；水饮内聚而见肢体浮肿明显，尿少，配茯苓、猪苓、泽泻；饮邪犯肺，喘息痰鸣不得卧，加杏仁、射干、葶苈子。

（4）支饮　多由受寒饮冷，饮邪留伏。或因久咳致喘，迁延反复伤肺，肺气不能布津，阳虚不运。饮邪留伏，支撑胸膈，上逆迫肺。

①寒饮伏肺证

证候：咳逆喘满不得卧，痰吐白沫量多，经久不愈，天冷受寒加重，甚至引起面浮跗肿。或平素伏而不作，遇寒即发，发则寒热，背痛，腰疼，目泣自出，身体振振眴动。舌苔白滑或白腻，脉弦紧。

治法：宣肺化饮。

方药：小青龙汤（麻黄、桂枝、白芍、甘草、干姜、细辛、半夏、五味子）加减。

加减：无寒热身痛等表证，见动则喘甚，易汗，为肺气已虚，可改用苓甘五味姜辛汤，不宜再用麻黄、桂枝表散；饮多寒少，外无表证，喘咳痰稀或不得息，胸满气逆，可用葶苈大枣泻肺汤加白芥子、莱菔子泻肺通饮；饮邪壅实，咳逆喘急，胸痛烦闷，加甘遂、大戟峻逐水饮，以缓其急；痰饮久郁化为痰热，伤及阴津，咳喘咳痰稠厚，口干咽燥，舌红少津，脉细滑数，用麦门冬汤（麦冬、人参、半夏、甘草、粳米、大枣）加瓜蒌、川贝母、木防己、海蛤粉养肺生津、清化痰热。

②脾肾阳虚证

证候：喘促动则为甚，心悸，气短，或咳而气怯，痰多，食少，胸闷，怯寒肢冷，神疲，少腹拘急不仁，脐下动悸，小便不利，足跗浮肿，或吐涎沫而头目昏眩，舌体胖大，质淡，苔白润或腻，脉沉细而滑。

治法：温脾补肾，以化水饮。

方药：金匮肾气丸（桂枝、制附子、熟地黄、山茱萸、山药、茯苓、牡丹皮、泽泻）合苓桂术甘汤（茯苓、桂枝、白术、甘草）加减。

加减：痰涎壅盛，食少痰多，加半夏、陈皮化痰和中；水湿偏盛，足肿，小便不利，四肢沉重疼痛，加茯苓、泽泻利水湿；脐下悸，吐涎沫，头目昏眩，饮邪上逆，虚中夹实，可用五苓散（桂枝、白术、茯苓、猪苓、泽泻）化气行水。

【临证备要】

1. 一般而论，痰饮为阴盛阳虚、本虚标实之候，治疗以"温药和之"为大法。健脾、温肾为其正治，发汗、利水、攻逐，乃属治标的权宜之法，待水饮渐去，仍当温补脾肾，扶正固本，以杜水饮生成之源。若痰饮壅盛，其证属实，可相机采用攻下逐饮、理气分消等法以祛其邪，继则扶脾固肾以治其本。

2. 痰饮的转归，主要表现为脾病及肺、脾病及肾、肺病及肾。若肾虚开阖不利，痰饮也可凌心、射肺、犯脾。另外，痰饮多为慢性病，病程日久，常有寒热虚实之间的相互转化。而且饮积可以生痰，痰瘀互结，病情更加缠绵，故应注意对本病的早期治疗。

第三十节　消　渴

消渴是以多尿、多饮、多食、乏力、消瘦，或尿有甜味为主要临床表现的一种疾病。

消渴之名，首见于《黄帝内经》，并已认识到消渴的发病因素以身体素质、饮食、情志为主，且有消瘅、肺消、膈消、消中等名称的记载。《证治准绳·消瘅》中明确指出："渴而多饮为上消，消谷善饥为中消，渴而便数有膏为下消。"

本篇所论消渴病与西医学的糖尿病基本一致，但同时还包括多饮多尿的尿崩症、精神性多饮多尿症等疾病。

【病因病机】

1. 病因

（1）禀赋不足　早在春秋战国时代，即已认识到先天禀赋不足，是引起消渴病的重要内在因素。

（2）饮食失节　长期过食肥甘，醇酒厚味，辛辣香燥，损伤脾胃，致脾胃运化失职，积热内蕴，化燥伤津，消谷耗液，发为消渴。

（3）情志失调 长期过度的精神刺激，如郁怒伤肝，肝气郁结，或劳心竭虑，营谋强思等，以致郁久化火，火热内燔，消灼肺胃阴津而发为消渴。

（4）劳欲过度 房事不节，劳欲过度，肾精亏损，虚火内生，则火因水竭益烈，水因火烈而益干，终致肾虚肺燥胃热俱现，发为消渴。

2. 病机 消渴的病机主要在于阴津亏损，燥热偏胜，而以阴虚为本，燥热为标，两者互为因果，阴愈虚则燥热愈盛，燥热愈盛则阴愈虚。消渴病变的脏腑主要在肺、胃、肾，尤以肾为关键。三脏之中，虽可有所偏重，但往往又互相影响。消渴病虽有在肺、胃、肾的不同，但常常互相影响，如肺燥津伤，津液失于敷布，则脾胃不得濡养，肾精不得滋助；脾胃燥热偏盛，上可灼伤肺津，下可耗伤肾阴；肾阴不足则阴虚火旺，亦可上灼肺胃，终至肺燥胃热肾虚，故"三多"之症常可相互并见。

消渴病日久，则易发生以下两种病变：一是阴损及阳，阴阳俱虚；二是病久入络，血脉瘀滞。血瘀是消渴病的重要病机之一，且消渴病多种并发症的发生也与血瘀密切有关。

消渴后期可并发多种病证，如肺失滋养，日久可并发肺痨；肾阴亏损，肝失濡养，肝肾精血不能上承于耳目，则可并发白内障、雀目、耳聋；燥热内结，营阴被灼，脉络瘀阻，蕴毒成脓，则发为疮疖痈疽；阴虚燥热，炼液成痰，以及血脉瘀滞，痰瘀阻络，脑脉闭阻或血溢脉外，发为中风偏瘫；阴损及阳，脾肾衰败，水湿潴留，泛滥肌肤，则发为水肿。

【诊断依据】

1. 口渴多饮、多食易饥、尿频量多、形体消瘦或尿有甜味等具有特征性的临床症状，是诊断消渴病的主要依据。

2. 有的患者初起时"三多"症状不著，但若于中年之后发病，且嗜食膏粱厚味、醇酒炙煿，以及病久并发眩晕、肺痨、胸痹心痛、中风、雀目、疮痈等病症者，应考虑消渴的可能性。

3. 由于本病的发生与禀赋不足有较为密切的关系，故消渴病的家族史可供诊断参考。

【辨证论治】

1. 辨证要点 肺燥为主，多饮症状较突出者，称为上消；以胃热为主，多食症状较为突出者，称为中消；以肾虚为主，多尿症状较为突出者，称为下消。一般初病多以燥热为主，病程较长者则阴虚与燥热互见，日久则以阴虚为主。进而由于阴损及阳，导致阴阳俱虚之证。

2. 治疗原则 治疗大法为清热润燥，养阴生津。病久阴伤及阳，阴阳两虚者，宜益气养阴，温阳补肾。伴有血瘀者，参以活血化瘀法。

3. 证治分类

（1）肺热津伤证

证候：烦渴多饮，口干舌燥，尿频量多，舌边尖红，苔薄黄，脉洪数。

治法：清热润肺，生津止渴。

方药：消渴方（黄连、天花粉、生地黄、藕汁、人乳汁、姜汁、蜂蜜）加减。

加减：烦渴不止，小便频数，而脉数乏力，为肺热津亏，气阴两伤，加人参、黄芪、麦冬、乌梅、茯苓益气清热，生津止渴。

（2）胃热炽盛证

证候：多食易饥，口渴，尿多，形体消瘦，大便干燥，苔黄，脉滑实有力。

治法：清胃泻火，养阴增液。

方药：玉女煎（生石膏、知母、麦冬、熟地黄、牛膝）加减。

加减：胃燥腑实，大便干结，加生大黄、芒硝清热润燥通腑；乏力口渴，加人参、甘草、粳米益胃护津。

（3）中气亏虚证

证候：口渴引饮，能食与便溏并见，或饮食减少，精神不振，四肢乏力，舌质淡，苔白而干，脉弱。

治法：益气健脾，生津止渴。

方药：七味白术散（黄芪、白术、茯苓、木香、藿香、甘草、葛根）加减。

加减：肝郁化火，加栀子、牡丹皮；尿量多而混浊，加益智仁、桑螵蛸益肾缩泉。

（4）肾阴亏虚证

证候：尿频量多，混浊如脂膏，或尿甜，腰膝酸软，乏力，头晕耳鸣，口干唇燥，皮肤干燥，瘙痒，舌红苔少，脉细数。

治法：滋阴固肾。

方药：六味地黄丸（熟地黄、山茱萸、怀山药、茯苓、牡丹皮、泽泻）加减。

加减：阴虚火旺，烦躁，五心烦热，盗汗，失眠，加知母、黄柏滋阴泻火；气阴两虚，伴困倦，气短乏力，舌质淡红，加党参、黄芪、黄精补气。

（5）阴阳两虚证

证候：小便频数，混浊如膏，甚至饮一溲一，面容憔悴，耳轮干枯，腰膝酸软，四肢欠温，畏寒肢冷，阳痿或月经不调，舌苔淡白而干，脉沉细无力。

治法：滋阴温阳，补肾固涩。

方药：金匮肾气丸（熟地黄、山茱萸、怀山药、茯苓、牡丹皮、泽泻、附子、肉桂）加减。

加减：尿量多而混浊，加覆盆子、金樱子益肾收摄；身体困倦，气短乏力，加党参、黄芪、黄精补益正气；瘀血内阻，舌质紫暗，脉细涩，加川芎、赤芍、桃仁、红花活血化瘀。

【临证备要】

1. 本病的病理虽然以阴虚燥热为主，但亦有初起即见脾气亏虚证候者。

2. 对于尿甜之消渴病（糖尿病），在辨证施治的基础上可选用党参、黄芪、怀山药、生地黄、玄参、苍术、麦冬、茯苓、葛根、天花粉、枸杞子、泽泻、石斛等药物。

3. 重视预防调护。

第三十一节　瘿　病

瘿病是以颈前喉结两旁结块肿大为主要临床特征的一类疾病。

早在公元前3世纪，我国已有关于"瘿病"的记载。古籍中有称"瘿""瘿气"

"瘿瘤""瘿囊""影袋""五瘿"等名称。战国时期的《庄子·德充符》即有"瘿"的病名，晋代《肘后方》中首先用昆布、海藻治疗瘿病。

本篇所论瘿病包括西医学的单纯性甲状腺肿、甲状腺功能亢进症、甲状腺炎、甲状腺腺瘤、甲状腺癌等以甲状腺肿大为主要临床表现的疾病。

【病因病机】

1. 病因

（1）情志内伤　忿郁恼怒或忧愁思虑日久，使肝气失于条达，气机郁滞，则津液不得正常输布，易于凝聚成痰，气滞痰凝，壅结颈前，则形成瘿病。

（2）饮食及水土失宜　饮食失调，或居住在高山地区，水土失宜，一是影响脾胃的功能，使脾失健运，不能运化水湿，聚而生痰；二是影响气血的正常运行，致气滞、痰凝、血瘀壅结颈前则发为瘿病。

（3）体质因素　妇女的经、孕、产、乳等生理特点与肝经气血有密切关系，遇有情志、饮食等致病因素，常引起气郁痰结、气滞血瘀及肝郁化火等病理变化，故女性易患瘿病。

2. 病机　气滞痰凝血瘀壅结颈前是瘿病的基本病机，初期多为气机郁滞，津凝痰聚，痰气搏结颈前所致，日久引起血脉瘀阻；气、痰、瘀三者合而为患。

本病的病变部位主要在肝脾，与心有关。肝郁则气滞，脾伤则气结，气滞则津停，脾虚则酿生痰湿，痰气交阻，血行不畅，则气、血、痰壅结而成瘿病。瘿病日久，在损伤肝阴的同时，也会伤及心阴，出现心悸、烦躁、脉数等症。

瘿病的病理性质以实证居多，久病由实致虚，可见气虚、阴虚等虚候或虚实夹杂之候。

在本病的病变过程中，常发生病机转化，如痰气郁结日久可化火，形成肝火亢盛证；火热内盛，耗伤阴津，导致阴虚火旺之候，其中以心肝阴虚最为常见；气滞或痰气郁结日久，则深入血分，血液运行不畅，形成痰结血瘀之候。重症患者则阴虚火旺的各种症状常随病程的延长而加重，当出现烦躁不安、高热、脉疾等症状时，为病情危重的表现。

【诊断依据】

1. 瘿病以颈前喉结两旁结块肿大为临床特征，可随吞咽动作而上下移动。初作可如樱桃或指头大小，一般生长缓慢。大小程度不一，大者可如囊如袋。触之多柔软、光滑；病程日久则质地较硬，或可扪及结节。

2. 本病多发于女性，常有饮食不节，情志不舒的病史，发病有一定的地区性。

3. 早期多无明显的伴随症状，发生阴虚火旺的病机转化时，可见低热、多汗、心悸、多食易饥、面赤、脉数等表现。

【辨证论治】

1. 辨证要点　颈前肿块光滑，柔软，属气郁痰阻，病在气分；病久肿块质地较硬，甚则质地坚硬，表面高低不平，属痰结血瘀，病在血分。本病日久常发生化火伤阴的病机转化，表现为肝火旺盛及阴虚火旺之证。如兼见烦热、易汗、性情急躁易怒、眼球突出、手指颤抖、面部烘热、口苦、舌红苔黄、脉数者，为火旺；如见心悸不宁、心烦少寐、易出汗、手指颤动、两目干涩、头晕目眩、倦怠乏力、舌红、脉弦细数者，为阴虚。

2. 治疗原则　本病基本治则为理气化痰，消瘿散结。瘿肿质地较硬及有结节者，配合活血化瘀；火郁阴伤而表现阴虚火旺者，以滋阴降火为主。

3. 证治分类

（1）气郁痰阻证

证候：颈前喉结两旁结块肿大，质软不痛，颈部觉胀，胸闷，喜太息，或兼胸胁窜痛，病情常随情志波动，苔薄白，脉弦。

治法：理气舒郁，化痰消瘿。

方药：四海舒郁丸（昆布、海带、海藻、海螵蛸、海蛤壳、陈皮）加减。

加减：肝气不舒明显，胸闷，胁痛，加柴胡、枳壳、香附、延胡索、川楝子；咽部不适，声音嘶哑，加桔梗、牛蒡子、木蝴蝶、射干利咽消肿。

（2）痰结血瘀证

证候：颈前喉结两旁结块肿大，按之较硬或有结节，肿块经久未消，胸闷，纳差，舌质暗或紫，苔薄白或白腻，脉弦或涩。

治法：理气活血，化痰消瘿。

方药：海藻玉壶汤（海藻、昆布、海带、青皮、陈皮、半夏、浙贝母、连翘、当归、羌活、川芎、甘草）加减。

加减：胸闷不舒，加郁金、香附、枳壳理气开郁；郁久化火而见烦热、舌红、苔黄、脉数，加夏枯草、牡丹皮、玄参、栀子；纳差、便溏，加白术、茯苓、怀山药健脾益气；结块较硬或有结节，加黄药子、三棱、莪术、露蜂房、僵蚕、穿山甲增强活血软坚，消瘿散结；结块坚硬且不可移，加浙贝母、莪术、山慈菇、天葵子、半枝莲、犀黄丸散瘀通络，解毒消肿。

（3）肝火旺盛证

证候：颈前喉结两旁轻度或中度肿大，一般柔软、光滑，烦热，容易出汗，性情急躁易怒，眼球突出，手指颤抖，面部烘热，口苦，舌质红，苔薄黄，脉弦数。

治法：清肝泻火，消瘿散结。

方药：栀子清肝汤（柴胡、栀子、牡丹皮、当归、白芍、茯苓、川芎、牛蒡子、甘草）合消瘰丸（浙贝母、生牡蛎、玄参）加减。

加减：肝火旺盛，烦躁易怒，脉弦数，加龙胆草、黄芩、青黛、夏枯草；手指颤抖，加石决明、钩藤、白蒺藜、天麻平肝息风；胃热内盛，多食易饥，加生石膏、知母。

（4）心肝阴虚证

证候：颈前喉结两旁结块或大或小、质软，病起较缓，心悸不宁，心烦少寐，易出汗，手指颤动，眼干，目眩，倦怠乏力，舌质红，苔少或无苔，舌体颤动，脉弦细数。

治法：滋阴降火，宁心柔肝。

方药：天王补心丹（人参、沙参、丹参、茯苓、生地黄、玄参、麦冬、天冬、酸枣仁、柏子仁、五味子、远志、朱砂、桔梗）或一贯煎（沙参、麦冬、当归、枸杞子、川楝子、生地黄）加减。

加减：手指及舌体颤抖，加钩藤、白蒺藜、鳖甲、白芍；大便稀溏，便次增加，加白术、薏苡仁、怀山药、麦芽健脾助运；肾阴亏虚，耳鸣，腰酸膝软，加龟甲、桑寄生、牛膝、女贞子；病久正气伤耗，精血不足而见消瘦乏力，妇女月经量少或经闭，男子阳痿，加黄芪、太子参、山茱萸、熟地黄、枸杞子、制何首乌。

【临证备要】

1. 瘿病的治疗上应根据不同的病机施以相应的治法及方药。

2. 黄药子具有消瘿散结，凉血降火之功效，治疗痰结血瘀证和肝火旺盛证时可配合应用。但黄药子有小毒，长期服用对肝脏损害较大，必须慎用。用量一般不宜超过10克。

3. 注意预防调护。

第三十二节　腰　痛

腰痛是指因外感、内伤或挫闪等导致腰部气血运行不畅，或失于濡养，引起腰部一侧或两侧疼痛为主要症状的一种病证。

腰痛一证在古代文献中早有论述。《素问·脉要精微论》载："腰者，肾之府，转摇不能，肾将惫矣。"《金匮要略·五脏风寒积聚病脉证并治》言："肾著之病，其人身体重，腰中冷，如坐水中……腰以下冷痛，腹重如带五千钱，甘姜苓术汤主之。"其论述了寒湿腰痛的发病、症状与治法。

西医学的腰肌纤维炎、强直性脊柱炎、腰椎骨质增生、腰椎间盘病变、腰肌劳损等腰部病变及某些内脏疾病，凡以腰痛为主要症状者，可参考本节辨证论治。

【病因病机】

1. 病因

（1）外邪侵袭　多由居处潮湿，或劳作汗出当风，衣着单薄，或冒雨着凉，或暑夏贪凉，腰府失护，风寒湿热之邪乘虚侵入，阻滞经脉，气血运行不畅而发腰痛。

（2）体虚年衰　先天禀赋不足，加之劳役负重，或久病体虚，或年老体衰，或房事不节，以致肾之精气虚亏，腰府失养。诚如《景岳全书·杂证谟·腰痛》言："腰痛之虚证十居八九，但察其既无表邪，又无湿热，而或以年衰，或以劳苦，或以酒色斫丧，或七情忧郁所致者，则悉属真阴虚证。"

（3）跌仆外伤　举重抬舁，暴力扭转，坠堕跌打，或体位不正，用力不当，屏气闪挫，导致腰部经络气血运行不畅，气血阻滞不通，瘀血留着而发生疼痛。

2. 病机　腰为肾之府，乃肾之精气所溉之域，肾与膀胱相表里，足太阳经过之。此外，任、督、冲、代诸脉，亦布其间，故内伤不外乎肾虚，而外感风寒湿热诸邪，以湿性黏滞，最易痹着腰部，所以外感总离不开湿邪为患。内外二因，相互影响，风寒湿热诸邪，常因肾虚而客，痹阻经脉发生腰痛。诚如《杂病源流犀烛·腰脐病源流》曰："腰痛，精气虚而邪客病也。"跌仆、挫闪、扭伤多导致气血瘀滞，经脉气血失畅而发腰痛。

外感腰痛的主要发病机理是外邪痹阻经脉，气血运行不畅。寒为阴邪，其性收敛凝闭，侵袭肌肤经络，郁遏卫阳，凝滞营阴，以致腰府气血不通，阳气不温，筋脉拘急疼痛；湿邪侵袭，其性重着、黏滞，留着筋骨肌肉，闭阻气血，碍滞气机，可使腰府经气不通，阳气不运，以致肌肉筋脉拘急而痛；感受热邪，常与湿合，或湿蕴生热而滞于腰府，造成经脉不畅而生腰痛。

内伤腰痛多关乎肾精气亏虚，腰府失其滋润、濡养、温煦是主要病机。肾精亏虚则肾气不充，偏于阴虚则腰府不得濡养，偏于阳虚则腰府不得温煦，故发生腰痛。

【诊断依据】

1. 急性腰痛病程较短，轻微活动即可引起一侧或两侧腰部疼痛加重，脊柱两旁常有明显的按压痛。

2. 慢性腰痛病程较长，缠绵难愈，腰部多隐痛或酸痛。常因体位不当，劳累过度，天气变化等因素而加重。

3. 本病常有居处潮湿、阴冷、涉水冒雨、跌仆挫闪或劳损等病史。

【辨证论治】

1. 辨证要点

（1）辨致病原因　腰痛病因主要分为外感、内伤与外伤。外感者，多起病较急，腰痛明显，常伴有感受寒湿之邪的症状；内伤者，多起病隐袭，腰部酸痛，病程缠绵，常伴有脏腑虚损症状，多见于肾虚；外伤者，起病急，疼痛部位明显，瘀血症状明显，常有外伤史可鉴。

（2）审察脏腑虚实　肾精亏虚，腰府失养，见腰痛缠绵，酸软无力；肾阳不足，见腰膝冷痛、畏寒。肾虚日久，不能温运脾土，常伴脾气亏虚，见有腰酸乏力，神疲纳呆，或有水肿，或有泄泻，或有肢冷脘寒等脾肾亏损症状。一般说来，内伤脏腑腰痛多为虚证，也有虚中夹实，伴有寒湿、湿热、瘀血者。

2. 治疗原则　腰痛治疗当分标本虚实：感受外邪属实，治宜祛邪通络，根据寒湿、湿热的不同，分别予以散寒行湿、清热利湿；外伤腰痛属实，治宜理气通络，活血祛瘀为主；内伤致病多属虚，治宜补肾为主，兼顾肝脾；虚实兼见者，宜辨主次轻重，标本兼顾。

3. 证治分类

（1）寒湿腰痛

证候：腰部冷痛重着，转侧不利，逐渐加重，静卧病痛不减，寒冷和阴雨天则加重，舌质淡，苔白腻，脉沉而迟缓。

治法：散寒行湿，温经通络。

方药：甘姜苓术汤（干姜、茯苓、白术、甘草）加味。

加减：寒邪偏胜，加制附片、细辛以温经散寒；湿邪偏胜，加苍术、薏苡仁以燥湿散邪；年高体弱或久病不愈，肝肾虚损，气血亏虚，用独活寄生汤加制附子。

（2）湿热腰痛

证候：腰部疼痛，重着而热，暑湿阴雨天气症状加重，活动后或可减轻，身体困重，小便短赤，苔黄腻，脉濡数或弦数。

治法：清热利湿，舒筋止痛。

方药：四妙丸（苍术、黄柏、薏苡仁、牛膝）加味。

加减：热象偏重，加栀子、萆薢、泽泻以助清利湿热；湿热耗伤阴津，治当清利湿热为主，佐以滋补肾阴，酌加女贞子、旱莲草。

（3）瘀血腰痛

证候：腰痛如刺，痛有定处，痛处拒按，日轻夜重，轻者俯仰不便，重则不能转侧，舌质暗紫，或有瘀斑，脉涩。

治法：活血化瘀，通络止痛。

方药：身痛逐瘀汤（秦艽、川芎、桃仁、红花、甘草、羌活、没药、香附、五灵脂、牛膝、地龙、当归）加减。

加减：腰痛日久肾虚者，加桑寄生、杜仲、续断、熟地黄；腰痛引胁，胸胁胀痛不适，加柴胡、郁金；有跌仆、扭伤、挫闪病史，加乳香、青皮，行气活血止痛。

（4）肾虚腰痛

①肾阴虚

证候：腰部隐隐作痛，酸软无力，缠绵不愈，心烦少寐，口燥咽干，面色潮红，手足心热，舌红少苔，脉弦细数。

治法：滋补肾阴，濡养筋脉。

方药：左归丸（熟地黄、山药、山茱萸、菟丝子、枸杞子、川牛膝、鹿角胶、龟甲胶）加减。

加减：肾阴不足，相火偏亢，可酌情选用知柏地黄丸或大补阴丸加减化裁。

②肾阳虚

证候：腰部隐隐作痛，酸软无力，缠绵不愈，局部发凉，喜温喜按，遇劳更甚，卧则减轻，常反复发作，少腹拘急，面色㿠白，肢冷畏寒，舌质淡，脉沉细无力。

治法：补肾壮阳，温煦经脉。

方药：右归丸（熟地黄、山药、山茱萸、枸杞、杜仲、菟丝子、制附子、肉桂、当归、鹿角胶）加减。

加减：肾虚及脾，脾气亏虚，应佐以健脾益气，升举清阳，加黄芪、党参、升麻、柴胡、白术。

无明显阴阳偏盛者，可服用青娥丸。

【临证备要】

1. 重视原发疾病的治疗。

2. 强调综合治疗。

第二章 中医外科病证

第一节 概 述

一、概论

（一）中医外科学的特点和内容

中医外科学是运用中医药学的理论研究外科疾病的发生、发展及防治规律的一门学科，包括疮疡、实体肿瘤、甲状腺病证、乳腺病证、急腹症、皮肤病及性传播病证、大肠肛门病证、泌尿及男性生殖系病证、外伤性疾病与周围血管病证等；其总结了几千年来中医外科专家防治疾病的经验和成就，具有完整理论体系和鲜明特色，是中医临床学科的重要组成部分。

（二）中医外科学发展概况

1. 起源 在原始社会，人们在劳动和生活中受到的创伤很多，因此，会自发地运用植物包扎伤口、拔去体内异物、压迫伤口止血等，后期逐渐出现用砭石、石针穿刺排脓治疗脓肿。这些原始的清创、止血、外用药和小手术就是中医外科学的起源。

在殷墟出土的商代甲骨文中有"疾自（鼻病）、疾耳、疾齿、疾舌、疾足、疾止（指或趾）、疥、疕"等外科病名，以及按摩、针、灸、砭等外治方法的记载，是关于中医外科最早的文字记载。《山海经·东山经》中载有痈、疽、瘅、瘿、痔、疥等外科疾病；当时作为切开引流工具的砭针，是最早的外科手术器械。周代的《周礼·天官》中有食医、疾医、疡医、兽医之分，疡医即外科医生，并指出疡医主治肿疡、溃疡、金疡和折疡，是关于外科医生的治疗范围及治疗方法的最早记载，借此中医外科正式成为独立专科。我国目前发现最早的一部医学文献《五十二病方》记载了创伤、感染、冻疮、诸虫咬伤、痔漏、肿瘤、皮肤病等多种外科疾病，并介绍了最早使用滑润的"铤"作为探针检查痔漏，运用结扎、切割、外敷等方法治疗痔漏等。该时期出现了有记载的第一个外科名医医竘，据《尸子》记载，其曾"为宣王割痤，为惠王割痔，皆愈"。可见，当时外科已有一定的治疗水平。

2. 形成 战国时期，中医基础理论专著《黄帝内经》的问世，为中医外科学的发展奠定了坚实的理论基础；书中涉及外科疾病近30种，记载了针砭、按摩、猪膏外用等多种外治疗法，其中的外科病专篇《灵枢·痈疽》对痈疽的病因病机已有了较为深入的认识，并最早提出用截肢手术治疗脱疽；书中所论至今仍为疮疡类疾病证治的理论基础。张仲景的《金匮要略》对肠痈、寒疝、蛔厥、浸淫疮、狐惑等病的诊治做了较详细的论述，其诊治原则和部分方药至今仍在临床广泛应用。汉末的华佗被誉为中医外科的鼻祖，其最突出的贡献是发明了中药全身麻醉药"麻沸散"，施行死骨剔除术，开创了剖腹手术。据《后汉书·华佗传》记载："若疾发结于内，针药所不能及者，乃令先以酒服麻沸散，既醉无所觉，因刳破腹背，抽割积聚。若在肠胃，则断截湔洗，除去疾秽，既而缝合，傅以神膏，四五日创愈，一月之间皆平复。"这是世界上最早的麻醉术和剖腹手术文字记载，比欧洲19世纪中叶才发明的乙醚等全麻药早一千多年。西汉前后的《金创瘛疭方》是我国第一部外科专著，从书名可以推测，可能是治疗战伤和破伤风类的方书，可惜已失传。由此可见，到了汉代，从理论、实践、药物、手术、著作等多方面看，中医外科学已初步形成一个独立的学科。

3. 发展　由于两晋、南北朝到隋、唐、宋、元这一历史时期，朝代更替，战争连绵不断，创伤、疮疡等疾病增多，客观上增加了外科手术和外用药的使用机会，促进了中医外科在治疗理念、手段等的全面发展。

两晋南北朝的葛洪在《肘后备急方》中介绍了许多由临床实践总结出来的实用经验：如用海藻治疗瘿病，是世界上最早用含碘食物治疗甲状腺疾病的记载；用狗脑外敷治疯狗咬伤，则开创了用免疫法治疗狂犬病的世界先例。南北朝时有了我国现存最早的外科专著《刘涓子鬼遗方》，主要提出痈疽的鉴别诊断，强调早期诊治的重要性，总结了许多金疮、痈疽、皮肤病的治验，有内、外治法处方140个；其介绍脓肿的辨治经验，为后世所沿用；还首创用水银膏治疗皮肤病，比其他国家早600多年。

隋朝由巢元方等编写的《诸病源候论》是我国第一部病因病机学专著，其中对瘿瘤、丹毒、疔疮、痈疽、痔漏、兽蛇咬伤及40多种皮肤病的病因病机有详细的论述；在"金疮肠断候"中首次出现肠吻合的记载，如"肠两头见者，可速续之，先以针缕如法连续断肠，便取鸡血涂其际"，说明在当时已对腹部手术有一定的经验；还有人工流产、血管结扎、拔牙等手术方法的记载。唐代孙思邈的《备急千金要方》首载葱管导尿法，"津液不通，以葱叶除尖头，纳阴茎孔中深三寸，微用口吹之，胞胀，津液大通，即愈"，是世界上最早的导尿法，比1860年法国发明橡皮管导尿早1200多年；同时还记载了动物肝脏治疗夜盲症、食牛羊乳治疗脚气病等饮食疗法，应用手法整复下颌关节脱位等。王焘的《外台秘要》载方6000余首，包含了不少外科方剂，目前仍是外科方药的重要参考文献。

至宋代，中医外科已发展到比较成熟的阶段，在病机分析上重视整体与局部的关系，治疗上注重扶正与祛邪相结合、内治与外治相结合。《太平圣惠方》提出应外科鉴别"五善七恶"，同时总结了内消、托里等内治方法；首创用砒霜治痔疾。宋代外科专著亦日益增多，其中《卫济宝书》专论痈疽，并记载了很多医疗器械，如灸板、消息子、炼刀、竹刀、小钩等的用法。李迅著《集验背疽方》，对背疽病因、症状、治疗做了全面论述。陈自明的《外科精要》，强调痈疽应辨证施治，区分寒热虚实，重视整体疗法，载有托里排脓多个方药，至今仍在临床中应用，对后世影响深远。其他如用砒剂治疗痔疮、蟾酥酒止血止痛、烧灼法消毒手术器械等，都是这一时期的经验总结。但应当指出，宋朝以后，"理学"文化走向主导，并影响到临床医学，中医外科手术技术日渐衰落。

元代的外科著作众多，较有代表性的有刘完素的《河间六书》、齐德之的《外科精义》、危亦林《世医得效方》等。《河间六书》中提出"托里、疏通、和营卫"三法为治疮大要，各种不同病因所致的疮疡，以邪之在表、在里、半表半里，而定托里、疏通、和营卫三大法则；特别是其苦寒药在外科治疗中的广泛应用，为前代医家所不及，影响至今。《外科精义》则总结了元以前各种方书的经验，从整体观念出发，指出外科病是阴阳不和、气血凝滞而成；辨证简明扼要，诊断强调四诊合参；治疗强调应辨别阴阳虚实、内外兼顾，指出"治其外而不治其内，治其末而不治其本"是错误的，内治以消、托、补三法为主，外治则有砭镰、针烙、灸疗等法，对临床确有指导价值，目前仍是中医外科辨证论治的理论基础。《世医得效方》是一本创伤外科专著，在整骨方面有精确的记述，记载了使用夹板、铁钳、凿、剪刀、桑白线等器材，进行各种创伤手术；在使用全身麻醉方面，该书对麻醉药的组成、适应证、剂量均有具体的说明。

4. 成熟　明清时期，中医外科发展进入一个全盛时期，尤其是内治法的广泛推广应用，外科专著增多，并形成了不同的学术流派。此期以明代陈实功著《外科正宗》成就最大，该书广辑病名，并按病因病机、证候、辨证、治疗、预后等加以详述，并附医案加以论证，条理清晰；尤其在外科治法上，收录了自唐代到明代的大多外科治法并加以疏证，影响巨大，经后人加以继承发展而形成了中医外科的一大学派——正宗派；从学术思想来看，该书重视脾胃，主张外科以调理脾胃为要；其主要成就以外治和手术方面比较突出，他用腐蚀药或刀针清除坏死组织，放通脓管，使毒外泄；手术方法记载有14种，如创制腹腔穿刺排脓术、指关节离断术、鼻痔的摘除工具等都很有实用价值；记述了刎颈切断气管应急用丝线缝合刀口；倡导"脓成切开，位置宜下，切口够大，腐肉不脱则割，肉芽过长则剪"等原则，这些有效方法沿用至今。清代王维德的《外科全生集》，创立了以阴阳为主的辨证论治法则，把复杂的外科分为阴阳两类，主张以"阳和通腠，温补气血"的原则治疗阴证，自拟阳和汤、醒消丸、小金丹、犀黄丸及外敷之阳和解凝膏等，至今仍在临床应用；并主张"以消为贵，以托为畏"，反对滥用刀针；形成了中医外科的又一大学派——全生派。高秉均吸收了清代温病学说的内容，用三焦辨证揭示了外科病因与发病部位的联系和规律，认为"疡科之证，在上部者俱属风温、风热，在中部者多属气郁、火郁，在下部者俱属湿火、湿热"；应用犀角地黄汤、紫雪丹、至宝丹等方药治疗疔疮走黄，至今仍在临床广泛应用，从而形成了中医外科的又一大学派——心得派。此外，薛己著的《外科枢要》，记载了有关外科病的理论、经验、方药，第一次详细叙述了对新生儿破伤风的诊治；汪机的《外科理例》提出了"治外必本诸内"的思想；吴师机的《理瀹骈文》专述药膏的外治法，总结了不少治疗学上的新成就；陈司成的《霉疮秘录》指出梅毒多由性交传染，且会通过胎传感染形成先天性梅毒，主张用丹砂、雄黄等含砷药物治疗，是世界上最早使用砷剂治疗梅毒的记载。

5. 近现代　中华人民共和国成立后，中医外科学进入一个历史发展新阶段，主要体现在开始系统地将教学、临床、科研等方面有机结合，取得了显著成就。1954年首先在北京成立了中医研究院，以后各省、市先后成立了中医学院、中医药研究院

（所）；为培养中医人才，一批著名的民间中医外科专家到中医学院任教，对历史上外科医家的学术经验进行全面、系统的教授，从根本上改变了传统的师承家授的培养方法。同时还编著出版和重印了大量的中医外科学教材及专著，不断交流全国各地学术的经验与成绩，使中医外科学的理论和经验得到系统的梳理，有利于推动中医外科学的普及与提高。在全国各市、县都先后开办了中医医院并下设中医外科，因而使外科疾病的诊疗和临床研究有了基地，开始取得一批成果：如中医研究院西苑医院等单位治疗颈、腋淋巴结结核，天津疮疡研究所用去腐生肌法治疗慢性窦道等，分别于1982年及1986年获得乙级科技成果奖；烧伤膏获1987年国家重大科技成果奖；治疗血栓闭塞性脉管炎的"通塞脉""清脉791"，注射治疗内痔的"消痔灵"注射液，治疗皮肤病的"五妙水仙膏"等，都先后获得国家科技进步奖或卫生部科技成果奖。同时，中西医结合在治疗急腹症、系统性红斑狼疮、硬皮病、毒蛇咬伤等，也都取得了很大的成绩。

近年来，对围手术期中医治疗的临床研究蓬勃兴起，特别是对胃肠动力和术后疲劳的开拓性研究，展示了围手术期中医治疗的优势、疗效和前景。同时，近年来电子计算机技术不断深入中医外科临床运用，为整理外科医著、总结外科临床经验、开发外科药物等，提供了有利的条件。

（三）中医外科的常用基本术语

疮：古义疮者，创也。广义的疮是一切外科疾病的统称；狭义的疮指皮肤体表有形可见的各种损害性疾病的统称。

疡：指一切外科疾病的总称，也称为外疡。古代又称外科为疡科，称外科医生为疡医。

疮疡：广义是指一切体表浅显的外科疾患的总称；狭义是指发于体表的化脓性疾病。

肿疡：指一切体表外科疾病尚未溃破的肿块。

溃疡：指一切外科疾病已溃破的疮面。

痈：痈者，壅也；是指外生于体表皮肉之间或内生于脏腑的化脓性疾病。

疽：疽者，阻也；是指发于皮肉筋骨的急性化脓性疾病。

腐肉：疮疡热盛成脓溃破后，疮面所呈现的腐败蚀烂的组织，称腐肉。

肉芽：溃疡坏死组织脱落，腐去脓净后，疮面新生的嫩肉。

斑：乃有色点而无头粒者是也；是指皮肤的色素改变。

疹：为浮小而有头粒者；是指皮肤间出现的范围较小的隆起。

漏：指疮疡溃口处脓水外流，淋沥不断，久不收口，犹如滴漏。包括两种不同性质的病理改变：一是瘘管，指体表与脏腑之间的病理性管道，具有内口和外口，如肛瘘；二是窦道，指深部组织通向体表的病理性盲管，只有外口而无内口，如臀部窦道。

痔：痔有峙突之意；凡肛门、耳道、鼻孔等人之九窍中，有小肉凸起者，古代均称为痔。

痰：是指发于皮里膜外、筋肉骨节之间，或软或硬，或按之有囊性感的包块，为有形之物积聚，多属阴证。

毒：凡能导致机体阴阳平衡失调，对机体产生不利影响的因素统称为毒。

结核：即结聚成核之意，指皮里膜外浅表部位由不同原因形成的小圆肿块，非西医之结核病。

瘿：项肿之意，是指发生于颈前区结喉两侧漫肿或结块性病变的总称。

瘤：瘤者，留滞不去之义；凡瘀血、痰滞、浊气停留于人体组织之中，聚而成形结成块状物，称为瘤。相当于西医学的体表良性肿瘤。

岩：病变部肿块坚硬如石，高低不平，固定不移，形似岩石，破溃后疮面中间凹陷较深，状如岩穴，故称之为岩。

五善：在病程中出现善的症状，表示预后较好。包括心善、肝善、脾善、肺善、肾善。

七恶：在病程中出现恶的症状，表示预后较差。包括心恶、肝恶、脾恶、肺恶、肾恶、脏腑败坏、气血衰竭（脱证）。

顺证："顺"就是正常的征象，但并不是指生理功能的正常情况；外科疾病在其发展过程中，按着顺序出现应有的症状者，称为"顺证"。如阳证疮疡表现为初起疮顶高突，红肿疼痛，根脚不散；脓成顶高根收，皮薄光亮，易脓易腐；溃后脓稠色鲜，腐肉易脱，肿消痛减；收口期疮面红活，新肉易生，疮口易敛。

逆证："逆"就是反常的征象，外科疾病在其发展过程中，不依顺序而出现不良症状者，称为"逆证"。如阳证疮疡表现为初起疮顶平塌，根脚散漫，不痛不热；脓成疮顶软陷，肿硬紫暗，不脓不腐；溃后皮烂肉坚无脓，时流血水，肿痛不减；收口期脓稀淋沥，色败臭秽，新肉不生，疮口难敛。

二、发病特点

人体是一个有机的整体，任何一种局部病变均可影响全身，而全身阴阳、气血、脏腑功能失调亦可导致局部病变的发生或影响其发展。传统中医外科病证多生于体表，且多以局部症状为主，有形可察，易于诊断；但每一种外科病证均各有其不同的致病因素、发病机理和转归。中医临床主张"审症求因，辨证论治"，不同的病因病机，证候与治疗也就不同。因此，了解疾病的病因病机，认识局部与整体之间的相互联系，明确疾病发生、发展与转归的机制，对于外科病证的诊疗有着十分重要的指导意义。

（一）致病因素

中医外科病证致病因素包括外因与内因两个方面。其中，外因者有外感六淫邪毒、感受特殊邪毒、外来损伤等，内因者有情志内伤、饮食不节、过劳损伤、痰饮瘀血等，每种病因都具有各自的性质、特点及引发外科病证的特殊表现。

1. 外感六淫邪毒 风、寒、暑、湿、燥、火是自然界随时令变化的六气，为正常现象。但如果出现异常变化，即太过或不及，则谓之六淫。当人体抵抗力下降，或六淫邪毒的毒力过于强盛，超过人体正常抗病能力，均可造成外科病证的发生。六淫致病具有一定的季节性，可单独出现，也可两种以上同时感受。在一定条件下，六淫可以相互转化，如暑湿日久化燥伤阴、寒邪郁久化热等；在发病过程中，由于风、寒、暑、燥的邪毒均能化热生火，所以外科病证的发生，尤以"热毒""火毒"最为常见。

（1）火邪 火邪是外科病证最常见、最重要的致病因素，《医宗金鉴》曰："痈疽原是火毒生。"火邪属热，为阳邪，一般多表现为阳证；热为火之轻，火为热之重，两者仅在程度上有差别；火热郁久都可化毒，热毒势缓，火毒势急。其患病多因直接感受温热之邪所引起，如疔疮、痈、药毒、丹毒等。其致病特点：发病迅速，来势猛急，局部焮红灼热，皮薄光泽，肿痛剧烈，易成脓腐烂，或有皮下瘀斑；常伴口渴喜饮、小便短赤、大便干结、舌红脉数大有力等；严重者甚至出现动风、出血，或见有神志异常等全身症状。

（2）风邪　风为阳邪，为春令主气，但四时皆有。风性善行而数变，故发病迅速，部位游走不定，如风疹；风性上行开泄，多侵犯人体上部，如颈痈、头面丹毒；风为百病之长，常夹寒、湿、燥、热之邪，相合为患。其致病特点：发病急，肿势宣浮，患部皮色或红或不变，痛无定处，瘙痒剧烈，走窜甚速，病程不长；伴恶风、头痛、脉浮紧等全身表证。

（3）寒邪　寒为阴邪，为冬令主气；其性主凝滞收引，易致气血凝滞，经络受阻，阳气不达。寒邪致病一般多为阴证。寒侵肌肤而致局部暗红肿胀，麻木疼痛，甚至出现水疱、腐烂，如冻疮；寒凝筋脉经络，拘挛作痛，屈伸不利，如脱疽、附骨疽等；寒入脏腑，或拘急疼痛，或绵绵隐痛，如寒性胃脘痛等。其致病特点：常侵袭人体的筋骨关节，患部多色紫青暗，或不红、不热，肿势散漫，痛有定处，得暖则减，化脓迟缓；常伴形寒怕冷、四肢不温、小便清长、大便溏薄、脉弦紧等全身症状。

（4）暑邪　暑为阳邪，为盛夏主气，乃火热所化。其致病多为阳证，易伤元气，耗津液；且多夹湿蕴蒸肌肤，易发生暑疖，甚至形成暑湿流注。暑邪致病特点：患部潮红、肿胀、灼热、糜烂、流脓或滋水淋沥，或痒或痛，遇冷则减；常伴口渴、胸闷、肢倦、神疲乏力、脉滑数等全身症状。

（5）湿邪　湿为阴邪，为长夏主气；涉水淋雨，久居湿地，或汗出沾衣等，均可感受湿邪。湿性下趋，故生于下半身的外科病证，多与湿邪有关。湿性黏滞，着而难去，致病每多缠绵难愈，或反复发作。湿邪致病，常与风、寒、暑、热兼夹为患，外科病证中以湿热、暑湿致病多见，如臁疮、下肢丹毒、湿疮、囊痈等。其致病特点：局部可见肿胀、水疱、糜烂、渗液、瘙痒等；伴有食欲不振，胸闷脘痞，二便黏滞不爽，舌苔厚腻，或黄或白，脉濡缓或滑；其病程迁延，缠绵难愈。

（6）燥邪　燥为阳邪，为秋季主气；最易伤津耗液，导致阴津亏损，出现皮肤干燥、枯槁、皲裂、脱屑等；常伴口干舌燥、咽喉干痛、大便秘结等。燥邪致病有凉燥与温燥之分，外科病证中以温燥居多。其致病特点是：易伤人体阴津，易侵犯皮肤，致患部干燥、枯槁、皲裂、脱屑等；常伴口干唇燥、咽喉干燥或疼痛等全身症状。

2. 感受特殊邪毒　特殊邪毒是指除六淫邪毒外由外侵入的致病因素，常见者包括虫毒、蛇毒、疯犬毒、漆毒、药毒、食物毒、无名毒及疫疠毒等。

外科病证中，有可因虫兽咬伤，感受特殊之毒而发病者，如毒蜂、蜈蚣、蝎子、蜘蛛等蜇伤后的过敏、虫咬性皮炎，毒蛇咬伤，狂犬病等；某些人由于禀性不耐，接触某些物质，如生漆、膏药、花粉、羊毛等后出现皮肤损害，如漆疮、膏药风等；服用某些药物或食物后也可引起一些过敏性皮肤病，如药毒、瘾疹等；甚至有一些未能找到明确致病的病邪，统称其为毒，如无名肿毒；尚有一些金刃竹木创伤后所致的疮疡也归属于毒，如外伤染毒等。

疫疠毒，又称疫病之毒。吴又可《温疫论·原病》说："夫温疫之为病，非风、非寒、非暑、非湿,乃天地间别有一种异气所感。"疫疠毒其性暴烈,传染性强,自肌肤或口鼻入侵,轻则损害皮肤腠理,重则内犯脏腑。疫疠毒多由天行时气、大风苛毒、疫死畜毒等感染所致。其症状发展急剧,迅速高热神昏,病情危急,实为恶证,如疫疔。

外科特殊邪毒的种类诸多,其致病的共同特点是:多为阳证、实证、里证,发病急骤,病势演化快,有的具有传染性,局部红肿灼热,或发疹,疼痛剧烈,或麻木不仁,有的很快侵及全身;常伴有明显的全身中毒症状,轻则发热、口渴、便秘、溲赤,重则高热、昏迷、惊厥等,甚者有生命危险。

3. 外来损伤　凡跌仆损伤、沸水、寒冻及金刃竹木等一切物理及化学因素直接伤害人体,引起局部气血凝滞、郁久化热、热胜肉腐等,而发生瘀血流注、水火烫伤、冻伤、金刃损伤等外伤性疾病;同时也可因外伤而再感受毒邪发生破伤风或手足疔疮等;或因损伤,导致筋脉瘀阻,气血运行失常,而发生脱疽、青蛇毒等。外来损伤的因素不同,所引起的病理变化和临床表现亦不完全相同。损伤轻的可没有明显全身变化,损伤重的可有脏腑、气血、阴阳方面的明显改变,如发热、口渴、体倦、乏力、食少等,甚至可出现厥证、脱证、闭证等,严重创伤可导致死亡。

4. 情志内伤　情志是指人的内在精神活动,包括喜、怒、忧、思、悲、恐、惊等七种情绪状态,故又称七情。在一般情况下,属于生理活动的范围,不会致病;只有在长期的精神刺激或突然受到剧烈的精神创伤,超过了人体生理活动所能调节的范围,才可使体内的气血、经络、脏腑功能失调,而发生外科病证。七情为病以气郁为主,其致病特点是:起病缓慢、病程长,常伴有精神抑郁、急躁易怒等异常精神症状;因脏腑气机紊乱以肝脏的气机改变为主,故病变多见于肝胆二经循行的部位,如颈部、乳房、胸胁等;由于气郁与痰凝、血瘀并见,故局部肿胀,或软如棉,或硬如石,皮色不变,或胀痛,或不痛。

5. 饮食不节　饮食是维持人体生命活动和健康的必要条件;如果饮食不节,饥饱失常,寒温过度,饮食偏嗜或不洁,都会导致疾病发生。《素问·生气通天论》说:"膏粱之变,足生大丁。"恣食膏粱厚味、醇酒炙煿或辛辣刺激之品,可使脾胃功能失调,湿热火毒内生。如此时再感受外邪就易发生痈、有头疽、疔疮等外疡;如湿热火毒结聚壅滞于脏腑,则为肛门痈、肠痈、肝痈等。而素体脾胃阳虚,又或暴饮暴食,则易食滞肠胃,宿食不化,出现腹痛、腹胀、恶心呕吐、嗳腐吞酸,如胃脘痈、肠痈等。饮食不洁,可出现虫积腹中,致成蛔厥、肠结等。总之,饮食因素为病,或急或慢;表现急性的,多见痛、呕、胀、闭或泄泻;发作缓慢的,多见有形之积,如结石、腹中包块等,常伴有纳谷不香,脘腹不适,舌苔浊腻,脉滑等症状。

6. 过劳损伤　过劳损伤包括劳倦损伤和房劳损伤。其特点是:多为因虚致病,虚损于日常生活之中,感邪在不意之时。一般劳倦损于脾,房劳伤于肾,临证应有一定侧重。

劳倦损伤指劳力、劳神过度。劳则伤气,元气虚弱,卫气不固,导致脏腑气血受损,阴阳失和,正气亏损,发生疾病。或发外疡,或生肿瘤;中气下陷,肛门失摄,或生痔疾,或成脱肛。

房劳损伤主要是指早婚、房事过度与妇女生育过多等因素导致肾精耗伤,肾气亏损及小儿先天不足,导致肾精耗伤,肾气亏虚而成为疾病发生的内因,易致外邪所侵。肾气内损，骨髓空虚，风寒乘虚侵袭，则见流痰、附骨疽等；肾阴不足，虚火内生，灼津成痰，痰火凝结，则为瘰疬、流痰等；房劳过度、房室不洁，湿热内侵，或肾气渐衰，痰瘀互结，而致精浊、精癃等。

7. 痰浊、瘀血 二者均是脏腑功能失调的病理产物，在一定条件下，又能直接或间接作用于某些部位，引发新的病证，故痰、瘀又属致病因素之一。临床上痰与瘀常相兼致病，互为因果。

外科所指之痰，主要指凝聚于皮里膜外、肌肉、经络、骨节之间，有征可凭的有形之痰。其具体表现，因痰凝部位和所致病证的不同而各异。其致病特点：局部肿起，呈结节状硬块或囊性肿块，有的溢流痰浊样脓液，不痛或微痛，起病缓慢，病程较长，早期症状多不明显。

血液循环不畅，或溢出脉外，局部蓄积凝滞，均可造成血瘀。其致病范围广，病种多，症状复杂，涉及人体内外、上下、脏腑、经络、皮肉筋脉。其致病证特点：肿胀结块，痛如针刺，固定不移，出血紫暗或夹有血块，面唇青紫，肌肤甲错，舌质紫暗或有瘀斑、瘀点，脉涩或迟或弦。

以上各种致病因素可以单独致病，也可以几种因素同时致病，并且内伤和外感常相合而成。所以对每一种外科病证的致病因素，应该具体分析，分别对待。此外，外科病证的发生原因与部位也有一定的联系，即使同一病证如发生于不同部位，其病因也不尽相同。例如同为丹毒，发于头面颈项者多夹风邪，为颜面丹毒；发于两胁者多兼气郁，为腰缠火丹；发于股胫者多兼湿邪，为下肢丹毒。但以上仅仅是一般的规律，诊病时还必须四诊合参，结合局部及全身证候，追询病史等，才能准确审清病因，推断病机。

（二）发病机理

外科病证总的发病机理主要是阴阳平衡失调，其具体表现为气血凝滞，营气不从，经络阻塞，脏腑功能失调。

1. 疾病的发生 人体健康是脏腑、经络、四肢百骸的生理功能正常，全身气血充足流畅，阴阳互相协调平衡的状态，即"阴平阳秘"。人体的功能活动及其具有的抗御外邪、修复损伤的能力，称为"正"或"正气"；而六淫邪毒、七情郁结、饮食不节、外来伤害等各种致病因素，称为"邪"或"邪气"。各种致病因素导致人体生理活动异常，气血阴阳平衡失调，出现了临床症状，便发生疾病。也就是说"阴阳失调"是疾病发生的根本原因，是邪正相争，正不胜邪的结果。

（1）正气不足是外科疾病发生的内在根据 外科疾病发生与否，与正气的盛衰有密切关系。《素问·刺法论》云："正气存内，邪不可干。"一般来说，阴平阳秘，脏腑功能正常，气血充盛，卫外固密，病邪难以入侵；即使外感六淫、内伤七情，也不一定发病。只有在人体正气相对虚弱，卫外不固，抗邪无力的情况下，邪气方能乘虚而入，进一步加剧机体的阴阳失调和脏腑功能紊乱。正气充盛，感邪患病后临床多表现为阳证、实证，发展顺利，预后良好；正气不足则感邪患病后多表现为阴证、虚证，正虚邪实或正虚邪恋则容易逆变，预后不良。

（2）邪气侵袭是外科疾病发生的重要条件 邪气是发病的外在条件，是破坏阴阳平衡，损伤正气的主要原因，在一定条件下甚至起主导作用。主要见于邪气异常强烈、凶猛，如外来伤害、毒蛇咬伤、疫疠之毒，即使正气充盛，也能致病。当邪气侵袭人体时，正气就起来抗邪。若正气充盛，抗邪有力，则病邪难于入侵，即不发病；若邪气偏盛，正气不足，邪胜正负，则破坏了气血的正常运行，局部气血凝滞，或阻于肌肤，或留于筋骨，或致脏腑失和，即可发生外科疾病。

2. 疾病的发展变化　阴平阳秘是人体正常的生理状态；人身之营卫气血，经络脏腑与肌肤、筋骨之间，均有密切联系，各部分协调维持人体生理的正常活动。一旦阴阳失调，这种生理上的相互联系便转化成为病理上的相互影响，发生病变，出现临床症状。阴阳失调概括来说不外气血凝滞、经络阻塞与脏腑功能失调几个方面。

（1）气血凝滞　气血凝滞是指气血生化不及或运行障碍而致其功能失常的病理变化。"气为血之帅，血为气之根"；气失血之濡养，则无所依托而郁结；血无气之统率，则离经散溢而瘀滞；所以气滞可引起血瘀，血瘀亦可引起气滞。不论先有气滞还是血瘀，最终共同的结果是导致气血凝滞。

人体气血循环全身，相辅而行，周流不息；而各种致病因素均可导致气机不调，营卫运行受阻，局部出现气血凝滞，发而成疾。从痈、疹等小疾到乳岩、锁肛痔等恶症，其主要病机皆是如此。所以说，气血凝滞是外科病证的基本病理机制之一。

（2）经络阻塞　各种致病因素侵害人体，或身体虚弱、正气不足，出现气血凝滞，进而导致经络阻塞、郁结不通均可发生各种外科疾患。无论是疾病发于体表或脏腑，都具有这种病理改变。同时，经络也是传导邪毒的重要通路，它具有运行气血、联络人体内外各组织器官的作用；当正常的经络受阻，则可能导致邪毒走窜。故体表的邪毒，可由外传里，内攻脏腑；脏腑的内在病变，可由里出表，外达体表，均是通过经络的传导而形成的。因此，经络阻塞是外科病证总的发病机制之一。

（3）脏腑功能失调　外科病证多数生于体表，见症于皮、肉、筋、脉、骨等。但人体是一个完整统一的机体，体表与脏腑之间有着密切的联系；脏腑功能失调可引起脏腑本身及与其相表里的相应体表病变。如肠道传化失常，气血瘀结，可致肠结；湿热壅盛的，患生肠痈；肝气郁结、脾胃湿热火毒等则可导致疮疡的发生；肺肾两亏，可发生瘰疬、流痰。同时脏腑内在的病变可以通过经络传导，外达体表，而体表的毒邪也可以影响脏腑而发生病变。如有头疽、颜面疔疮、疫疔、毒蛇咬伤等，可因毒邪炽盛，或体虚正不胜邪，而形成走黄、内陷等证。故外科病证的发生与脏腑功能失调亦有较大关系。

3. 病机的转化　疾病的发展是一个动态的过程，其病机是不断发展变化的，即疾病的病位、深浅、程度、性质等均可随着时间、条件、治疗措施等变化而发生改变，甚至出现阴阳转变。其主要通过以下几个途径转化。

（1）表里相传　外科疾病的表里传变主要是通过经络传导而实现，此外还有沿"六经""卫气营血""三焦"等途径传变者，如破伤风、狂犬咬伤等。病邪袭于体表，由皮毛而入，留而不去，可累及脏腑。如疮毒入内，失治误治，可引起走黄、内陷；疫毒内入，攻于心则神昏谵语，攻于肝则抽搐惊厥，攻于肺则气喘息微等。

（2）寒热转化　外科病证于发展变化过程中，寒证与热证可相互转化。如脱疽为阴寒之证，但因经络不通，日久亦可郁而化热或感受邪毒而出现阳热之证；流痰本为寒证，后期因精血耗损或复感热毒，而有阴虚火炽或热毒之候。寒热转化可发生于疾病发生发展全过程，转化的条件决定于正气的强弱、邪气的性质和治疗的当否等因素。

（3）虚实转化　从疾病的发展变化过程分析，一般由实证变为虚证多为病情加重的表现，如外科疮疡溃破，不能及时治疗、顾护正气，可耗损精血，缠绵难愈，病由实转虚，即所谓"久病必虚"。疾病由虚转实者则多为病情好转之征，如溃疡疮面淡白，光亮如镜，是为气血亏虚；经过治疗，正气来复，疮面酿脓，稠厚光泽，为由虚转实之兆，为佳象。

4. 疾病的转归　外科疾病的转归与患者禀赋的强弱、疾病的性质、受邪的轻重、发病的部位、治疗得当与否及调摄均有密切的关系。其转归不外两种：一是人的正气旺盛或恢复，消除致病因素，使病邪遁于无形，或毒随脓泄，肿消痛减，皮张肌生，复原而愈，此为善证；一是病深毒盛，正不胜邪，内攻脏腑，导致正气衰败，七恶迭现，甚至阴阳离决而死，此即恶证。

总之，外科病证的发生、发展、变化的过程与气血、脏腑、经络的关系极其密切。局部的气血凝滞、营气不从、经络阻塞、脏腑功能失调等，虽是外科疾病总的发病机理，但概括而言，都脱离不了阴阳的平衡失调。阴阳平衡失调是疾病发生、发展的根本原因。气血、脏腑、经络均寓于阴阳之中，如气为阳，血为阴；腑属阳，脏属阴；经络之中有阳经、阴经之分，它们之间相互依存、相互制约和相互转化。由于各种致病因素破坏了这种关系，造成了阴阳的平衡失调，均可导致外科疾病的发生。

三、辨证概要

中医外科学在认识疾病时，是在中医学基础理论指导下，运用望、闻、问、切四诊，收集患者的临床资料，通过综合分析，推断病因，判定病名、病位、病性、病势，鉴别病种、证候，从而为防治疾病提供依据。这里的证是指对疾病所表现出的各种症状和体征的综合判断，是对疾病过程中的病邪、病位、病变性质和正邪斗争等方面的概括，是对疾病本质的揭示。中医学特别强调辨证，认为只有辨证，才能抓住疾病的本质，抓住动态变化中的当前状态，而后从根本上指导临床施治。目前中医外科临床中常用的有八纲辨证、脏腑经络辨证、病位辨证、分期辨证、局部辨证、辨善恶顺逆等。

（一）辨病与辨证

中医外科诊疗疾病的特点是辨病与辨证相结合，主张先辨病、后辨证。外科的每一疾病都有各自的临床特点，其发病原因、病机变化与转归、预后也都有一定的规律可循，因此临床应先辨病，明确诊断。但同一疾病在发病不同阶段，或由于患者的个体差异，其临床症状迥异，治法也不相同，故在辨病基础上尚需辨证。

中医外科疾病的特点是以人体外部或局部症状为主要临床表现，通常是显而易见的。辨病就是辨识具体的疾病，辨病的目的在于掌握疾病发生、发展的规律，并对相关疾病进行鉴别诊断。如局部红肿热痛是阳证疮疡的共同特征；但其中痈是局部光软无头，结块范围多在 6~9cm，易脓，易溃，易敛，一般不会造成陷证；而有头疽初起即在肿块上有粟米状脓头，疮面渐渐腐烂，形似蜂窝，范围常超过 10cm，难脓难溃，常可合并内陷。又如肉瘤与石瘤均为瘤，但前者是良性肿瘤，后者是恶性肿瘤，其转归预后绝然不同，必须及早分明。所以，在外科领域中，辨病尤为重要。

辨证是在中医辨证理论指导下，运用正确的思维方法和四诊来收集与疾病有关的临床资料，然后进行综合分析和归纳，进而对其病变的病因病位、病变机理、功能状态及演变趋势等做出综合性的评定，概括、判断出疾病当前的性质状态，从而得出一个证的概念。外科疾病多在病变局部有明确症状和体征，其形态、色泽、范围等各有特点，目察即可辨别，有很强的定性、定量和可检测性，避免了抽象性和主观性，因此辨证不仅要辨全身症状，还要辨局部症状。如瘰疬发病缓慢，局部不红不热，化脓也迟，溃后脓稀薄如痰，不易收口，以阴阳辨证当属阴证疮疡；但结合全身症状来辨，疾病的后期，如见午后潮热，夜间盗汗，两颧发红，口干，纳差，舌红，少苔，脉细数者，属阴虚火旺证，此时又为阳证。

因此，几乎所有中医外科疾病的诊治，无论从外科学专著还是临床实践看都是辨病辨证结合论治。这是中医外科不同于其他学科之处，也是中医外科疾病诊治的优势所在。

（二）八纲辨证

八纲是指阴阳、表里、寒热、虚实八类证候的总称。八纲辨证即是对病变的部位、性质、邪正双方力量消长的归纳和概括，是中医各种辨证的总纲。

1. 阴阳辨证　阴阳辨证是外科疾病的辨证总纲。外科疾病的辨证，首先是辨清其阴阳属性；明辨阴阳，治疗上也就不会发生原则性错误。《疡医大全》说："凡诊视痈疽，施治必须先审阴阳，乃医道之纲领。阴阳无谬，治焉有善。医道虽繁，可以一言蔽之者，曰阴阳而已。"说明外科疾病在辨别阴证阳证上有其独立性及重要性，所以后世医家将阴阳辨证放在外科辨证的第一位。

外科病证的阴阳划分，既要着眼于局部表现，又要依据全身症状，以及舌苔脉象，进行全面综合的分析、判断，才能得出正确的结论。现将阴证、阳证的辨别要点分述如下。

（1）发病缓急　急性发作者属阳；慢性发作者属阴。

（2）病位深浅　病发于浅表皮肉者属阳；发于深部筋骨者属阴。

（3）皮肤颜色　红活焮赤者属阳；紫暗或皮色不变者属阴。

（4）皮肤温度　灼热者属阳；微热或不热反凉者属阴。

（5）肿胀形势　肿胀形势高起者属阳；平塌下陷者属阴。

（6）肿胀范围　肿胀局限，根脚收束者属阳；肿胀范围不局限，根脚散漫者属阴。

（7）肿块硬度　肿块软硬适度，溃后渐消者属阳；坚硬如石，或柔软如棉者属阴。

（8）疼痛感觉　疼痛剧烈者属阳；不痛、隐痛、酸痛或抽痛者属阴。

（9）脓液　溃后脓液稠厚者属阳；稀薄或纯血水者属阴。

（10）溃疡形色　肉芽红活润泽者属阳；肉芽苍白或紫暗者属阴。

（11）全身症状　阳证初起常伴有形寒发热、口渴、纳呆、小便短赤、大便秘结等表现，溃后症状逐渐消失；阴证初起一般无明显症状，酿脓期常有骨蒸潮热、颧红或面色㿠白、神疲、自汗、盗汗等症状，溃后虚象更甚。

（12）舌苔脉象　阳证舌红，苔黄，脉有余；阴证舌淡，苔少，脉不足。

（13）病程长短　阳证病程相对较短；阴证病程长、缠绵难愈。

（14）预后顺逆　阳证易消、易溃、易敛，预后多顺（良好）；阴证难消、难溃、难敛，预后多逆（不良）。

以上辨阴证阳证是采用类比的方法将一些常见的症状加以归纳分析，概括地分为阴阳两类，而且大都是以疮疡为代表，它只是一个相对的概念，在辨证过程中，不能只拘泥于一点，要进行全面分析；如肠痈是发于深部内脏疾病，但其多为阳证。由于每一个病的症状表现复杂，而且病情又在不断发展和变化，所以一个病所表现的症状，往往是许多症状综合在一起，因而就不会表现出单纯的阳证或阴证，而是阴中有阳，阳中有阴；且疾病的属阴属阳不是固定不变的，而是随着病情的变化而转化，有因误治而阳证转为阴证的，有初起阳证日久正虚而变为阴证的，亦有因治之得法而阴证变为阳证的。因此，在辨阴证阳证的过程中，不能被一时的表面现象所迷惑，要掌握疾病的全部过程，以动态的眼光去辨别病情。只有这样，才能做出正确的辨证，实施有效的治法。

2. 表里辨证 表里是指病变部位（或称病灶）的深浅。从局部言之，辨病灶的深浅，生于皮毛、肌肉者属表；生于脏腑、骨骼、气血者属里。从全身分析，辨邪毒之深浅，凡具发热、恶寒、舌苔薄白、脉象浮者属表；潮热、发热、腹痛、口渴、舌苔黄黑、脉象沉者属里。一般而论，表证病邪尚浅，病情较轻；里证病位较深，邪已深入，病情较重。

此外，临床所见还有半表半里证，是指外邪由表内传，尚未入于里；或里邪透表，尚未至于表，邪正相搏于表里之间。其辨别要点是伴有胸胁苦满，寒热往来，心烦喜呕，口苦咽干，脉弦；多见于外科肝胆疾患及乳房病变等。

3. 寒热辨证 寒热是辨别病证属性的纲领。寒证一般由感受寒邪或体内阳气不足所引起，所谓"阴盛则寒"；热证一般由感受热邪或体内阳气亢盛、阴液不足所引起，所谓"阳盛则热"。

寒证，局部所见皆为寒的征象。为肿则木硬，皮色苍白或黯红；为痛则酸痛，得暖则缓；为斑块则见暗红或不红不热；为溃疡者，其色青暗或灰白，脓水清稀等。全身可表现出面白，四肢不温，口不渴或喜热饮，小便清长，大便溏薄，舌质淡白，脉沉迟等。多见于慢性疾病或急性疾病的后期，亦可见于寒邪直中的疾病如冻疮、脱疽等。

热证，局部所见皆为热的征象。见于肿疡，则红赤烦热；见于溃疡，则肉色红赤，脓液稠黄；见于疼痛则感灼痛，得冷则减；见于斑则色红；见于疹则灼痒，遇热加重。全身可表现为发热面赤，渴喜冷饮，烦躁不安，尿少便秘，脉洪大而数。多见于急性感染性疾病。

值得注意的是，当病情发展到寒极或热极的严重阶段时，可出现真寒假热、真热假寒，此时病情危重，临床上应仔细辨别与斟酌。

4. 虚实辨证 虚实是概括和判断正气强弱和邪气盛衰的两个纲领。实证主要取决于邪气盛方面，而虚证则主要取决于正气虚方面。人体正气虚弱，无力抗邪属虚；病邪壅盛，而正气尚未明显虚弱，则属实。大体上说来，外科病证的虚实分局部证候的虚实与全身证候的虚实。

局部证候的虚实，主要依据局部的形质、色泽、脓液、津脂等进行辨别。例如疮疡，肿形高突，根盘收束，色泽焮赤，痛而拒按，脓液黄稠为实证；肿形平塌，根脚散漫，皮色黯淡，隐痛或酸痛，久不腐溃或溃后脓液清稀为虚证。

全身证候的虚实又可分为脏腑之虚实、气血之虚实、上下之虚实、正邪之虚实等。

虚证者体质多素弱，发病较缓，病程较长，面色不华，形体瘦弱，精神倦怠，声息低微，语音怯弱，腹满便溏，小便清利，舌淡苔薄，脉弱无力。实证者体质多壮实，发病较急，病程较短，面色红赤，形体不削，精神亢强，声高气粗，便秘腹痛，小便短赤，舌质苍老，苔厚而燥，脉实有力。

虚证和实证有时真假难解，所谓"大实有赢状""至虚有盛候"，临床宜注意辨别。此外，还有虚实转化，虚中夹实，实中夹虚，虚多实少，实多虚少等情形。因此，应从患者体质、病位、病因、病理与临床证候进行分析，依据虚实辨别的一般标准，进行仔细地分辨。

（三）脏腑辨证

脏腑辨证在外科疾病辨证中的运用，主要体现在两个方面：一是从病变部位推求所属脏腑，如乳房疾病多属于肝，精癃多属于肾；二是归纳分析局部及全身症状，以辨别所属脏腑的寒热虚实。

《素问·至真要大论》说："诸风掉眩，皆属于肝；诸寒收引，皆属于肾；诸气膹郁，皆属于肺；诸湿肿满，皆属于脾；诸热瞀瘛，皆属于火；诸痛痒疮，皆属于心。"如肝气郁结、脾胃湿热火毒等可导致疮疡的发生；肠胃湿热蕴蒸，可发为痤疮；肺肾两亏，可发生瘰疬、流痰，此即"有诸内必形诸外"。

由于疾病的转变，脏腑病变可以相互影响，脏腑同病或数脏兼病，如肺肾阴虚证、肝肾阴虚证、脾肾阳虚证等，外科临床亦常见之，临证时需仔细辨别。

（四）经络辨证

经络辨证是指根据中医经络学说，对临床收集的四诊资料进行分析、归纳、综合，从而判断出外科病证所属经络寒热、虚实及其与脏腑的联系，以便更好地指导临床治疗的方法。在生理上，经络通行气血，联络表里上下、脏腑官窍、四肢百骸，使人体成为一个有机整体；在病理上，可传导邪毒。无论病在经络或病在脏腑，其证候总会由经络所循行和络属的特定部位反映出来。因此，每一经脉与其络属的脏腑病变总有其特定的证候及部位。

1. 经络辨证的基本内容

（1）人体各部所属经络

头顶部：正中属督脉经；两旁属足太阳膀胱经。

头侧（耳部前后）：手少阳三焦经和足少阳胆经。

面部、乳部：足阳明胃经（乳房属足阳明胃经，乳外属足少阳胆经；乳头女子属足厥阴肝经，男子属足少阴肾经）。

颈侧：手少阳三焦经、足少阳胆经。

项后：正中属督脉；两侧属足太阳膀胱经。

胸部：手太阴肺经。

腹部：总属阴经（因腹为阴，中行为任脉之所主）。

背部：总属阳经（因背为阳，中行为督脉之所主，两旁为足太阳膀胱经）。

两腋：足厥阴肝经。

两胁：足少阳胆经。

上肢：外侧属手三阳经；内侧属手三阴经。

下肢：外侧属足三阳经；内侧属足三阴经。

手足心部：手心属于手厥阴心包经；足心属于足少阴肾经。

其他如生于目部的为肝经所主；生于耳内的为肾经所主；生于鼻内为肺经所主；生于舌部为心经所主；生于口唇的为脾经所主。

（2）十二经病候 经络学说认为，病候可以反映并表现于经络循行与络属部位上，其发生机制亦可以用经络循行与络属关系加以解释。因此各种病候可按十二经脉及其与脏腑、官窍、相合组织之间的关系，进行分类、归属。应该说这是经络辨证的主要内容。

一般而言，每一经脉病候包括循经病候、相应脏腑的病候、相应官窍病候和相合组织病候。如足厥阴肝经病候，其循经病候为胁痛、胸胁苦满、心烦喜呕、口苦咽干、少腹胀痛、睾丸肿痛、狐疝、水疝等；肝的病候为右胁疼痛、胀满、口眼㖞斜、牙关紧闭、颈项强直、角弓反张、四肢抽搐、全身发黄、寒战发热、脉弦等。临床时见到某些病候，就可判断系某一经络及其脏腑的病变。如酒齄鼻，鼻头潮红，两颊丘疹结节；从经络辨证看，鼻部潮红系鼻病候，属于手太阴肺经病候；两颊丘疹，结节，系胃经病候，当责之于足阳明胃经；所以酒齄鼻系肺胃两经病候，当从肺胃论治。

熟悉了十二经病候，循经辨病就会迎刃而解，循经辨病包括依疾病所在穴位和所在经络进行辨证论治两个方面。前者主要从穴位反应测知疾病之所在，即所谓经穴诊断；以肠痈为例，如阑尾穴疼痛微肿，是肠生痈可能。而后者是根据疾病所在部位的经络，推知疾病的病因病机，以及病在何脏、何腑；如生于足太阳经的臀疽，是膀胱经湿热。

2. 经络辨证的目的

（1）循经用药 通过经络辨证，认清了属何脏腑失调，在治疗时采用引经药物，使药力直达病所，有针对性地调整经络和脏腑，达到迅速起效的目的。如手太阳经用黄柏、藁本；足太阳经用羌活；手阳明经用升麻、石膏、葛根；足阳明经用白芷、升麻、石膏；手少阳经用柴胡、连翘、地骨皮（上）、青皮（中）、附子（下）；足少阳经用柴胡、青皮；手太阴经用桂枝、升麻、白芷、葱白；足太阴经用升麻、苍术、白芍；手厥阴经用柴胡、牡丹皮；足厥阴经用柴胡、青皮、川芎、吴茱萸；手少阴经用黄连、细辛；足少阴经用独活、知母、细辛。此外还有全身各部位、器官的引导药（药引子），如头部颠顶用羌活、藁本；鬓用川芎；额面用白芷；颈部用夏枯草；项背用羌活；腰骶用独活、杜仲；胸部用桔梗；乳房用蒲公英；胁肋用柴胡、青皮；腹部用香附；睾丸用橘核；肛门用枳壳；上肢用桂枝、姜黄；手指用桑枝、忍冬藤；下肢用牛膝等。

（2）分经论治 由于不同的经络具有不同的生理特性，如手足十二经络就有气血多少之分，因此其发生外科病证就具有各自的特点，掌握这些特点才能在治疗上取得显著的疗效。如手阳明大肠经、足阳明胃经为多气多血之经，发于这些经络的外疡病多易溃、易敛，实证居多，治疗时要注重行气活血；手太阳小肠经、足太阳膀胱经、手厥阴心包经、足厥阴肝经为多血少气之经，发于这些经络的外疡，往往因血多而凝滞，气少则外发较缓，治疗时应注重破血，注重补托；手少阳三焦经、足少阳胆经、手少阴心经、足少阴肾经、手太阴肺经、足太阴脾经为多气少血之经，发于这些经络的外疡，因气多则必结甚，血少则收敛较难，治疗时要注重行气，注重滋养。

（五）病位辨证

辨病位是指按外科病证发生的上中下部位进行辨证的方法，即部位辨证，又称"外科三焦辨证"。《疡科心得集》云："盖疡科之证，在上部者，俱属风温风热，风性上行故也；在下部者，俱属湿火湿热，水性下趋故也；在中部者，多属气郁火郁，以气火之俱发于中也。其中间有互变，十证中不过一二。"病位辨证，以上、中、下三个部位，作为探讨其共同规律的出发点，与其他辨证方法相互补充，相互联系，但对临床应用具有极其简洁而有效的指导作用，既与内科三焦辨证相联系，又具有鲜明的外科特点。

1. 上部辨证　人体上部包括头面、颈项及上肢。生理特点是属于阳位，阳气有余，阴精不足，卫阳固护，营阴内守，营卫互相为用，始自上焦，宣达布散于全身，可概括为"上焦如雾"。

（1）病因特点　风邪易袭，温热多侵，故病因多为风温、风热、风火。

（2）发病特点　上部疾病的发生，一般来势迅猛。

（3）常见症状　发热恶风，头痛头晕，面红目赤，口干耳鸣，鼻燥咽痛，舌尖红而苔薄黄，其脉浮而数。局部表现：红肿宣浮，忽起忽消，根脚收束，肿势高突，疼痛剧烈，溃疡则脓稠而黄。

（4）常见外科疾病　头面部疖、痈、疔诸疮；皮肤病如鹅掌风、热疮等；颈项多见瘰、有头疽等；上肢多见外伤染毒等。

（5）证型特点　常见有风热证、风温证等，以实证、阳证居多。

2. 中部辨证　人体中部包括胸、腹、腰、背，是五脏六腑所居部位，为十二经之所过，是人体气机升降出入的枢纽，也是气血化生、运行、转化的部位。生理特点是具有消化、吸收，并输布水谷精微和化生血液的功能，可概括为"中焦如沤"。

（1）病因特点　多因气郁、火郁所致，"气火俱发于中，而后达于四肢"。此部的外科病证，绝大多数与脏腑功能失调关系密切。

（2）发病特点　常于发病前伴有情志不畅的刺激因素，或者素体性格郁闷，病发于不易察觉之时，一旦发病，情志变化可明显影响症状的轻重与变化。

（3）常见症状　中部症状极其多样复杂。全身以情志不畅、呕恶上逆、腹胀痞满、纳食不化、反酸嗳气、大便秘结或便而不爽、腹痛肠鸣、小便短赤、舌红苔白、脉弦而数为特点。局部表现：初觉疼痛灼热，继则红肿起疱，或流滋水，或局部高肿，触之硬痛，脓腔深在，脓液稠厚，或伴鲜血；或局部肿物，随喜怒消长，忽大忽小等。

（4）常见外科疾病　乳房肿物、背疽、急腹症、缠腰火丹及癥瘕积聚等。

（5）证型特点　初起多气郁、火郁，属实；破溃则虚实夹杂，后期正虚为主。其病多及肝胆、脾胃。

3. 下部辨证　人体下部指臀、前后阴、腿、胫、足。生理特点是其位居下，阴偏盛，阳偏弱，阴邪常袭；功能是排泄糟粕和尿液，可概括为"下焦如渎"。

（1）病因特点　以寒湿、湿热多见。多由湿邪所成，或从寒化，或从热化。

（2）发病特点　起病缓慢，初觉沉重不爽，后病候逐渐显现，病程缠绵不愈，反复发作，或时愈时发。

（3）常见症状　全身以小便不利、渴不多饮，或大便不通、小腹硬满、头胀昏沉、苔灰白黄腻、脉濡数等为特点。局部表现：患处沉重下坠不爽，二便不利，或肿胀如棉，或红肿流滋，脓出清稀，疮面时愈时溃。

（4）常见外科疾病　臁疮、脱疽、股肿、子痈、精癃等。

（5）证型特点　初起多阴证为主，后期虚证居多；多兼夹余邪；病变以肺、脾、肾三脏为主。

（六）分期辨证

分期辨证就是以病程的发展全过程为基础，运用四诊手段对某一时期的情况进行分析、归纳、总结，判断出不同病程阶段病变的性质、部位及邪正相争状态，从而为治疗提供依据和指导。尤适用于疮疡等化脓性疾病，又有人称其为"初起、成脓、溃后"三期。

1. 初期辨证

（1）病理特点　以邪正相争为特点；或因外邪初袭，邪居于表；或因内邪初结，邪居于里。

（2）发病特点　外邪致病时起病急，内邪致病时起病缓。

（3）常见症状　初起症状多样复杂，但外邪所致多伴有发热恶寒、头痛身重、脉浮苔薄；内邪致病症状随病位变化，但其脉多沉紧或数。阳证红肿热痛；阴证平塌漫肿，隐隐作痛，化脓迟缓；半阴半阳证则肿而不甚高突，痛而不甚剧烈。

（4）证型特点　初期邪正相争属于实证，正气未衰。

2. 中期辨证

（1）病理特点　随病变的发展，邪正相争出现两种中期表现：邪毒与气血相搏，正气不衰，化热生火，腐败成脓；或正不胜邪，邪结愈深，正气渐衰，虚实夹杂。

（2）常见症状　正气未衰者，肿疡高突，啄痛剧烈，发热不退，酿而成脓；正得胜邪者，肿疡破溃，脓出毒泄；正气衰败者，肿势不限，根脚散漫，久不化脓。

（3）证型特点　以虚实夹杂之证多见。

3. 后期辨证

（1）病理特点　脓毒外泄，气血得复；或余邪未尽，气血已衰；或邪毒深入，正不胜邪，病情转重。

（2）常见症状　正气未损，气血得复者，脓液渐少，肉芽红润，渐趋收口；如气血渐衰，则见脓水稀薄，疮面欠泽，肉芽不鲜，疮口不敛；如气血衰败，邪毒渐入，可见身体消瘦，精神委顿，面色少华，或见潮热，盗汗，手足心热，虚烦不寐。

（3）证型特点　多为虚证，以气血不足为主，如余邪未尽则可进一步耗气伤阴。

（七）局部辨证

外科疾病最显著的特征就在于有明显的局部病灶，并伴有不同程度的自觉症状与外在表现。局部辨证就是指对局部病变运用四诊手段进行分析、归纳、总结、判断，辨别出病变的病因、病性，了解病变的程度与转归顺逆，从而对疾病的病理状态做出概括的诊断，为施治提供理论依据。临床上主要辨常见的肿、痛、痒、脓、麻木、溃疡、顺逆等。

1. 辨肿　肿是由各种致病因素引起经络阻塞，气血凝滞而成。由于患者体质的强弱与致病原因的不同，肿的临床表现也有差异。临床上常根据肿势的缓急、形态、部位、色泽及伴随症状判断疾病的性质和轻重。

（1）辨肿的外形

局限性：局部红肿高突，根围收束，不甚平坦，多为实证、阳证。

弥漫性：局部肿势平坦，散漫不聚，边界不清。阳证见之，为邪甚毒势不聚；阴证见之，为气血不足。

全身性：疮疡溃后而见头面、手足虚浮，为脓出过多，病久气血虚耗，脾阳不振所致。

概括来说，凡病发在皮肤浅表、肌肉之间的，其肿势高突而带焮红，发病较快，并有易脓、易溃、易敛的特点；若病发在筋骨、关节之间，其肿势多平坦而皮色不变，发病较缓，并有难脓、难溃、难敛的特点。

（2）辨肿的成因

火：肿而色红，皮薄光泽，焮热疼痛。

寒：肿而不硬，皮色不泽，不红不热，常伴有酸痛。

风：漫肿宣浮，或游走不定，不红微热，轻微疼痛。

湿：肿而皮肉重垂胀急，深则按之如烂棉不起，浅则水亮如水疱，搔破流黄水，浸淫皮肤。

痰：肿势或软如棉，或硬如结核，不红不热。

气：肿势皮宽内软，不红不热，常随喜怒消长。

郁结：肿势坚硬如石，或边缘有棱角，形如岩突，不红不热。

瘀血：肿而胀急，色初暗褐，后转青紫，逐渐变黄消退。

虚：肿势平塌，根盘散漫。

实：肿势高起，根盘收束。

（3）辨肿的部位和色泽　由于发病部位的局部组织有疏松和致密的不同，肿的情况也有差异。如病发于手掌、足背等处，因病处组织较疏，肿势易于蔓延，其肿处常较他处为大而明显；手指部因组织致密，故局部肿势不甚，但其疼痛较为剧烈；大腿部由于肌肉丰厚，肿势虽甚，但外观不明显。一般浅表的疮肿以色红赤为多；而病患在深部的，则以皮色不变者居多，甚至脓熟亦仅透红一点。同时，肿的形态和颜色的改变也提示着疾病的发展和转归，如疔疮、有头疽等病，在未溃脓时，由红肿色鲜转向暗红而无光泽，由高肿转为平塌下陷，这是邪毒走黄或内陷之危象。

2. 辨痛　疼痛是外科疾病中最常见的自觉症状，是由于多种因素导致气血凝滞、阻滞不通而成；疼痛增剧与减轻常作为判断病势进展与消退的标志。由于患者邪正盛衰与痛的原因不一、发病部位的深浅不同，疼痛的发作情况也有所不同。临床上需辨别疼痛的成因，并根据疼痛的发作情况、疼痛的性质与肿势等结合分析病情。

（1）辨疼痛的成因

热：皮色焮红，灼热疼痛，遇冷则痛减。

寒：皮色不红，不热，酸痛，得温则痛缓。

风：痛无定处，忽彼忽此，走行甚速。

湿：痛而酸胀，肢体沉重，按之有凹陷性水肿或见糜烂流滋。

气：攻痛无常，时感抽掣，喜缓怒甚。

化脓：肿势急胀，痛无止时，持续胀痛，跳痛，如有鸡啄，按之中软应指。

瘀血：初起隐痛，微胀，微热，皮色暗褐，继则皮色青紫而胀痛。

（2）辨疼痛的类型

卒痛：突然发作，疼痛急剧，多见于急性疾患。

阵发痛：突痛急止，发作无常，多伴绞痛；多见于胆道、肠胃等寄生虫疾患。

持续痛：痛无休止，持续不减，多见于阳证未溃时；痛势缓和，持续较久，多见于阴证初起。

（3）辨疼痛的性质

刺痛：痛如针刺，病变多在皮肤，如蛇串疮。

灼痛：痛而有灼热感，病变多在肌肤，如疖、有头疽、颜面疔疮、丹毒等。

裂痛：痛如撕裂，病变多在皮肉，如肛裂、手足皲裂较深者。

钝痛：疼痛滞钝，病变多在骨与关节间，如流痰、附骨疽转入慢性阶段者。

酸痛：既酸胀又痛，病变多在关节，如流痰。

胀痛：痛而紧张、胀满不适，如乳癖、血肿、癃闭等。

绞痛：痛如刀割，发病急骤，病变多在脏腑，如空腔脏器梗阻（肠道、胆道、泌尿道）等。

抽掣痛：痛时有抽掣，并伴有放射痛，传导于邻近部位，如乳岩、石瘿、失荣的晚期。

啄痛：痛如鸡啄，并伴有节律性疼痛，病变在肌肉，多在阳证疮疡化脓阶段。

（4）辨疼痛与肿

先肿后痛者，其病浅在肌肤，如颈痈。

先痛后肿者，其病深在筋骨，如附骨疽。

痛发数处，同时肿胀并起，或先后相继者，为多发性疾病，如流注。

肿势蔓延而痛在一处者，是毒已渐聚；肿势散漫而无处不痛者，是毒邪四散，其势方张。

肿块坚硬如石不移，不痛或微痛，日久逐渐肿胀时觉掣痛者，常为岩。

3. 辨痒 痒是皮肤上的一种自我不适、需要搔抓的感觉，是由风、湿、热、虫之邪客于皮肤肌表，致使皮肉间气血不和，郁而生微热所致；或由于血虚风燥阻于皮肤，肌肤失养，内生虚热而发。痒是皮肤病一个主要自觉症状，在疮疡的肿疡、溃疡阶段中也时有发生。由于发生痒的原因不一，以及病变的发展过程不同，故痒的临床表现也各异。

（1）皮肤病辨痒

风胜：走窜无定，遍体作痒，抓破血溢，随破随收，不致化腐，多为干性。如牛皮癣、瘾疹等。

湿胜：浸淫四窜，黄水淋沥，易沿表皮蚀烂，越腐越痒，多为湿性，或有传染性。如急性湿疮、黄水疮等。

热胜：皮肤瘾疹，焮红灼热作痒，或只发于暴露部位，或遍布全身，甚则糜烂、滋水淋沥，结痂成片，常不传染。如漆疮、膏药风等。

虫淫：浸淫蔓延，黄水频流，状如虫行皮中，其痒尤甚，最易传染。如手足癣、疥疮等。

血虚：皮肤变厚、干燥、脱屑、作痒，很少糜烂滋水。如慢性湿疮、牛皮癣等慢性皮肤病。

（2）疮疡辨痒

疮疡作痒：一般较为少见。在疮疡初期，肿势平坦，根脚散漫，脓犹未成之时，可有作痒的感觉，这是毒热炽盛，正不胜邪，预示着病变的发展趋势，可见于有头疽、疔疮初起、疫疔等。经治疗后根脚收束，肿痛已减，余块未消之时，也有作痒的感觉，这是正气已复，气血疏通，毒势已衰，病变有消散之趋势，可见于乳痈、流注等。

溃疡作痒：如痈疽溃后，肿痛渐消，忽然患部感觉灼热奇痒，常由于脓区不洁，脓液浸渍皮肤，护理不善所致，或因应用汞剂、砒剂、敷贴膏药等引起皮肤过敏所致。如溃疡经治疗后，引流已畅，四周余肿未消之时，或腐肉已脱、新肌生长之际，而皮肉间感觉微微作痒，这是毒邪渐化，气血渐充，将要收口的佳象。

4. 辨脓　脓是化脓性疾病常见的病理产物，是因皮肉之间热盛肉腐蒸酿而成，是由气血化生。疮疡早期不能消散，中期必化腐成脓，是疮疡中期的主要症状及其标志。外科疾病的出脓，是正气载毒外出的现象，毒邪随脓液排出体外，是使"邪有出路"，虽伤正气，但邪出正气才能恢复，疾病才能痊愈，是一种顺证。所以疮疡在局部诊断时辨脓的有无是关键所在。及时正确判别脓的有无、脓肿部位深浅，然后才能进行适当的处理，依据脓液的性质、色泽、气味等变化，有助于正确判断疾病的预后顺逆，这是外科疾病发展与转归的重要环节。

（1）辨脓的有无

有脓：按之灼热痛甚，指端重按一处其痛更甚，肿块已软，指起即复（即应指），脉数者，为脓已成。

无脓：按之微热，痛势不甚，肿块仍硬，指起不复（不应指），脉不数者，为脓未成。

值得注意的是，结合病史与发病时间，可对辨脓有帮助。如痈一般化脓为7天，暑湿流注为14天，手足疔疮为10天左右，乳痈为10天左右，流痰需6个月至1年或以上。但应注意，如肿疡用抗生素治疗或过用寒凉不能消散者，化脓的时间则均可延迟。

（2）辨脓的方法

按触法：用手指按于患部，觉灼热濡软应指者为脓已成。

透光法：主要用于检查指（趾）病灶。以左手遮住患指（趾），置光源于被检指下面直射患处，若见有深黑色阴影者为有脓，全指清晰潮红者为无脓。

点压法：手指部的脓肿若脓液很少可用点压法检查，用棉签或大头针尾等小圆钝物点压患处，有局限性的剧痛点者为脓已成。

穿刺法：消毒后用注射器在患处穿刺抽脓不仅能辨别是否有脓，及对脓肿切开进行定位，同时还可采取脓液标本做细菌学检查。

超声波或 CT 检查：可以测知脓腔的深浅、大小及与周围组织的关系，对于内脏脓肿的检查尤为重要。

（3）辨脓的部位深浅　此为切开引流进刀深浅的重要依据。若深浅不辨，浅者深开，则损伤正常组织，增加患者痛苦；深者浅开，则达不到引流目的。

浅部：肿块高突坚硬，中有软陷，皮薄灼热焮红，轻按便痛而应指。

深部：肿块散漫坚硬，按之隐隐软陷，皮厚，不热或微热，不红或微红，重按方痛而应指。

超声波检查可做为重要的辅助手段。

（4）辨脓的性质、色泽和气味

脓的性质：脓液为气血所化生，宜稠厚而不宜稀薄。脓液稠厚者元气较充，淡薄者其人元气多弱。若脓由稀薄转稠厚，为体虚渐复；如脓由稠厚转为稀薄，为体质渐衰。若脓成日久不泄，一旦溃破，如脓稀似粉浆污水，或夹有败絮样物质，而色晦腥臭者，为气血衰竭，属败象。

脓的色泽：宜明净而不宜污浊。脓液黄白质稠，色泽鲜明者，为气血充足。如脓色绿黑稀薄者，为蓄毒日久，有损伤筋骨之可能；如脓中夹有瘀血，色紫成块者，为血络受伤；如脓色如姜汁，则每多兼患黄疸，病势较重。

脓的气味：宜略腥而不宜臭秽。脓液一般略带腥味，其质必稠，大多是顺证现象；脓液腥秽恶臭的，其质必薄，大多是逆证现象，而且常是穿膜损骨之征。

5. 辨麻木　麻木是肌肤不知痛痒的症状，是由于气血不运或毒邪炽盛，以致经脉阻塞而成。由于麻木的致病原因不同，有轻重之别，所致麻木的情况也有差别。如疔疮、有头疽坚肿色褐，麻木不知痛痒，伴有较重的全身症状，为毒邪炽盛，常易导致走黄和内陷；麻风患部则麻木不仁，不知痛痒；脱疽早期患肢麻木且冷，为气血不运，脉络阻塞，常易致腐烂筋骨，顽固难愈。

6. 辨溃疡　溃疡是皮肤或黏膜的局限性缺损。肿疡不消，化脓破溃，或因各种损伤创面在短期内不能愈合均可形成溃疡。一般阳证疮疡的溃疡，色红活，四周起白边，腐肉易脱，新肌易生，疮口易敛，知觉正常；阴证溃疡则疮面灰暗，脓液清稀或流污血水，腐肉难脱，新肉不生，疮口经久难敛。如疮面腐肉已尽，而脓水灰薄，新肉不生，状如镜面，光白板亮，为虚陷之证。溃疡的特殊形态，有助于疾病的诊断：如瘰疬疮口有空腔或伴漏管，脓水稀薄，夹有败絮样物；附骨疽、流痰之溃疡，疮口凹陷，四周乌黑，常伴漏管形成；岩性溃疡多呈翻花如岩状，溃疡底部或有珍珠样结节，内有紫黑坏死组织，渗流血水；麻风溃疡呈空凿形，常深可及骨；梅毒性溃疡，其边缘削直如凿成或略微内凹，其基底高低不平，有暗黄色坏死组织而带臭味。

（八）辨善恶顺逆

辨善恶顺逆，是指判断外科病证预后好坏的一种方法。善恶多指全身症状表现，顺逆多指局部情况。"善"是指好的现象，表示预后良好；"恶"是坏的现象，表示预后凶恶；"顺"是正常，指外科疾病在其发展过程中按顺序出现应有的症状，表示疾病发展过程顺利；"逆"是反常的表现，指不以顺序而出现不良症状表现者，表示疾病发展经过不顺利。它们均是指病理过程而言，并不指生理功能的正常情况。

值得注意的是，"五善七恶""顺逆吉凶"的描述，是历代医家长期临床实践中经验的总结，多以疮疡疾病为基础，目前公认以《医宗金鉴》和《外科正宗》分别归属于五脏的表述最具代表性，但临床上具体运用时必须综合分析，才能对外科病证的预后做出准确的判断。

1. 五善　即脏腑没有因毒邪侵犯而功能失常。

心善：精神爽快，言语清亮，舌润不渴，寝寐安宁。

肝善：身体轻便，不怒不惊，指甲红润，二便通利。

脾善：唇色滋润，饮食知味，脓黄而稠，大便和调。

肺善：声音洪亮，不喘不渴，呼吸均匀，皮肤润泽。

肾善：并无潮热，口和齿润，小便清长，夜卧安静。

2. 七恶　即脏腑功能受到毒邪侵犯而功能紊乱。

心恶：神志迷糊，心烦舌燥，疮色紫黑，言语呢喃。

肝恶：身体强直，目难正视，疮流血水，惊悸时作。

脾恶：形容消瘦，疮陷脓臭，不思饮食，纳药呕吐。

肺恶：皮肤枯槁，痰多音暗，呼吸喘急，鼻翼扇动。

肾恶：时渴引饮，面容惨黑，咽喉干燥，阴囊内缩。

脏腑败坏：身体浮肿，呕吐呃逆，肠鸣泄泻，口糜满布。

气血衰竭：疮陷色暗，时流污水，汗出肢冷，嗜卧语低。

3. 顺证

初起：由小渐大，疮顶高突，焮红疼痛，根脚不散。

已成：顶高根软，皮薄光亮，易脓易腐。

溃后：脓液稠厚黄白，色鲜不臭，腐肉易脱，肿消痛减。

收口：创面红活鲜润，新肉易生，疮口易敛，感觉正常。

4. 逆证

初起：形如黍米，疮顶平塌，根脚散漫，不痛不热。

已成：疮顶软陷，肿硬紫暗，不脓不腐。

溃后：皮烂肉坚无脓，时流血水，肿痛不减。

收口：脓水清稀，腐肉虽脱，新肉不生，色败臭秽，疮口经久难敛，疮面不知痛痒。

善恶顺逆诸证，可以互为转化，主要取决于正邪相争的结果。因此，见到善证、顺证，不可疏忽大意；出现逆恶之证也不必惊慌失措，及时积极救治。

四、治法概要

外科病证的治疗方法，分内治和外治两大类，而整体观念与辨证论治仍是指导治疗的基础。内治之法基本与内科相同，但其中透脓、托毒等法，以及结合疾病应用的某些方药，是外科的专科特点；外治中的外用药物、手术疗法和其他疗法中的药线、垫棉等，则为外科所独有。而局部表现必须与全身情况相结合进行整体辨证，构成了中医外科的独特辨证体系，又决定了中医外科必须内治外治相结合。一般来说，轻浅小疾，单用外治法即能治愈；而大病重疾，若非内外治并举则难以奏效；一些以手术治疗为主的外科疾病，通过围手术期的辨证用药内服及配合针灸、外敷等外治法，能调整提高机体的抗病能力，减少手术并发症，缩短术后康复时间。在临证时，应依据患者的体质强弱、病因差异、证候性质等不同，确立出内治与外治的法则，灵活运用。

（一）内治法

自宋以来，因受"理学"文化主导及明朝以后以整体观念为主流的中医外科学"正宗派""全生派""心得派"三大学术流派的影响，近代中医外科治疗多以内治法为主。由于传统的中医外科以诊治体表感染性疾病（疮疡）居多，而疮疡根据外科疾病发展过程一般分为初起、成脓、溃后三个阶段，故中医外科医家们确立出"消、托、补"三个总的治疗法则。

1. 内治法的三个总则

（1）消法　是运用不同的治疗方法和方药，使初起的肿疡得以消散，不使邪毒结聚成脓，是一切肿疡初起的治法总则。适用于没有成脓的初期肿疡和非化脓性肿块性疾病及各种皮肤疾病。本法可使患者免受溃脓、手术之苦，而又能缩短病程，故古人有"以消为贵"的说法。具体应用时，应视导致各种疾病的不同致病因素及人体气血的盛衰而辨证立法。消法贵乎早用，即使不能内消，也可移深居浅，转重为轻。若肿疡已至中期（成脓期），则不可用内消之法，以免气血受损，毒散不收，反而不易治愈。

（2）托法　是用补益气血和透脓的药物，扶助正气，托毒外出，以免毒邪内陷的一种治疗大法。故古人有"无补不成托"之说。适用于肿疡中期（成脓期），正虚毒盛，不能托毒外出的虚证；或虽正气未衰，但毒邪炽盛，肿势不束，脓毒难透者，可用透脓的药物，促其早日脓出毒泄；如热毒炽盛，还需加用清热解毒药物。具体应用时，要注意防止犯实实之戒，尤其是风温、疔疮等阳实证，以免补早之弊。

（3）补法　是用补养的药物，恢复正气，助养新生，促使疮口早日愈合的治疗法则。适用于溃疡的后期，毒势已去，元气虚弱，脓水清稀，疮口难敛之虚证。气血虚弱者，宜补益气血；脾胃虚弱者，宜健脾和胃；肝肾不足者，宜滋养肝肾。但余毒未尽之时，勿过用补法，以免留邪为患，助邪鸱张。

2. 内治法的具体运用　按照整体观念与辨证论治的原则，根据病因、病情、体质等的不同，内治法临床常用的归纳起来有解表、通里、清热、温通、祛痰、理湿、活血、行气、内托、补益、养胃等治法。

（1）解表法　是用发汗的药物，使停留于肌表的毒邪，随汗而泄，从表而解的方法，从而达到疮疡消散的目的。本法适用于疮痈初期或皮肤病中有表证者。具体应用时，当分辨风热、风寒，可分为辛凉解表与辛温解表。

辛凉解表法适用于外感风热的表热证。如疮疡红肿痛，恶寒轻，发热重，口渴，小便短赤，苔薄黄，脉浮数者；或皮肤斑疹色红，泛发全身，瘙痒难忍等。常用代表方有牛蒡解肌汤、消风散等；常用药物有金银花、连翘、薄荷、桑叶、蝉衣等。

辛温解表法适用于外感风寒证。如疮疡肿痛，恶寒重，发热轻，无汗，头痛，身痛，苔白，脉浮紧者；或皮肤斑疹色白，剧痒，恶风怕冷，遇寒加剧的风疹块等。常用代表方有桂枝汤、荆防败毒散等；常用药物有桂枝、麻黄、荆芥、防风、生姜等。

运用解表法应注意，凡疮疡溃后，日久不敛，体质虚弱者，即使有表证存在，也不宜发汗太过，否则汗出过多，体质更虚。

（2）通里法　用泻下药物，使蓄积在脏腑内部的毒邪得以疏通排出，从而达到除积导滞、破癥散结、邪去毒消目的的一种治法。适用于疮疡初期或中期，表证已解，热毒入腑，出现便结里实证候者。本法在内痈（急腹症）中适用范围非常广泛：如各种肠结、凡无血运障碍者；各种腹腔急性炎性疾病，如肠痈、胆瘅等，凡出现便结里实者；驱虫时或腹部损伤而无大出血者。分峻下、寒下、温下、润下等法，其中寒下和润下为临床所常用。

寒下法适用于表证已罢，热毒入腑，内结不散的里实热结证。如疮疡局部焮红高肿，疼痛剧烈，或皮肤病的皮损焮红灼热，伴口干饮冷，壮热烦躁，呕恶便秘，苔黄腻或黄糙，脉沉数有力者。常用代表方有大承气汤、内疏黄连汤、大柴胡汤、凉膈散等；常用药物有大黄、黄连、栀子、芒硝、番泻叶、甘遂等。

润下法适用于血虚津枯肠燥便秘，老年虚秘之证。如疮疡、肛肠病、皮肤病等阴虚火旺，胃肠津液不足，口干食少，大便秘结，脘腹痞胀，舌干红，苔黄腻或薄黄，脉细数者。常用代表方有润肠汤、济川煎等；常用药物有火麻仁、瓜蒌仁、肉苁蓉、郁李仁、蜂蜜等。

应注意运用通里攻下法时，须掌握好适应证，尤以年老体衰、妇女妊娠或月经期更宜慎用。使用时应中病即止，不宜过剂，否则会损耗正气。在疮疡化脓阶段，过下之后，正气一虚，则脓腐难透，疮势不能起发，甚至使邪毒扩散，反使病情恶化。泻下药物虽然可以直接泻下壅结之热毒，但在使用时可适当加清热解毒之品，以增强清泻热毒之效果。

（3）清热法　指用寒凉药物以清解体内蓄积热毒的方法，是治疗热毒蕴结的主要法则。适用于痈、有头疽、疖、疔等病证，凡有实火、热毒见证者；或在内痈中，凡热毒炽盛或热入营血之高热、烦躁不安、神昏谵语者；以及邪热迫血妄行而见吐衄发斑等出血证时均可使用。在具体运用时，按热之盛衰、火之虚实，又可分为清热泻火法、清热解毒法、清热凉血法、养阴清热法、清骨蒸潮热法等不同。

清热泻火法与清热解毒法临床上有时不能截然分开，常合并应用；适用于红肿热痛之里实证，多见于疮疡，常伴发热，口渴，喜冷引饮，大便燥结，小便短赤，苔薄黄或黄腻，脉数或滑数等；常用代表方有黄连解毒汤、白虎汤、五味消毒饮、普济消毒饮等；常用药物有金银花、石膏、知母、黄芩、黄连、野菊花、蒲公英、紫花地丁等。清热凉血法用于热入营血分之热证，以局部焮红灼热为特点，如烂疔、发、丹毒、红蝴蝶疮等，可伴有高热，口渴不喜饮，舌红，苔黄腻，脉弦数或弦滑数等；常用代表方有犀角地黄汤、清营汤等；常用药物有水牛角、鲜生地黄、牡丹皮、赤芍、紫草、大青叶等。以上三法在热毒炽盛、气血两燔时常需同时联用。若热毒内传而出现走黄、内陷之证，见烦躁不安，神昏谵语，发斑发黄，舌红绛，苔焦黑而干，脉洪数或细数，则又当联用清心开窍之方，常加安宫牛黄丸或紫雪丹。

养阴清热法用于疮疡溃后阴液不足、脏腑组织失去滋润濡养，或走黄、内陷后阴伤有热者；常用代表方有知柏地黄丸等；常用药物有生地黄、玄参、麦冬、龟甲、知母等。清骨蒸潮热法用于瘰疬、流痰、肺痨以骨蒸、潮热、形瘦盗汗，舌红少苔，脉细数等阴虚内热见证者；常用代表方有清骨散、青蒿鳖甲汤等；常用药物有地骨皮、青蒿、鳖甲、银柴胡等。

临床上需注意，使用清热法必须注意辨明热证的真假虚实；清热药物均属寒凉之品，易致伤胃，应病去即止，不可久用；平素体质虚寒者慎用。

（4）温通法　是应用温经通络、散寒化痰的药物，温阳疏通气血，驱散阴寒凝滞之邪以治疗寒证的治法。适用于素体阳虚，风寒痰湿侵入筋骨，阳气失和，疮形平塌漫肿，不红不热等证，如流痰、脱疽、附骨疽等。常用代表方为阳和汤、独活寄生汤、阳和通脉汤等；常用药物有制附子、麻黄、桂枝、白芥子、细辛、川芎等。应注意阴虚有热者不可用本法，因温燥之药能助火劫阴。

（5）祛痰法　是用咸寒化痰软坚药，排除痰浊、消散痰凝肿块的治法。凡是痰浊留滞于肌肤经络之内，致生肿块的疾病，如瘿、瘤、乳癖、瘰疬、痰核、肠痈、精癃等均可配合此法治疗。但临床应针对不同病因，配合其他治法一起使用，才能达到化痰、消肿、软坚的目的。常用代表方有：疏风化痰方适用于风热夹痰之病证，如牛蒡解肌汤合二陈汤；解郁化痰方适用于气郁夹痰之病证，如逍遥散合二陈汤；养营化痰方适用于体虚夹痰之病证，如香贝养荣汤。常用药物有夏枯草、牛蒡子、瓜蒌、海藻、昆布、海浮石、浙贝母等。运用本法时，应注意不宜单攻其痰，同时应重视治其生痰之本；且痰随气而升降，故多配伍理气之品；外科痰浊之证常夹气滞、火热，需少用温化之品，以免助火生热。

（6）理湿法　是用燥湿或淡渗利湿的药物祛除湿邪的治法。湿在上宜化，在中宜燥，在下宜利。湿多夹风、寒、热，故理湿法常不单独使用，必须结合清热、祛风等法，才能达到治疗目的。如湿热两盛，留恋气分，要利湿化浊，清热解毒；湿热下注膀胱，宜清热泻火，利水通淋；湿热蕴结肝胆，宜清肝泻火，利湿化浊；风湿袭于肌表，宜除湿祛风。常用代表方有：清热利湿适用于湿疮、臁疮等以局部焮红作痒，滋水淋沥为特点的湿热交杂之证，如二妙方、萆薢渗湿汤、五神汤、龙胆泻肝汤等；除湿祛风方适用于风湿袭于肌表、瘙痒难止之证，如豨莶丸。常用药物有萆薢、薏苡仁、茯苓、苍术、车前子等。注意过用理湿方药易伤阴，故阴虚津亏及大出血者宜慎用。

（7）活血法　是用活血化瘀的药物，使经络疏通、血脉流畅，从而达到病症消散目的的方法。适用于疮疡或溃疡肿块不消，结块色红较淡或不红或青紫者，有气血凝滞之证候者；活血化瘀法在内痈中应用更为广泛，凡有瘀血见症如舌质紫暗，有瘀斑、瘀点，腹腔肿块和局部瘀血者，皆可用之；尤以急性化脓性炎症性疾病迁延至慢性炎症阶段最为适宜。具体临床上还可分为行气活血、凉血活血、温里活血、通络活血等具体方法，临证时可据证选用。常用代表方为桃红四物汤、少腹逐瘀汤、复元活血汤、活血散瘀汤等；常用药物有当归尾、赤芍、川芎、桃仁、红花、郁金、丹参、三棱、莪术、蒲黄、地龙等。

（8）行气法　是运用理气药调畅气机，疏通气血，以达到消肿散坚止痛的治法。适用于外科病因气分郁滞所致者，见肿块坚硬，不红不热，或肿势皮紧内软，可随喜怒而消长，如气瘿、乳癖、乳岩等。外科疾病由气血凝滞者最为多见，而七情所伤，肝气郁结，也能导致气血凝滞，发为瘿、瘤、岩、癖等症，故外科临床常用疏肝解郁理气之法。常用代表方有逍遥散、清肝解郁汤等；常用药物有香附、木香、枳壳、厚朴、半夏、川楝子、青皮、陈皮、乌药等。因气为血帅，血随气行，临床上行气法多与活血药配合使用；而气郁则水湿不行，聚而成痰，故行气药又多与化痰药合用。临床注意行气药物多有香燥辛温特性，容易耗气伤阴及动胎气，故气虚、阴虚或火盛患者及孕妇应慎用。

(9) 内托法 是用透托药和补托药使致病毒邪移深就浅，趋于局限，不致旁窜内陷的治法。适用于脓将成至腐肉脱落阶段的疮疡中期，因正虚毒盛，不能托毒外达，疮形平塌，难溃难腐的证候。根据疮疡发展阶段的不同和相应方药组成的区别，托法又可分为清托、透托和补托三类。

清托法是用补气养血、透脓和清热解毒的药物治疗热毒壅盛、开始化脓的疮疡；是既有消散之效，又有托毒之功的治法。适用于疮疡发散疏利之后，疮形已成，脓尚未熟者，表现为疮疡色赤、肿高、焮痛、发热、作脓等。常用代表方为托里消毒散、四妙勇安汤、四妙汤等；常用药物有金银花、生甘草、白芷、赤芍、黄芪、党参、当归、穿山甲等。

透托法是用补气养血、托毒透脓的药物治疗疮疡脓成，促其早溃的方法；具有排脓泄毒、消肿止痛、托里护疮的作用。适用于成脓之后，毒邪深沉散漫，不能高突破溃者；对高龄体弱畏惧针刀者尤宜。常用代表方为透脓散、托里透脓汤等；常用药物有穿山甲、皂角刺、黄芪、当归、川芎、升麻等。

补托法是用扶助正气、托毒排脓的药物治疗疮疡溃后脓出不畅、腐肉不脱的方法；具有提深就浅、祛腐生新的功用。适用于疮疡溃后脓毒不畅，根盘不散，疼痛不减，腐肉不脱者。常用代表方有补益气血以提毒的托里排脓汤、滋阴养血以提毒的内托黄芪汤、温阳扶正以提毒的神功内托散等；常用药物有生黄芪、当归、制附子、肉桂、桂枝、薏苡仁、白芷、红藤、蚤休、败酱草、炮山甲炭等。

临床上需注意的是，透托法不宜用之过早，肿疡初起未成脓时勿用；补托法在正实毒盛的情况下不可施用，否则不但无益，反而能滋长毒邪，使病势加剧，而犯"实实"之戒。

(10) 补益法 是用补虚扶正药，补益气血，消除虚弱，恢复正气，助养新肉生长，使疮口早日愈合的治法。适用于疮疡中后期、皮肤病等凡有气血不足及阴虚阳微者，症见肿疡疮形平塌散漫，顶不高突，成脓迟缓，溃疡日久不敛，脓水清稀，神疲乏力。

若呼吸气短，语声低微，疲乏无力，自汗，饮食不振，舌淡苔少，脉虚无力者，宜以补气为主；常用方剂有四君子汤、补中益气汤等；常用药物有党参、黄芪、白术等。若面色苍白或萎黄，唇色淡白，头晕眼花，心悸失寐，手足发麻，脉细无力者，宜以补血为主；常用方剂有四物汤、当归黄芪汤等；常用药物有当归、熟地黄、川芎、鸡血藤、白芍等。若皮肤病皮损表现干燥、脱屑、肥厚、粗糙、皲裂、苔藓样变，毛发干枯脱落，伴有头晕目花，面色苍白等全身症状者，宜养血润燥；常用方剂有八珍汤等；常用药物有熟地黄、党参、当归、白芍等。对一切疮疡或皮肤病等，症见口干咽燥，耳鸣目眩，手足心热，午后潮热，形体消瘦，舌红少苔，脉细数者，以滋阴法治之；常用代表方有六味地黄丸等；常用药物有熟地黄、山茱萸、玄参、麦冬、女贞子、旱莲草等。对一切疮疡肿形散漫，不易酝脓腐溃，溃后肉色灰暗，新肉难生，舌淡，苔薄，脉微细，以温阳法治之；常用代表方有肾气丸或右归丸等；常用药物有制附子、肉桂、仙茅、仙灵脾、巴戟天、鹿茸等。

补法一般多用于疮疡中、后期。补气方药中加活血药、滋阴方中常加温阳药，相互配合，增加药效。若火毒未清而见虚象者，应清补结合。使用补法首先要顾护脾胃，补剂多滋腻碍胃，故常加入白术、陈皮、砂仁、枳壳等以健脾理气，或先以健脾醒胃为先，然后再补。

（11）养胃法 是用扶持胃气之药使纳谷旺盛，以壮气血生化之源的治法；多应用于疮疡后期调理阶段。因外疡溃后脓血大泄，必须靠水谷之营养，以助气血恢复，加速疮口愈合；若胃纳不振，则生化乏源，气血不充，溃后难敛。养胃法在具体运用时，分理脾和胃、和胃化浊及清养胃阴等法。

理脾和胃法适用于脾胃虚弱，运化失职，如溃疡兼纳呆食少，大便溏薄，舌淡，苔薄，脉濡等症者；常用代表方有异功散等；常用药物有党参、白术、茯苓、陈皮、砂仁等。和胃化浊法适用于湿浊中阻，胃失降和，如疔疮或有头疽溃后，症见胸闷泛恶，食欲不振，苔薄黄腻，脉濡滑者；常用代表方有二陈汤；常用药物有陈皮、茯苓、半夏、厚朴、竹茹、谷芽、麦芽等。清养胃阴法适用于胃阴不足，如疔疮走黄、有头疽内陷，症见口干少液而不喜饮，胃纳不香，或伴口糜、舌光红、脉细数者；常用代表方有益胃汤等；常用药物有沙参、麦冬、玉竹、生地黄、天花粉等。

（二）外治法

外治法是应用药物和手术或配合一定器械，直接作用于体表局部的治疗方法。外治法与内治法只是在给药途径上不同，外治法使药物直接作用于皮肤和黏膜，通过局部吸收，从而达到治疗目的，这是外科独具而必不可少的重要治法。外治法在外科疾病的治疗中占有重要的地位，轻浅病变可单用外治收功，危重证候必须内外治并举才能取效。

外治法与内治法一样，必须根据疾病发展过程中的不同阶段、不同证候，选用不同的治疗方法。常用的外治法有以下三类。

1. 药物疗法 药物疗法是将不同剂型的各种药物施用于局部的治疗方法。本疗法分别有膏药、油膏、箍围药、掺药、酊剂、洗剂、草药等。

（1）膏药 古代称薄贴，现代称硬膏，是按配方用若干药物浸于植物油中煎熬去渣，存油加入黄丹再煎，利用黄丹在高热下经过物理变化，凝结而成的制剂；使用前多需加温软化，对局部有热疗的物理作用，又因其黏附性强，对局部有固定和保护作用。一切外科病初起、已成、溃后各个阶段，均可应用。由于膏药方剂的组成不同，运用的药物有温凉之差别，所以在应用时就有各种不同的适应证。如太乙膏性偏清凉，功能消肿、清火、解毒、生肌，适用于阳证肿疡；千捶膏除了能消肿解毒以外，尚能提脓、祛腐、止痛，初起贴之能消，已成贴之能溃，溃后贴之能祛腐，适用于一切阳证肿疡；阳和解凝膏性偏温热，功能温经和阳、祛风散寒、调气活血、化痰通络，适用于阴证未溃者。膏药因其黏附性强而透气性差，易致丘疹、水疱、瘙痒、湿烂等，俗称膏药风（接触性皮炎），临床应以注意。

（2）油膏 又称软膏，是将药物和油类煎熬或调匀而成。较膏药柔软、滑润，无板硬不适之感，对凹陷、折缝处的病灶或溃疡面更为适宜，有代替膏药之势。适用于肿疡、溃疡、肛门病及皮肤病糜烂结痂渗液不多者。

（3）箍围药 古称敷贴，是用中药粉末加不同水剂调成糊状敷贴患部的方法。其能使初起肿疡得以消散；或使邪毒趋于局限，早期成脓和破溃；溃后余肿未消者得以化毒消肿。此法是目前外科应用最普遍的一种外治药物疗法。疮疡初起、成脓及溃后，肿势散漫不聚，均可使用。临床常用如金黄散、玉露散、四黄散药性寒凉，功能清热消肿、散瘀化痰，适用于红、肿、热、痛的一切阳证；回阳玉龙散药性温热，功能温经活血、散寒化痰，适用于不红不热的一切阴证；冲和散药性平和，功能行气疏风、活血定痛、散瘀消肿，适用于疮形肿而不高、痛而不甚、微红微热、介于阴阳之间的半阴半阳证；双柏散能活血祛瘀、消肿止痛，用于疮疡初起红肿热痛，腹腔炎症包块、静脉炎等。在调制箍围药时，阳证多用菊花汁、金银花露或冷茶汁调制；半阴半阳证多用葱、姜、韭捣汁或用蜂蜜调；阴证多用醋、酒调敷。用于肿疡时箍围药的外围需大于肿势范围，宜厚敷；用于溃疡时则宜空出中央，四周堆药。每次换药时需清洁消毒皮肤，箍围药干结时需另加调剂后再敷。

（4）掺药　掺布于膏药或油膏上或直接掺布于病变部位的粉剂称为掺药，也称散剂。掺药的种类很多，治疗范围很广，不论溃疡和肿疡，消散、提脓、收口等均可应用。临床上还可分为消散药、提脓祛腐药、腐蚀药与平胬药、生肌收口药、止血药、清热收涩药等不同种类。

（5）酊剂　将组成方剂的各种药物浸泡于酒精溶液内而成。如红灵酒有活血、消肿、止痛之功，用于冻疮、脱疽未溃之时；复方土槿皮酊功能杀虫止痒，用治手足癣。注意酊剂刺激性强，疮疡已溃或皮肤病糜烂面、近阴囊处勿用。

（6）洗剂　是将方药研成细末与水溶液混在一起而成。适用于急性、过敏性皮肤病，酒齄鼻和粉刺等。如三黄洗剂有清热止痒之功，用于一切急性皮肤病，如湿疮、接触性皮炎，皮损为潮红、肿胀、丘疹等；颠倒散洗剂有清热散瘀之功，用于酒齄鼻、粉刺。注意凡皮损处有糜烂渗液较多者、脓液结痂等，或深在性皮肤病，不宜使用。

（7）草药　指用新鲜草药或加入辅料后直接敷于局部病灶。适用于阳性肿疡，或创伤、毒蛇咬伤、皮肤病等。常用药物：①消肿解毒药：蒲公英、紫花地丁、马齿苋、丝瓜叶、芙蓉花叶、野菊花叶、七叶一枝花等捣烂后敷贴患处。②清热止血药：旱莲草、白毛根、丝瓜叶等，适用于浅表创伤出血。③祛风止痒药：徐长卿、蛇床子、地肤子、泽漆、羊蹄根等，用于皮肤病止痒。④治蛇伤药：田基黄、半边莲等。

2. 手术疗法　手术疗法是指医生用医疗器械配合手法操作对患者身体病灶进行的切除、缝合等治疗方法，是外科祛邪的重要手段。由于疾病不同，方法各异，常用的传统中医外科手术方法有切开法、烙法、砭镰法、挂线法、结扎法等；由于当时科技水平的局限，传统外科手术多应用于疮疡、皮肤病、肛门病等体表疾病，但随着现代中医的发展，应用器械和辅助手段的不断更新，手术领域不断扩大，目前已能在人体任何部位进行。尤其是近年微创（腔镜）手术的兴起，与传统中医"驱邪不伤正、驱邪少伤正"的理念相符，得到中西医学者的公认，已逐渐替代了传统开放手术。本节主要介绍传统中医手术方式，需注意的是手术操作时必须严格消毒，麻醉充分，并注意出血、晕刀、感染等并发症的预防。

（1）切开法　指用手术刀切开脓肿，排出脓液的方法。适用于疮疡已成脓者。切开前，应先予穿刺排除血瘤、岩肿等病证。切开排脓后一般要放置引流。切口位置应选择在脓肿稍低的部位，可使脓液畅流。切口应尽量沿皮肤的自然纹理切开；手指脓肿，应从侧方切开；关节区附近的切口尽量避免越过关节，若在关节区脓肿，一般施行横切口，纵切口在瘢痕形成后能影响关节功能；乳房部应以乳头为中心，放射状切开，免伤乳囊。

应用切开法时应注意：患者虚弱、空腹时，应先予补液、进食后再行切开；脓腔较大、脓液过多时，不要快速一次排尽，以免晕厥；勿暴力挤压脓腔，以免脓毒扩散。

（2）烙法　是应用针和烙器在火上加热后进行手术操作的一种方法。分为火针烙法和烙铁烙法。前者有减少损伤，通畅引流的优点，一般适用于乳痈，亦适用于附骨疽、流痰等肉厚脓深的阴证；后者不但可止血，又能烫治病根，适用于止血及去除赘疣、息肉突出等。

（3）砭镰法　俗称飞针，是用三棱针或刀尖刺患处皮肤或黏膜，放出少量血液，使热毒随血外泄的方法。适用于丹毒、红丝疔等急性阳证。

（4）挂线法　是用线或橡皮筋挂在瘘管上，利用线的紧束力，阻断血供，达到组织坏死脱落而挂断、切开瘘管的方法。多适用于瘘管或窦道。

（5）结扎法　又称缠扎法，是利用线的紧力，使患部气血不通，结扎上部的病变组织坏死脱落的外治法。结扎血管断端以制止活动性出血也属结扎法。一般用于痔核结扎。

3. 其他疗法

（1）引流法　在脓肿切开或自行溃破后，运用药线、导管或扩创等使脓液畅流，腐脱新生，防止毒邪扩散，促使溃疡早日愈合的一种治法。引流法有药线引流、导管引流、扩创引流等。

（2）棉垫法　用棉花或纱布折叠成块衬垫疮部敷料上，加压包扎，促使脓腔黏合的方法。适用于脓腔在疮口下方有袋脓者，或脓腐已净，新肉已生，而皮肤与肌肉一时不能黏合者。注意红肿热痛尚未消退时不可应用，以免留邪。

（3）药筒拔法　是用药物与竹筒一起煎煮后，乘热急合疮肿之上，借药物的作用和竹筒负压抽吸的原理，吸出疮面脓毒的方法。目前较少使用；禁用于颜面部疮疡。

（4）灸法　用药物在患处燃烧，借助药力和热力的作用，祛寒散瘀，通络拔毒。有明灸、隔灸、悬灸之分。明灸是将艾绒着肤施灸；隔灸是在艾绒与皮肤中间加置姜片；悬灸是将艾条悬于皮肤上方施灸。适用于肿疡初起坚肿，或风寒湿凝聚筋骨，或疮疡久溃不愈。

（5）熏法　是用药物燃烧后，取其烟气上熏，借着药力与热力的作用，使腠理疏通，气血流畅的一种外治法。适用于肿疡、溃疡和皮肤病。如临床常用的神灯照射，功能为活血消肿、解毒止痛，适用于痈疽轻症，未成者自消，已成脓者自溃，不腐者即腐。

（6）熨法　是用药物粗末加酒、醋炒热布包，直接熨摩患处以流畅气血、疏通腠理的疗法。常用的药物有葱、生香附、蚕沙、吴茱萸、芒硝等。适用于风寒湿凝滞筋骨，乳痈初起或麻痹性肠梗阻等；但阳证肿疡不宜使用。

（7）热烘疗法　是在病变部位涂药后，再加热烘的一种疗法。通过热力的作用，使局部气血流畅，腠理开疏，药物渗入，从而达到治疗目的。适用于鹅掌风、慢性湿疮、牛皮癣等皮肤干燥、瘙痒之症。注意本法禁用于急性皮肤病。

（8）洗涤法　是用药物煎汤洗涤以解除毒邪的治法。包括熏洗、冲洗、浸泡等。

适用于疮疡溃后脓水淋沥不尽或腐肉不脱，以及皮肤病瘙痒、渗出、脱屑及痔疮肿痛等。

第二节　疮　疡

疮疡是各种致病因素侵袭人体后引起的一切体表化脓感染性疾病的总称，包括急性和慢性两大类；是中医外科疾病中最常见的一大类病证。按其临床特征，可分为疖病类、痈病类、疔病类、发病类、流注病类、丹毒病类、流痰病类、有头疽病类、无头疽病类、内痈病类等，有的不可名状者归于无名肿毒范围。

本病的发生主要为外感六淫邪毒或特殊之毒，或外来伤害和内伤（情志内伤、饮食不节、劳倦损伤等）所致。上述致病因素侵入人体，引起局部气血凝滞，营卫不和，经络阻塞，产生肿痛症状，郁久化热，热胜肉腐化脓，从而导致脓肿形成。若疮疡毒邪炽盛，还可影响或侵犯脏腑，致脏腑功能失调；轻则发热，口渴，便秘，尿短赤等；重则恶心呕吐，烦躁不安，神昏谵语，咳嗽血痰等，甚至危及生命。正邪交争决定着疾病的发展和转归。

一、疖

疖是一种生于皮肤浅表的急性化脓性疾患，以小儿、青年多见。本病多发于夏秋季节，其特点是病处突起根浅，肿势局限，焮红疼痛，范围多在3cm左右，易肿、易溃、易敛。初起可分为有头、无头两种，一般症状轻而易治，但亦有因治疗或护理不当形成"蝼蛄疖"，或反复发作、日久不愈的"多发性疖病"，则不易治愈。根据病因、证候、治疗不同，可分为暑疖（有头疖、无头疖）、蝼蛄疖、疖病。

本病相当于西医学的"疖""皮肤脓肿""头皮穿凿性脓肿"及"疖病"等单个毛囊及其皮脂腺或汗腺的急性化脓性炎症。

【病因病机】

本病常因饮食不节，脾胃运化失常，湿热火毒内生，再复感风邪，两相搏结，蕴阻肌肤而成；或由于在夏秋季节感受暑湿热毒之邪而生；或因天气闷热，汗出不畅，暑湿热毒蕴蒸肌肤，引起痱子，复经搔抓，破伤染毒而发。

患疖肿后，若处理不当，疮口过小，脓泄不畅，脓毒潴留；或搔抓碰伤，以致脓毒旁窜，加之头顶部皮肉较薄，易互相蔓延，腐蚀肌肉，致头皮处窜空而成蝼蛄疖。

对于素体禀赋不足、阴虚内热之消渴病患者或脾虚便溏患者，病久后气阴双亏，更难托毒，易再次染邪毒聚，如此恶性循环，迁延不愈，而致多发性疖病。

【诊断依据】

初起局部皮肤潮红，后逐渐出现肿、热、疼痛，患处根脚很浅，范围局限，多在3cm左右，伴有发热、口干、便秘等症状。

1. 有头疖患处皮肤红肿热痛，范围约3cm，突起根浅，中央有一黄白色小脓头，脓出便愈。

2. 无头疖皮肤上有一红色肿块，上无弄头，范围约3cm，表面灼热，压之疼痛，2~3天化脓后变为一质软的脓肿，溃后多迅速愈合。

3. 蝼蛄疖多发于儿童头部；未破者如曲蟮拱头，已破者如蝼蛄穿穴。临床上常分两类：一种是坚硬型，疮形肿势虽小，但根脚坚硬，溃脓后脓出而坚硬不退，疮口愈合后，过一时期还会复发，常一处未愈，他处又生；另一种是多发型，疮大如梅李，相连三五枚，溃后脓出而疮口不敛，日久头皮窜空，如蝼蛄窜穴之状。

4. 疖病多见于20~40岁的青壮年男性，好发于项后、背部、臀部等处；尤好发于皮脂分泌旺盛、消渴病及体质虚弱之人。疖肿几个到数十个，反复发作，缠绵数年不愈，此处将愈，他处又起。

【辨证论治】

1. 治疗原则 以清热解毒为基本治则。其中，发于夏秋季节者，宜清暑解毒化湿；体虚毒恋者，宜扶正解毒，需兼养阴清热或健脾和胃。症状轻微的疖可单纯应用外治法治疗。

2. 证治分类

（1）内治法

①热毒蕴结证

证候：好发于项后发际、背部、臀部。疖肿少者数个，多者可散发全身，或簇集一处，易此愈彼起，伴发热，口渴，口臭，尿赤，便秘，舌红，苔黄，脉数。

治法：清热解毒。

方药：五味消毒饮（金银花、野菊花、蒲公英、紫花地丁、紫背天葵）加减。

加减：热毒甚者常加赤芍、牡丹皮、黄连、栀子；大便秘结者加生大黄；脓不易出加皂角刺、穿山甲。

②暑湿蕴结证

证候：发于夏秋季节，以小儿及产妇多见，好发于头面颈部。单个或多个成片，疖肿红、热、胀、痛，抓破流脓水，伴心烦、胸闷、口苦咽干、便秘、尿赤等，舌红苔黄腻，脉滑数。

治法：清暑化湿解毒。

方药：清暑汤（连翘、天花粉、赤芍、滑石、车前草、金银花、泽泻、淡竹叶、生甘草）加减。

加减：热毒内盛者加黄芩、黄连、栀子；小便短赤者加六一散、茯苓；纳呆者加藿香、佩兰、香薷；大便秘结者加生大黄。

③体虚毒恋证

证候：病程缠绵，疖肿泛发全身各处。溃脓、收口时间均较长，脓水稀薄，常有面色萎黄，神疲乏力，纳少便溏，舌质淡或边有齿痕，苔薄白，脉细弱。

治法：扶正解毒。

方药：防风通圣散（防风、荆芥、连翘、麻黄、薄荷、川芎、当归、白芍、白术、栀子、大黄、芒硝、石膏、黄芩、桔梗、生甘草、滑石）合参苓白术散（莲子肉、薏苡仁、砂仁、桔梗、白扁豆、茯苓、人参、生甘草、白术、山药）加减。

加减：阴虚口渴甚者，加天冬、玄参、麦冬养阴生津；疮面色泽晦暗不红者，加肉桂、制附子；脓成溃迟，加皂角刺、川芎；疖肿难化，加僵蚕、浙贝母。

④阴虚内热

证候：疖肿较大，色暗红，溃后脓水稀少，散发于全身各处，此愈彼起，不断发生，易转变成有头疽，常伴低热，口干唇燥，尿黄，便秘，舌质红，苔薄黄，脉细数。

治法：养阴清热，除湿解毒。

方药：增液汤（玄参、麦冬、生地黄）合防风通圣散（防风、荆芥、连翘、麻黄、薄荷、川芎、当归、白芍、白术、栀子、大黄、芒硝、石膏、黄芩、桔梗、生甘草、滑石）加减。

加减：阴虚甚者加石斛、天花粉；脾虚甚者去大黄、芒硝、生地黄、玄参、麦冬，加生黄芪、沙参、山药。

（2）外治法

①初期：治宜清热解毒消肿。小者用紫金锭研末水调或三黄洗剂外搽，大者用金黄散或玉露散，以金银花露或菊花露调成糊状外敷；遍体发疖，破流脓水成片者，用青黛散，麻油调敷。

②中期：治宜提脓祛腐，脓成则切开排脓。若脓成而出，宜用九一丹，外盖金黄散。若有袋脓或相互串通成空壳者，宜作"十"字形剪开，并将串通的空壳全部扩开。

③后期：脓出尽一般自然收口。若需生肌收口药者，用生肌散。

【临证备要】

1. 少食辛辣炙煿助火之物及肥甘厚腻之品，忌食鱼腥发物。

2. 注意个人卫生，勤洗澡，勤理发，勤换衣，保持局部皮肤清洁，防止痱子发生。如已发生，可扑痱子粉、青黛散等。

3. 夏秋季节多饮清凉饮料，如金银花露、绿豆薏仁汤等。

4. 疖病患者局部尽量少用油膏类药物敷贴。

5. 忌自行挤压搔抓，防止碰伤，以免脓毒弥散，引起其他并发症。

6. 有消渴病、肾病等，应及时治疗全身性疾病；体虚者，应积极锻炼身体，增强体质。

二、疔

疔是一种发病迅速，易于变化而危险性较大的急性化脓性疾病。疔可发于任何季节、任何年龄，多见于颜面和手足等处。其特点是形小，根深，坚硬如钉，肿痛灼热，病势较剧，反应剧烈，易于走黄、损筋伤骨。若处理不当，发于颜面部的疔疮，更容易走黄而导致生命危险；而发于手足部的疔疮，则易损筋伤骨而影响功能。

疔的范围很广，包括西医学的疖、痈、坏疽的一部分，皮肤炭疽及急性淋巴管炎。因此名称繁多，证治各异。临床按照发病部位和性质不同，常分为颜面部疔疮、手足部疔疮、红丝疔、烂疔、疫疔5种。

（一）颜面部疔疮

颜面部疔疮是指发生在颜面部的急性化脓性疾病。其特征是病变迅速，疮形如粟，坚硬根深，状如钉丁之状；好发于唇、鼻、颧、眉等处；全身热毒症状明显，易成走黄之变。相当于西医学的颜面部疖、痈。

因好发部位不同，故名称各异。如生于眉心部称眉心疔；生于颧部叫颧疔；生于鼻部称鼻疔；生于口角部称锁口疔；生于唇部称唇疔；生于颏部称承浆疔等。但其病因、辨证施治基本相同，故统称为颜面部疔疮。

【病因病机】

本病多因火热之毒为患，或因恣食膏粱厚味、辛辣醇酒炙煿之物或因感受火毒之气，毒凝肌表；或被昆虫咬伤，皮肤破损染毒引起。热毒蕴结脏腑，火毒循经外发或毒邪蕴蒸肌肤，导致气血凝滞而发为本病。

因头面为诸阳之首，火毒蕴结，邪正交争，反应剧烈，发病迅速；如不及时治疗，或碰撞挤压，易致毒邪扩散，有引起"走黄"的危险。

【诊断依据】

本病多发于前额、颧、颊、鼻、口唇等部位；疮形如粟，坚硬根深，发病迅速。

初起局部开始有粟米样脓头，或痒或麻，肿块范围3～6cm，但根深坚硬，形如钉丁之状，继之逐渐出现红肿热痛。中期起病后5～7日，肿势逐渐增大，四周浸润明显，疼痛加剧，中心形成脓栓，脓头破溃。后期起病后7～10日，肿势局限，顶高根软溃脓，脓栓（疔根）随脓外出，肿消痛止，热退身凉，腐脱新生；一般至病程10～14天，即可痊愈。

全身症状轻者初起无全身不适，重者初起可有恶寒发热；中期伴有发热，头痛，口苦咽干，便秘溲赤，舌苔白腻或黄腻，脉弦滑数等；后期一般随局部症状减轻而消失。

合并症生于鼻翼、上唇周围的疔疮，若处理不当，妄加挤压或挑刺，不慎碰伤或过早切开等，可致毒邪扩散，引起疔疮顶陷色黑无脓，四周皮肤暗红，肿势扩散，失去护场，头面、眼部、耳、项俱肿，并伴有壮热烦躁，神昏谵语，胁痛气急，舌红绛，苔黄糙，脉洪数等症状，此乃疔毒发为"走黄"之象；少数病例在中期亦可出现走黄。若疔毒走窜入络，出现恶寒发热，在躯干或四肢肌肉丰厚处多有明显痛处者，则是并发"流注"之象；若毒邪内传脏腑，可引起"内痈"；若毒邪流窜附着于四肢长管骨，骨骼胖肿，可形成"附骨疽"。

【辨证论治】

1. 治疗原则　清热解毒是颜面部疔疮的治疗原则。用药宜清不宜温，应聚不应散，慎用发散之品。

2. 证治分类

（1）内治法

①热毒蕴结证

证候：疔疮高肿色红，根脚收束，伴发热头痛，口渴心烦，舌红，苔黄，脉数。

治法：清热解毒。

方药：五味消毒饮（金银花、野菊花、蒲公英、紫花地丁、紫背天葵）或黄连解毒汤（黄连、黄柏、黄芩、栀子）加减。

加减：毒盛肿甚者，加大青叶，重用黄连；壮热口渴者，加竹叶、生石膏、连翘；大便秘结者，加生大黄、芒硝、枳实；肿块大者，加浙贝母、炮山甲；不易出脓者，加皂角刺。

②火毒炽盛证

证候：疔肿增大，疮形不高，肿势散漫，色紫脓少，灼热疼痛，伴高热，头痛，心烦口渴，恶心欲呕，便秘溲赤，舌红，苔黄腻，脉洪数。

治法：清热凉血，解毒止痛。

方药：犀角地黄汤（犀角或水牛角代、生地黄、牡丹皮、赤芍）、黄连解毒汤（黄连、黄柏、黄芩、栀子）、五味消毒饮（金银花、野菊花、蒲公英、紫花地丁、紫背天葵）三方加减。

加减：大便秘结者，加生大黄、芒硝；若脓出缓慢者，加皂角刺；疼痛甚者，加乳香、没药；壮热口渴者，加生石膏、知母。

（2）外治法

①初期：治宜箍毒消肿。用金黄散或三黄散，以金银花露或开水调敷；或用千捶膏盖贴。

②中期：治宜提脓祛腐。若脓成时，用九一丹或八二丹撒布疮顶，用金黄散或玉露散开水调，留顶敷，保持湿润；若脓出不畅时，用九一丹药线引流；若脓已成熟，顶部已软有波动感时，也可切开排脓，拔去疔根。

③后期：脓尽宜生肌收口，用生肌散，外盖红油膏或太乙膏。

【临证备要】

1. 有全身症状者，应保持卧室安静，多卧床休息，多饮水。全身情况较差者，应予以支持疗法。

2. 发病后忌挤压、碰撞、抓破患处，忌灸法；初起忌挑脓及切开，以免毒邪走散。

3. 养成良好的生活习惯，不偏嗜烟酒、辛辣、荤腥发物、甜腻之品。

4. 忌烟酒、肥甘厚味、辛辣食品、鱼肉海鲜发物等，以免助长火毒之势。

5. 忌房事、愤怒、过度思虑、惊恐等。

（二）手足部疔疮

手足部疔疮是指发生在手足部的急性化脓性疾病。其特点是手部发病多于足部，发病较急，初起无头，红肿热痛明显；如治疗不当，容易损筋伤骨，影响手足的功能。相当于西医学的手足部急性化脓性感染。

由于发病部位、形态及预后不同，而有多种病名。生于指头顶端者，叫蛇头疔；生于指甲周围者，叫沿爪疔；发于指甲旁的，叫蛇眼疔；生于甲后者，叫蛇背疔；生于手指螺纹的，叫螺疔；生于手指骨节间的，叫蛀节疔；一指通肿者，叫泥鳅疔；生于指中节前，肿如鱼肚者，叫鱼肚疔或蛇腹疔；生于手掌中心者，叫托盘疔；生在足掌中心者，叫足底疔。临床较为常见的有蛇眼疔、蛇头疔、蛇腹疔、托盘疔等，分别相当于西医学的甲沟炎、化脓性指头炎、手指化脓性腱鞘炎、掌中间隙感染等。

【病因病机】

本病外因常为外伤，如针尖、竹、木、鱼骨刺伤或昆虫咬伤等，感染毒气；内因脏腑蕴热蓄积，两邪相搏，阻于皮肉之间。由于火毒蕴结，血凝毒滞，经络阻隔，热胜肉腐而发为本病。

【诊断依据】

1. **蛇眼疔** 初起多局限于手指甲一侧边缘的近端处，有轻微的红肿疼痛，一般2～3天即成脓。如不及时治疗，可蔓延到对侧形成指甲周围炎；若脓液侵入指甲下，可形成指甲下脓肿，此时指甲背面上可透现出黄色或灰白色的脓液积聚阴影，造成指甲溃空或有胬肉突出，严重者可出现指甲脱落。

2. 蛇头疗 初起指端觉麻痒而痛，继而刺痛，灼热疼痛；中期肿势逐渐扩大，手指末节呈蛇头状肿胀，红热明显，局部触痛。一般10～14天成脓，成脓时有剧烈的跳痛，患肢下垂时疼痛更甚，疼痛不休，往往影响睡眠和食欲。常伴恶寒、发热、头痛、全身不适等症状。溃后脓出黄稠，逐渐肿消痛止，趋向痊愈。若处理不及时，任其自溃，溃后脓出臭秽，经久不尽，余肿不消，患指屈而难伸，或胬肉突出者多为损骨征象。

3. 蛇腹疗 整个患指红肿，呈圆柱状，形似小红萝卜，皮肤发红而光亮，关节轻度屈曲，不能伸展，手指做任何活动均会引起剧烈疼痛。7～10天成脓，但因指腹部皮肤坚厚，不易测出波动感，也难以自行溃破。溃后脓出黄稠，症状逐渐减轻，2周左右愈合。如损伤筋脉，则愈合缓慢，并影响手指的活动功能。

4. 托盘疗 初起患侧手掌肿胀高突，失去生理凹陷，形如托盘之状，手背肿胀常常更为明显，甚至延及手臂，疼痛剧烈。2周左右成脓，因手掌皮肤坚韧，虽已成脓，但不易向外穿透，可向周围蔓延，损伤筋骨或并发走黄。溃后脓出，肿退痛减。

【辨证论治】

1. 治疗原则 内以清热解毒为主。一般而言，早期慎用辛温发散之品；中期注重托毒透脓；后期注重清解余毒，壮骨荣筋，补益气血。外治法根据初起、成脓、溃后三期，分别采用箍围束毒消肿、切开引流、祛腐生肌治疗。

2. 证治分类

（1）内治法

①火毒凝结证

证候：初期局部红肿或指（趾）红肿疼痛剧烈，麻痒相兼，伴发热畏寒，心烦口渴，小便黄，舌红，苔黄，脉数。

治法：清热泻火解毒。

方药：五味消毒饮（金银花、野菊花、蒲公英、紫花地丁、紫背天葵）合黄连解毒汤（黄连、黄柏、黄芩、栀子）加减。

加减：小便短赤，加生薏苡仁、泽泻、赤茯苓；大便秘结，加生大黄、芒硝、枳实；疗肿难化，加僵蚕、浙贝母。

②湿热下注证

证候：多发于足部，足底部红肿热痛，走路疼痛加重，抬高则减轻，伴发热恶寒，头痛，纳呆，小便黄，舌红，苔黄腻，脉滑数。

治法：清热解毒利湿。

方药：五神汤（茯苓、车前子、金银花、牛膝、紫花地丁）或萆薢渗湿汤（萆薢、薏苡仁、土茯苓、滑石、牡丹皮、泽泻、通草、黄柏）加减。

加减：便秘者，加生大黄；湿热较盛者，加龙胆草、栀子；剧痒者，加浮萍、白蒺藜。

③热盛肉腐证

证候：红肿明显，疼痛剧烈，痛如鸡啄，肉腐为脓，溃后脓出肿痛消退；若溃后脓泄不畅，则肿痛不退，胬肉外突，甚者甲脱筋挛。舌红，苔黄，脉数。

治法：清热消肿，和营托毒。

方药：仙方活命饮（白芷、浙贝母、防风、赤芍、当归尾、甘草、皂角刺、穿山甲、天花粉、乳香、没药、金银花、陈皮）加减。

加减：热盛加蒲公英、连翘；湿重加黄柏、车前子；疾病后期可适当加用黄芪。

（2）外治法

①初期：用金黄膏或三黄散外敷患处；蛇眼疔可用10%黄柏溶液湿敷；蛇头疔可用鸡子清调八将丹倒入鲜猪胆中套住患指，每日1次。

②成脓期：脓成应及早切开排脓。一般应尽可能循经切开，并应在指（趾）端的侧面切开，或剪去部分边缘组织以扩大引流。根据患病部位不同，需注意选择不同的切口。蛇眼疔宜用刀尖沿甲旁0.2cm左右切开排脓；如指甲周围有脓，应在甲根两侧近端各做一切口，并用一横切口将其连接起来；甲下积脓应切除部分指甲，重者如指甲溃空，需要拔除整个指甲。蛇头疔宜在末节手指掌面一侧做纵形切口，保持引流；其长度不宜越过指节为宜，必要时贯穿切开指端直至对侧，不可在指掌面正中切开；若指头有黄疱明亮者，亦宜挑破，去其脓水。蛇腹疔应在手指侧面做纵形切口，其长度不得超越上下指关节面。托盘疔应依掌横纹切开，切口应足够大，以保持引流通畅。

③收口期：脓尽用生肌散、白玉膏外敷。若胬肉高突、疮口难愈者，修剪胬肉后，用平胬丹外敷。若溃烂肿胀，久不收口，是为损骨，可用2%~10%的黄柏溶液浸泡患指，每日1~2次，每次10~20分钟。如有死骨存在，可用七三丹提脓祛腐，待死骨松动时用血管钳或镊子钳出死骨。筋脉受损导致手指屈伸障碍者，待伤口愈合后，用桂枝、桑枝、红花、丝瓜络、伸筋草等煎汤熏洗，并加强患指屈伸功能锻炼。

【临证备要】

1. 注意劳动保护，防止手足皮肤损伤。一旦手足外伤，需及时治疗。

2. 患肢忌持重物，以三角巾悬吊固定。生于手掌部者，宜手背向上，使脓毒容易排泄；足部疔疮宜抬高患肢，避免多走路，患足抬高约30°。

3. 愈后影响手指屈伸功能者，应早期加强功能锻炼。

4. 其他参照"颜面部疔疮"内容。

三、痈

痈是气血为毒邪壅塞而不通之意，是指发生在皮肉之间的急性化脓性疾病。有"内痈"与"外痈"之分，外痈生于体表，内痈发于脏腑，本节讨论外痈。外痈相当于西医学的皮肤浅表脓肿、急性化脓性淋巴结炎等，不同于西医所说的痈。其特点是局部光软无头，红肿疼痛（少数初起皮色不变），肿块范围多在6~9cm，发病迅速，易肿、易脓、易溃、易敛，或有发热恶寒、口渴等全身症状，一般不会损筋伤骨，也不会造成陷证。

由于发病部位不同，本病有许多名称，如生于颈部的颈痈、生于腋下的腋痈、生于脐部的脐痈、生于胯腹部的胯腹痈、生于委中穴的委中毒。其总体治疗原则以清热解毒、消肿止痛为主，按不同部位的特点有所侧重。

(一) 颈痈

颈痈是发生在颈部两侧的急性化脓性疾病，俗名"痰毒"。本病多见于儿童，冬春易见。其特点是初起时局部肿胀、灼热、疼痛而皮色不变，肿块边界清楚，具有明显的风温外感症状。相当于西医学的颈部急性化脓性淋巴结炎。

【病因病机】

本病多因外感风温夹痰热或肝胃火毒夹痰热侵袭少阳阳明之络，或因感染乳蛾、口疮、龋齿或头面疗肿等毒邪，风火热毒蕴结于颈侧而发。

【诊断依据】

本病多见于儿童，多在春季发生；发病前多有乳蛾、口疮、龋齿或头面疮疗等，或附近有皮肤黏膜破伤病史。其常生于颈部两侧，但颌下、耳后、颏下等处也可发生。

初起患部结块，肿大形如鸡卵，皮色不变，灼热疼痛，活动度不大。经 7～10 天，如不消散，即欲成脓，此时结块处皮色发红，肿势高突，疼痛加剧如鸡啄，按之中软而有波动感。溃后流脓黄白稠厚，肿消痛减，10～14 天愈合。

本病多伴有轻重不同的全身症状，如发热恶寒、头痛、口干、便秘、尿赤等。

部分病例可形成慢性迁延性炎症，肿块坚硬，需 1～2 个月后才能消散。如不能控制而欲化脓，则化脓期一般需 3 周左右。

【辨证论治】

1. 治疗原则　内治以散风清热、化痰消肿为主。外治根据初起、成脓、溃后三期，分别采用箍围束毒消肿、切开引流、祛腐生肌治疗。

2. 证治分类

(1) 内治法

①风热痰毒证

证候：颈旁或颌下结块，其形如卵，皮色不变，肿痛灼热，活动度不大，伴恶寒发热，头痛，口干咽痛，苔薄白或薄黄，脉浮数。

治法：散风清热，化痰消肿。

方药：牛蒡解肌汤（牛蒡子、薄荷、荆芥、连翘、栀子、牡丹皮、石斛、玄参、夏枯草）加减。

加减：热盛者加黄芩、栀子、生石膏；便秘甚者加生大黄、莱菔子、枳实；恶寒高热，易于动风者，加钩藤；脓成难溃者，加皂角刺、穿山甲、僵蚕；肿块坚硬者，加丹参、赤芍、皂角刺，去荆芥、薄荷、牛蒡子。

②热毒蕴结证

证候：发病数日，疼痛日增，肿块增大，皮色转红，经过 10～14 日变软，溃后流黄色浓稠脓液，味腥臭，伴发热，口渴欲饮，大便秘结，小便黄赤，舌红，苔黄，脉散或洪数。

治法：清热解毒，透脓托毒。

方药：普济消毒饮（黄芩、黄连、陈皮、生甘草、玄参、柴胡、桔梗、连翘、板蓝根、马勃、牛蒡子、薄荷、僵蚕、升麻）合透脓散（当归、生黄芪、炒穿山甲、川芎、皂角刺）加减。

加减：红肿硬结甚者，加生地黄、赤芍、天花粉；高热抽搐者，加钩藤、水牛角。

③气血两虚证

证候：脓水稀薄，味道轻微或无味，疮面新肉不生，新肌色淡红而不鲜或暗红，愈合缓慢，伴面色㿠白，神疲乏力，纳差食少，舌质淡胖，舌苔少，脉沉细无力。

治法：气血双补，托毒生肌。

方药：托里消毒散（人参、黄芪、当归、川芎、白芍、白术、陈皮、茯苓、金银花、连翘、白芷、甘草）加减。

加减：纳差者加山药、木香；腐肉多、新肉不生者加皂角刺、穿山甲。

（2）外治法

①初期：治宜解毒散结。用金黄膏外敷患处。

②中期：治宜提脓祛腐。脓成熟时，宜低位切开引流。

③后期：脓尽宜生肌收口。用生肌散。

【临证备要】

1. 积极及时治疗原发病，如口腔内溃疡、龋齿等。

2. 注意季节及气候变化，适寒温，避免风寒、风温之邪外袭。

3. 饮食宜清淡、松软；忌食鱼腥、辛辣、易滞难化之品；多饮水，保持大小便通畅。

（二）腋痈

腋痈是指发生在腋部的急性化脓性疾病。其特点是腋下暴肿热痛，皮色不红，伴恶寒发热，上肢活动受限，溃后容易袋脓。相当于西医学的腋下急性化脓性淋巴结炎。

【病因病机】

本病多因上肢皮肤破损染毒，或其他部位疮疡毒失治误治、邪气循经流窜所致；或因肝脾血热兼忿怒气郁，致腋窝邪毒蕴结，气血瘀滞而成。

【诊断依据】

发病前多有手部或臂部皮肤皲裂、破损或疮疡等病史。

初起腋窝部多暴肿，皮色不变，灼热疼痛，同时上肢活动不利，伴恶寒发热。若肿痛日增，寒热不退，经10～14天肿块中间变软，皮色转红，按之波动感明显，此时内脓已成。一般溃后脓出稠厚，肿消痛止，容易收敛；如溃后流脓不尽，肿势不退，多因溃口太小，或因溃口位置偏高，引起袋脓，以致引流不畅，影响愈合，甚或导致瘘管形成。

【辨证论治】

1. **治疗原则**　以清肝解郁、消肿化毒为基本原则。外治中脓成则需及早切开，宜低位引流，切口需足够大，以利引流；溃后宜注意早期加用垫棉法，以防袋脓，则疮口易合。

2. **证治分类**

（1）内治法

①肝郁痰火证

证候：腋下暴肿，灼热疼痛，皮色不红，上肢活动不便，伴全身发热、头痛、胸胁牵痛，口苦咽干，舌红苔黄，脉弦数。

治法：清肝解郁，解毒消肿。

方药：柴胡清肝汤（川芎、当归、白芍、生地黄、柴胡、黄芩、栀子、天花粉、防风、牛蒡子、连翘、生甘草）加减。

加减：呼吸不利者，加瓜蒌、枳壳；脓成难溃者，加穿山甲、皂角刺。

②热胜酿脓证

证候：腋下肿痛数日，肿块增大，皮色微红，疼痛加重如鸡啄，手臂不能抬举，易溃脓，伴发热，心烦，口渴，便秘，尿赤，舌红苔黄，脉弦数或洪数。

治法：清热泻火，透脓托毒。

方药：黄连解毒汤（黄连、黄柏、黄芩、栀子）合透脓散（当归、生黄芪、炒穿山甲、川芎、皂角刺）加减。

加减：热甚者，加水牛角、赤芍、丹参。

（2）外治法 参照"颈痈"。脓成切开时刀法宜循经直开，低位引流。脓尽可掺生肌散，外盖生肌玉红膏，并加盖棉垫，紧压疮口，以加速愈合。如溃后脓液引流不畅，则需及时扩创，否则迁延时日，难以收口。

【临证备要】

1. 少食辛辣油炸及甜腻食物，患病时忌食鱼腥发物。

2. 注意个人卫生，勤洗澡，勤换衣，保持腋窝清洁。如腋窝汗多，可扑痱子粉等。

3. 疮口周围皮肤应经常保持清洁，以免并发湿疹。

4. 疮口收敛后加强上肢功能锻炼。

5. 保持心情舒畅。

四、发

"痈之大者名发"，说明发的病变范围较痈为大。故一般把来势迅猛而病变范围大于痈的外疡称之为发，多因痈疽邪毒聚于肌腠，未能控制，向四周发展而成。其特点是初起无头，在皮肤疏松的部位突然红肿蔓延成片，灼热疼痛，红肿以中心最为明显，而四周较淡，边缘不清，有的 3~5 天后皮肤湿烂，随即变成褐色腐溃，或中软而不溃，伴有明显的全身症状。生于结喉处的，称为锁喉痈；生于臀部的称为臀痈；生于手背部的，称为手发背；生于足背的，称为足发背。本病相当于西医学的疖、痈并发蜂窝织炎、急性蜂窝织炎。

【病因病机】

本病多因风火湿热之邪，结聚局部，以致经络阻塞，气血瘀滞，化火蕴毒，外发溃烂。或因外伤、注射等，感染邪毒而致。

【诊断依据】

1. 锁喉痈 儿童多见，发病前有口唇、咽喉糜烂或麻疹发作等病史。初起见结喉部红肿绕喉，根脚散漫，坚硬灼热疼痛，来势凶猛；经 2~3 天后，肿势可延及两颈，甚至上延腮颊，下至胸前；可因肿连咽喉、舌下，并发喉风、重舌以致汤水难下，严重者可致窒息；伴有壮热口渴，头痛项强，大便秘结，小便短赤，甚至气喘痰壅，发生痉厥；舌质红绛，舌苔黄腻，脉象弦滑数或洪数。若肿势渐趋局限，按之中软者，为成脓之象；中软应指者，为脓已成熟。溃后脓出黄稠，热退肿消者轻；溃后脓出稀薄，疮口有空壳，或内溃脓从咽喉部穿出，全身虚弱者重，收口亦慢。

2. 臀痈　局部常有注射或疮疖或臀部周围有糜烂破碎史。初起臀部一侧红肿热痛，患肢步行困难，红肿以中心最为明显，而四周较淡，边缘不清。红肿逐渐扩大而有硬结，数天后皮肤湿烂，随即变成黑色腐溃，或中软不溃；溃后一般脓出黄稠，但有的伴有大块腐肉脱落，以致疮口深大，收口较慢；初起即伴恶寒、发热、头痛、骨节酸痛、胃纳不佳等全身症状，待脓出腐肉脱落后，才逐渐减退。也有部分臀痈，患处红热不显，而硬块坚巨，有疼痛与压痛，患肢步行不便，进展较为缓慢，全身症状也不明显；一般经过治疗后，多半能自行消退。

3. 手发背　初起手前部漫肿无头，边界不清，色红灼热，疼痛不适；伴恶寒发热、小便黄等全身症状；经7~10天后，肿块中间肿胀高突，色紫红，灼热，疼痛如鸡啄，伴高热、口渴、大便结、小便黄。若按之有波动感者，则内脓已成。溃破时皮肤湿烂，脓水色白或黄，或夹有血水，全身症状随之而减轻。如2~3周肿势不趋局限，溃后脓水稀薄，则为损筋伤骨之征。

4. 足发背　初起足背红肿，灼热，疼痛，肿势弥漫，边界不清，活动受限，5~7天后肿胀迅速增大而化脓；伴寒战高热、纳差、恶心欲呕等全身症状。溃后脓出稀薄或夹有血水，皮肤湿烂，全身症状也随之减轻。若局部溃破迟缓，溃后久不收口，可损伤筋骨。

【辨证论治】

1. 治疗原则　以清热解毒、利湿消肿为大法。

2. 证治分类

（1）内治法

①热毒聚结证

证候：多见于锁喉痈，患处坚硬灼热疼痛，肿势蔓延，伴壮热，口渴，头痛颈强，吞咽困难，舌红绛，苔黄腻，脉弦滑数或洪数。

治法：散风清热，化痰解毒。

方药：普济消毒饮（黄芩、黄连、陈皮、生甘草、玄参、柴胡、桔梗、连翘、板蓝根、马勃、牛蒡子、薄荷、僵蚕、升麻）加减。

加减：壮热口渴者，加鲜生地黄、生石膏；便秘者，加生大黄、枳实、芒硝；气喘痰壅者，加鲜竹沥、天竺黄、莱菔子；痉厥，加安宫牛黄丸或紫雪丹；脓成未溃者，加穿山甲、皂角刺。

②湿火蕴结证

证候：患处红肿热痛，或湿烂溃脓，伴恶寒发热，头身疼痛，纳食欠佳，舌质红，苔黄腻，脉弦数。

治法：清热解毒，和营化湿。

方药：黄连解毒汤（黄连、黄柏、黄芩、栀子）合仙方活命饮（白芷、浙贝母、防风、赤芍、当归尾、甘草、皂角刺、穿山甲、天花粉、乳香、没药、金银花、陈皮）加减。

加减：脓腐不透者，加皂角刺；局部红热不显者，加用桃仁、红花、泽兰。

③气血两虚证

证候：溃后腐肉大块脱落，疮口较深，形成空腔，收口缓慢，伴面色萎黄，神疲乏力，纳谷不香，舌质淡红，苔薄白，脉细弱。

治法：调补气血。

方药：八珍汤（当归、川芎、白芍、熟地黄、人参、白术、茯苓、炙甘草）加减。

加减：气虚甚者加黄芪；偏阴虚者加太子参、麦冬、五味子。

（2）外治法

①初起：宜箍围束毒，用玉露散或双柏散，金银花露或菊花露调敷患处。

②成脓：脓成则切开排脓，刀法宜循经直开。

③溃后：药线蘸九一丹引流，外敷金黄膏或红油膏；脓尽，改用生肌散、白玉膏。

【临证备要】

1. 积极处理原发病灶。

2. 儿童患者，给药宜浓煎，且少量多次服，每日 3～4 次。

3. 箍围药宜注意湿度，使药力易于透达。

4. 宜制动，多休息；适当抬高患肢，以利脓液引流。

5. 初起、成脓期，宜进半流质饮食。

6. 加强劳动保护，避免外伤。

五、有头疽

有头疽是发生于肌肤间的急性化脓性疾病。其特点是初起皮肤上即有粟粒样脓头，焮热红肿疼痛，可迅速向深部及周围扩散，脓头亦相继增多，溃后状如莲蓬、蜂窝，范围常超过 10cm，大者可至 30cm 以上。本病好发于项后、背部等皮肤厚韧之处，多见于中老年人，尤其兼有消渴证者，易出现"内陷"。本病相当于西医学的痈。

【病因病机】

本病是外感风温、湿热，内有脏腑蕴毒，二邪相搏，凝聚肌肤，以致内外毒凝聚肌肤，营卫不和，气血凝滞，经络阻隔，热盛肉腐而成。素体虚弱时更易生有头疽，如消渴患者常易并发本病。若阴虚之体，因其水亏火炽，则热毒蕴结更甚；若气血虚弱之体，常因正虚不能透毒外出，严重者可致疽毒内陷。

【诊断依据】

本病好发于项后、背部等皮肤坚韧、肌肉丰厚之处；多发于中老年人，尤以合并消渴者多见。

初期患处起一肿块，上有粟粒样脓头，痒痛相兼，后肿块渐向四周扩大，脓头增多，色红灼热，高肿疼痛，伴发热恶寒、头痛、纳差。溃脓期肿块进一步增大，疮面渐渐腐烂，形似蜂窝，肿块范围常超过 10cm，甚至大于 30cm，伴壮热、口渴、便秘、尿赤等。收口期脓腐渐尽，新肉开始生长，肉色红活，以后逐渐收口愈合。

整个病程约 1 个月，病情初期在第 1 周，溃脓期在第 2～3 周，收口期在第 4 周。

【辨证论治】

1. 治疗原则 按初起、溃脓期、收口期三个阶段，分别采用和营解毒，清热利湿，托里解毒，调补气血之法，谨防疽毒内陷。外治早期应用箍围聚肿药，中期应用提脓祛腐药，后期应用生肌敛疮药，并选用切开法、药线法、拖线法、垫棉法等，以透脓达邪，促进疮口愈合。

2. 证治分类

（1）内治法

①火毒蕴滞证

证候：局部红肿高突，灼热疼痛，根脚收束，上有粟粒样脓头，疮面腐烂，流脓黄稠，伴发热，口渴，便秘，尿赤，舌红，苔黄，脉弦数有力。

治法：清热泻火，和营托毒。

方药：黄连解毒汤（黄连、黄柏、黄芩、栀子）合仙方活命饮（白芷、浙贝母、防风、赤芍、当归尾、甘草、皂角刺、穿山甲、天花粉、乳香、没药、金银花、陈皮）加减。

加减：恶寒者，加荆芥、防风；便秘者，加生大黄、枳实；尿赤者，加泽泻、车前子。

②湿热壅滞证

证候：局部症状与火毒蕴滞相同，伴全身壮热，朝轻暮重，胸闷呕恶，舌红，苔白腻或黄腻，脉濡数。

治法：清热化湿，和营托毒。

方药：仙方活命饮（白芷、浙贝母、防风、赤芍、当归尾、甘草、皂角刺、穿山甲、天花粉、乳香、没药、金银花、陈皮）加减。

加减：脓腐不透者，加皂角刺、穿山甲；胸闷呕恶者，加藿香、佩兰、厚朴。

③阴虚火炽证

证候：多见于消渴病患者。患处肿势平塌，根脚散漫，疼痛剧烈，皮色紫滞，脓腐难化，脓水稀少或带血水，伴全身发热烦躁，口渴多饮，饮食少思，大便燥结，小便短赤，舌质红，舌苔黄燥，脉细弦数。

治法：滋阴生津，清热托毒。

方药：竹叶黄芪汤（人参、黄芪、煅石膏、半夏、麦冬、白芍、川芎、当归、黄芩、生地黄、甘草、竹叶、生姜、灯心草）加减。

加减：脓腐不透者，加皂角刺、穿山甲；大便秘结者，加生大黄、生石膏。

④气虚毒滞证

证候：多见于年迈体虚、气血不足患者。患处肿势平塌，根脚散漫，皮色灰暗不泽，化脓迟缓，腐肉难脱，脓液稀少，色带灰绿，闷肿胀痛，易成空腔，伴精神萎靡，面色少华，高热或身热不扬，小便频数，口渴喜热饮，舌质淡红，苔白或微黄，脉数无力。

治法：扶正托毒。

方药：托里消毒散（人参、黄芪、当归、川芎、白芍、白术、陈皮、茯苓、金银花、连翘、白芷、甘草）加减。

加减：纳差者，加山药、木香；腐肉多，加皂角刺、穿山甲。

（2）外治法

①初起：见于火毒蕴滞证、湿热壅滞证，用金黄膏或千捶膏外敷。

②成脓期：予八二丹掺疮口。若疮肿有明显波动，可做"十"字形切开手术，注意要保证切口够大，彻底清除坏死组织，充分引流；如大块坏死组织难以脱尽，可蚕蚀清创。

③收口期：疮面脓腐已净，新肉渐生，以生肌散掺疮口，外敷白玉膏。若疮口有空腔，皮肤与新肉一时不能黏合者，可用垫棉法，加压包扎；如无效时，则应采取手术进一步清创。

【临证备要】

1. 高热时应卧床休息，避风寒；多饮开水。

2. 患有头疽之后，切忌挤压、碰伤。患在项部者可用四头带包扎；患在上肢者宜用三角巾悬吊；在下肢者宜抬高患肢，并减少行动；患在项背部，睡时宜侧卧。

3. 疮周皮肤保持经常清洁；切开引流后要保证引流通畅。

4. 饮食宜清淡，忌食鱼腥、辛辣等发物或甜腻食物。伴消渴病者，给予消渴病饮食，积极控制血糖。

5. 保持精神愉快，严防恼怒，避免房事。

六、丹毒

丹毒是指皮肤突然发红、色如涂丹，伴灼热肿胀的一种急性感染性疾病。其特点是病起突然，局部皮肤忽然变赤，色如丹涂脂染，焮热肿胀，迅速扩大，边界清楚，发无定处，伴恶寒壮热，数日内可逐渐痊愈；但每多易复发。本病生于胸腹腰胯部者，称内发丹毒；发于头面部者，称抱头火丹；发于小腿足部者，称流火；新生儿多生于臀部，称赤游丹。相当于西医学的急性网状淋巴管炎。

【病因病机】

本病多由于素体血热，加之外受火毒，热毒蕴结，郁阻肌肤而发；或由于皮肤黏膜损伤，毒邪乘隙侵入而成。凡发于头面部者，多夹有风热；发于胸腹腰胯部者，多夹有肝火；发于下肢者，多夹有湿热；发于新生儿者，多由胎热火毒所致。

【诊断依据】

本病多发于小腿，其次为头面部，可有皮肤或黏膜破损、足癣等病史。

发病急骤，初起往往先有恶寒发热、头痛骨楚、胃纳不香、便秘溲赤等全身表证。继则局部皮肤见小片红斑，随即迅速蔓延成大片鲜红斑，略高出皮肤表面，边界清楚，压之皮肤红色稍退，放手后立即恢复；患处表面皮肤紧张光亮，摸之灼手，肿胀、触痛明显。一般预后良好，经5~6天后消退，皮色由鲜红转暗红或棕黄色，最后脱屑而愈。病情严重者，红肿处可伴发紫癜，或大小不等的水疱，偶有化脓或皮肤坏死。亦有一边消退，一边发展，连续不断，缠绵数周者。患处附近臀核（淋巴结）可发生肿痛。

发于小腿者，愈后容易复发，常因反复发作，导致皮肤粗糙增厚，下肢肿胀而形成大脚风（象皮腿）。发于头面部者，可因两眼睑肿胀而不能开视。

新生儿及年老体弱者，因正虚毒盛，易致毒邪内陷，见壮热烦躁，神昏谵语，恶心呕吐等全身症状，甚至危及生命。

【辨证论治】

1. 治疗原则　以清热解毒、凉血化瘀为基本原则。发于头面者，需兼散风清火；发于胸腹腰胯者，需兼清肝泻脾；发于下肢者，需兼利湿清热。在内服的同时应结合外敷、熏洗、砭镰等外治法。

2. 证治分类

（1）内治法

①风热毒蕴证

证候：多发于头面部。皮肤红热肿痛，眼胞肿胀难睁，甚者可见皮肤水疱，伴发热恶寒，头痛，舌质红，苔薄黄，脉浮数。

治法：疏风清热解毒。

方药：普济消毒饮（黄芩、黄连、陈皮、生甘草、玄参、柴胡、桔梗、连翘、板蓝根、马勃、牛蒡子、薄荷、僵蚕、升麻）加减。

加减：大便干结者，加生大黄、芒硝；咽痛者，加生地黄、玄参。

②肝脾湿火证

证候：多发于胸腹腰胯部。皮肤赤红成片，摸之灼手，肿胀疼痛，伴口干口苦，胸胁疼痛，舌质红，苔黄腻，脉弦滑数。

治法：清肝利湿，泻火解毒。

方药：龙胆泻肝汤（龙胆草、黄芩、栀子、泽泻、木通、车前子、当归、生地黄、柴胡、生甘草）或柴胡清肝汤（川芎、当归、白芍、生地黄、柴胡、黄芩、栀子、天花粉、防风、牛蒡子、连翘、生甘草）加减。

加减：热甚者，加生石膏、知母；肤色嫣红者，加丹参、牡丹皮、水牛角。

③湿热毒蕴证

证候：多发于下肢。皮肤红肿热痛，或见水疱、紫斑，甚至局部化脓或皮肤坏死，可伴轻度发热，腹胀纳呆，小便短赤，舌质红，苔黄腻，脉滑数。反复发作者，可形成大脚风。

治法：利湿清热解毒。

方药：五神汤（茯苓、车前子、金银花、牛膝、紫花地丁）合萆薢渗湿汤（萆薢、薏苡仁、土茯苓、滑石、牡丹皮、泽泻、通草、黄柏）加减。

加减：肿胀甚窄或形成大脚风者，加薏苡仁、防己、赤小豆、丝瓜络、鸡血藤；腹胀纳呆者，加赤芍、千层纸、布渣叶。

④胎火蕴毒证

证候：发生于新生儿，多见臀部。局部皮肤鲜红，肿痛灼热，常呈游走性，伴壮热烦躁，哭闹不止，甚则神昏谵语，恶心呕吐。

治法：清热凉血解毒。

方药：犀角地黄汤（犀角或水牛角代、生地黄、牡丹皮、赤芍）合黄连解毒汤（黄连、黄柏、黄芩、栀子）加减。

加减：壮热烦躁，甚则神昏谵语者，加服安宫牛黄丸或紫雪丹；阴虚，舌质绛，剥苔者，加玄参、麦冬、石斛。

（2）外治法　用金黄散、四黄散或紫金锭冷开水或金银花露调敷；或用新鲜野菊花叶、鲜地丁全草、鲜蒲公英、鲜马齿苋、鲜冬青树叶、绿豆芽菜等捣烂外敷。

下肢复发性丹毒，患部消毒后，用七星针或三棱针叩刺患部皮肤，放血泄毒。

皮肤坏死者，需及时清创；若有积脓，可在坏死部位切 1～2 个小口，以引流排脓。

【临证备要】

1. 卧床休息，充分饮水，床边隔离；流火患者应抬高患肢30°～40°。

2. 有肌肤破损者，应及时治疗，以免感染毒邪。因脚湿气致下肢复发性丹毒患者，应彻底治愈脚湿气，以减少复发。

3. 已形成大脚风者，每天在行走等活动时穿医用弹力袜。

4. 饮食宜清淡，忌食鱼腥、辛辣等刺激发物，以及甜腻食物。

5. 颜面部丹毒者应戒除挖耳、挖鼻恶习。

6. 流火常在多走、多站及劳累后复发，故应尽量避免。

七、走黄与内陷

走黄与内陷是疮疡阳证疾病发展过程中，因火毒炽盛，或正气不足，导致毒邪走散，内攻脏腑的危险证候；疔疮毒邪走散称为走黄，其他疮疡引起毒邪内传者大多称为内陷。其特点是肿疡隆起的疮顶忽然凹陷、肿势迅速扩散，或溃疡脓腐未净而忽然干枯无脓，或脓净红活的疮面忽变光白板亮，同时出现严重的毒入营血，内伤脏腑的全身证候。本病相当于西医学的全身性感染、毒血症、败血症、脓毒败血症。

（一）走黄

走黄是因疔疮火毒炽盛，早期失治，毒势未能及时控制；或因挤压等，使毒邪走散入血，内攻脏腑而引起的一种全身性危急疾病。其特点是疮顶忽然凹陷，色黑无脓，肿势散漫，迅速扩散，伴见寒战高热、烦躁、神昏谵语等七恶证候。

【病因病机】

走黄的发生主要原因在于火毒炽盛，而正气未虚，为阳、实、热、里证。

疔疮发病之后，早期失治，毒势得不到控制；或因挤压碰伤，过早切开，造成邪毒扩散；或因误食辛辣及酒肉鱼腥等发物，或因艾灸疮头等，更增火毒，促使火毒鸱张，走散入血，内攻脏腑，而成走黄之病。

【诊断依据】

本病有原发疔疮病灶，但以颜面部疔疮、烂疔、疫疔合并走黄者多见。

症状变化多端，以原发病灶处忽然疮顶陷黑无脓，肿势散漫，迅速向四周扩散，皮色暗红不鲜为共同特点。根据火毒走窜的途径及侵害部位，可出现寒战高热、头痛、烦躁不安等；毒入于脾则伴恶心呕吐、口渴喜饮、便秘腹胀或腹泻；毒入于肝则伴肢体拘急、关节肌肉疼痛、发痉发厥；毒入于肾则伴发目暗、手足冷等；毒入于心则伴神昏谵语、呓语谵妄；毒入于肺则伴咳嗽气喘、胁痛痰血等。

【辨证论治】

1. 治疗原则　以清热解毒凉血为大法，用药宜早宜重；并根据疾病发展不同阶段的病机特点或毒邪内传脏腑不同，随证搭配，或清热解毒，或清营透邪，或凉血滋阴，或开窍定神。外治主要是处理原发病灶。病情危重者，需中西医结合救治。

2. 证治分类

（1）内治法

①热入营血证

证候：壮热持续不退，夜晚加重，躁扰不安，口干口苦，面红目赤，神识昏蒙，便秘尿赤，严重时可见神昏谵语，痉厥抽搐，皮肤紫癜，舌红绛，苔少而干，脉细数。

治法：清热解毒，清营凉血。

方药：清营汤（犀角或水牛角代、生地黄、玄参、竹叶心、麦冬、丹参、黄连、金银花、连翘）合五味消毒饮（金银花、野菊花、蒲公英、紫花地丁、紫背天葵）加减。

加减：神昏谵语者，加服安宫牛黄丸或紫雪丹；咳吐痰血者，加浙贝母、天花粉、藕节炭、鲜茅根；咳喘者，加鲜竹沥、葶苈子。

②气阴两燔证

证候：有局部走黄特征，伴寒战高热，汗出口渴，头痛烦躁，小便短赤，舌质红绛，苔黄干，脉洪数。

治法：清气泄热，凉营解毒。

方药：黄连解毒汤（黄连、黄柏、黄芩、栀子）合犀角地黄汤（犀角或水牛角代、生地黄、牡丹皮、赤芍）加减。

加减：高热不退，拘急抽搐者，加羚羊角、钩藤、龙齿、茯神；大便秘结者，加生大黄、芒硝；呕吐口渴甚者，加竹叶、生石膏、栀子；阴液损伤，加鲜石斛、玄参、麦冬；并发黄疸者，加生大黄、栀子、茵陈。

（2）外治法　疮顶陷黑处用八二丹，外敷金黄膏，四周用金黄散或玉露散冷开水调制以箍围，并时时以冷水湿润之。其他参照原发疗疮外治法。注意避免过早切开疗疮；禁止挤压、艾灸。

【临证备要】

1. 早期联合应用足量有效的抗生素。

2. 疗疮尤其颜面部疗疮切忌挤压、碰伤、过早切开、艾灸；患病后及时正确处理。

3. 绝对卧床休息；多饮水；注意加强补液支持疗法。

4. 壮热恶寒无汗者，勿受凉；壮热不恶寒，头昏烦躁，气急脉数者，头部可用冰袋降温；壮热汗多口渴，渴喜冷饮者，可给芭蕉根汁或菊花叶汁加凉开水冲饮，或给以西瓜汁。

5. 饮食宜清淡，忌荤腥发物及甜腻之品，视病情酌给予半流质或清淡饮食。

6. 局部换药应强调不能挤脓，务使创伤得到休息。

7. 其余按原发疗疮调护。

（二）内陷

内陷是指凡患除疗疮以外的其他疮疡，因正气亏虚，火毒炽盛，导致正不胜邪，毒不能外泄而反陷入里，客于营血，内传脏腑的一种危急疾病。临床以有头疽并发内陷者较为多见，因此又称为"疽毒内陷"。其特点是疮顶忽然下陷，根盘散漫不收，脓腐不透或脓少而薄，或溃疡脓腐未净而忽然干枯无脓，或红活疮面忽变光白板亮，同时伴邪盛热极或正虚邪盛或阴阳两竭的全身证候。因内陷发生的不同阶段，又可分为火陷、干陷、虚陷三种类型。

【病因病机】

内陷证发生的根本原因，在于火毒炽盛而正气内虚，加之治疗失时或不当，以致正不胜邪，反陷入里，客于营血，内犯脏腑而成。而三陷证又各因所处病期之不同而有别：火陷型多由于阴液不足，火毒炽盛，复因挤压疮口，或治疗不当，治疗失时，以致正不胜邪，毒邪内陷入营；干陷型多因气血两亏，正不胜邪，不能酿化为脓，托毒外出，以致正愈虚，毒愈盛，形成内闭外脱之证；虚陷型毒邪虽已衰退，而气血大伤，脾气不复，肾阳亦衰，遂致生化乏源，阴阳两竭，从而余邪走窜入营。

【诊断依据】

本病多见于老年人或既往有消渴病者；尤易并发于脑疽、背疽患者，以脑疽更为多见。

1. 火陷型 发生在疾病初起阶段，邪盛热极，预后较佳；表现为局部疮顶不高，根盘散漫，灼热剧痛，疮色紫滞，疮口干枯无脓；伴壮热口渴，便秘溲赤，烦躁不安，神昏谵语，或胸胁隐痛；舌质红绛，苔黄腻或黄糙，脉洪数、滑数或弦数。

2. 干陷型 发生在溃脓阶段，正虚邪盛，预后次之；表现为局部脓腐不透，疮口中央糜烂，脓少而薄，疮色晦暗，肿势平塌，散漫不聚，闷胀疼痛或微痛；伴发热或恶寒，神疲少食，自汗胁痛，神昏谵语，气息粗促，舌质淡红，舌苔黄腻或灰腻，脉象虚数；或体温不高，四肢厥冷，大便溏薄，小便频数，舌质淡，苔灰腻，脉沉细。

3. 虚陷型 发生在收口阶段，正虚邪衰，阴阳两竭，预后最差；表现为局部肿势已退，疮口腐肉已尽，而脓水灰薄，或偶带绿色，新肉不生，状如镜面，光白板亮，不知疼痛；伴全身出现虚热不退，形神委顿，纳食日减，或者腹痛腹泻，自汗肢冷，气息低促，舌质淡红，苔薄白或无苔，脉沉细或虚大无力，随即陷入昏迷厥脱等阳脱之证；或见舌光如镜、口舌生糜等阴伤胃败证。

【辨证论治】

1. 治疗原则 以扶正达邪、祛邪安正为基本大法，并审邪正之消长，随证治之。火陷证当凉血清热解毒为主，并顾护阴津；干陷证当补养气血，托毒透邪；虚陷证当温补脾肾或生津养胃。病情危重者，需中西医结合救治。

2. 证治分类

（1）内治法

①邪盛热极证

证候：见于火陷型。

治法：凉血清热解毒，养阴清心开窍。

方药：清营汤（犀角或水牛角代、生地黄、玄参、竹叶心、麦冬、丹参、黄连、金银花、连翘）合黄连解毒汤（黄连、黄柏、黄芩、栀子）加减。

加减：伴神昏谵语者，急救时可选成药安宫牛黄丸或紫雪丹或紫雪散；脓出不畅者，加皂角刺、穿山甲。

②正虚邪盛证

证候：见于干陷型。

治法：补养气血，托毒透邪，佐以清心安神。

方药：托里消毒散（人参、黄芪、当归、川芎、白芍、白术、陈皮、茯苓、金银花、连翘、白芷、甘草）合安宫牛黄丸（牛黄、郁金、犀角或水牛角代、黄芩、黄连、雄黄、栀子、朱砂、冰片、麝香、珍珠、金箔）加减。

加减：大便秘结者，加生大黄、芒硝。

③脾肾阳衰证

证候：多见于虚陷型。本证转变快，可旋即陷入昏迷厥脱。

治法：温补脾肾。

方药：附子理中汤（人参、白术、炮干姜、炮附子、炙甘草）加减。

加减：自汗肢冷者，加肉桂；昏迷厥脱者，加大剂独参汤灌服。

④阴伤胃败证

证候：局部症状同脾肾阳衰证，伴口舌生糜，纳少口干，舌质红绛，舌光如镜，脉象细数。

治法：生津益胃。

方药：益胃汤（沙参、麦冬、冰糖、细生地黄、玉竹）加减。

加减：汗多气短者，加党参、五味子；食后脘胀者，加陈皮、神曲。

（2）外治法　以预防、及早处理原发病为主，可参照"有头疽"。

【临证备要】

1. 火陷型忌食鱼腥、辛辣、甜腻等刺激发物；干陷型宜增加营养；虚陷型宜食甘香开胃食品。

2. 消渴患者应积极控制血糖，避免剧烈波动。

3. 其余参照"走黄"。

八、瘰疬

瘰疬是指发生于颈项部的慢性化脓性疾病。因其结核成串，累累如贯珠状，故名。其特点是多见于体弱儿童或青年，好发于颈部及耳后，病程进展缓慢；初起结核如豆，不红不痛，逐渐增大，融合成串；成脓时皮色转为暗红，溃后脓水清稀，夹有败絮状物质，往往此愈彼溃，经久难敛，形成窦道，愈合后易形成凹陷性瘢痕。相当于西医学的颈部淋巴结结核。

【病因病机】

本病常因忧思恼怒，导致肝气郁结，脾失健运，痰湿内生，结于颈项而成。日久痰湿化热，或肝郁化火，下烁肾阴，热胜肉腐成脓，或溃后脓水淋沥，耗伤气血阴津，渐致虚损难愈。亦可因肺肾阴亏，导致阴亏火旺，肺津无法输布，灼津为痰，痰火凝结，结聚于颈项而成核。

【诊断依据】

本病多见于体弱儿童或青年；好发于颈项及耳前、耳后的一侧或两侧，也有延及颌下、锁骨上及腋窝等处者。可有肺痨等虚痨病史。

1. **初期**　见于颈部一侧或双侧，结块肿大如豆，孤立或成串，质较硬，无红热疼痛，推之活动；可延及数日不溃。一般无全身症状。

2. **中期**　结块逐渐增大并与皮肤和周围组织粘连，结块间亦可相互粘连融合成团，不易推动，可有隐痛或压痛。若见皮肤微红或紫暗发亮，摸之微热，按之有轻微波动感，为液化成脓表现。部分患者有低热及食欲不振等全身症状。

3. 后期 结块经切开或自行溃破后，脓液稀薄，或夹有败絮样坏死组织；疮口呈潜行性空腔，创面肉芽苍白不鲜，疮口皮色紫暗，疮口久不收敛，易形成窦道。此时部分患者出现低热、乏力、头晕、食欲不振、腹胀便溏等症；或出现盗汗、咳嗽、潮热等症。如脓水转稠，肉芽转成鲜红色，表示将收口愈合。

本病常因体质虚弱或劳累而复发，尤以产后更为多见。

【辨证论治】

1. 治疗原则 总以扶正祛邪为大法。初期患者正气不虚，以祛邪为主，以疏肝养血、健脾化痰为法；中、后期多以滋肾补肺为法。

2. 证治分类

（1）内治法

①气滞痰凝证

证候：多见于初期。肿块坚实，其大如豆，不红不痛，推之可动，多无全身明显症状，舌微红或暗红，苔薄或黄，脉弦滑。

治法：疏肝养血，健脾化痰散结。

方药：逍遥散（柴胡、白芍、当归、白术、茯苓、炙甘草、生姜、薄荷）或二陈汤（陈皮、半夏、茯苓、甘草）加减。

加减：肝火偏盛者，加黄芩、夏枯草、栀子；痰湿重者，加猫爪草、丹参、浙贝母。

②阴虚火旺证

证候：核块逐渐增大，皮核相连，皮色转暗红，推之不动，伴午后潮热，夜间盗汗，口干，或干咳无痰，舌质红，舌苔少，脉细数。

治法：滋阴降火。

方药：六味地黄丸（熟地黄、山茱萸、干山药、牡丹皮、白茯苓、泽泻）或清骨散（银柴胡、鳖甲、炙甘草、秦艽、青蒿、地骨皮、胡黄连、知母）加减。

加减：咳嗽甚者，加浙贝母、海蛤壳；气虚重者，加太子参、麦冬、五味子。

③气血两虚证

证候：疮口脓出清稀，淋沥不尽，或夹败絮样物，创面灰白，形成窦道，不易收口，兼见面色苍白，头晕，精神疲乏，胃纳不香，舌质淡红，苔薄，脉细弱。

治法：益气养血，解毒生肌。

方药：香贝养荣汤（白术、人参、茯苓、陈皮、熟地黄、川芎、当归、浙贝母、香附、白芍、桔梗、生甘草、生姜、大枣）加减。

加减：脓出不畅者，加穿山甲、皂角刺。

（2）外治法

①初期：用冲和膏调开水敷，或阳和解凝膏掺黑退消外贴。

②中期：脓成未熟可外敷千捶膏；脓成熟时宜切开排脓，务必使其畅通，或做"十"字切口。

③后期：肉芽鲜红，脓腐已尽时，改用生肌散、白玉膏；若创面肉芽高突，可先用

千金散棉嵌，待腐肉平整后改用生肌散、白玉膏；如有空腔或窦道时，可用千金散药线，也可用手术扩创，清除坏死组织。

【临证备要】

1. 积极治疗其他部位的虚痨病变。
2. 增加营养食物，忌服发物及辛辣刺激、生痰助火、陈腐之品。
3. 保持心情舒畅，情绪稳定。
4. 注意休息，节制房事，避免过度体力活动。

第三节 乳房病证

发生在乳房部位的疾病统称为乳房疾病。男女均可发病，女性发病率显著高于男性。

乳房位于胸前第 2 和第 6 肋骨水平之间，分乳房、乳晕、乳头、乳络等 4 个部分。乳房受五脏六腑十二经之气血津液所养，在肾 – 天癸 – 冲任性轴的协调下完成生理功能。乳房与脾、胃、肾、肝及冲、任两脉的关系最为密切。女子乳头属肝，乳房属胃；男子乳头属肝，乳房属肾。乳汁来源于水谷精微，胃主纳谷，脾主运化，同居中焦，属土味甘，故乳汁味甘。脾胃气壮则乳汁多而浓厚，反之则少而稀薄；若脾胃运化失司则痰浊内生，痰湿蕴结于乳络可致乳病。肾气盛则天癸至，女子月事以时下，两乳渐丰满，孕育后乳汁充盈而哺；肾气衰则天癸竭，乳房萎缩。肾精不足或肾阳虚衰，儿童或成年男子可致乳病；肾阴虚可致乳痨；劳伤肾精可生乳岩。肝主藏血、主疏泄，肝血不足则产妇乳少；肝失疏泄，气机郁滞则乳房胀痛，进而肿块形成。足阳明胃经行贯乳中；足厥阴肝经布胸胁绕乳头而行；冲、任两脉均起于胞中，冲任夹脐上行至胸中而散，任脉循腹里至胸中。因此，若脏腑功能失常，或经脉闭阻不畅，冲任失调，均可导致乳房疾病的发生。

一般而言，感染性乳房疾病多由乳头破碎，感染毒邪；或嗜食厚味，脾胃积热；或情志不畅，肝气郁结，以致乳汁积滞，郁久化热，热盛肉腐而成。肿瘤性乳房疾病，则系忧思郁怒，脾胃受损，以致气郁痰凝，阻于乳络而成。

一、乳痈

乳痈是热毒入侵乳房而发生的急性化脓性疾病。其临床特点为乳房局部结块，红肿热痛，伴有全身发热，溃后脓出稠厚。常发生于哺乳期妇女，尤以尚未满月的初产妇多见；也可在妊娠期或非哺乳期及非妊娠期发生。因发病时期不同而有多种名称：发生于哺乳期者，称外吹乳痈；发生于怀孕期者，名内吹乳痈；在非哺乳期和非怀孕期发生者，名非哺乳期乳痈。相当于西医学的急性乳腺炎。

本病不同于发生在乳房或乳晕部的"疖"或"痈"，应予鉴别。

【病因病机】

1. 外吹乳痈 多因乳汁排出不畅或断乳不当，造成乳汁郁积，加上内有肝郁胃热，复染风热毒邪，导致乳络闭阻，气血瘀滞，从而腐肉酿脓而成。

2. 内吹乳痈 多由妊娠期胎气上冲，气机失于疏泄，与邪热互结于阳明之络而成。

3. 不乳儿乳痈 多因非哺乳期儿女假吸而诱发。

4. 男子乳痈 多由胃火炽盛，壅滞乳房而生。

5. 新生儿乳痈 多因胎热余毒，或挤伤染毒而成。

【诊断依据】

本病多发于产后尚未满月的哺乳妇女，以乳头破碎或乳汁郁滞者更易出现。

1. 初起 患者感觉患侧乳房肿胀疼痛，多在乳房外下象限，乳汁排出不畅，结块或有或无；同时伴有发热寒战、头痛骨楚、食欲不振等全身症状。经治疗后，若2～3日内寒热消退、肿消痛减，病将痊愈。

2. 成脓 患乳结块不消或逐渐增大，继而皮肤发红灼热，胀痛明显，或有啄痛，有明显触痛；患侧腋窝淋巴结肿大，并有高热不退，此为化脓的征象。若硬块中央渐软，按之有波动感者，或脓液从乳窍中流出，表明脓肿已熟。但深部脓肿波动感不明显，常需进行超声波检查或穿刺才能确定。

3. 溃后 结块自然破溃或切开排脓后，一般肿消痛减，寒热渐退，逐渐痊愈。若脓流不畅，肿热不消，疼痛不减，身热不退，可能形成袋脓；或脓液波及其他乳囊，形成"传囊乳痈"；若有乳汁从疮口溢出，久治不愈，则可形成乳漏。

极少数患者因治疗不当，或妄加挤压，以致毒邪扩散，可出现热毒内攻脏腑的危象。

【辨证论治】

1. 治疗原则 乳痈的治疗强调及早处理，以消为贵，清热消肿托里是其基本原则。

2. 证治分类

（1）内治法

①气滞热壅证

证候：乳房肿胀疼痛，皮色不变或微红，排乳不畅，结块或有或无，伴有恶寒发热、头痛骨楚、胸闷泛恶、食欲不振、大便秘结等，舌质红，苔薄黄，脉数。

治法：疏肝清胃，通乳消肿。

方药：瓜蒌牛蒡汤（瓜蒌、牛蒡子、天花粉、黄芩、陈皮、栀子、皂角刺、金银花、青皮、柴胡、甘草、连翘）加减。

加减：乳汁壅滞者，加王不留行、路路通、漏芦等；结块明显者，加当归、赤芍、桃仁等；大便秘结者，加生大黄、火麻仁。

②热毒炽盛证

证候：乳房肿痛加重，痛如鸡啄，皮肤焮红灼热，结块中软应指，或切开排脓后引流不畅，红肿热痛不消，有"传囊"现象，伴壮热不退，口渴喜饮，舌质红，苔黄腻，脉洪数。

治法：清热解毒，托里透脓。

方药：瓜蒌牛蒡汤（瓜蒌、牛蒡子、天花粉、黄芩、陈皮、栀子、皂角刺、金银花、青皮、柴胡、甘草、连翘）合透脓散（当归、生黄芪、炒山甲、川芎、皂角刺）加减。

加减：热甚者，加生石膏、知母、金银花、蒲公英等；口渴甚者，加天花粉、鲜芦根等。

③正虚毒恋证

证候：溃脓后乳房肿痛虽减，但疮口流脓清稀，淋沥不断，日久不愈，或乳汁从疮口溢出，形成乳漏，伴见面色少华，神疲乏力或低热不退，食欲不振，舌质淡，苔薄，脉弱无力。

治法：补益气血，托毒生肌。

方药：托里消毒散（人参、黄芪、当归、川芎、白芍、白术、陈皮、茯苓、金银花、连翘、白芷、甘草）加减。

加减：脓出不畅者，加穿山甲、皂角刺。

④胎旺郁热证

证候：发生于妊娠期。乳房肿痛结块，皮色不红或微红，可伴恶寒发热，头痛骨楚，胸闷不舒，纳少呕吐，大便干结，舌质红，苔薄白或薄黄，脉弦数。

治法：疏肝清热，理气安胎。

方药：逍遥散（柴胡、白芍、当归、白术、茯苓、炙甘草、生姜、薄荷）加减。

加减：热盛者，加苏梗、苎麻根；偏气滞者，加橘叶、蒲公英、苏梗。

（2）外治法

①初起：可用热敷加乳房按摩，疏通乳络。也可用金黄散或玉露散或双柏散，用冷开水或金银花露或鲜菊花叶、鲜蒲公英等捣汁调敷。

②成脓：宜切开排脓。在乳房部切口宜循乳络方向呈放射状，在乳晕部宜在乳晕旁做弧形切口，以免损伤乳络而形成乳漏；切口位置宜取低位，以免袋脓。也可用针吸穿刺抽脓或用火针放脓。

③溃后：药线蘸八二丹或九一丹引流，外敷金黄膏。待脓净仅流黄稠滋水时，改用生肌散，红油膏盖贴。脓腔较大，或切开创口渗血较多时，可用红油膏纱布填塞脓腔，1~2天后改用药线引流。若成传囊乳痈者，也可在疮口肿痛一侧用垫棉法加压；当脓液不能顺利排泄时，则需在传囊乳痈部位按之应指处，另做一切口。

【临证备要】

1. 局部清洁，妊娠5个月后常用温水清洗乳头，或用75%酒精擦洗乳头，并及早纠正乳头内陷。

2. 培养良好的哺乳习惯，注意乳头清洁。每次哺乳后排空乳汁，防止淤积。

3. 及时治疗乳头破碎及身体其他部位的化脓性疾病，并保持乳儿口腔清洁，积极防治口腔炎。

4. 保持心情舒畅。忌食辛辣炙煿之品，不过食膏粱厚味。

5. 患乳用三角巾或乳罩托起，减少疼痛，防止袋脓。

6. 若体温过高（≥38.0℃），或乳汁色黄，应停止哺乳，但必须用吸奶器吸尽乳汁。

7. 科学断乳，断乳时应先减少哺乳次数，使泌乳量逐渐减少。可用麦芽、山楂各60g，或生枇杷叶15g（包）煎汤代茶，外敷芒硝。

8. 内吹乳痈治疗过程中不要过度使用活血下气或大量苦寒之品，以免动胎。

二、乳核

乳核是发生在乳房部的良性肿瘤。其特点是好发于20~25岁青年妇女，乳中结核，形如丸卵，边界清楚，表面光滑，无明显压痛，推之活动良好，与月经周期无关。相当于西医学的乳腺纤维腺瘤。

【病因病机】

本病多由于恼怒伤肝，忧思伤脾，出现肝脾不和，气机受阻，水湿运化失调，致痰浊内生；或因冲任失调，痰瘀互结于乳房而成。

【诊断依据】

本病多见于 20～25 岁的青年妇女。乳房内出现肿块，常为单发性，或多个在单侧或双侧乳房内出现，乳房各个象限均可发生，而以外上象限较多见。肿块形似丸卵，大小不等，大多在 0.5～5cm 之间，皮色不变，肤温不高，质地坚实，按之有硬橡皮球之弹性，表面光滑，边界清楚，活动度好，与皮肤及周围组织无粘连，肿块一般无疼痛，少数可有轻微刺痛或胀痛，但与月经无关。肿块一般生长缓慢，可能数年不变，不会溃破。若在妊娠期迅速增大，应注意排除恶变的可能。

【辨证论治】

1. 治疗原则 以疏肝散结、活血消痰为原则。近年来认为对单发纤维腺瘤的治疗以手术切除为宜；对多发或复发性纤维腺瘤使用中药治疗，可起到控制肿瘤生长，减少肿瘤复发，甚至消除肿块的作用。

2. 证治分类

（1）内治法

①肝气郁结证

证候：乳房肿块较小，生长缓慢，不红不热，不觉疼痛，推之活动，伴胸闷善太息，舌质正常，苔薄白，脉弦。

治法：疏肝化痰散结。

方药：逍遥散（柴胡、白芍、当归、白术、茯苓、炙甘草、生姜、薄荷）加减。

加减：烦躁易怒者，加郁金、合欢皮；郁热甚者，加生地黄、赤芍、丹参。

②血瘀痰凝证

证候：乳房肿块较大，坚硬木实，有重坠不适感，伴胸闷牵痛，烦闷急躁，或月经不调、痛经等，舌质暗红，苔薄腻，脉弦滑或弦细。

治法：活血疏肝，化痰散结。

方药：逍遥散（柴胡、白芍、当归、白术、茯苓、炙甘草、生姜、薄荷）合桃红四物汤（熟地黄、赤芍、当归、川芎、桃仁、红花）加减。

加减：痛甚者，加延胡索、川楝子、蒲黄等；肿块难消者，加山慈菇、海藻等。

（2）外治法 不论乳核大小，凡使用中药 3 个月无效者，一般都应及时手术切除，尤其是绝经后或妊娠前发现肿块者，或服药治疗期间肿块继续增大者。术后应常规做病理检查，有条件应做术中冰冻切片检查。

【临证备要】

1. 保持心情舒畅，避免忧虑恼怒。文胸（乳罩）不宜戴得过紧。

2. 定期自我乳房检查，发现肿块及时诊治。

3. 多发性乳核患者术后应配合中药治疗，减少复发。

三、乳癖

乳癖是乳腺组织增生性的良性增生性疾病，既非炎症也非肿瘤性。其特点是单侧或双侧乳房疼痛并出现大小不等、形态不一的肿块，边界不清，质地不硬，推之可活动；乳痛和肿块与月经周期及情志变化密切相关。本病好发于 25～45 岁的中青年妇女，其发病率占乳房疾病的 75%，是临床上最常见的乳房疾病。相当于西医学的乳腺增生病。本病有一定的恶变倾向，对有乳癌家族史的患者更应引起重视。

【病因病机】

本病因情志不畅，久郁伤肝，或受到强烈的精神刺激，气机阻滞，肝脾不和，运化失调，痰浊内生，气血瘀滞，阻于乳络而发；或因冲任失调，乳房痰浊凝结而发病。

【诊断依据】

本病多见于青中年妇女。城市居住、月经初潮年龄早、未产或初次怀孕年龄大、未授乳和绝经迟的妇女为本病的高发人群。

本病常同时或相继在两侧乳房内发生大小不一的肿块，其形态不规则，或圆或扁，质地中等或质硬不坚，表面光滑或颗粒状，推之可活动，可伴有压痛；肿块分散于整个乳房，或局限在乳房的一处。常感乳房胀痛，随情绪而发生改变，在月经前 3～4 天更甚，可涉及胸胁部或肩背部，伴有乳头疼痛或瘙痒，经后痛减或消失。少数患者挤压乳头可有多孔溢出浆液样或乳汁样或清水样的液体。

【辨证论治】

1. 治疗原则　疏肝理气，消肿止痛是治疗原则。对于长期服药肿块不消反而增大且质地较硬、边缘不清，疑有恶变者，应手术切除。

2. 证治分类

（1）内治法

①肝郁痰凝证

证候：多见于青壮年妇女。乳房肿块随喜怒消长，乳房胀痛或刺痛，伴胸闷胁胀，善郁易怒，失眠多梦，心烦口苦，舌偏红，苔薄黄，脉弦滑。

治法：疏肝解郁，理气化痰散结。

方药：逍遥蒌贝散（柴胡、当归、白芍、茯苓、白术、瓜蒌、浙贝母、半夏、天南星、生牡蛎、山慈菇）加减。

加减：烦躁易怒者，加郁金、合欢皮；月经不调者，加桃仁、红花、丹参。

②冲任失调证

证候：多见于中年妇女。乳房肿块月经前加重，多伴胀痛，经后可缓减，伴腰酸乏力，神疲倦怠，月经失调，经量少色淡，或闭经，舌淡微暗，苔白，脉沉细。

治法：调摄冲任。

方药：二仙汤（仙茅、仙灵脾、巴戟天、当归、黄柏、知母）合四物汤（白芍、当归、熟地黄、川芎）加减。

加减：痛甚者，加延胡索、川楝子、蒲黄等；畏寒者，加熟附子、肉桂。

（2）外治法　可用酒大黄粉以醋调敷肿块处，1 日 1 次。因乳房皮肤娇嫩，易过敏者应忌用。

【临证备要】

1. 调情志，保持心情舒畅。应适当控制脂肪类食物的摄入。

2. 及时治疗月经失调等妇科疾患和其他内分泌疾病。

3. 每3个月复查1次乳腺B超，特别是未排除乳癌可能的患者，应进行多次短期随诊，并做耐心细致的解释工作。

四、乳岩

乳岩是指发生在乳房部的坚硬难移肿块，属恶性肿瘤，现代常称为"乳癌"。其特点是乳房肿块，质地坚硬，凹凸不平，边界不清，推之不移，按之不痛，或乳窍溢血；晚期溃烂则凹似岩穴，凸如泛莲或菜花，伴脓血污秽恶臭，疼痛日增。目前已成为女性最常见的恶性肿瘤之一。未曾生育或哺乳的妇女、月经初潮早或绝经晚的妇女、有乳岩家族史的妇女，其发病率相对较高；男性乳岩少见。本病相当于西医学的乳腺癌。

【病因病机】

本病多因外有六淫毒邪入侵，内见情志不畅，肝脾失调，冲任不和，运化失常，痰浊瘀血内生，互搏而阻塞经脉，致痰、毒、瘀血结于乳络而发。

【诊断依据】

本病好发于40~60岁妇女，未曾生育或哺乳的妇女、月经初潮早或绝经晚的妇女、有乳岩家族史的妇女发病率相对较高。

早期为患侧乳房出现无痛性单发的小肿块，质硬，表面不光滑，与周围组织分界不清而呈现酒窝征，在乳房内不易被推动，个别可伴乳头血性或水样溢液。随着肿块逐渐生长和增大，肿块表面皮肤出现凹陷，乳头内缩或抬高，出现乳头明显溢液，皮肤呈"橘皮样"改变，是乳岩的重要体征。乳岩发展至晚期，肿块固定于胸壁，不易推动，皮面出现多个坚硬的小结或小索，甚至彼此融合，弥漫成片；部分肿块溃烂，疮口边缘不整齐，中央凹陷似岩穴，有时外翻似菜花，时渗紫红血水，恶臭难闻。如侵犯至背部和对侧胸壁，则可紧缩胸壁，限制呼吸；转移至肺及胸膜时，常引起咳嗽、胸痛和呼吸困难；淋巴结转移多见于腋窝，晚期可引起该侧上肢淋巴水肿；转移至肝可见肝脾肿大和黄疸。

乳腺彩超和乳腺钼靶检查在乳岩筛查中具有重要作用。

【辨证论治】

1. 治疗原则 乳岩是一种全身性疾病，治疗上应以个体化综合治疗为主。早期原则上以手术治疗为主；中医药治疗起辅助性作用，特别对手术后患者有良好的调治作用，对放、化疗有减毒增效作用，可提高患者生命质量，有助于控制转移或复发，或延长生存期。

内治法以疏肝散结活血、化痰解毒为原则。

2. 证治分类

（1）内治法

①肝郁痰凝证

证候：多见于情志抑郁或性情急躁者。乳房肿块，无红热疼痛或仅有隐痛，质地坚硬，边界不清，或伴经前乳房作胀，伴胸闷胁胀，舌红，苔薄，脉弦或滑。

治法：疏肝理气解郁，化痰散结。

方药：神效瓜蒌散（瓜蒌、当归、甘草、乳香、没药）合开郁散（柴胡、当归、白芍、白术、茯苓、香附、郁金、天葵草、全蝎、白芥子、炙甘草）加减。

加减：郁热甚者，加生地黄、赤芍、牡丹皮；月经不调者，加益母草、郁金。

②冲任失调证

证候：多见于月经不调、素有经前期乳房胀痛，或婚后从未生育，或有多次流产史者。乳房结块坚硬，表面多有凹陷，伴压痛，推之不移，舌淡，苔薄，脉弦细。

治法：调摄冲任，理气散结。

方药：二仙汤（仙茅、仙灵脾、巴戟天、当归、黄柏、知母）加减。

加减：肿块坚硬难移者，加山慈菇、海藻等；痛经者，加益母草、香附等。

③正虚毒炽证

证候：乳房岩肿逐渐扩大，破溃不散，渗流血水，臭秽不堪，不痛或剧痛，伴精神萎靡，面色晦暗或苍白，纳少，形体渐瘦，舌紫或有瘀斑，苔黄，脉弱无力。

治法：扶助正气，清热解毒。

方药：八珍汤（当归、川芎、白芍、熟地黄、人参、白术、茯苓、炙甘草）或归脾汤（人参、白术、黄芪、当归身、炙甘草、茯神、远志、酸枣仁、青木香、龙眼肉、生姜片、大枣）加减。

加减：纳差体虚者，加怀山药、紫河车等；脓出不尽者，加穿山甲、皂角刺等；疼痛甚者，加蒲黄、延胡索、川楝子。

④气血两亏证

证候：多见于晚期或手术、放化疗后。形体消瘦，面色萎黄或㿠白，头晕目眩，神倦乏力，少气懒言，岩肿如破溃则外翻如菜花，流腥臭血水，疼痛缠绵，日久不愈，舌质淡，苔薄白，脉沉细。

治法：补益气血，养心安神。

方药：香贝养荣汤（白术、人参、茯苓、陈皮、熟地黄、川芎、当归、浙贝母、香附、白芍、桔梗、生甘草、生姜、大枣）加减。

加减：纳差消瘦者，加怀山药、陈皮等；脓出不尽者，加穿山甲、皂角刺；难寐者，加龙眼肉、茯神。

（2）外治法　首选手术治疗。早期可考虑保乳手术。术后结合病理行进一步放化疗。

药物外敷适用于有手术禁忌证，或已有远处转移而不适宜手术者。初起用阿魏消痞膏外贴；溃后用海浮散、红油膏外敷；坏死组织脱落后，改用生肌散、生肌玉红膏外敷。

【临证备要】

1. 加强防癌知识宣传，推广和普及乳房自我检查方法。

2. 重视乳癌高危人群的定期检查。

3. 积极治疗乳腺良性疾病。

4. 患者宜保持心情舒畅，避免精神刺激。

5. 优生优育，提倡母乳喂养婴儿。

6. 局部忌重压，忌艾灸、针刺、切开及外涂腐蚀药。

第四节　瘿、瘤、岩

一、瘿

瘿是颈前结喉两侧肿大的一类疾病。其特征为颈前结喉两侧，或为漫肿，或为结块，或有灼痛，多数皮色不变，能随吞咽动作而上下移动；亦可出现烦热，心悸，多汗，手颤，及女性月经不调，甚至闭经等症状；病程缠绵。瘿在古代文献中分为五种：筋瘿、血瘿、肉瘿、气瘿、石瘿。其中筋瘿、血瘿多属颈部血管瘤及气瘿与石瘿的合并症；现代一般分为气瘿、肉瘿、石瘿、瘿痈 4 种。瘿病相当于西医学甲状腺疾病的总称，包括单纯性甲状腺肿、甲状腺肿瘤和急性化脓性甲状腺炎等。

瘿的病位在颈前结喉两侧，任督及肝肾之经脉皆循喉咙。所以颈前部位，与任、督、肝、肾经络有一定的联系。在瘿的辨证治疗过程中，结合病位的经络所属辨证施治，对临床有一定的指导意义。

【病因病机】

瘿的发生，主要责之于正气不足，各种致病因素入侵，导致脏腑经络功能失调，气滞、血瘀、痰凝结于颈部而成。根据不同的致病因素，常划分如下。

1. 肝郁气滞　多因情志抑郁而致肝气郁滞，痰瘀内生，循经聚于颈前，酿成肿块。

2. 气虚血瘀　素体阳气虚弱或久病、外伤耗损，导致气虚无力推动，血停成瘀，阻结于颈成块而发病。

3. 痰气凝结　饮食不节，脾失运化，蓄津成痰，进而肝脾不和，气机受阻，痰循经结于颈部则为瘿。

4. 痰火郁结　多因外来毒邪或山瘴邪气，日久化热，积热上壅，热毒灼津为痰，痰火凝聚，搏结于颈，而成瘿病。

5. 气阴两虚　瘿病日久，肝郁化热，热邪不但伤阴，而且耗气，可见口渴、烦热等阴虚内热之症，且常伴有乏力、心悸多汗等气虚症状。

6. 冲任失调　冲任失调，肝木失养，肾阴不足，可引起心悸、烦热、多汗及月经不调等一系列相应的症状。

【诊断依据】

1. 瘿的检查方法　嘱患者端坐，双手放于两膝，显露颈部并使患者头部略为低下，检查者坐在患者对面，观察颈部，如两侧是否对称，有无肿块隆起，有无血管怒张，并注意触诊了解肿块的位置、大小、形态、数目、硬度、光滑度、活动度，有无压痛，边界是否清楚，肿块能否随吞咽而上下移动，有无震颤，气管位置是否受压移位，颈部淋巴结有无肿大。

血液甲状腺功能检查和无创的超声检查是重要的辅助手段。

2. 各类瘿病的具体诊断特点

（1）气瘿　是甲状腺肿大性疾病。其特征是颈部漫肿，肿块柔软无痛、可随喜怒而消长。常发生于青春期或青春期以后女性，及离海较远的缺碘山区，在我国以西南、西北等高山地区的居民最为常见；女性发病率高于男性。

（2）肉瘿 是甲状腺良性肿瘤。其特点是颈前喉结一侧或两侧结块，柔韧而圆，如肉之团，能随吞咽动作而上下移动，发展缓慢。好发于青年及中年人，女性发病较男性为多。

（3）石瘿 是指甲状腺的恶性肿瘤。其特点是结喉一侧或双侧肿块，坚硬如石，高低不平，推之不移。好发于40岁以上的妇女。

（4）瘿痈 是甲状腺炎症性疾患。其特点是急性发病，结喉两侧结块，肿胀，色红灼热，疼痛。

【辨证论治】

1. 治疗原则 以理气解郁、活血祛瘀、化痰软坚、清热化痰为基本原则，其中尤以含碘的海生植物药（如海藻、昆布、海带、海蛤壳等）及含丰富甲状腺素的动物类药（如猪靥、羊靥等制剂）最为常用。本病中医中药治疗有一定疗效，但对其中属肿瘤范畴者，当及时采取手术治疗，以免贻误病情。

2. 证治分类

（1）内治法

①肝郁气滞证

证候：发病与精神因素有关，病情可随情志而波动。肿块漫肿软绵，皮色不变，无红热疼痛，伴胸胁胀痛，易怒，苔薄白，脉弦滑。如气瘿。

治法：疏肝理气，解郁散结。

方药：逍遥散（柴胡、白芍、当归、白术、茯苓、炙甘草、生姜、薄荷）合四海舒郁丸（青木香、陈皮、海蛤粉、海带、海藻、昆布、海螵蛸）加减。

加减：纳差者，加怀山药、黄芪；善太息者，加郁金、远志；郁热甚者，加生地黄、赤芍、牡丹皮等。

②气滞血瘀证

证候：起病隐匿，颈部肿块坚硬，推之难移，皮色如常或紫暗，或颈块表面青筋盘曲或网布红丝，痛有定处，舌紫暗，有瘀点瘀斑，脉涩或沉细。如石瘿。

治法：活血化瘀。

方药：桃红四物汤（熟地黄、当归、川芎、桃仁、红花）加减。

加减：气虚者，加黄芪、党参；疼痛甚者，加延胡索、蒲黄、川楝子；肿块重浊者，加猫爪草、薏苡仁、浙贝母等。

③痰气互结证

证候：肿块按之坚实或有囊性感，移动度好，患处不红不热，伴胸膈痞闷，痰多，苔薄腻，脉滑。如肉瘿、气瘿。

治法：化痰软坚散结。

方药：海藻玉壶汤（海藻、陈皮、浙贝母、连翘、昆布、法半夏、青皮、独活、川芎、当归、生甘草、海带）加减。

加减：体胖痰多者，加黄芪、茯苓；畏寒气短者，加肉桂、白芥子等。

④痰火郁结证

证候：颈部肿胀疼痛，肿势弥漫，常有皮温升高，伴有发热，舌红，苔黄，脉弦数。如瘿痈。

治法：清热化痰。

方药：柴胡清肝汤（川芎、当归、白芍、生地黄、柴胡、黄芩、栀子、天花粉、防风、牛蒡子、连翘、生甘草）加减。

加减：痰多色黄者，加陈皮、竹茹、茯苓；热甚者，加龙胆草、泽泻、丹参；大便秘结者，加生大黄、厚朴。

⑤气阴两虚证

证候：瘿病日久，肿块渐大，伴心悸不宁，自汗乏力，五心烦热，气短胸闷，舌质红，苔少，脉细数或细弱无力。如气瘿伴发甲亢症。

治法：益气养阴。

方药：四君子汤（人参、白术、茯苓、炙甘草）合沙参麦冬汤（沙参、玉竹、生甘草、冬桑叶、麦冬、生白扁豆、天花粉）加减。

加减：纳差者，加怀山药、淡竹叶；热甚者，加生地黄、丹参、牡丹皮；颈部肿物大者，加海藻、浙贝母、昆布。

⑥冲任不调证

证候：瘿病漫肿，不红不痛，摸之不热或反凉，伴面色㿠白无华，头昏目眩，耳鸣，肢冷腰酸，月经稀少错后，舌质淡，苔白，脉沉细。

治法：补益肝肾，调摄冲任。

方药：二仙汤（仙茅、仙灵脾、巴戟天、当归、黄柏、知母）合四物汤（白芍、当归、熟地黄、川芎）加减。

加减：畏寒肢冷甚者，加熟附子、肉桂；肿物疼痛者，加三七、延胡索、川楝子；纳差者，加白术、怀山药。

（2）外治法　瘿病一般较少使用外敷药物。经内治无效，或瘿块大且有呼吸困难，或头颈部血液回流受阻等症状者，怀疑有恶变者，均可考虑手术治疗。但青春期患者手术应慎重。

【临证备要】

1. 保持心情舒畅，避免忧思郁怒。

2. 高原山区居民应使用含碘食盐或进食含碘食物。

3. 平素加强锻炼，增强机体抵抗力。

4. 病重者需卧床休息，保持呼吸道通畅。切开引流者注意预防气管痉挛的发生。

5. 肉瘿患者久治不愈，或结节突然增大变硬者，宜及时手术治疗，以防恶变。

6. 小儿患瘿肿硬者，因恶变率甚高，应早期手术切除。

二、瘤

瘤是瘀血、痰滞、浊气停留于人体组织日久成形而产生的赘生物。其临床特点是局限性肿块，多数生于体表，发展缓慢，一般没有自觉症状，推之可移动，长期不易消散。本病或生而有之，或后天所得；无论男女老幼均可罹患，一般危害不大。大多属于西医学的体表良性肿瘤范畴。

【病因病机】

瘤者，留滞不去之义，提示瘤是内脏功能失调而引起的一种疾病。按瘤与脏腑功能失调的关系，可分为气瘤、血瘤、肉瘤、筋瘤、骨瘤五种：肺的功能异常，气机郁结而成气瘤；心的功能异常，血络纵横丛集而发血瘤；脾的功能异常，痰聚肉里而成肉瘤；肝的功能异常，筋脉曲张而致筋瘤；肾的功能异常，骨络瘀阻结成骨瘤；此外，还有一种脂瘤，发于皮肤肌肉之间，内含脂类物质。

因此，瘤的发生多由脏腑功能失调，气血逆乱，从而导致瘀血、浊气、痰凝留着聚结而成。

【诊断依据】

1. 气瘤　以皮肤间发生单个或多个柔软肿核，按之凹陷，放手凸起，状若有气，皮色如常或有褐色斑为主要表现的肿瘤性疾病。相当于西医学的多发性神经纤维瘤。

2. 血瘤　以出生时或出生后不久，皮肤上发生肿块，色红而内含血丝，破皮则血流难止为主要表现的肿瘤性疾病。相当于西医学的皮肤血管瘤，包括毛细血管瘤及海绵状血管瘤。

3. 筋瘤　以筋脉色紫、盘曲突起如蚯蚓状、形成团块为主要表现的浅表静脉病变。其好发于下肢，相当于西医学下肢静脉曲张交错所形成的静脉团块。

4. 肉瘤　以皮下肉中生肿块，大如桃、拳，按之稍软，皮色不变，无痛为主要表现的肿瘤性疾病。相当于西医学的脂肪瘤，为最常见的良性体表肿瘤。

5. 脂瘤　又称粉瘤，是以皮肤间出现圆形质软的肿块，中央有粗大毛孔，可挤出有臭味的粉渣样物为主要表现的肿瘤性疾病；是皮脂腺导管堵塞后，皮脂潴留聚积而形成的囊肿。相当于西医学的皮脂腺囊肿。

6. 骨瘤　以肿块坚硬如石，紧贴于骨，推之不移为主要表现的肿瘤性疾病。相当于西医学的骨良性肿瘤、恶性肿瘤。

【辨证论治】

1. 治疗原则　瘤的治疗原则上是以手术切除为主，特别是当肿瘤在短期内明显增大，或有癌变危险时，更应及时手术。但对多发性及某些生长在不便于施行手术部位的肿瘤，可运用中药治疗。

内治以调理脏腑功能、行气散结、破瘀消肿、化痰软坚为基本治法，相互配合应用。而外治法除手术外还有腐蚀、硬化剂注射、冷冻等方法。

2. 证治分类

（1）内治法

①痰气凝结证

证候：肿瘤大小数目不一，质地柔软而有弹性，生长缓慢，皮色不变，无红热疼痛。多见于气瘤。

治法：通气宣肺，化痰散结。

方药：通气散坚丸（陈皮、半夏、茯苓、甘草、石菖蒲、枳实、人参、胆南星、天花粉、桔梗、川芎、海藻、当归、浙贝母、香附、黄芩）加减。

加减：舌暗夹瘀者，加蒲黄、五灵脂。

②心火妄动证

证候：瘤体色泽鲜红，按之灼热，疼痛可有可无，伴烦躁不安，易口舌生疮，面赤口渴，小便短赤，大便秘结，舌红，苔薄黄，脉数有力。多见于血瘤。

治法：清心泻火，凉血散瘀。

方药：芩连二母丸（黄连、黄芩、知母、浙贝母、川芎、当归、白芍、生地黄、熟地黄、蒲黄、羚羊角、地骨皮）加减。

加减：瘤体损伤出血难止者，加三七、丹参、血余炭等；心烦、燥热者，加灯心草、淡竹叶等。

③气血瘀滞证

证候：瘤体色紫红或暗红，呈斑片状或隆起，甚或呈结节状、疣状，局部有固定疼痛点，舌紫暗，有瘀点瘀斑，脉涩或沉细。多见于血瘤、筋瘤、骨瘤。

治法：行气活血，化瘀通络。

方药：桃红四物汤（熟地黄、当归、川芎、桃仁、红花）加减。

加减：疼痛甚者，加延胡索、蒲黄；瘤体结节明显，加三棱、莪术等；伴气虚者，加黄芪、党参等。

④寒湿凝滞证

证候：瘤体或大或小，色紫暗，质韧或硬，摸之不热反凉，喜暖敷，伴形寒肢冷，口淡不渴，小便清长，舌淡暗，苔白腻，脉弦细。如筋瘤、气瘤、骨瘤。

治法：暖肝散寒，活血通脉。

方药：暖肝煎（当归、枸杞、小茴香、肉桂、乌药、沉香、茯苓）合当归四逆汤（当归、桂枝、白芍、细辛、通草、大枣、炙甘草）加减。

加减：寒甚者，加吴茱萸、干姜；肢体肿胀甚者，加陈皮、法半夏；疼痛甚者加蜈蚣、地龙、全蝎。

⑤气虚下陷证

证候：久站久行或劳累时瘤体增大，下坠不适感加重，常伴气短乏力，脘腹坠胀，腰酸，舌淡，苔薄白，脉细缓无力。多见于气瘤、血瘤、筋瘤。

治法：补中益气散结。

方药：补中益气汤（黄芪、炙甘草、人参、当归身、橘皮、升麻、柴胡、白术）加减。

加减：腹痛者，加白芍、延胡索；伴头身困重者，加法半夏、川芎。

⑥湿痰凝结证

证候：肿块多为单个，少数为多发性，大小不一，瘤体柔软如棉，推之可移动，皮色不变，生长缓慢，苔白腻，脉弦滑。多见于肉瘤。

治法：健脾祛湿，化痰散结。

方药：二陈汤（陈皮、半夏、茯苓、甘草）加减。

加减：纳差者，加黄芪、白术、怀山药；瘤体疼痛者，加延胡索、蒲黄。

（2）外治法　瘤的外治方法较多，一般以手术切除瘤体疗效确切。此外，还有药物敷贴法、缩瘤法、腐蚀法、枯瘤法、结扎法等外治法，可酌情选用；但这些非手术的外治法，有的在方法上需进一步改进。对于多发性及不宜手术者，中医内治、外治疗法适当配合，可以提高疗效。

【临证备要】

1. 调情志，保持心情舒畅，避免过度忧郁。

2. 忌食辛辣刺激之品。

3. 注意休息，避免过度劳累；长期站立工作或分娩后，适当加强下肢锻炼，配合按摩等以促进气血流通，改善症状。

4. 防止瘤体外伤；避免搔抓、摩擦、挤压。

5. 加强营养，增强体质。

三、岩

岩是恶性肿瘤的统称，为外科疾病中预后最差者。因其质地坚硬，表面凹凸不平，形如岩石而得名。古代"癌""岩""嵒"等字义相同且通用。其临床特点是局部肿块坚硬，高低不平，皮色不变，推之不移，溃烂后如翻花石榴子，流脓血水，色紫恶臭，疼痛剧烈，难于治愈，预后不良，故有绝症之称；多发于中老年人。本病属西医学恶性肿瘤范畴。

【病因病机】

岩是一种全身性疾病，但以局部表现为特点。主要由于感受六淫之邪、疠疫之毒，或内伤七情，加之正气不足，导致机体阴阳失调，脏腑功能障碍，经络阻塞，气滞血瘀，痰瘀毒积聚互结而成。正气不足是主导因素。

【诊断依据】

岩的诊断主要依靠局部表现特点，在古代中医文献中描述的岩主要有以下几种。

1. 舌岩 又称"舌菌"，是以舌体赘生肿块如菌、坚硬溃烂为主要表现的肿瘤性疾病。相当于西医学的舌癌。

2. 茧唇 是以口唇肿起，皮白皱裂形如蚕茧，溃烂出血为主要表现的肿瘤性疾病。相当于西医学的唇癌。

3. 失荣 是以颈部肿块坚硬如石、推之不移，皮色不变，面容憔悴，形体消瘦，状如树木失去荣华为主要表现的肿瘤性疾病，属古代外科四大绝症之一。相当于西医学的颈部原发性恶性肿瘤和恶性肿瘤颈部淋巴转移，如淋巴肉瘤、何杰金病及鼻咽癌、喉癌的颈淋巴结转移和腮腺癌等。

4. 肾岩 是以阴茎龟头出现丘疹、结节状等坚硬物，溃后如翻花状，有特异恶臭和脓性分泌物为主要表现的肿瘤性疾病。相当于西医学的阴茎癌。

此外，乳岩、石瘿、锁肛痔（相当于西医学的直肠癌）等亦有较多论述，可详见于各章分述。

值得重视的是，岩的辨证必须与辨病相结合，先辨病后辨证。辨病需要充分利用西医学检查方法，力求对恶性肿瘤做到早期发现、早期诊断、早期治疗，是提高治岩疗效的关键。

【辨证论治】

1. 治疗原则 岩的治疗错综复杂，但目的均在于提高患者的生活质量和延长生存期。

具体治疗上要注意分清邪正关系：在疾病之初主要矛盾为邪盛，治疗应以攻邪为主，适度保护正气，此时当以手术治疗及放、化疗为主；随后因攻邪所致的正虚又上升为主要矛盾，此时治疗应以扶正为主，攻邪为辅；如岩邪残留或再发，此时又应再次转以攻伐为主；当岩至晚期，正气亏虚，不耐攻伐或邪去正虚，则需长期维持扶正治疗。

2. 证治分类

（1）内治法

1）疾病初期应分证论治

①热毒蕴结证

证候：肿块质硬难移，增大明显，局部灼热，或岩肿溃烂，疼痛，渗液臭秽，伴发热、心烦口渴、尿赤便秘等症。

治法：清热解毒。

常用药物：白花蛇舌草、半枝莲、石上柏、肿节风、山豆根、板蓝根、金银花、紫花地丁、黄芩、蜀羊泉等。

②瘀血内阻证

证候：肿块质硬不移，痛有定处，皮色紫暗，易溃、易出血，舌有瘀斑，脉弦涩。

治法：活血祛瘀。

常用药物：三棱、莪术、桃仁、赤芍、水蛭、王不留行、石见穿、急性子、乳香、没药、红花等。

③气滞痰凝证

证候：肿块不痛不痒，癥瘕、积聚坚硬难消，皮色不变，舌苔白腻，脉滑。

治法：行气化痰散结。

常用药物：天南星、半夏、海藻、昆布、牡蛎、山慈菇、僵蚕、全瓜蒌、白芥子、鳖甲、猫爪草、夏枯草等。

④肝气郁结证

证候：情志改变易影响病情发展，肿块固定，疼痛以胀痛为主，伴胸胁作痛、郁闷不舒，或乳房胀痛、月经不调等，苔薄白，脉弦。

治法：疏肝理气。

常用药物：橘叶、香附、枳壳、八月札、九香虫、佛手、郁金、柴胡、川楝子、青皮、陈皮、绿萼梅、砂仁等。

2）疾病后期应扶正补虚：病程日久，或频行攻伐，耗伤气血，见岩肿坚硬不消，或腐烂无脓，凹凸不平，形如菜花，味臭难闻，疼痛较剧，渗血水，伴形体消瘦，纳食不佳。

常用的扶正补虚法有健脾益气法、养血滋阴法、养阴生津法、温补肾阳法。

健脾益气法常用药物有太子参、党参、黄芪、白术、茯苓、山药、莲子、扁豆、砂仁等；养血滋阴法常用药物有当归、熟地黄、黄精、白芍、阿胶、何首乌、大枣、龙眼肉、鸡血藤等；养阴生津法常用药物有玄参、天花粉、熟地黄、石斛、生地黄、天冬、麦冬、龟甲、首乌、白芍、沙参、枸杞、鳖甲、知母、牡丹皮等；温补肾阳法常用药物有仙茅、肉桂、补骨脂、淫羊藿、巴戟天、附子、鹿茸、菟丝子、肉苁蓉等。

（2）外治法 早期手术治疗是本类疾病可获根治的唯一途径。不能手术治疗者，可于肿块溃烂时选取相应外敷药物包扎。

【临证备要】

1. 普及防癌知识宣传，推广和普及定期自我检查，提高癌症的早期发现。
2. 患病保持心情舒畅，减少精神刺激，以配合治疗。
3. 重视营养支持，积极锻炼身体。
4. 本病主张多学科联合诊治。

第五节　皮肤病及性传播病证

皮肤病是指发生于人体皮肤、黏膜及皮肤附属器的疾病。性传播疾病是指通过性接触或类似性行为而传染的疾病。皮肤病及性传播疾病是中医外科学的重要内容之一，现已发展成为独立的皮肤性病学二级学科。

【病因病机】

皮肤病的外因主要是六淫之气、虫、毒，内因主要是七情内伤、饮食劳倦和肝肾亏损；其病机主要因气血不和、脏腑失调、邪毒结聚而致生风、生湿、生火、化燥、伤阴、致虚、致瘀等。

性传播疾病主要由性接触染毒致病，属特殊病种，其具体病因病机分述于各病中。

【常见症状及体征】

皮肤病及性传播疾病在发病过程中，可产生一系列的自觉症状和他觉症状、体征，是其诊断和辨证的主要依据。

1. 自觉症状　是患者的主观感觉；取决于皮肤病的性质、病情轻重及患者个体的差异等。最常见的症状是瘙痒、疼痛、麻木等。可详见外科概述"局部辨证"部分。

2. 他觉症状、体征　为皮肤病及性传播疾病的客观体征；一般称为皮损或皮疹。由皮肤病理变化直接产生的皮损称为原发性皮损，如斑疹、丘疹、水疱、脓疱、风团、结节等；由原发性皮损转化而来或由于治疗或损害修复过程中演变出来的皮损称继发性皮损，如鳞屑、溃疡、抓痕、苔藓样变、瘢痕、萎缩等。

（1）原发性皮损

①斑疹为局限性皮肤明显的颜色变化，既不隆起，也不凹陷。面积大而成片的称斑片。按颜色深浅及鲜艳程度可分为红斑、色素沉着斑、色素减退斑。

②丘疹为高出皮面的实性丘形小粒，直径一般小于0.5cm，多为风热、血热所致。丘疹数目多少不一，有散在分布的，有的互相融合而成扁平隆起的片状损害称斑块；丘疹顶端扁平的称扁平丘疹，常见于牛皮癣、接触性皮炎、湿疮等；介于斑疹与丘疹之间，稍有隆起的皮损称斑丘疹；丘疹顶部有较小水疱或脓疱时，称丘疱疹或丘脓疱疹。

③风团为皮肤上局限性水肿隆起，常为一过性，突发而快退，不留任何痕迹，发作时伴有剧痒。有红色与白色之分，红色者为风热所致，白色者为风寒所致。常见于瘾疹。

④结节为大小不一、境界清楚的实质性损害，深在皮下或高出皮面，质多偏硬，有一定的活动度。多由气血凝滞所致。常见于结节性红斑等病。

⑤疱疹为高出皮面、内含液体、腔隙的损害。水疱内含有血样液体者称血疱。水疱

为白色，血疱为红色或紫红色。疱疹的疱壁一般较薄易破，破后形成糜烂，干燥后结痂脱屑。疱疹常发于红斑之上，多属湿热或热毒所致。常见于湿疮、接触性皮炎、虫咬皮炎等。

⑥脓疱　内含脓液的水疱；色呈混浊或为黄色，周围常有红晕，疱破后形成糜烂，溢出脓液，结脓痂。多因湿热或热毒炽盛所致。常见于脓疱疮等。

（2）继发性皮损

①鳞屑　为脱落的表皮角质层；大小、厚薄不一，小的呈糠秕状，大的为数厘米或更大的片状。急性病后出现，多为余热未清；慢性病时出现，多由血虚生风化燥，或肝肾不足，皮肤失养所致。

②糜烂　是局限性的皮表缺损，多在疱疹、脓疱破裂，痂皮脱落等露出，呈红色湿润面，多为湿热所致。因损害较浅，愈合也快，故不易留瘢痕。

③溃疡　为真皮或皮下组织遭受破坏后所致的组织缺损。热毒者溃疡边缘色红，疮面深陷，脓汁稠厚；寒湿者溃疡边缘苍白，疮面浅平，脓汁稀薄；若溃疡经久不敛，肉色灰暗则属气血两虚。

④痂　为皮肤受损后滋生的浆液、脓液、血液、脱落组织等干燥后的凝结物。血痂为血热伤络，脓痂为热毒未清，浆痂为湿热所致。

⑤抓痕　为因搔抓将表皮抓破、擦伤而形成的点状或线状浅表损害。多由风盛、内热所致。

⑥皲裂　为皮肤上线形裂缝，常伴疼痛、出血及局部皮肤增厚。多由血虚、风燥或风寒外侵所致。

⑦苔藓样变　为皮肤增厚、粗糙，皮纹加宽、增深、干燥，局限性边界清楚的大片或小片损害。多由血虚风燥所致，亦可因气滞血瘀，肌肤失养所致。

⑧瘢痕　是溃疡或皮损愈合后所形成的新生组织。分增生性瘢痕和萎缩性瘢痕两类，多由气血凝滞不散或气血不足所致。

⑨色素沉着　为皮肤中色素增加、沉淀所致，多呈褐色、暗褐色或黑色。多由肝火、肾虚或气血不和所致。

【辨证论治】

1. 治疗原则　依据不同皮肤病发生的病因病机、皮损特点、患者体质、病情轻重，采用辨证论治、内外合治的原则进行治疗。治疗上主张"治外必本诸内"，局部与整体并重。

2. 证治分类

（1）内治法　以八纲辨证为指导，以局部辨证和整体辨证相结合为原则，进行辨证论治。常用的有祛风法、清热法、祛湿法、润燥法、活血法、温通法、软坚法和补肾法等。

（2）外治法　皮肤病及性传播疾病的病变部位多在皮肤或黏膜，故正确使用各种外治疗法，可以很快缓解患者的自觉症状，加速皮疹消退，促进皮损愈合；甚至部分疾病只需使用外治疗法即可治愈。因此，外治法在皮肤病及性传播疾病的治疗中占有十分重要的作用。

在使用外治疗法时，必须根据皮损情况，依照外用药物的使用原则进行辨证施治，正确运用外用药物；倘若药物不当，同样也可加重皮损。外治法同样遵循同病异治、异病同治的治疗法则。现将外用药的剂型及使用原则分述如下。

1）外用药物的剂型、功效及适应证

①溶液：是将单味药或复方加水，煎熬至一定浓度，滤过药渣所得的溶液或药物完全溶解于水的液体。具有清洁、止痒、消肿、收敛、清热解毒的作用。适用于急性皮肤病，渗出较多或脓性分泌物多的皮损，或伴轻度痂皮性损害者。可用于浸渍（湿敷）和熏洗，也可用于洗涤、浸浴或涂搽等方法。常用药物如苦参、黄柏、马齿苋、生地榆、野菊花、蒲公英、甘草等煎出液；或10%黄柏溶液、3%硼酸溶液、生理盐水等。湿敷方法：将5~6层纱布置于药液中渗透，挤去多余药液后，敷于患处，一般一天湿敷2~3次，每次半小时。

②散剂（又名粉剂）：是将单味药或复方研成极细粉末的制剂。有保护、吸收、蒸发、干燥、止痒的作用。适用于急性、亚急性皮炎类皮肤病，无明显渗液者。常用药物如三石散、青黛散、六一散、滑石粉、止痒扑粉等。用法为每日3~4次，直接外扑患处。

③洗剂（又名混悬剂、振荡剂）：是水和粉剂混合在一起的制剂，久置后药物沉淀于水底，使用时需加以振荡摇匀。有消炎、止痒、保护、干燥的作用。适应证与散剂基本相同。常用药物如三黄洗剂、炉甘石洗剂、痤疮洗剂等。其用法为：用时充分摇匀，每日3~5次，用棉签蘸后涂搽；如止痒可加1%薄荷、樟脑等。凡小儿面部、皮损广泛及冬季时尽量不用薄荷。

④酊剂：是将药物浸泡于75%乙醇或白酒中，去渣而成的酒浸剂；也可将药物直接溶解于酒精中。具有收敛、散风、杀菌、止痒的作用。适用于慢性瘙痒性皮肤病、色素脱失性皮肤病、脱发、手足癣等。常用药物如复方土槿皮酊、5%水杨酸酒精等。使用方法为：每日2~3次涂搽患处。凡急性炎症性皮肤病破皮糜烂者及头面、会阴部皮肤薄嫩处禁用，用后易引起皮肤烧灼及剧痛。

⑤软膏：是将药物研成细末，用凡士林、羊毛脂、猪脂或蜂蜜、蜂蜡等作为基质调成均匀、细腻半固体状的剂型。有保护、滋润、去痂、杀菌、止痒的作用。适用于一切慢性皮肤病具有结痂、皲裂、苔藓样变等皮损。常用药物如青黛膏、风油膏、雄黄膏、5%硫黄软膏等。用法为：每日2~3次，涂于患处；若用于苔藓样变皮损时可加用热烘疗法效果更佳。凡滋水较多、糜烂较重的皮损，不宜外涂或敷贴软膏。

⑥油剂：是将药物放在植物油中煎炸而成或将植物油、药油与药粉调和成糊状的油调剂。具有保护润滑、止痒、干燥的作用。适用于亚急性皮肤病具有糜烂、鳞屑、脓疱等皮损者。常用药物如万花油、清凉油、紫草油等。用法为：每日外搽患处2~3次。

2）外用药物使用原则：皮肤病的外用药物使用原则是要根据皮肤损害的表现来选择适当的剂型和药物。

①要根据病情阶段用药：皮肤炎症在急性阶段，若仅有红斑、丘疹、水疱而无渗液，宜用洗剂、粉剂、乳剂；若有大量渗液或明显红肿，则用溶液湿敷为宜。皮肤炎症在亚急性阶段，渗液与糜烂少，红肿减轻，有鳞屑和结痂，选用油剂为宜；若以丘疹、脱屑为主，则可选用软膏、乳剂等。皮肤炎症在慢性阶段，有浸润肥厚、角化过度时，则用软膏为主，伴瘙痒亦可选用酊剂。外用药物剂型选择应用可参照下表（表2-1）。

表 2 - 1 外用药物剂型选择应用表

原发性皮肤损害	应选剂型	继发性皮肤损害	应选剂型
斑	洗剂、软膏	痂	油剂、软膏
丘疹	洗剂	抓痕	洗剂
水疱	粉剂、洗剂	鳞屑	油剂、软膏
脓疱	粉剂、洗剂	糜烂	溶液湿敷（渗液多者）、
结节	软膏、酊剂		洗剂（渗液少者）
风团	洗剂	皲裂	软膏
		苔藓样变	软膏、酊剂

②注意控制感染：有感染时先用清热解毒之剂或抗菌药物控制感染，然后再针对原来皮损选用药物；注意保持感染灶引流通畅。

③用药宜先温和后强烈：先用性质比较温和的药物，尤其是儿童或女性患者不宜采用刺激性强、浓度高的药物。面部、阴部皮肤慎用刺激性强的药物。

④用药浓度宜先低后高：先用低浓度制剂，根据病情需要再逐渐提高浓度。一般急性皮肤病用药宜温和，顽固性慢性皮损可用刺激性较强和浓度较高的药物。

⑤随时注意药敏反应：一旦出现过敏现象，应立即停用，并给予及时处理。

⑥外用软膏时需注意，外涂软膏在第二次涂药时，需用棉签蘸上各种植物油或石蜡油轻轻揩去上一次所涂的药膏，然后再涂药膏，切不可用汽油或肥皂、热水擦洗。

【临证备要】

1. 讲究卫生，养成良好的卫生习惯。

2. 保持心情平静，加强精神思想的修养，提高对不良社会风气的抵制能力，做到洁身自好。

3. 过敏性疾病要忌口，尤其是辛辣、鱼腥发物严禁摄入。

4. 药物过敏者要停止一切药物，及时到正规医院诊治。

5. 皮肤干燥者，洗澡不能太多，忌用去污品，以免加重皮肤病。

6. 护肤品要恰当选择，宜以儿童用品为妥。切忌盲目追求广告宣传品。

7. 减少生产设备和操作过程中所致的化学性刺激，并配制不同的防护剂和清洁剂，以加强劳动保护，避免皮肤遭受刺激。

8. 传染性疾病要隔离治疗；注意及时填报传染病卡。

9. 一旦染上性传播疾病，要及时到正规医院进行明确诊断，男、女双方同时正规治疗。

一、热疮

热疮是发热后或高热过程中在皮肤黏膜交界处所出现的急性疱疹性皮肤病。其特点是皮损为成群的小水疱，基底色红，有的互相融合，多在 1 周后痊愈，但易于复发。相当于西医学的单纯疱疹。

【病因病机】

本病多见于高热患者的发病过程中，多为外感风热邪毒，阻于肺胃，郁而难发，蕴蒸皮肤而生；或因肝胆湿热下注，聚于阴部而成；或由反复发作，热邪伤津，阴虚内热所致。

发热、受凉、日晒、月经来潮、妊娠、肠胃功能障碍等常能诱发本病的产生。

【诊断依据】

本病可见于身体任何部位，但好发于皮肤黏膜交界处，如口角、唇缘、鼻孔周围和外生殖器等处。若发生在口腔、咽部、眼结膜等处，称黏膜热疮；发生于外生殖器部位，称阴部热疮。

皮损初为红斑，继而在红斑基础上发生数个或数十个针尖大小的、簇集成群的小丘疱疹或水疱，有微痒或灼热感，内含透明浆液；数日后疱破糜烂，轻度渗出，逐渐干燥，结淡黄或淡褐色痂；病程呈自限性，大多1~2周痂皮脱落而愈，但常倾向于在同一部位复发。

【辨证论治】

1. 治疗原则　以清热解毒养阴为主要治法。初发以清热解毒治之；反复发作者，以扶正法邪并治。注意尽可能避免一切可能的诱发因素，减少复发。

2. 证治分类

（1）内治法

①肺胃热盛证

证候：多发于颜面部，以口唇鼻侧多见。皮损为群集小水疱，灼热刺痒，伴发热或低热，轻度周身不适，心烦郁闷，小便黄，大便干，舌红，苔黄，脉弦数。

治法：疏风清热解毒。

方药：辛夷清肺饮（辛夷、黄芩、栀子、麦冬、百合、石膏、知母、生甘草、枇杷叶、升麻）合竹叶石膏汤（竹叶、石膏、半夏、麦冬、人参、甘草、粳米）加减。

加减：皮下瘀斑、出血者，加丹参、牡丹皮；便秘者，加大黄。

②湿热下注证

证候：多见于阴部、外生殖器等处。皮损为小水疱，易糜烂、溃疡，灼热痛痒，伴小便色赤，大便秘结或尿频、尿痛，舌红，苔黄腻，脉滑数。

治法：清热利湿解毒。

方药：龙胆泻肝汤（龙胆草、黄芩、栀子、泽泻、车前子、当归、生地黄、柴胡、生甘草）加减。

加减：疼痛甚者，加延胡索、川楝子；湿痒难解者，加蛇床子、地肤子；发热甚者，加大青叶、板蓝根等。

③阴虚内热证

证候：病情间歇发作，皮损反复不愈，渗液少，伴口干唇燥，午后微热，舌红，苔薄或剥苔，脉细数。

治法：养阴清热解毒。

方药：增液汤（玄参、麦冬、生地黄）加减。

加减：低热明显者，加石斛、紫草；口干甚者，加沙参、玉竹；伴气短者，加太子参、西洋参。

（2）**外治法** 初起者局部酒精消毒，用三棱针或一次性 5 号注射针头浅刺放出疱液。

局部外用药以清热、解毒、燥湿、收敛为主。皮损以丘疱疹为主，糜烂、渗出偏重者，以马齿苋水洗剂外洗或湿敷；皮损以糜烂、结痂为主，或向愈时，以紫金锭磨水，或青黛膏、黄连膏等外搽；每天 2～3 次。

【临证备要】

1. 饮食宜清淡，忌辛辣炙煿、肥甘厚味之品。

2. 多饮水，多吃蔬菜、水果，保持大便通畅。

3. 保持局部清洁，促使干燥结痂，防止继发感染。结痂后宜涂软膏，防其痂壳裂开。

4. 对反复发作者，应避免诱发因素。

二、蛇串疮

蛇串疮是一种皮肤上出现成簇水疱，呈身体单侧带状分布，痛如火燎的急性疱疹性皮肤病。其特点是皮肤上出现红斑、水疱或丘疱疹，累累如串珠，排列成带状，沿一侧周围神经分布区出现，局部刺痛或伴臖核肿大。多数患者愈后很少复发，极少数患者可多次发病。好发春秋季节，四季皆有；好发于成人，老年人病情尤重。本病好发于胸胁部，状如缠腰带，故又名缠腰火丹，亦称火带疮、蛇丹、蜘蛛疮等。相当于西医学的带状疱疹。

【病因病机】

本病多为情志内伤，肝郁气滞，久而化火，肝经火毒，外溢肌肤而发；或饮食不节，脾失健运，湿邪内生，蕴而化热，湿热内蕴，搏结肌肤而生；或感染毒邪，湿热火毒蕴结于肌肤而成。年老体虚者，常因血虚肝旺，湿热毒盛，气血凝滞，以致疼痛剧烈，病程迁延难愈。总之，本病初期以湿热火毒为主，后期是正虚血瘀兼夹湿邪为患。

【诊断依据】

本病好发于春秋季节，以成年患者居多。

初起患部发生不规则的红斑，继而出现粟米至黄豆大小簇集成群的水疱，累累如串珠，聚集一处或数处，排列成带状，疱群之间间隔正常皮肤；疱液初澄明，数日后疱液混浊化脓，或部分破裂，重者有出血点、血疱或坏死；最后干燥结痂，再经数日，痂皮脱落而愈。轻者无皮损，仅有刺痛感，或稍潮红，无典型的水疱。皮损好发于腰胁部、胸部或头面部，多发于身体一侧，常单侧性沿皮神经分布，一般不超过正中线。发于头面部者，尤以发于眼部和耳部者病情较重，疼痛剧烈，伴有附近臖核肿痛，甚至影响视力和听觉。

发病前患部皮肤常有感觉过敏、皮肤灼热刺痛感，伴全身不适、疲乏无力、轻度发热等前驱症状，疼痛有的伴随皮疹同时出现，有的疼痛发生 1～3 天后或更长时间才出现皮疹。皮肤刺痛轻重不等，儿童疼痛轻微，年老体弱者疼痛剧烈，常扩大到皮损范围之外。部分中老年患者皮损消退后可遗留顽固性神经痛，常持续数月，甚至更长时间。

病程在 2 周左右，老年人为 3～4 周。

【辨证论治】

1. 治疗原则 以清热利湿、行气止痛为主要治法。初期以清热利湿为主；后期以活血通络止痛为主；体虚者，以扶正祛邪与通络止痛并用。

2. 证治分类

（1）内治法

①肝经郁热证

证候：皮损鲜红，灼热刺痛，疱壁紧张，溃后疱液混浊，伴口苦咽干，心烦易怒，大便干燥或小便黄，舌质红，苔薄黄或黄厚，脉弦滑数。

治法：清泻肝火，解毒止痛。

方药：龙胆泻肝汤（龙胆草、黄芩、栀子、泽泻、车前子、当归、生地黄、柴胡、生甘草）加减。

加减：发于头面者，加牛蒡子、板蓝根、野菊花；有血疱者，加水牛角粉、紫草、牡丹皮；疼痛明显者，加延胡索、制乳香、制没药。

②脾虚湿蕴证

证候：皮损色淡，疼痛不显，疱壁松弛，疱液澄清，伴口不渴，食少腹胀，大便时溏，舌淡，苔白或白腻，脉沉缓或滑。

治法：健脾利湿，解毒止痛。

方药：除湿胃苓汤（苍术、厚朴、陈皮、猪苓、泽泻、赤茯苓、白术、滑石、防风、栀子、肉桂、生甘草）加减。

加减：发于下肢者，加牛膝、黄柏；水疱大而多者，加土茯苓、萆薢、车前草。

③气滞血瘀证

证候：多见于疾病后期，迁延难愈。皮疹减轻或消退后仍有局部疼痛不止，可放射到附近部位，痛不可忍，坐卧不安，重者可持续数月或更长时间，舌黯，苔白，脉弦细。

治法：理气活血，通络止痛。

方药：柴胡疏肝散（陈皮、柴胡、川芎、枳壳、白芍、炙甘草、香附）合桃红四物汤（熟地黄、当归、川芎、桃仁、红花）加减。

加减：心烦眠差者，加珍珠母、牡蛎、栀子、酸枣仁；疼痛剧烈者，加延胡索、制乳香、制没药、蜈蚣等。

（2）外治法 初起外敷玉露膏；或外搽双柏散、三黄洗剂、清凉乳剂（麻油加饱和石灰水上清液充分搅拌成乳状），每天 3 次；或用鲜马齿苋、野菊花叶、鲜芦荟捣烂外敷。

水疱破后，用黄连膏、四黄膏或青黛膏外涂；有坏死者，用九一丹或海浮散换药。

若水疱不破或水疱较大者，可用三棱针或消毒空针刺破，吸尽疱液或使疱液流出，以减轻胀痛不适感。

【临证备要】

1. 发病期间应保持心情舒畅，以免肝郁气滞化火加重病情。

2. 生病期间忌食肥甘厚味和鱼腥海物，饮食宜清淡，多吃蔬菜、水果。

3. 忌用热水烫洗患处，内衣宜柔软宽松，以减少摩擦。

4. 皮损局部保持干燥、清洁，忌用刺激性强的软膏涂敷，以防皮损范围扩大或加重病情。

5. 出现后遗疼痛反复难愈者，要树起战胜疾病的信心，规范用药。

三、癣

癣有广义、狭义的区分。广义的癣是指皮肤增厚，伴有鳞屑或有渗液的皮肤病，如牛皮癣、奶癣等。本节讲述的是狭义的癣病，系指发生在表皮、毛发、指（趾）甲的浅部真菌病；具有传染性、长期性和广泛性的特征。本病按发生部位不同，命名各异。临床常见的癣病有发于头部的白秃疮、肥疮（相当于西医学的头癣）；发于手部的鹅掌风（相当于西医学的手癣）；发于足部的脚湿气（相当于西医学的足癣）、灰指（趾）甲（相当于西医学的甲癣）；发于面、颈、躯干、四肢的圆癣（相当于西医学的体癣）、紫白癜风（相当于西医学的花斑癣）等。

【病因病机】

由于外感湿、热、虫、毒等邪气，或患者间相互接触传染，诸邪交结于皮肤、腠理而发。

发于上部者，多兼风邪，如白秃疮、肥疮、鹅掌风等；发于下部者，多为湿盛，如脚湿气。

风热偏盛者，多表现为发落起疹、瘙痒脱屑；湿热盛者，多渗液流滋、瘙痒结痂；郁热化燥，气血失和，肌肤失养，则皮肤肥厚、燥裂、瘙痒。

【诊断依据】

一般以夏秋湿热季节多见，有传染性。

1. 白秃疮　以学龄儿童多见，男性多于女性。特征是在头皮有圆形或不规则的覆盖灰白鳞屑的斑片，病损区毛发干枯无泽；病发常距头皮 2～4mm 处折断，发根外围白套状"菌鞘"，易于拔落且不疼痛；青春期可自愈，秃发也能再生，愈后不留瘢痕。相当于西医学头癣中的白癣。

2. 肥疮　多见于农村儿童。特征是自头顶部起出现红色丘疹，后逐渐出现脓、脓疱，干后堆积成黄癣痂，有特殊"鼠尿"味；病变区头发干燥，失去光泽，易于拔除，常伴瘙痒；当病变痊愈后，则在头皮留下广泛、光滑的萎缩性瘢痕，可导致永久性脱发。相当于西医学头癣中的黄癣。

3. 鹅掌风　多见于成年人，多为单侧发病，亦可染及双手。特征是初起为掌心或指缝水疱或掌部皮肤角化脱屑，出现针头大小水疱，疱破后露出糜烂面，伴有剧痒；水疱破后干涸，叠起白屑，中心向愈，四周继发疱疹，并可延及手背、腕部。如反复出现，可导致手掌皮肤肥厚、枯槁干裂，疼痛而屈伸不利，宛如鹅掌。

4. 脚湿气　以南方温热潮湿地带多见，常见于成人，夏秋易发。皮疹主要发生在趾缝间，以皮下水疱、趾间浸渍糜烂、渗流滋水、角化过度、脱屑、瘙痒，伴有特殊臭味等为特征，临床可有水疱型、鳞屑型、糜烂型之分。

（1）水疱型　皮疹好发于足弓及趾腹面，为成簇或分散的皮下水疱，有瘙痒感，数天后干燥脱屑或融合成多房性水疱，去除疱壁后可见鲜红色糜烂面。

（2）鳞屑型　发生于足底及足侧缘，多由水疱型发展而来，以皮肤角化过度、干燥、粗糙、脱屑、皲裂等为特征，好发于老年人。

（3）浸渍糜烂型　主要发生于趾间皮肤，表现为表皮浸渍、呈乳白色，搓去白皮，可露出红色糜烂面，重者伴疼痛感；伴有剧烈的瘙痒，患者往往搓至皮烂疼痛、渗流血水方止。此型往往易并发下肢甚至是全身的感染。

5. 圆癣　好发于面部、躯干及四肢近端，皮损特征为圆形或钱币状的斑块，边界清楚，中心消退，边缘可见针帽大小的丘疹、水疱等活动性皮疹，多伴瘙痒。

6. 紫白癜风　俗称汗斑，好发于多汗体质的年轻患者，多见于夏季。主要发于颈项、躯干、四肢近心端等多汗部位，皮损为大小不一、边界清楚的圆形或不规则的无炎症性斑块，呈黄褐色或色素稍淡，上覆糠状鳞屑，汗出后有微痒。可在家庭中相互传染。

7. 灰指（趾）甲　常由手、足癣迁延而致。起病时大多为单个指（趾）甲，逐步累及他甲，患甲表现不一，初起甲床微痒，继之则指（趾）甲变色，甲板高低不平，失去光泽，逐渐增厚，或蛀空而残缺不全或变脆，常与甲床分离，常伴甲沟红肿疼痛。

【辨证论治】

1. 治疗原则　以杀虫止痒为主要治法。癣病以外治为主，若皮损广泛，自觉症状较重，或抓破染毒者，则以内治、外治相结合为宜。抗真菌西药治疗有一定优势，可中西药合用。因本病有传染性，注意治疗务必彻底。

2. 证治分类

（1）内治法

①风湿毒聚证

证候：多见于肥疮、鹅掌风、脚湿气。皮损泛发，蔓延浸淫，或大部分头皮毛发受累，黄痂堆积，毛发脱而头秃，或手如鹅掌，皮肤粗糙，或皮下水疱，或趾丫糜烂、渗液剧痒，舌苔薄白或薄腻，脉细。

治法：祛风除湿，杀虫止痒。

方药：消风散（当归、生地黄、防风、蝉蜕、知母、苦参、胡麻仁、荆芥、苍术、牛蒡子、石膏、生甘草、木通）合苦参汤（苦参、菊花、金银花、蛇床子、白芷、黄柏、地肤子、大菖蒲）加减。

加减：疼痛明显者，加延胡索、制乳香、制没药；湿甚者，加萆薢、黄柏、白鲜皮；热甚者，加丹参、赤芍。

②湿热下注证

证候：见于脚湿气伴抓破染毒。足背红肿，足丫糜烂，渗液臭秽，或见红丝上窜，或伴形寒高热，舌红，苔黄腻，脉滑数。

治法：清热化湿，解毒消肿。

方药：湿重于热者，用萆薢渗湿汤（萆薢、薏苡仁、土茯苓、滑石、牡丹皮、泽泻、通草、黄柏）；湿热兼瘀者，用五神汤（茯苓、车前子、金银花、牛膝、紫花地丁）；湿热并重者，用龙胆泻肝汤（龙胆草、黄芩、栀子、泽泻、车前子、当归、生地黄、柴胡、生甘草）。

（2）外治法

①白秃疮、肥疮关键在于将病发连根拔去：剪发后外涂一扫光或雄黄膏、硫黄膏，

每日1~2次，1周后发根松动后将病发连根拔除，再继续用药2~3周。

②鹅掌风、脚湿气有水疱，痒剧而无溃破时，宜用一号癣药水或复方土槿皮酊外搽，每日2次；伴有皲裂或疱破时，宜予雄黄膏或水杨酸软膏外搽，每日2次。

③灰指（趾）甲用入地金牛酊或复方土槿皮酊浸渍甲部，每日1次，每次10分钟。严重时需拔甲治疗。

④圆癣、紫白癜风可用1号、2号癣药水或复方土槿皮酊外搽；但阴癣不宜选用刺激性过强的外用药物，可用雄黄膏外搽；若皮损破溃糜烂，则可予以青黛膏外搽。

【临证备要】

1. 加强癣病基本知识的宣传，对预防和治疗要有正确的认识。

2. 注意个人、家庭及集体卫生。对幼儿园、学校、理发室、浴室、旅店等公共场所要加强卫生管理。

3. 要早发现，早治疗，坚持治疗，巩固疗效。对患癣病的动物也要及时处理，以消除传染源。

4. 要针对不同癣病传染途径做好消毒灭菌工作。白秃疮、肥疮患者要注意理发工具及患者梳、帽、枕巾等的灭菌；脚湿气患者要注意保持足部干燥，勿与他人共用洗脚盆、浴巾、鞋袜等，鞋袜宜干爽透风，并经常洗涤、曝晒；圆癣、阴癣、紫白癜风患者的内衣、裤、床单等要常洗换、曝晒，并宜煮沸消毒。

四、疥疮

疥疮是由疥虫（疥螨）寄生在人体皮肤所引起的一种接触传染性皮肤病。其特点是夜间剧痒，在皮损处有灰白色、浅黑色或普通皮色的隧道，可找到疥虫。继发感染者，称脓窝疥。

【病因病机】

本病因虫毒（疥螨）侵袭，湿热内蕴于皮肤所致。其传染性很强，在一家人或集体宿舍中可相互传播，可因使用患者用过而未经消毒的衣服、被席、用具等传染而得。

【诊断依据】

疥疮好发于冬春季节，具有同宿者及家庭中流行倾向；多发于皮肤细嫩、皱褶部位。

皮疹特征为红色小丘疹、丘疱疹、小水疱、隧道、结节和结痂；伴剧烈瘙痒，以夜间或遇热为甚。水疱常见于指缝；结节常见于阴囊、少腹等处；隧道为疥疮的特异性皮疹，长约0.5cm，弯曲，微隆起，呈淡灰色或皮色，在隧道末端有一个针头大的灰白色或微红的小点，为疥虫隐藏的地方。

如不及时治疗，迁延日久则全身遍布抓痕、结痂、黑色斑点，甚至脓疱。病久者男性皮损主要在阴茎、阴囊有结节；女性皮损主要在小腹、会阴部。

【辨证论治】

1. 治疗原则 必须隔离治疗，以杀虫止痒为原则；以外治为主，一般不需内服药；若抓破染毒，需内、外合治。

2. 证治分类

（1）内治法

湿热蕴结证

证候：皮损以水疱为多，丘疱疹泛发，壁薄液多，糜烂渗液，或脓疱多，或起红丝走窜，臀核肿痛，瘙痒剧烈，舌红，苔黄腻，脉滑数。

治法：清热化湿解毒。

方药：黄连解毒汤（黄连、黄柏、黄芩、栀子）合五味消毒饮（金银花、野菊花、蒲公英、紫花地丁、紫背天葵）加减。

加减：瘙痒明显者，加地肤子、白鲜皮、百部、苦参。

（2）外治法　治疗原则以杀虫为主；特效药物为硫黄，多与雄黄等杀虫止痒药物同用。主要药物是10%～20%硫黄软膏和5%硫黄霜，后者适宜于婴幼儿患者；若对硫黄过敏者可用苦参、蛇床子、地肤子等煎汤外洗。

用药前先用温肥皂液洗涤全身，然后全身涂药，有皮疹处用力搽至皮肤轻微发红。每日2次，连用5天为1个疗程。搽药期间不洗澡、不换衣，以增强药效。疗程结束后彻底沐浴，换下的衣服、被褥煮沸消毒。治疗结束1周后随访如无新发皮疹，则为治愈。

阴囊或外生殖器部位之疥疮结节可予以外用糖皮质激素类制剂。

【临证备要】

1. 加强卫生宣传及监督管理，对公共浴室、旅馆等的衣被应定期严格消毒。

2. 注意个人卫生，勤洗澡，勤洗换衣服、被褥。

3. 接触疥疮患者后，用肥皂水洗手。患者所用衣服、被褥、毛巾等均需煮沸消毒，或在阳光下充分曝晒，以便杀灭疥虫及虫卵。

4. 彻底消灭传染源，注意消毒隔离。患者应分居，家中或集体中有相同病者宜同时治疗，以杜绝传染源。

5. 发病期间忌食辛燥鱼腥发物。

五、湿疮

湿疮是一种皮损形态多样、伴有瘙痒糜烂渗液的过敏性炎症性皮肤疾病。其特点是对称分布的多形皮损，易糜烂渗出，剧烈瘙痒，易成慢性，反复发作等。可分为急性、亚急性、慢性三类。急性湿疮以丘疱疹为主，有渗出倾向；慢性湿疮以苔藓样变为主，易反复发作。男女老幼皆可发病，但以先天体弱者多见，无明显季节性，但冬季常复发。相当于西医学的湿疹。

根据发病部位、皮损形态不同，也有不同的名称：浸淫遍体，滋水较多者，称浸淫疮；以丘疹为主者，称血风疮或粟疮；发于耳部者，称旋耳疮；发于乳头者，称乳头风；发于手部者，称瘑疮；发于脐部者，称脐疮；发于阴囊者，称肾囊风或绣球风；发于四肢弯曲部者，称四弯风；发于婴儿者，称奶癣或胎症疮。

【病因病机】

本病因禀赋不耐，饮食失节，或过食辛辣刺激荤腥动风之物，脾胃受损，失其健运，湿热内生，又兼外受风邪，内外两邪相搏，风湿热邪浸淫肌肤所致。

一般来说，急性者以湿热为主；亚急性者多与脾虚湿恋有关；慢性者则多病久耗伤阴血，血虚风燥，乃至肌肤甲错；发于小腿者则常由经脉弛缓，青筋暴露，气血运行不畅，湿热蕴阻，肤失濡养所致。

【诊断依据】

发病前常无明确的外因接触史。病情常易反复发作，迁延时日。

初发时为急性期，皮疹呈片状或弥漫状，边缘弥漫不清，可有红斑、丘疹、丘疱疹、水疱、肿胀等多形性表现，常对称发生，瘙痒剧烈，继而出现糜烂、渗出；皮损以中心处较重；通常以颜面、四肢屈侧部位多见，病程一般为 2～3 周。亚急性期多由急性期迁延而来，以红斑、丘疹、脱屑或少量渗液、糜烂、结痂为多见，自觉瘙痒剧烈。病久至慢性阶段，皮损常呈现浸润、增厚、干燥及色素沉着等，且边缘较清，瘙痒或轻或重。

湿疮好发于某些特殊部位的皮损具有各自的特点，常见有以下几种。

1. 头面部湿疮　发于头皮者，多由外物刺激所致，皮损表现为糜烂、渗液、结黄色滋痂，有时将头发黏集成团，或因继发感染引起脱发；在面部者，皮损为淡色或微红的斑，其上有或多或少的鳞屑，常对称分布，自觉瘙痒。

2. 耳部湿疮　好发于耳窝、耳后皱襞及耳前部；皮损为潮红、糜烂、渗液、结痂及裂隙，甚者耳后裂开状如刀割；多呈对称发生，伴瘙痒。

3. 乳房部湿疮　主要发于女性，大多对称发生，表现为乳头部潮湿、糜烂、渗液，上覆鳞屑，或结黄色痂片；反复发作可出现皲裂，疼痛，自觉瘙痒，一般不化脓。

4. 脐部湿疮　皮损为以脐窝为中心的鲜红色或暗红色斑片，边界清楚，不累及外围皮肤，伴有渗液、结痂，常有臭味及易继发感染；病程较长。

5. 阴囊部湿疮　发于男性，皮损位于阴囊皮肤，有时可延及肛周及阴茎部；急性期阴囊潮红、肿胀、糜烂、渗出、结痂，可继发感染致阴囊红热肿痛；慢性期则皮肤肥厚粗糙，皱纹加深，色素沉着，有少量鳞屑，常伴有轻度糜烂渗出。病程较长，常数月、数年不愈。

6. 手部湿疮　皮损形态多样，在手背的呈钱币状斑疹，色泽潮红、糜烂、流滋、结痂；在手掌部皮疹大多边缘不清，皮肤肥厚粗糙。冬季易出现皲裂疼痛，病程较长。

7. 小腿部湿疮　多见于长期站立工作者，常伴有小腿青筋暴露。好发于小腿下 1/3 内外侧皮肤上；皮损初为暗红斑，表面潮湿、糜烂、渗液，日久出现干燥、结痂、脱屑，呈局限性或弥漫性分布；常伴发小腿溃疡；病久则皮肤肥厚，色素沉着，或中心部分色素减退，形成继发性白癜风。

8. 钱币状湿疮　因其皮疹形态类似钱币而得名。多发生于四肢伸侧，冬季多见；由小丘疹或丘疱疹群集构成钱币大小的斑片或环形损害，渗出较多，呈亚急性表现，自觉瘙痒剧烈，反复发作，不易治愈。

9. 婴儿湿疮　皮损多先起于头面部，为簇集的或散在的红斑、丘疹，在头皮、眉部可有油腻性黄色鳞屑和痂皮，常因过度搔抓、洗烫而致糜烂、渗液，甚则延及躯干、四肢。常易继发感染而伴发热、纳差等全身症状；其中湿性者多发于 1～3 个月的肥胖婴儿，以红斑、水疱、糜烂、流滋为主；干性者好发于 1 岁以上瘦弱小儿，呈皮肤潮红、干燥、脱屑，或有丘疹和片状浸润。一般 1～2 岁之后可以痊愈，若 2 岁后反复发作，不易治愈。

【辨证论治】

1. 治疗原则　以清热利湿止痒为主要治法。急性者以清热利湿为主；慢性者以养血润肤为主。外治宜用温和的药物，以免加重病情。

2. 证治分类

（1）内治法

①湿热蕴结证

证候：起病急，病程短，皮损潮红，有丘疱疹，灼热瘙痒难忍，易抓破渗液流脂水，伴心烦口渴，身热不扬，大便干，小便短赤，舌红，苔薄白或黄，脉滑或数。

治法：清热利湿止痒。

方药：龙胆泻肝汤（龙胆草、黄芩、栀子、泽泻、车前子、当归、生地黄、柴胡、生甘草）合萆薢渗湿汤（萆薢、薏苡仁、土茯苓、滑石、牡丹皮、泽泻、通草、黄柏）加减。

加减：皮疹发于上部者，加桑叶、菊花、蝉衣；发于中部者重用龙胆草、黄芩；发于下部者，重用泽泻、车前子；伴有青筋暴露者，加泽泻、牛膝、赤芍；瘙痒甚者，加白鲜皮、地肤子、徐长卿；皮疹焮红热盛者，加生地黄、赤芍、牡丹皮；便秘者，加生大黄（后下）。

②胎火湿热证

证候：婴儿头面多形性皮疹，色红灼热，糜烂、渗出、结痂，伴阵发哭闹，纳呆，便溏或便干，舌红，苔薄黄，脉细数。

治法：疏风清热利湿。

方药：消风导赤汤（牛蒡子、黄连、白鲜皮、生地黄、赤茯苓、薄荷、金银花、灯心草、生甘草）加减。

加减：湿性者，加车前子、茯苓皮、苍术、黄柏；干性者，加太子参、麦冬、白茅根。

③脾虚湿蕴证

证候：发病较缓，皮损潮红，有丘疹，瘙痒，抓后糜烂渗出，可见鳞屑，伴纳少，腹胀便溏，易疲乏，舌淡胖，苔白腻，脉弦缓。

治法：健脾利湿止痒。

方药：除湿胃苓汤（苍术、厚朴、陈皮、猪苓、泽泻、赤茯苓、白术、滑石、防风、栀子、肉桂、生甘草）或参苓白术散（莲子肉、薏苡仁、砂仁、桔梗、白扁豆、白茯苓、人参、生甘草、白术、山药）加减。

加减：神疲纳差者，加黄芪、木香；湿甚者，加藿香、白鲜皮、地肤子等。

④血虚风燥证

证候：患处皮肤肥厚，色暗红或紫褐，表面粗糙，皮纹增宽呈苔藓样变，有抓痕血痂，伴头晕乏力，腰酸肢软，舌淡，苔薄，脉濡细。

治法：养血润肤，祛风润燥。

方药：四物消风饮（生地黄、当归、荆芥、防风、赤芍、川芎、白鲜皮、蝉蜕、薄荷、独活、柴胡、大枣）加减。

加减：瘙痒剧烈，不能入眠者，加珍珠母（先煎）、生牡蛎（先煎）、夜交藤、酸枣仁；腰酸肢软者，加炙狗脊、仙灵脾、菟丝子；皮肤粗糙肥厚者，加丹参、益母草、鸡血藤。

⑤气滞血瘀证

证候：多发于下肢静脉曲张患者。皮损主要见于小腿下部 1/3 处，呈暗红色或褐色斑疹，表面潮湿、糜烂、渗液，甚则伴发小腿溃疡或干燥、结痂、脱屑，日久皮肤肥厚，色素沉着，舌暗，苔薄，脉细涩。

治法：活血化瘀，祛风通络。

方药：桃红四物汤（熟地黄、当归、川芎、桃仁、红花）加减。

加减：肢体疼痛者，加地龙、丹参、三七、蒲黄；肢体重着明显者，加茯苓、猪苓、薏苡仁、白术。

（2）外治法

①急性湿疮：初起仅有潮红、丘疹，或少数水疱而无渗液时，可选用清热止痒的中药如苦参、黄柏、地肤子、荆芥等煎汤温洗，或用 10% 黄柏溶液、炉甘石洗剂外搽。若水疱破溃糜烂、渗出明显时，外治宜收敛、消炎，促进表皮恢复，可选用黄柏、生地榆、马齿苋、野菊花等煎汤，或 10% 黄柏溶液、三黄洗剂等湿敷，或 2%～3% 硼酸水冷敷；再用青黛散麻油调搽。急性湿疮后期滋水减少时，外治宜保护皮损，避免刺激，促进角质新生，清除残余炎症，可选黄连膏、青黛膏外搽。

②亚急性湿疮：外治原则为消炎、止痒、燥湿、收敛，选用三黄洗剂、苦参汤、5% 黑豆馏油软膏外搽。

③慢性湿疮：外治原则以止痒、抑制表皮增生、促进炎症浸润吸收为主，可选用各种软膏剂、乳剂；一般可外搽青黛膏、5% 硫黄软膏、10%～20% 黑豆馏油软膏；小腿青筋暴露者，可加用弹力绷带缠缚疗法。

【临证备要】

1. 急性湿疮忌用热水烫洗，忌用肥皂等刺激物洗患处。

2. 湿疮患者应避免搔抓，以防感染。

3. 湿疮患者应忌食辛辣、鱼、虾、鸡、鹅、牛、羊肉等发物，亦应忌食香菜、韭菜、芹菜、姜、葱、蒜等辛香之品。

4. 急性湿疮或慢性湿疮急性发作期间，应暂缓预防注射各种疫苗和接种牛痘。

六、淋病

淋病中医学称之为"毒淋""淋浊"或"花柳毒淋"，是由淋病双球菌所引起的泌尿生殖系感染的性传播疾病，是临床常见的性病之一。其临床特点是以尿道刺痛、尿道口排出脓性分泌物为主症。主要通过性交传染，极少数也可通过血行感染或污染的衣物等间接传染；有 5%～20% 的男性或 60% 以上的女性感染后表现为无症状的带菌者。

【病因病机】

本病多因性事不洁或误用污染之器具，湿热秽浊之气由下焦前阴窍口入侵，阻滞于膀胱及肝经，局部气血运行不畅，湿热熏蒸，精败肉腐，气化失司而成；又或因淫欲不节，房劳过度或者久治不愈，下元疲惫，耗伤肾气，使之升清无能，固摄无权，精微脂液下流而发病。本病日久可及肾，导致肾虚阴亏，瘀结内阻，病程持久，由实转虚，形成虚证或虚实夹杂之证。

【诊断依据】

本病可发于任何年龄，但多见于青壮年，男女皆可患病。患者常有不洁性生活史，潜伏期为 2～7 天。以尿道刺痛、尿道口排出脓性分泌物为主要临床特征；男性临床表现更为明显。分泌物涂片找到或培养出淋病双球菌，是确诊的最重要依据。

根据性别及临床特点等不同，淋病还可分为以下几种情况。

1. 男性淋菌性尿道炎　可见尿道口红肿痒痛，有脓性分泌物排出。急性期可见黄色黏稠的脓性分泌物，特别是清晨起床后分泌物的量较多，有时脓痂堵住尿道外口，尿液呈乳白混浊样，并引起包皮及龟头黏膜红肿，伴头痛、发热、腹股沟淋巴结肿大等全身不适症状；慢性期仅见少量稀薄浆液性分泌物。同时伴有尿频、尿急及明显排尿疼痛，晚间可有阴茎勃起。

2. 女性淋菌性阴道炎、宫颈炎　不洁性交后 1 周左右出现脓性分泌物，可见宫颈有程度轻重不一的红肿和触痛，外阴道黏膜也可因分泌物刺激而红肿。部分患者同时有尿道感染则可有尿频、尿急及尿道口有少量脓性分泌物，伴排尿疼痛。症状常较男性为轻，易误认为泌尿道感染或妇科炎症，故而被忽视。

3. 淋菌性直肠炎　肛门有烧灼或瘙痒感，甚者有里急后重；局部可有脓性分泌物排出，直肠镜检查可见黏膜红肿伴脓性分泌物。

4. 淋菌性咽炎　临床常见咽干不适、吞咽疼痛或伴扁桃腺炎；检查可见咽峡部黏膜红肿伴脓性分泌物，部分患者可伴低热和颈部淋巴结肿大。

5. 淋菌性结膜炎　新生儿常因患淋病的母亲分娩时由产道感染，成人则被含淋菌之分泌物污染而致。一般在感染 2 天后发病，表现为眼结膜充血水肿，眼睑红肿，有大量脓性分泌物，若不及时治疗可致角膜混浊、溃疡、穿孔而失明。

6. 淋病合并症　男性可有淋菌性前列腺炎、附睾炎等；女性有盆腔炎、输卵管炎、子宫内膜炎等。少数患者可通过血行传播而引起关节炎、脑膜炎、心内膜炎等。

【辨证论治】

1. 治疗原则　目前治疗以首选抗生素治疗为主，按规范方案及时、足量、规则用药；且对性伴侣也应进行相关检查，有感染者应同时治疗。

中西医结合治疗淋病，特别是对慢性淋病和有合并症状淋病的治疗，有一定的优势。

2. 证治分类

（1）内治法

①湿热毒蕴证

证候：相当于急性发作期。尿道口红肿，尿液混浊如脂，尿道口溢脓，尿急，尿频，尿痛，淋沥不止，严重者尿道黏膜水肿，附近淋巴结红肿疼痛，女性宫颈充血、触痛，并有脓性分泌物，可有前庭大腺红肿热痛等，伴有发热，头痛，倦怠，纳呆，便秘，苔薄黄或黄腻，舌红，脉弦滑数。

治法：清热利湿，解毒化浊。

方药：龙胆泻肝汤（龙胆草、黄芩、栀子、泽泻、车前子、当归、生地黄、柴胡、生甘草）加减。

加减：脓性分泌物多者，加土茯苓、红藤、萆薢等；伴高热、热毒入络者，加水牛角、丹参、生地黄、金银花、连翘等。

②阴虚毒恋证

证候：相当于慢性淋病。小便不畅、短涩，淋沥不尽，女性带下多，或尿道口见少许黏液，酒后或疲劳易复发，伴腰酸腿软，五心烦热，食少纳差，舌红，苔少，脉细数。

治法：滋阴降火，利湿祛浊。

方药：知柏地黄丸（熟地黄、山茱萸、干山药、牡丹皮、白茯苓、泽泻、知母、黄柏）加减。

加减：脓性分泌物多者，加土茯苓、萆薢；腰酸腿软者，加旱莲草、菟丝子。

（2）外治法　可选用土茯苓、地肤子、苦参、芒硝各30g，煎水外洗局部，每天3次。

【临证备要】

1. 杜绝不洁性交，提倡性交时使用避孕套。

2. 及时规范治疗，并同时检查及治疗性伴侣。

3. 患病期间暂停性行为，并注意个人卫生。

4. 忌烟酒、辛辣等刺激性食物。

七、梅毒

梅毒属于中医学"杨梅疮""霉疮""疳疮""花柳病"等范畴，是由梅毒螺旋体所引起的一种全身性、慢性性传播疾病，几乎可侵犯全身各组织与器官。其特点是临床表现多种多样，早期主要表现为皮肤黏膜损害，晚期可造成骨骼及眼部、心血管、中枢神经系统等多器官组织的病变；病程较长，亦可能多年无症状而呈潜伏状态。梅毒主要通过性交传染，也可通过母体胎盘传播或输血传播，偶尔也通过接吻、哺乳或接触患者污染的衣物等途径间接传染。

【病因病机】

梅毒的传染主要通过三个途径：精化传染、气化传染、胎传染毒。

因不慎接触患者或与患者共食、接吻、同寝、同厕等致梅疮毒气从外而入，内犯肺脾而得（气化传染）；或与梅毒患者进行性接触，精泄时，梅疮毒气直中阴器，乘肝肾之虚入里而致（精化传染）；或胎儿禀受母体之毒而发（胎传染毒）。

邪之初染，疫毒结于阴器及肛门等处，发为疳疮；后期疫毒内侵，伤及骨髓、官窍、脏腑，变化多端，证候复杂。

【诊断依据】

本病一般有不洁性交史，或性伴侣有梅毒病史。除各期梅毒表现特点外，梅毒血清学试验及梅毒性皮损渗液中找到梅毒螺旋体是确诊的重要依据。

1. 疳疮（硬下疳）　为一期梅毒的表现，发生于染病后2～4周。皮损好发于外生殖器，基本损害为边界清楚的圆形溃疡，直径约0.5cm，色泽暗红，基底质如软骨样，多呈单发，也可多发，溃疡表面有少量渗出。患者一般无明显痛痒感。皮损可自愈，常在3~8周内自行消退或仅留色素沉着及轻度萎缩性瘢痕。

2. 横痃   是一期梅毒伴随疳疮而发生的腹股沟淋巴结肿大。在疳疮出现后1~2周，腹股沟或患部附近淋巴结出现肿大，常为数个，大小不等，质硬，不粘连，不破溃，无疼痛。其消退较疳疮愈合晚，需1~2个月，经治疗后常可迅速消退；亦有部分终身不消。

3. 梅疮   为二期梅毒主要表现，多在感染后8~12周发生。主要为皮肤损害，可见鳞屑性斑疹、丘疹或脓疱等；常泛发全身，但自觉症状不显著。较典型的皮损见于掌跖、外生殖器及肛周处，肛周损害常融合成扁平湿疣，而掌跖部皮损呈脱屑性斑疹（玫瑰疹），色泽铜红，豌豆大小，孤立而不融合，无痒痛不适。皮损一般可持续1~2个月痊愈，若经抗梅毒治疗则会迅速消退。

4. 杨梅结毒   为三期梅毒主要表现，常在感染后两年以上发生。皮肤黏膜损害主要呈环状分布的结节性梅毒疹和破坏性较大的骨骼树胶样肿，一般无自觉症状。除骨、眼损害外，心血管和神经系统受累较突出，如梅毒性主动脉瘤、麻痹性痴呆、骨髓痨等将危及生命或终生致残。

5. 潜伏梅毒   又称隐性梅毒，是指感染梅毒后，未经治疗或治疗不规范，虽然临床上无明显症状和体征，但梅毒血清反应阳性，同时排除内脏损害的患者。其中感染期限在两年以内的称早期潜伏梅毒，随时可发生二期复发损害，有传染性；两年以上的称晚期潜伏梅毒，少有复发，少有传染性，但女性仍可经过胎盘而传给胎儿，发生胎传梅毒。

6. 胎传梅毒   是母体内的梅毒螺旋体由血液通过胎盘传入胎儿血液中，导致胎儿感染的梅毒。多发生在妊娠4个月后；多不发生硬下疳，常有严重的内脏损害，对患儿的健康影响很大，病死率高。发病小于2岁者称早期胎传梅毒，表现为营养障碍、口腔及肛周暗红色斑片，可因糜烂、皲裂而遗留放射状瘢痕；大于2岁者称晚期胎传梅毒，可出现马鞍鼻、赫秦生齿、基质性角膜炎、神经性耳聋等特征性病变。

【辨证论治】

1. 治疗原则   主张按成熟的驱梅方案治疗，抗生素首选疗效确切的青霉素类药物。明确诊断后应及时、足量、规则地进行抗梅毒治疗。治疗完成后应做3年以上跟踪随访；对性伴侣亦应予以相关检查，若有染者必须同时治疗观察。

中医药治疗梅毒一般仅作为驱梅治疗中的辅助疗法。

2. 证治分类

（1）内治法

①肝经湿热证

证候：多见于一期梅毒。外生殖器或乳房部疳疮或躯干、四肢出现杨梅疮，伴口苦纳呆，尿赤便秘，苔黄腻，脉弦数。

治法：清肝利胆解毒，利湿化斑。

方药：龙胆泻肝汤（龙胆草、黄芩、栀子、泽泻、车前子、当归、生地黄、柴胡、生甘草）加减。

加减：疳疮明显者，加金银花、土茯苓、虎杖。

②痰凝血瘀证

证候：疳疮边缘坚硬突起，色泽暗红，或伴横痃坚韧，舌质暗红，苔腻，脉细涩。

治法：化痰软坚，祛瘀解毒。

方药：二陈汤（陈皮、半夏、茯苓、甘草）合消瘰丸（玄参、牡蛎、川贝母、木糊）加减。

加减：横痃多者，加土茯苓、桃仁、红花、夏枯草。

③气血不足证

证候：梅毒晚期，病程日久。结毒溃面肉芽苍白，脓水清稀，久不收口，伴面色萎黄，头晕目眩，心悸气短，舌淡，苔薄，脉细数。

治法：益气养血，扶正祛邪。

方药：八珍汤（当归、川芎、白芍、熟地黄、人参、白术、茯苓、炙甘草）或十全大补汤（党参、白术、茯苓、炙甘草、当归、川芎、熟地黄、白芍、黄芪、肉桂）加减。

加减：脓水多者，加薏苡仁、陈皮、怀山药；溃疡不愈者，加乌贼骨、牡蛎。

④肾阴不足证

证候：多见于久病体虚之人。低热绵绵，皮肤干燥，溃面干枯，难以收口，伴发枯、发脱，口苦咽燥，头晕眼花，舌红少苔，脉细数。

治法：益气养阴，补益肝肾。

方药：生脉散（太子参、麦冬、五味子）合大补阴丸（黄柏、知母、熟地黄、龟板）或地黄饮子（熟地黄、巴戟天、山茱萸、肉苁蓉、肉桂、炮附子、茯苓、远志、石菖蒲、麦冬、五味子、石斛、薄荷、生姜、大枣）加减。

加减：五心潮热明显者，加生地黄、牡丹皮、枸杞子、旱莲草、女贞子。

（2）外治法

①疳疮、杨梅疮、小儿遗毒形成烂斑者，可选用鹅黄散或珍珠散敷于患处，每日3次。

②横痃、杨梅结毒未溃时，选用冲和膏，醋、酒各半调成糊状外敷；溃破时，先用五五丹撒在疮面上，外敷玉红膏，每日1次；待其腐脓除尽，再用生肌散撒在疮面上，外敷玉红膏，每日1次。

③杨梅疮可用蛇床子、川椒、蒲公英、莱菔子、白鲜皮煎汤外洗，每日1次。

【临证备要】

1. 加强梅毒危害及其防治常识的宣传教育。

2. 严禁卖淫、嫖娼，对旅馆、浴池、游泳池等公共场所加强卫生管理和性病监测。

3. 做好孕妇胎前检查工作，对梅毒患者要避孕，或及早中止妊娠。

4. 对高危人群定期检查工作，做到早发现、早治疗。

5. 坚持查出必治、治必彻底的原则，建立随访追踪制度。

6. 夫妇双方或性伴侣需共同治疗。

八、尖锐湿疣

尖锐湿疣属于中医学"臊瘊""瘙瘊"的范畴，是由人类乳头瘤病毒所引起的一种良性赘生物。其特点是以皮肤黏膜交界处，尤其是外阴、肛周出现淡红色或污秽色表皮赘生物为主要表现。主要通过性接触传染，也可通过自身接种、接触污秽的内裤、浴巾、浴盆等方式间接传染；主要发生在性活跃的人群。有一定的自限性，部分病例治愈后复发，少数尖锐湿疣有癌变的可能。

【病因病机】

本病主要为性滥交或房事不节，秽浊不洁，感受秽浊之毒，毒邪蕴聚，酿生湿热，下注于肛门会阴部皮肤黏膜而产生赘生物。

【诊断依据】

本病常有不洁性生活史。潜伏期平均3个月，短者1个月内，长者达1年。

皮损好发于外生殖器、肛周、会阴、宫颈、阴道等处。初期呈柔软的淡红色丘疹，大小不一，可散在或融合呈现乳头状，表面粗糙不平；继续增大可呈鸡冠状、菜花状或巨大团块。伴有继发感染时可出现糜烂、溃疡，表面易有出血及可有恶臭。本病常无自觉症状，部分患者可出现局部疼痛或瘙痒。巨大的尖锐湿疣多见于男性，且好发于阴茎和肛门附近，女性则见于外阴部，偶尔可转化为鳞状细胞癌。部分患者可伴发其他性传播疾病。

醋酸白试验阳性（用3%~5%醋酸涂抹皮损后3~5分钟，局部可呈现乳白色）是重要诊断依据。

【辨证论治】

1. 治疗原则 以清热解毒、利湿除疣为主要治法，也可运用抗病毒中草药施治。临床常用中西医结合治疗去除疣体，并针对病原体进行治疗。

2. 证治分类

（1）内治法

①湿热下注证

证候：外生殖器或肛门等处出现疣状赘生物，色灰或褐或淡红，质软，表面秽浊潮湿，触之易出血，恶臭，伴小便黄或不畅，苔黄腻，脉滑或弦数。

治法：利湿化浊，清热解毒。

方药：萆薢渗湿汤（萆薢、薏苡仁、土茯苓、滑石、牡丹皮、泽泻、通草、黄柏）加减。

加减：小便黄或不畅者，加黄柏、土茯苓、大青叶。

②湿热毒蕴证

证候：外生殖器或肛门等处出现疣状赘生物，色淡红，易出血，表面有大量秽浊分泌物，色淡黄，恶臭，瘙痒，疼痛，伴小便色黄量少，口渴欲饮，大便干燥，舌红，苔黄腻，脉滑数。

治法：清火解毒，除湿化浊。

方药：黄连解毒汤（黄连、黄柏、黄芩、栀子）加减。

加减：小便色黄者，加苦参、萆薢、马齿苋；口渴欲饮者，加玄参、天花粉；大便干燥者，加生大黄。

（2）外治法

①点涂法：适用于疣体小而少者。五妙水仙膏点涂疣体；或鸦胆子仁捣烂涂敷或鸦胆子油点涂患处包扎，3~5天换药1次。应注意保护周围正常皮肤。

②外洗方：马齿苋 60g，大青叶 30g，木贼草 30g，红花 9g，明矾 15g，煎水熏洗，1 日 2 次，每次 20 分钟；洗后外用六一散 30g，枯矾粉 10g，混合撒布疣体上，保持干燥清洁。

③手术：疣体大者，可行手术切除或采用二氧化碳激光、高频电灼疗法或液氮冷冻治疗；注意不要过度治疗，避免损害正常皮肤黏膜和瘢痕形成。疣体除去 1 周后，可用中药洗浴，以减少其复发。

【临证备要】

1. 禁止不洁性交，提倡使用避孕套。
2. 注意洗浴用具及内衣裤的清洁卫生，保持阴部清洁。
3. 积极治疗性伴侣，避免交叉感染。

第六节 肛门直肠病证

肛门直肠疾病是指发生于人体肛门直肠及其周围的一类疾病，常见病种有痔、肛隐窝炎、肛裂、肛痈（肛门直肠周围脓肿）、肛漏（肛瘘）、脱肛、息肉痔（直肠息肉）及锁肛痔（肛管直肠癌）等，中医文献统称为"痔疮""痔瘘"等。

大肠具有传导排泄糟粕的功能，其生理特点是以通为用，以降为顺；其接受经过小肠泌别清浊后剩下的食物残渣与水液，再吸收其中残余的水液，形成粪便，传送至大肠末端，经肛门而排出体外。若大肠的传化糟粕功能异常，则出现排便异常，如便溏、泄泻、便脓血、大便秘结等症。肛门专司排出水谷之糟粕，是排出粪便的器官。与大肠直接相连，相互协调，以完成排便任务。大肠与肛门的病变，不但互相影响，而且很容易相互蔓延。

详细的肛门检查是诊断肛管直肠疾病中最重要的一个环节，因此掌握检查方法十分重要。规范的肛门检查包括视诊、指检和肛门镜检查，记录结果时通常用截石位时钟定位。

1. 肛门视诊 患者多取侧卧位，医生用双手将患者臀部分开，首先从外面检查肛门周围有无内痔脱出、息肉脱出、直肠脱出、外痔及瘘管外口等；然后嘱患者像大便一样屏气，医生用手牵引肛缘，将肛门自然张开，或用吸肛器吸出，观察内痔、息肉等位置、数目、大小、色泽、有无出血点，同时察看有无肛裂等情况。

2. 肛管直肠指检 患者取侧卧位，并做深呼吸放松肛门，医生以戴有手套或指套的右手食指，涂上润滑剂，轻轻插入肛门，进行触诊检查。可以发现肛管和直肠下端有无异常改变，如皮肤或黏膜变硬、波动感、硬结、狭窄、括约肌紧张度。若触及波动感，多见于肛痈；触到柔软、光滑、活动、带蒂的弹性包块，多为息肉痔；若摸到凹凸不平结节，质硬底宽，与下层组织粘连，推之不动，同时指套上有褐色血液黏附，应考虑为锁肛痔；若手指插入引起肛门剧烈疼痛，可能为肛裂，不应再勉强插入。指诊后指套带有黏液、脓液或血液者，必要时应送实验室检查。直肠指检还可测试肛门括约肌的松紧度，正常时直肠仅能伸入一指。直肠指检在肛肠检查中十分重要，常可早期发现直肠下部、肛管及肛门周围的病变。但值得注意的是，在直肠前壁，男性可触及前列腺，女性可触及子宫颈，不应误认为是病理肿块，女性必要时做双合诊检查。

3. 肛门镜检查 患者取侧卧位，先将肛门镜外套及塞芯装在一起，涂上润滑剂，嘱患者张口呼吸，然后慢慢插入肛门内，应先向腹侧方向伸入，待通过肛管后，再向尾骨方向推进，待肛镜全部插入后抽去塞芯，在灯光照明下，仔细观察黏膜颜色，有无溃疡、息肉，再将肛门镜退到齿线附近，查看有无内痔、肛漏内口、乳头肥大、肛隐窝炎等。但注意如肛门有局部炎症、肛裂或指检时患者已感到剧烈疼痛，应暂缓肛门镜检查。

对于怀疑直肠以上大肠疾病的患者，还可以行纤维电子内窥肠镜等进一步检查。

一、痔

痔是肛垫（肛管血管垫）病理性肥大、移位，以及肛周皮下血管丛血流瘀滞形成的团块。其临床特点是便血、痔核脱出、肛门肿痛不适反复发作，并随年龄增加而逐渐加重。痔是最常见的肛门直肠疾病，任何年龄都可发病，但以 20 岁以上多见，并随着年龄的增加，痔的发病率亦逐渐增高。

值得留意的是，中医文献中"痔"与现代"痔病"有所区别，前者有三种含义：一是人体孔窍中突出性疾病的统称，二是所有肛肠疾病的总称，三是内痔和外痔的统称。

【病因病机】

本病多因脏腑本虚，静脉壁薄弱，兼因久坐，负重远行，或长期便秘，或泻痢日久，或临厕久蹲努责，或邪毒外侵，或饮食不节，过食辛辣肥甘之品，导致脏腑功能失调，风燥湿热下迫，气血瘀滞不行，结而不散，聚于肛门而生痔；或因气血亏虚，摄纳无力，气虚下陷，致痔核脱出。

【诊断依据】

痔多发生于成年人，通过症状和详细的肛门检查多能明确诊断。

根据其发病部位的不同，可分为内痔、外痔和混合痔。内痔是肛垫的支持结构、血管丛及动静脉吻合发生的病理性改变和移位，发生于肛管齿状线以上；外痔是齿状线远侧皮下血管丛扩张、血流瘀滞、血栓形成或组织增生，发生于肛管齿状线之下；混合痔是内痔和相应部位的外痔血管丛的相互融合。

1. 内痔 好发于截石位 3、7、11 点；其主要临床表现有便血、痔核脱出、肛门不适感。

初发常以无痛性便血为主要症状，血色鲜红，与大便不相混，多在排便时滴血或射血。出血呈间歇性，每因饮酒、过劳、便秘或腹泻时使便血复发或加重；出血严重时可引起贫血。肛查时见齿状线上黏膜呈半球状隆起，色鲜红、暗红或灰白。随着痔核增大，在排便时或咳嗽时可脱出肛外，若不及时回纳，可形成内痔嵌顿，并有分泌物溢出，肛门坠胀感。

根据内痔的症状，临床上将其严重程度分为 4 度：

Ⅰ度：便时带血、滴血，便后出血可自行停止；无痔脱出。

Ⅱ度：常有便血；排便时有痔脱出，便后可自行还纳。

Ⅲ度：可有便血；排便或久站及咳嗽、劳累、负重时有痔脱出，需用手还纳。

Ⅳ度：可有便血；痔持续脱出或还纳后易脱出。

2. 外痔 其临床特点是肛门坠胀、疼痛、异物感。根据临床表现和病理特点不同可分为静脉曲张性外痔、血栓性外痔、炎性外痔、结缔组织性外痔。

（1）静脉曲张性外痔 排便时或久蹲后肛门坠胀不适，偶有肿痛。检查可见肛缘皮下有柔软青紫色团块隆起，按压或卧床休息后团块可缩小或消失，触之不痛。多伴有内痔。

（2）血栓性外痔 好发于肛缘外截石位3、9点位，以中年男性居多。表现为肛门部突然剧烈肿痛，活动或排便时加重。检查肛管内或肛缘皮下可见一个或数个圆形青紫色肿块，局部皮肤水肿；肿块初起较软、渐变硬，触痛明显。

（3）炎性外痔 以肛门部灼痛、潮湿、瘙痒为特点，便后或活动过多后加重。检查可见肛缘皱襞或皮赘充血水肿，触痛较甚，有少量分泌物。

（4）结缔组织性外痔 肛门部异物感，排便后大便不易擦净。检查可见肛缘散在或环状不规则形状皮赘，触之柔软不痛。若发生于截石位6、12点位处，常由肛裂引起；若发生于3、7、11点位处，多伴有内痔；若呈环状或花冠状，多发生于经产妇。

3. 混合痔 多发生于肛门截石位3、7、11点位处，以11点位更为多见。兼有内痔、外痔的双重表现。

【辨证论治】

1. 治疗原则 本病多以外治法和手术治疗方法为主。内治法多适用于Ⅰ、Ⅱ期内痔，或炎性外痔，或血栓性外痔初起，或痔嵌顿及外痔伴有继发感染，或年老体弱，或痔兼有其他严重慢性疾病不宜手术治疗者。

2. 证治分类

（1）内治法

①风伤肠络证

证候：大便带血、滴血或喷射状出血，血色鲜红，或有肛门瘙痒，可伴口干口苦，大便秘结，舌红，苔薄白或薄黄，脉浮数。

治法：祛风润燥，清热凉血。

方药：凉血地黄汤（细生地黄、当归尾、地榆、槐角、黄连、天花粉、生甘草、升麻、赤芍、枳壳、黄芩、荆芥）或槐花散（槐花、苏木、败荷叶、赤芍、黄连、生甘草、枳壳、干莲蓬、石榴皮、当归）加减。

加减：出血多者，加牡丹皮、侧柏炭、大蓟、小蓟；热甚者，加栀子、大黄。

②湿热下注证

证候：便血色鲜，量较多，肛内肿物外脱，可自行回缩，肿胀疼痛明显，或严重者可嵌顿致糜烂坏死，伴口干不欲饮，口苦，小便黄，舌红，苔黄腻，脉滑数。

治法：清热利湿止血。

方药：脏连丸（黄连、公猪大肠）合萆薢化毒汤（萆薢、当归尾、牡丹皮、牛膝、防己、木瓜、薏苡仁、秦艽）加减。

加减：湿甚者，加车前子、泽泻；便干者，加大黄、火麻仁；出血多者加地榆炭、仙鹤草。

③气滞血瘀证

证候：肛内肿物脱出，甚或嵌顿，肛管紧缩，坠胀疼痛，甚则肛缘有血栓，水肿，触痛明显，多伴大便难解，下腹坠胀，舌暗红，苔白或黄，脉弦细涩。

治法：活血化瘀，理气止痛。

方药：止痛如神汤（秦艽、桃仁、皂角子、苍术、防风、黄柏、当归尾、泽泻、槟榔、熟大黄）加减。

加减：痛甚者，加延胡索、川楝子、川芎；坠胀明显者，加升麻、葛根。

④脾虚气陷证

证候：肛门坠胀，肛内肿物外脱，需手法复位，便血色鲜或淡或不便血，伴面色少华，头晕神疲，少气懒言，纳少便溏，舌淡胖，边有齿痕，苔薄白，脉弱。

治法：健脾益气升提，养血摄血。

方药：补中益气汤（黄芪、炙甘草、人参、当归身、橘皮、升麻、柴胡、白术）加减。

加减：便血不止者，加仙鹤草、棕榈炭；下坠明显者，加葛根、枳壳；血虚者，加熟地黄、川芎、白芍。

（2）外治法

①熏洗法（坐浴法）：以药物加水煮沸，先熏后洗；或用药液做热湿敷；具有活血消肿、收敛固脱、止痛止痒等作用。常用五倍子汤、苦参汤。

②外敷法：以药物敷于患处，具有消肿止痛、收敛止血、祛腐生肌等作用；应根据不同症状选用各种油膏、散剂。常用消痔膏、五倍子散等。

③塞药法：将药物制成栓剂，塞入肛内，具有消肿、止痛、止血等作用。常用各种痔疮栓（膏）。

④枯痔法：将药物敷于脱出性内痔或嵌顿性内痔痔核表面，使痔核干枯坏死逐渐脱落而痊愈。含砒枯痔散疗效好，但有砒中毒危险；无砒枯痔散无明显毒副作用，但疗效差，故该法目前已渐为其他疗法所代替。

⑤注射法：适用于各种内痔或混合痔的内痔部分，不可用于外痔或有其他肠道、腹腔并发症的内痔。按其作用性质不同，可分为硬化萎缩和坏死枯脱两种方法；由于坏死枯脱疗法常有术后大出血、感染、直肠狭窄等并发症，现常用的是硬化萎缩注射疗法。常用药物有消痔灵注射液、4%～6%明矾液、5%～10%石炭酸甘油等。

操作方法：侧卧位或截石位，不做麻醉或局部麻醉，在肛门镜直视下用0.1%新洁尔灭酊做局部消毒，以皮试针筒（5号针头）抽取硬化剂药液，于痔核上距齿线0.5cm处的黏膜下层，针头斜向15度进行注射，每个痔核注射0.3～0.5mL，总量不超过1mL。一般每次注射不超过3个痔核。注射后当天避免过多活动，并控制排便1～2日，相隔7日可再重复进行1次注射，一般需要3～4次治疗，对止血有明显的效果。但要注意注射部位过浅可引起黏膜溃烂，过深则易引起肌层组织发生硬化，严重时可致肛门狭窄或肛管组织坏死。

⑥结扎法：指用丝线结扎痔核根部，以阻断痔核的气血流通，使痔核坏死自行脱落。结扎疗法分丝线套扎、贯穿结扎、胶圈套扎三种。适用于内痔或混合痔的内痔部分：胶圈套扎适用于较小的内痔，丝线套扎适用于较大的痔核，贯穿结扎适用于特大痔核。

⑦手术：外痔剥离、内痔结扎术是最为经典的手术方式。适用于各种无手术禁忌证

的严重痔病。操作方法：取截石位或侧卧位，常规消毒肛门部，局部浸润麻醉，充分暴露痔核，将外痔部分做"V"字形或梭形切口，切开皮肤剥离静脉丛，至齿线稍下方，然后用弯止血钳夹住内痔基底部，再用10号或7号丝线结扎或贯穿结扎内痔，再剪除外痔部分；用相同的方法处理其他痔核。注意事项：一般每次剥离结扎痔核不超过4个，否则引起肛门变窄，大便难出，易引起丝线滑脱；外痔剥离切口不能太靠上，否则易引起术后大出血；手术中尽量保留肛管皮肤和黏膜，以防术后肛门直肠狭窄。近年来，吻合器痔上黏膜环切术也逐渐成为Ⅲ度～Ⅳ度内痔或严重混合痔的标准术式，但要注意把握手术指征。

⑧其他：如冷冻疗法、激光疗法、微波疗法等可根据病情不同阶段，选择运用。

【临证备要】

1. 保持大便通畅，养成每日排便的习惯，控制每次排便时间。

2. 注意劳逸结合，每日清洗肛门部，保持肛门周围清洁、干燥。

3. 注意饮食调和，多喝开水，多食蔬菜水果，少食辛辣食物。

4. 避免久坐久立，经常进行提肛锻炼，选择合适的运动。

5. 一旦确诊患痔病后，应及时、有效地诊疗，防止病情发展。

6. 及时治疗肠道炎症和能引起腹压增加的疾病，如炎症性肠病、痢疾、前列腺增生、慢性支气管炎等。

二、肛痈

肛痈是指肛管直肠周围间隙发生急慢性感染而形成的脓肿。肛痈的发生绝大部分与肛隐窝炎有关，其临床特点是多见于20～40岁青壮年，发病急骤，肛周疼痛剧烈，伴全身高热，酿脓破溃后易形成瘘管。属临床急症，宜尽早治疗，以免病情加重。由于肛痈发生的部位不同，可有不同的名称，如生于肛门旁皮下者，名肛门旁皮下脓肿；生于坐骨直肠窝者，名坐骨直肠窝脓肿；生于骨盆直肠窝者，名骨盆直肠窝脓肿；生于直肠后间隙者，名直肠后间隙脓肿。本病相当于西医学的肛门直肠周围脓肿。

【病因病机】

本病多因过食辛辣肥甘、醇酒炙煿之品，损伤脾胃，湿热内生，下注肛门，蕴久化热，热胜肉腐，发为痈疽；或肛门破损染毒，致经络阻塞，气血凝聚而成；也有因肺肾阴虚，湿热痰浊凝聚肛门，郁久热胜肉腐，发为本病。

【诊断依据】

本病男性多于女性，尤以青壮年为主。

初起多先感到肛门周围有一肿块，轻微疼痛，或感肛内刺痛或坠胀作痛；继则疼痛加剧，肛门周围肿块增大，红肿触痛，质较硬，表面灼热，伴有不同程度的发热、倦怠、食欲不振、大便秘结等症状；往往一周左右局部可形成脓肿，脓肿形成后局部可有波动感。如自行溃破或切开后可流出黄白色脓液，此后疼痛可逐渐缓解或消失，体温下降，其他症状亦随之缓解，但溃后易形成瘘管反复不愈。如合并消渴等，则发展更为迅猛，严重时会出现全身中毒症状，可危及生命。

由于脓肿的部位和深浅不同，症状也有差异。如肛提肌以上的间隙脓肿，位置深隐，全身症状重而局部症状轻；肛提肌以下的间隙脓肿，部位浅，局部红肿热痛明显而全身症状较轻。

1. 肛门旁皮下脓肿 发于肛门周围的皮下组织内，见肛旁有明显红肿、硬结、触痛。脓肿一般较小，局部疼痛较重，多呈持续性或搏动性疼痛，成脓后按之应指，全身症状轻。溃脓后易形成皮下肛漏或低位漏。

2. 坐骨直肠窝脓肿 位于坐骨直肠窝内，脓肿范围广而深。初起仅觉肛门部坠胀微痛，而全身恶寒发热、头身疼痛等中毒症状明显；继而局部症状明显，肛门胀痛加剧或跳痛，坐卧不安，患侧肛周皮肤微红肿可触及硬结，肛门指检患侧直肠壁饱满，温度升高，压痛明显，可有波动感。

3. 骨盆直肠间隙脓肿 位于提肛肌以上、腹膜反折以下，位置较深，因而全身感染症状甚重，而肛门局部症状则不明显。临床上常有会阴部沉重下坠感，有里急后重感，排便时加重，下腹部疼痛；肛周皮肤多无明显红肿，肛门指检患侧直肠壁饱满、压痛及波动感；溃脓后多形成高位肛瘘。

4. 直肠后间隙脓肿 部位较深，初起仅觉排便不适感或直肠内坠胀痛，伴恶寒发热，头身疼痛，后逐渐加重，以全身中毒症状为明显。肛周皮肤无明显改变，肛门指检直肠后壁饱满，压痛或波动感。

5. 结核性肛周脓肿 常常起病缓慢，肿痛较轻，脓成溃破或切开后流出之脓液清稀或伴干酪样物，常伴有低热、盗汗、颧红、形体消瘦等症。

【辨证论治】

1. 治疗原则 肛痈病情急，手术是最可靠的治疗方法，脓肿一旦形成，要及时切开排脓并要保证脓腔引流通畅，务必驱邪彻底。方药上，其早期多为实证和热证，治宜清热解毒、凉血祛瘀、软坚散结，以消法为主；中期脓成邪留，治宜扶正托毒，以托法为主；后期毒尽体虚，治宜补养气血、健脾渗湿、滋补肝肾，以补法为主。

2. 证治分类

（1）内治法

①火毒蕴结证

证候：肛门周围突然红肿热痛，可触及质硬包块，表面焮热，持续加剧，伴有恶寒，发热，便秘，尿赤，舌红，苔薄黄，脉数。

治法：清热解毒，凉血止痛。

方药：仙方活命饮（白芷、浙贝母、防风、赤芍、当归尾、甘草、皂角刺、穿山甲、天花粉、乳香、没药、金银花、陈皮）或黄连解毒汤加减。

加减：湿热重者，加草薢、滑石；高热者，加栀子、生石膏。

②热毒炽盛证

证候：肛门周围红肿热痛剧烈，持续数日，痛如鸡啄，难以入寐，肿块按之有波动感或穿刺有脓，伴有恶寒发热，口干便秘，小便困难，舌红，苔黄，脉弦滑。

治法：清热解毒透脓。

方药：透脓散（当归、生黄芪、炒穿山甲、川芎、皂角刺）加减。

加减：高热者，加水牛角、丹参、牡丹皮；大便难解者，加大黄、火麻仁；疼痛难忍者，加延胡索、蒲黄、五灵脂。

③阴虚毒恋证

证候：肛门周围肿痛，皮色暗红，化脓时间长，难溃难敛，溃后脓出稀薄，伴有午后潮热，心烦口干，夜间盗汗，舌红，苔少，脉细数。

治法：养阴清热，祛湿解毒。

方药：青蒿鳖甲汤（青蒿、鳖甲、细生地黄、知母、牡丹皮）合三妙丸（黄柏、苍术、牛膝）加减。

加减：肺虚者，加麦冬、沙参、马兜铃；脾虚者，加白术、山药、白扁豆；肾虚者，加龟板、玄参，生地黄改熟地黄。

（2）外治法

①外敷法：初起实证用金黄膏、黄连膏外敷；位置深隐者，可用金黄散调成糊状灌肠；虚证用冲和膏或阳和解凝膏外敷。

②熏洗法：多用于脓肿溃后，具有清热解毒、消肿止痛、收敛止血、祛湿止痒、祛腐生肌作用。常用苦参汤、祛毒汤等。

③手术：成脓后，宜早期切开引流。要注意保证通畅引流，避免形成瘘管。有脓肿一次切开法、分次切开法、切开加挂线疗法等。

④术后换药：目的是保证脓腔引流通畅，使脓腔从基底部开始生长，减少假性愈合。每次换药前可用苦参汤或其他具有清热解毒、消炎止痛功效的中药液坐浴。换药时先用生理盐水或1/5000的高锰酸钾液或甲硝唑液冲洗脓腔，脓腔较大或脓液较多者可用双氧水冲洗，冲洗干净后再用油纱或药散塞入脓腔。早期脓毒未净，宜化腐提脓，换药时可用消炎油纱条、利凡诺纱条、祛腐散等；1周左右脓尽腐脱，疮面红活，此时治疗应以生肌收口为主，换药时可改用生肌油纱条、玉红膏纱条或珍珠散等，以促进脓腔愈合。日久不愈成瘘者，按肛漏处理。

【临证备要】

1. 养成良好的排便习惯，及时治疗便秘、大肠炎症性疾病，以防止肛隐窝感染继发肛痈。

2. 养成良好的生活习惯，注意劳逸结合，积极锻炼身体，增强体质。

3. 饮食清淡，少食辛辣刺激性食物。

4. 患病后应积极进行全身和局部治疗，防止病变范围扩大。

三、肛漏

肛漏是指直肠、肛管因病理原因形成的与周围邻近皮肤或组织相通的不正常通道。其临床特点为肛周反复肿痛、流脓水、瘙痒，并可从流脓外口触及或探及管道通向肛内。肛漏多是肛痈的后遗症。多由原发内口、瘘管和继发性外口三部分组成，也有仅有内口或外口者；内口为原发性，绝大多数在肛管齿线处的肛窦内；外口是继发的，在肛门周围皮肤上，可不止一个。本病相当于西医学的肛瘘。

【病因病机】

肛痈溃脓后，脓出不畅，余毒未尽，蕴结内阻，气血不畅，创口久不愈合，日久成漏；或患虚痨，肺肾阴虚，湿热乘虚入侵，化腐成脓，正气不足，脓出不畅，郁而日久成漏。

【诊断依据】

一般有肛痈病史，病灶有外口、管道、内口等体征即可诊断。

临床表现以肛周反复流脓水、久不收口为特征。一般初形成的肛漏流脓较多，而时间较久者则脓水渐少。

若脓水突然增多，兼有肛门部疼痛者，常表示有急性感染或有新的支管形成。当瘘管通畅时一般无疼痛感。若外口暂时闭合，脓液积聚，可出现局部疼痛，并可伴发热、恶寒等全身症状。外口破溃脓水流出后，症状又可迅速减轻。

肛门视诊可见外口，外口凸起较小者多为化脓性；外口较大、凹陷、周围皮肤紫暗者，多为结核性；低位肛漏可在肛周皮下触及硬索，高位或结核性者一般不易触及；肛门旁皮肤仅有一个外口为单纯性肛漏，肛门内、外有三个以上的开口或管道多而支管横生为复杂性肛漏。

【辨证论治】

1. 治疗原则　肛漏的治疗一般分为非手术治疗和手术治疗。

非手术治疗主要用于控制感染，减轻症状，控制发展，但不能彻底治愈；或一时相对治愈，但很容易复发。

肛漏一旦形成，极少能自愈。手术是治愈肛漏最可靠的方法，但仍有一定的复发率及并发症。手术治疗的目的是为了清除感染的肛门腺，将瘘管内感染的异物清除，这是治疗的关键。但对于侵犯肛门括约功能，特别是对病变累及肛管直肠环的肛漏，在治疗上一定要正确处理，以免肛门失禁等后遗症的产生。

2. 证治分类

（1）内治法

①湿热下注证

证候：肛周经常流脓液，脓质稠厚，肛门胀痛，局部灼热，肛周可见外口，按之有索状物通向肛内，舌红，苔黄，脉弦或滑。

治法：清热利湿。

方药：二妙散（黄柏、苍术）合萆薢渗湿汤（萆薢、薏苡仁、土茯苓、滑石、牡丹皮、泽泻、通草、黄柏）加减。

加减：伴发热者，加生石膏、知母、金银花；疼痛甚者，加蒲黄、延胡索；伴便秘者，加大黄。

②正虚邪恋证

证候：肛周有溃口，皮色暗淡，质较硬，按之隐隐作痛，或有质地稀薄脓液从溃口流出，且多有索状物通向肛内，漏口时愈时溃，伴有神疲乏力，舌淡，苔薄，脉濡。

治法：扶正祛邪，托里透毒。

方药：托里消毒散（人参、黄芪、当归、川芎、白芍、白术、陈皮、茯苓、金银花、连翘、白芷、甘草）加减。

加减：脓多者，加冬瓜仁、山药。

③阴液亏虚证

证候：肛周有溃口，外口凹陷，漏道潜行，局部常无硬索状物扪及，脓出稀薄，周围皮肤颜色晦暗，可伴有潮热盗汗，心烦口干，形体消瘦，舌红，少苔，脉细数。

治法：养阴清热。

方药：青蒿鳖甲汤（青蒿、鳖甲、细生地黄、知母、牡丹皮）加减。

加减：肺虚者，加沙参、麦冬；脾虚者，加白术、山药。

（2）外治法

①熏洗法：由于肛漏患者局部肿痛明显，伴有较多分泌物，可经常做肛门局部的熏洗治疗；以洗为主，适用于肛漏各个阶段，目的为解毒除湿。常用的有苦参汤、止痛如神汤等。

②外敷法：实证患者宜采用金黄膏、黄连膏等；虚证患者可用冲和膏等。

③手术：本病以手术治疗为主。将瘘管全部切开，必要时可将瘘管周围的瘢痕组织做适当修剪，使之引流通畅，创口逐渐愈合。手术成败的关键，在于正确地找到内口，并将内口切开或切除，否则创口就不能愈合，即使暂时愈合，日久又会复发。目前常用的手术疗法，有挂线疗法、切开疗法、切开与挂线相结合等。

④伤口冲洗：通过冲洗将创腔内的脓液及异物冲洗干净并使其引流通畅，起到抑菌消炎、促进肉芽生长的目的。常用的冲洗液有双氧水、甲硝唑、生理盐水、1/5000 高锰酸钾液、中药液等。

⑤伤口换药：目的是保证伤口引流通畅，使肉芽从伤口基底部向上生长，防止假愈合。术后早期局部疼痛及渗液较多，可用止痛膏、消炎油纱、凡士林纱等换药。至伤口愈合期，可用生肌散、珍珠散、生肌油纱、凡士林纱等换药。

【临证备要】

1. 经常保持肛门清洁，养成良好的卫生习惯。

2. 发现肛痈，宜早期切开排脓，一次切开术可避免形成肛漏。

3. 肛漏患者应及早治疗，避免外口堵塞后引起脓液积聚，排泄不畅，引发新的支管。

4. 术后应防止出血，换药宜认真仔细，防止创口假性黏合（桥形愈合），导致肛漏不愈。

四、肛裂

肛裂是指肛门部位的撕裂伤，是一种以肛管皮肤全层纵行裂开并形成感染性溃疡的慢性疾病。其特点是肛门周期性疼痛、出血、便秘。男女均可患病，以 20～40 岁青年女性患者居多；一般好发于肛门正中线的前后，两侧少见，以肛门后侧位居多。相当于西医学的肛裂。

【病因病机】

因平素好食辛辣炙煿、醇酒厚味，致湿热蕴结；或老人、产妇产后血虚，阴亏津乏，肠失濡养，大便秘结；或久忍大便，燥屎内结等，皆可致糟粕结滞大肠，便时肛门努张，折纹破裂而成。肛门在身体下部，湿毒之邪易于侵入，阻碍气机，使局部气血运行不畅，营养失调，故裂后不易愈合。

【诊断依据】

本病多见于 20～40 岁青壮年，好发于肛管 6、12 点，男性多发于 6 点，女性多发于 12 点。

周期性肛门疼痛是肛裂的主要特征：排便时肛门疼痛，排便后数分钟内疼痛减轻或消失，称疼痛间歇期，随后又因括约肌痉挛而剧烈疼痛；疼痛可持续数小时至十多小时。其次是便血，特点是大便时出血，或点滴而下，或附着于粪便表面，或仅为便纸染血，色鲜红，一般出血量不多。便秘的特点是排便时干燥粪便裂伤肛门皮肤而引起剧烈的肛门疼痛，患者因惧怕大便时的肛门疼痛而不愿定时排便，导致粪便在大肠停留时间延长而形成便秘。

局部主要体征：肛管皮肤皱褶，可见呈放射状的裂口，溃疡面呈狭长形，长 0.5～1cm。

根据病程不同，肛裂分为两大类，即新鲜肛裂（早期肛裂）和陈旧性肛裂。

1. 新鲜肛裂 病程较短（约 3 个月以内），在肛管皮肤上有一个小的梭形溃疡，创面较浅，色鲜红，边缘整齐而有弹性，无瘢痕、硬结形成，疼痛轻微，疼痛时间较短，病程较短，容易治愈。

2. 陈旧性肛裂 病程较长（3～5 个月或以上），有肛裂反复发作病史，未能正确诊治；疼痛剧烈，溃疡色淡白，底深，创缘不规则，呈"缸口"状增厚，底部形成平整较硬的灰白组织（栉膜带），弹性差，较难愈合。由于裂口周围慢性炎症，常可伴发结缔组织外痔（哨兵痔）、单口内瘘、肛乳头肥大、肛窦炎、肛乳头炎等。因此，裂口、栉膜带、哨兵痔、肛乳头肥大、单口内瘘、肛窦炎、肛乳头炎 7 种病理改变，为陈旧性肛裂的病理特征。

【辨证论治】

1. 治疗原则 肛裂的治疗方法较多，如为早期病变，只要积极治疗便秘，保持大便通畅，保护溃疡创面，防止感染，多可治愈。早期肛裂未能及时治疗，反复发作，形成局部的病理性改变时，往往保守治疗无效，需采用手术疗法治疗。

2. 证治分类

（1）内治法

①血热肠燥证

证候：大便秘结，2～3 日 1 行，质干硬，便时肛门疼痛，手纸染血或肛门滴血，裂口色红，伴口干，腹部胀满，小便黄，舌质偏红，舌苔黄燥，脉弦数。

治法：清热凉血，润肠通便。

方药：凉血地黄汤（细生地黄、当归尾、地榆、槐角、黄连、天花粉、生甘草、升麻、赤芍、枳壳、黄芩、荆芥）合增液承气汤（玄参、麦冬、细生地黄、大黄、芒硝）加减。

加减：出血甚者加地榆、槐角、蒲黄炭；疼痛甚者加金银花、连翘、延胡索、五灵脂；大便秘结甚者，加麻仁、全瓜蒌。

②阴虚津亏证

证候：大便秘结或不爽，数日一行，便时呈周期性肛门疼痛，点滴出血，裂口深红，创缘不整，伴口干咽燥，五心烦热，舌质红，舌苔少或黄腻，脉数。

治法：养阴清热，润肠通便。

方药：润肠汤（甘草、当归尾、生地黄、火麻仁、桃仁）加减。

加减：心烦者，加麦冬、远志；大便难下者，加麻仁、全瓜蒌；有热者，加知母、石膏。

③气滞血瘀证

证候：肛门刺痛明显，便时便后尤甚，久不缓解，肛门紧缩，裂口色紫暗，舌质紫暗，舌苔黄，脉弦或涩。

治法：理气活血，化瘀通络。

方药：桃核承气汤（桃仁、大黄、桂枝、芒硝、生甘草）加减。

加减：疼痛甚者加蒲公英、红花、延胡索、蒲黄；大便秘结者加枳壳、火麻仁。

（2）外治法

①熏洗法：适用于各期肛裂，具有活血化瘀、消肿止痛的作用。常用的方剂有苦参汤、五倍子汤、祛毒汤、花椒食盐水；先熏后洗，即可保持局部清洁卫生，又能促进血液循环，减少刺激，加速愈合。

②外敷法：适用于各期肛裂，具有清热解毒、止痛止血的作用。常用的有生肌膏、九华膏、四黄膏等，每日1~2次。

③塞药法：适用于各期肛裂，具有清热解毒、消肿止痛止血的作用。常用的有痔疮栓、开塞露等。

④腐蚀法：适用于反复发作的陈旧性肛裂，具有活血祛瘀、脱腐生肌的作用。常用的药物有八二丹、七三丹、红升丹、枯痔散等。在陈旧的裂口上外涂丹药少许，每日1~2次，待创面新鲜后可改用生肌膏，使得创面愈合。

⑤手术：陈旧性肛裂主要靠手术治疗，保守疗法难以根治。常见的手术疗法包括扩肛法、肛裂切除法、肛裂侧切术和纵切横缝法等。对不典型的肛管溃疡，宜先行病理活检，切忌盲目选择手术。

【临证备要】

1. 养成良好的排便习惯，及时治疗便秘，消除炎症和避免机械性损伤。

2. 饮食以清淡素食为主，多食新鲜蔬菜、水果，忌食辛辣刺激食物。

3. 养成良好的生活习惯，注意劳逸结合，积极锻炼身体，增强体质。

4. 注意保持肛门部的清洁卫生，便后及时清洗肛门，避免感染。一旦确诊为肛裂，应及早治疗，防止继发其他肛门疾病。

5. 局部按摩、适度的提肛锻炼是预防本病的有效方法。

五、锁肛痔

锁肛痔是发生在肛管直肠部位的恶性肿瘤，病至后期，因肛门狭窄，排便困难，犹如锁住肛门一样，故而得名。本病属"岩"范畴。其特点是大便习惯改变，大便变形，便血，腹痛等，后期可出现贫血、腹部包块、肠结。其发病年龄多在40岁以上，以中老年居多。本病相当于西医学的肛管直肠癌。

【病因病机】

本病多因忧思抑郁，情志不畅，日久气滞血瘀；肝气不舒，横逆犯脾，运化失常，湿热痰浊内生；或饮食不节，久泻久痢，息肉虫积；或毒邪侵袭；各种因素损伤脾胃，气机不畅，湿热痰浊内生，与气血结聚于肠道而成肿瘤。湿热痰浊气血瘀结成肿块是本病之标，而正气不足、脾肾亏虚乃本病之本。

【诊断依据】

锁肛痔最早的症状是便血，初期血色鲜红或暗红、量不多，常同时伴有黏液，呈持续性，常被误认为内痔。随着病情发展，可出现大便次数增多，里急后重，肛门坠胀，粪便中央有黏液脓血，呈暗红色，有特殊臭味。病至后期，由于肿块侵犯，肠腔狭窄，使大便变细、变扁甚至无法排便，及腹胀、腹痛、腹部包块等。由于肿瘤的消耗、出血、感染和毒素吸收等，晚期可出现恶病质表现，如贫血、消瘦、乏力、低热等。

直肠指检在锁肛痔的早期诊断上有重要意义；检查时要了解肿块的位置、大小、形态及占肠周的范围、基底部活动度、肠腔有无狭窄、病灶有无侵犯邻近组织器官、盆底腹膜有无结节；还要注意手套有无染血、染血的颜色。80%的直肠癌位于手指可触及的部位；手指触及肠壁上有大小不等的无痛性硬结或溃疡，推之不移，或肠腔狭窄，指套染有脓血黏液。肛管癌较少见，早期肿块较小，呈疣状，生长迅速，表面凹凸不平，或变为溃疡，质地坚硬，渗流臭水。

肛门镜或直肠镜检可见肠壁肿块或溃疡的范围，并可取小块组织做病理切片检查，以明确诊断。若指检和直肠镜检均未发现病灶，但临床症状明显者，应做乙状结肠镜或纤维结肠镜检查。纤维或电子肠镜是目前诊断大肠癌最可靠的检查方法。

【辨证论治】

1. 治疗原则　确诊后应早期手术治疗。若癌肿局限于直肠壁而且只有局部淋巴结转移的患者，可行根治性手术；术后需进一步行放疗、化疗及中医药等的综合治疗。当晚期肛管直肠癌已广泛转移，不能行根治性手术时，可行乙状结肠造瘘术，以解除梗阻，减轻患者痛苦。

中医中药治疗可改善症状，调节机体免疫功能，提高生活质量，有助于延长生存期。

2. 证治分类

（1）内治法

①湿热蕴结证

证候：肛门坠胀，便次增多，大便带血，色泽暗红，或夹黏液，或下痢赤白，里急后重，舌红，苔黄腻，脉滑数。

治法：清热利湿，止血散结。

方药：槐角地榆汤（地榆、槐角、白芍、炒栀子、枳壳、黄芩、荆芥）加减。

加减：腹痛甚者，加乳香、没药；腹胀者，加白术、山药、薏苡仁；脓血多者，加半枝莲、土茯苓、白花蛇舌草。

②气滞血瘀证

证候：肛周肿物隆起，触之坚硬如石，疼痛拒按，或大便带血、色紫暗，里急后重，排便困难，舌紫暗，脉细涩。

治法：祛瘀攻积，清热解毒。

方药：桃红四物汤（熟地黄、当归、川芎、桃仁、红花）合失笑散（蒲黄、五灵脂）加减。

加减：脓血多者，加半枝莲、土茯苓、白花蛇舌草；神疲乏力者，加人参、黄芪。

③气阴两虚证

证候：排便困难，便中带血，色泽紫暗，肛门坠胀；面色无华，消瘦乏力，便溏，或伴心烦口干，夜间盗汗，舌红或绛，苔少，脉细弱或细数。

治法：益气养阴，清热解毒。

方药：四君子汤（人参、白术、茯苓、炙甘草）合增液汤（玄参、麦冬、生地黄）加减。

加减：五心潮热者，加丹参、牡丹皮；疼痛难忍者，加五灵脂、蒲黄、延胡索。

（2）外治法

①外敷法：肛管癌溃烂时可外敷九华膏或黄连膏。

②灌肠法：败酱草30g，白花蛇舌草30g，水煎浓缩成100～150mL，保留灌肠，每天2次，每次50～60mL。

③手术：常采用的式式有经腹会阴联合直肠癌根治术（Miles术）、经腹腔直肠癌切除术（Dixon术）、拉下式直肠癌切除术和乙状结肠造瘘术等。近年腹腔镜技术已成熟应用于肠道肿瘤手术中。

④放疗与化疗：为常用的辅助治疗方法。晚期的直肠癌术前放疗可以改善局部情况。化疗配合根治性切除可以提高5年生存率。

【临证备要】

1. 避免高脂肪饮食，多食新鲜蔬菜、水果。

2. 生活起居要有规律，劳逸结合，注重锻炼身体。

3. 做到自我调节，保持心情舒畅。

4. 保持大便通畅，防止便秘的发生。

5. 积极治疗肛门部病变，一旦发现肛门不适，肛缘有硬结或出血、肿痛应及时检查，尽可能做到早期发现，早期治疗。40岁以上，出现排便习惯改变及便血，应早期检查。

6. 患病后主张多学科综合治疗。

第七节 泌尿、男性前阴病证

泌尿男性疾病包括泌尿系统（肾、输尿管、膀胱）和男性生殖系统（睾丸、附睾、输精管、前列腺、精囊、阴囊、阴茎等）及两者的同一通道即尿道等部位所发生的器质性或功能性疾病。古代中医学对这类疾病缺乏系统论述，有关记载散见于古医籍中，如子痈（急慢性睾丸炎、附睾炎）、水疝（睾丸鞘膜积液或精索鞘膜积液）、精浊（前列腺炎）、精癃（前列腺增生症）、阳痿等。

一、子痈

子痈是指睾丸及附睾的感染性疾病。中医学称睾丸和附睾为肾子，故以名之。其特点是睾丸或附睾的肿胀疼痛。急性子痈发病，睾丸或附睾红肿热痛，并伴有全身热证表现；慢性子痈多继发于急性子痈后或并发于精浊等，仅表现为睾丸或附睾的硬结，微痛或微胀，轻度触痛等。本病相当于西医学的急慢性睾丸炎、附睾炎（包括腮腺炎性睾丸炎）。

【病因病机】

急性子痈多因外感湿热火毒；或饮食不节，嗜食肥甘厚腻；或应用不洁尿道器械，外邪入侵；或跌仆损伤，络脉瘀血，致湿热内生，下注厥阴之络，致气血凝滞而成。慢性子痈多因肝肾阴亏，络脉空虚，痰湿之邪乘虚侵袭，凝滞于肾子而生。

【诊断依据】

1. 急性子痈 发病急，阴囊肿痛明显；触诊附睾或睾丸肿大疼痛，疼痛程度不一，轻者仅有不适，重者痛如刀割，行动或站立时加重；痛域可为局限性，也可经子系（输精管）牵引放射至少腹和下腹。常伴有恶寒发热，或寒热往来，食欲不振，口苦，口渴欲饮，尿黄，便秘等全身症状。症状较重者，阴囊皮肤水肿、发红，并可形成脓肿；溃脓后疼痛程度减轻，症状消退迅速，疮口易愈合。

因外伤瘀血引起者，伤后立即出现阴囊剧烈肿痛，但全身症状不显；如继发感染，才会出现阴囊红肿和全身发热。

痄腮并发的子痈（腮腺炎性睾丸炎），多在痄腮消退后又突然发热，同时睾丸肿痛，一般不会化脓，病程多为 7~10 天，可致男性不育。

2. 慢性子痈 以附睾病变更为多见；部分慢性子痈无急性子痈病史，但常伴有邻近性腺的慢性感染，如慢性前列腺炎、慢性精囊炎。患者常常感一侧阴囊坠胀不适，有不定时的附睾肿胀疼痛史；患侧附睾可触及结节，压痛轻，与睾丸界限明显，子系可有增粗、变硬。

【辨证论治】

1. 治疗原则 清热解毒、化痰散结是子痈的治疗大法。急性子痈在辨证论治的同时，可配合使用抗生素，但抗生素对痄腮后并发的子痈无效；慢性子痈多应用中医药治疗。

2. 证治分类

（1）内治法

①湿热下注证

证候：多见于成人。睾丸或附睾肿大疼痛，阴囊皮肤红肿，皮色光亮，皱襞消失，灼热疼痛，多伴恶寒发热，少腹抽痛，脓肿形成时，按之应指，舌红，苔黄腻，脉滑数。

治法：清热利湿，解毒消肿。

方药：枸橘汤（全枸橘、川楝子、秦艽、陈皮、赤芍、泽泻、防风、生甘草）或龙胆泻肝汤（龙胆草、黄芩、栀子、泽泻、车前子、当归、生地黄、柴胡、生甘草）加减。

加减：疼痛剧烈者，加延胡索、蒲黄；已成脓者，加蒲公英、当归、川芎、皂角刺。

②瘟毒下注证

证候：多见于儿童，常因患痄腮后并发（又称卵子痈）。阴囊红肿，睾丸肿大疼痛，一般不化脓，伴恶寒发热，恶心呕吐，舌红，苔黄，脉数。

治法：清瘟解毒。

方药：普济消毒饮（黄芩、黄连、陈皮、生甘草、玄参、柴胡、桔梗、连翘、板蓝根、马勃、牛蒡子、薄荷、僵蚕、升麻）合金铃子散（延胡索、川楝子）加减。

加减：发热甚者，加大青叶、蒲公英。

③气滞痰凝证

证候：见于慢性子痈。附睾结节，子系粗肿，轻微触痛，或牵引少腹不适，多无全身症状，舌淡红或暗红，苔薄腻，脉弦滑。

治法：疏肝理气，化痰散结。

方药：橘核丸（橘核、海藻、昆布、海带、川楝子、桃仁、厚朴、枳实、延胡索、桂心、木香）加减。

加减：肿胀明显者，加白术、青皮；疼痛明显者，加五灵脂。

（2）外治法

①急性子痈：未成脓者，可用布带或阴囊托将阴囊托起，外用金黄散或玉露散水调匀后冷敷。病灶有波动感，穿刺有脓者，应及时切开排脓引流。脓稠、腐肉较多时，可选用九一丹或八二丹药线引流；脓液已净而溃口未愈时，外用生肌膏。如果脓肿已形成或病情严重引起睾丸缺血者，可行手术治疗，包括脓肿切开引流术、附睾精索外膜切开术、睾丸附睾切除术。

②慢性子痈：可做热敷以促进血运，还可用冲和膏外敷以温经通络散结。但如长时间局部使用温热药液，对生精功能有一定影响，因此未生育患者不宜采用。肿块日久，治疗无效，尤其是诊断不明者，应考虑行附睾结节切除术。

【临证备要】

1. 外生殖器部位有包茎、龟头炎、尿道狭窄及炎性疾患者，应及时治疗。

2. 急性子痈患者，应卧床休息，适当托起阴囊。对已切开排脓者，要注意引流通畅，及时换药。

3. 饮食清淡，忌烟禁酒；患病时忌房事。

二、精浊

精浊是指尿道口常有白色分泌物溢出的生殖系炎症性疾病。其特点是尿频、尿急、尿痛，排尿后和便后常有白色分泌物自尿道口流出（俗称"滴白"），并伴有会阴部、腰骶部、耻骨上区等部疼痛不适等。本病相当于西医学的前列腺炎；分为急性前列腺炎和慢性前列腺炎，临床也可将其分为急性细菌性前列腺炎、慢性细菌性前列腺炎、非细菌性前列腺炎及前列腺痛四类。

【病因病机】

本病与思欲不遂或房劳过度，相火妄动，或酒色劳倦、脾胃受损、湿热下注、败精瘀阻等因素有关，与心脾肾等脏腑关系密切。

急性者多由饮食不节，嗜食醇酒肥甘，酿生湿热，注于下焦；或因外感湿热之邪，壅聚于下焦而成。慢性者多由相火妄动，所愿不遂，或强忍不泄，或被阻中断，肾火郁而不散，离位之精化成白浊；或房劳过度，以竭其精，精室空虚，湿热从精道内侵，湿热壅滞，气血瘀滞而成。病久，相火伤及肾阴，肾阴暗耗，可出现阴虚火旺证候；亦有体质偏阳虚者，久则火势衰微，易见肾阳不足之象。

【诊断依据】

本病多见于青壮年。

急性者，发病急骤，尿频急痛，排尿后和便后滴白症状明显，部分还可见血精；腰骶部及会阴部疼痛明显，伴恶寒发热；形成脓肿时常发生尿潴留。直肠指检：前列腺饱满肿胀，压痛明显，局部温度增高。

慢性者，包括慢性细菌性前列腺炎、非细菌性前列腺炎、前列腺痛。三者中除慢性细菌性前列腺炎可能有尿路感染症状外，其余临床症状几乎没有差异。主要症状为尿频，排尿后尿道口有白色分泌物溢出，会阴部隐痛不适。此外，部分患者因病程过长、缠绵难愈而情绪低落、疑虑焦急等，常出现头昏目眩、神疲乏力、失眠、腰膝酸软、性功能障碍、早泄、阳痿等症状。

【辨证论治】

1. 治疗原则　本病主张综合治疗，注意生活及心理调护。临床需抓住肾虚（本）、湿热（标）、瘀滞（变）三个基本病理环节，立补肾、清热利湿、行气祛瘀之法，按矛盾之主次关系，权衡用药。

2. 证治分类

（1）内治法

①湿热蕴结证

证候：尿频，尿急，尿痛，排尿或大便后时有尿道口白浊溢出，会阴、腰骶、睾丸、少腹坠胀疼痛，伴发热恶寒，舌红，苔黄腻，脉滑数。

治法：清热利湿。

方药：八正散（瞿麦、车前子、萹蓄、滑石、炙甘草、栀子、大黄）或龙胆泻肝汤（龙胆草、黄芩、栀子、泽泻、车前子、当归、生地黄、柴胡、生甘草）加减。

加减：尿灼热感甚者，加金钱草、白茅根；疼痛甚者，加延胡索、川楝子、丹参。

②气滞血瘀证

证候：少腹、会阴、睾丸坠胀隐痛不适，活动后可缓解，尿道口滴白，或有血尿、血精，舌质紫或有瘀点，苔白或黄，脉沉涩。

治法：活血祛瘀行气。

方药：前列腺汤（经验方：丹参、泽兰、赤芍、桃仁、红花、乳香、没药、王不留行、青皮、川楝子、小茴香、白芷、败酱草、蒲公英）加减。

加减：伴少腹寒者，加吴茱萸、延胡索；以胀满为主者，加荔枝核、橘核；滴白多者，加车前子、滑石、草薢。

③阴虚火旺证

证候：排尿或大便时尿道有白浊滴出，质黏味重，遗精或血精，阳事易兴，伴烦躁焦虑，头昏眼花，腰膝酸软，失眠多梦，舌红，少苔，脉细数。

治法：滋阴降火。

方药：知柏地黄丸（熟地黄、山茱萸、干山药、牡丹皮、白茯苓、泽泻、知母、黄柏）合草薢分清饮（草薢、黄柏、石菖蒲、茯苓、白术、莲子心、丹参、车前子）加减。

加减：伴反复潮热者，加旱莲草、女贞子；白浊多者，加陈皮；口苦尿涩者，加栀子；失眠遗精早泄者，加龙骨、牡蛎。

④肾阳虚损证

证候：阳痿早泄，性欲冷淡，甚或稍劳后即尿道口有白浊溢出，质稀无味，伴情绪低落，头昏神疲，腰膝酸软，形寒肢冷，舌淡胖，苔白，脉沉细。

治法：温肾固精。

方药：金锁固精丸（沙苑子、蒺藜、芡实、炙龙骨、煅牡蛎）合右归丸（熟地黄、怀山药、山茱萸、枸杞子、菟丝子、杜仲、鹿角胶、当归、附子、肉桂）加减。

加减：腰酸甚者，加杜仲、巴戟天、淫羊藿；大便稀烂，神疲气短者，加党参、白术。

（2）外治法

①坐浴熏洗：可应用解毒洗药或活血止痛散煎汤乘热坐浴熏洗，并指导患者配合穴位按摩法，可迅速缓解病情。

②中药灌肠、肛门栓剂：因直肠与前列腺紧密相连，可通过直肠给药迅速解除前列腺炎患者的症状，可辨证选择方剂，如前列安栓、野菊花栓剂。

③药物敷脐：可选用麝香等药物敷脐，促进炎症消散。

④前列腺按摩：每周1~2次，适用于前列腺腺体饱满、柔软、炎性分泌物较多的患者。具体操作方法：患者取胸膝位，术者以右手食指戴橡皮手套，涂润滑的石蜡油先轻柔按摩肛周而后缓缓伸入直肠内，摸到前列腺后，用食指的最末指节对着前列腺的直肠面，从外向上向内向下顺序对前列腺进行按压，即先从腺体的两侧向中线各按压3~4次，再从中央沟自上而下向尿道外口挤压出前列腺液。按摩时手法应"轻、缓"，注意询问患者感受，切忌粗暴反复强力按压，以免造成不必要的损伤。另外，主张按摩完毕患者立即排尿，可使积留于尿道中的炎性分泌物随尿液排出。

【临证备要】

1. 急性前列腺炎禁忌前列腺按摩，以免炎症扩散。

2. 戒除过度手淫。急性期忌房事，慢性者应有合理的性生活。避免频繁的性冲动。

3. 禁酒，忌过食肥甘及辛辣炙煿食物。

4. 生活规律，劳逸结合，不要久坐或骑车时间过长。

5. 增加营养，加强锻炼，增强体质。

6. 慢性病患者应调节情志，积极有规律地治疗，保持乐观情绪，树立起战胜疾病的信心。

三、精癃

精癃是指精室肥大所引起的一种常见的老年男性泌尿生殖系统疾病。其特点是以渐进性排尿困难、夜尿增多和尿潴留为主要临床表现。本病相当于西医学的前列腺增生症。

【病因病机】

本病基本病因病机为年老肾气渐衰，肺气失宣，中气虚弱，三焦气化失司，推动无力，痰瘀互结水道，久成癥块，阻塞水道，导致尿液排出受阻，终发癃闭。

【诊断依据】

发病年龄大多在 50~70 岁，以渐进性排尿困难、夜尿增多为特征。

尿频为早期症状，先为夜尿次数增加，随之白天亦尿频。排尿困难，初见排尿等待，排尿时间延长，射程不远，逐渐出现尿线细而无力，甚则滴沥难下，或尿潴留、充溢性尿失禁。长期慢性尿潴留易并发感染，则见尿急、尿痛、血尿。久则可继发膀胱结石、肾功能损害、疝、痔等。

排尿后通过直肠指诊前列腺，可触及腺体增大，表面光滑，边缘清楚，质硬而有弹性，中央沟变浅或消失。同时还可配合 B 超、CT 及尿流动力学等检查。

【辨证论治】

1. 治疗原则　中医治疗以通为用，温肾益气、活血利尿为基本治法；治疗时要注意顾护正气，攻补兼施。对梗阻较重，反复出现急性尿潴留或其他各种并发症的患者，宜选择手术治疗。

2. 证治分类

（1）内治法

①肺热失宣证

证候：小便不畅或点滴不通，伴发热或低热，咳嗽，咳黄痰或黄白痰，咽干口燥，胸闷，呼吸不利，舌红，苔薄黄，脉数。

治法：清热宣肺，通调水道。

方药：黄芩清肺饮（黄芩、栀子）加减。

加减：多合用杏仁、桔梗、桑白皮、车前子；气促者，加紫苏子、前胡；痰多者加浙贝母、橘红。

②湿热下注证

证候：尿少黄赤，尿频涩痛，点滴不畅，甚至尿闭，小腹胀痛，伴口渴不欲饮，发热，或大便秘结，舌红，苔黄腻，脉滑数。

治法：清热利湿。

方药：八正散（瞿麦、车前子、萹蓄、滑石、炙甘草、栀子、大黄）加减。

加减：尿涩痛明显者，加木香、延胡索、威灵仙；尿血甚者，加小蓟、白茅根、紫草。

③中气下陷证

证候：尿频、夜尿多，小腹坠胀，小便欲解不爽，甚者尿失禁或遗尿，伴精神倦怠，少气懒言，舌淡，苔薄白，脉细弱。

治法：补中益气。

方药：补中益气汤（黄芪、炙甘草、人参、当归身、橘皮、升麻、柴胡、白术）加减。

加减：腰酸而小便无力者，加杜仲、巴戟天、淫羊藿、金樱子。

④肾阴亏虚证

证候：小便频数不爽，点滴而出，淋沥不尽，伴头晕目眩，咽干，腰酸膝软，失眠多梦，舌红，苔黄，脉细数。

治法：滋肾养阴。

方药：知柏地黄汤（熟地黄、山茱萸、干山药、牡丹皮、白茯苓、泽泻、知母、黄柏）加减。

加减：反复潮热者，加旱莲草、女贞子、生地黄；尿痛者，加白茅根；尿黄涩者，加栀子、竹叶。

⑤肾阳虚损证

证候：排尿无力，尿线变细，点滴不尽，甚者尿失禁或遗尿，伴面色㿠白，神倦畏寒，腰膝酸软无力，四肢不温，舌淡，苔白，脉沉细。

治法：补肾温阳，化气行水。

方药：济生肾气丸（熟地黄、山药、山茱萸、牡丹皮、茯苓、泽泻、附子、肉桂、车前子、川牛膝）加减。

加减：腰酸而小便无力者，加杜仲、巴戟天、淫羊藿；阳虚畏寒者，加肉桂。

⑥气滞血瘀证

证候：小便努责方出或点滴全无，会阴、小腹胀痛，偶有血尿或血精，舌质紫暗或有瘀斑，苔白或黄，脉沉弦或细涩。

治法：活血化瘀，通气利水。

方药：代抵当汤（大黄、当归尾、生地黄、炮穿山甲、芒硝、桃仁、肉桂）加减。

加减：疼痛甚者，加延胡索、川楝子；小便点滴全无者，加瞿麦、萹蓄；血尿明显者，加黄柏、泽泻、紫草。

（2）外治法

①急性尿潴留的处理：取独头蒜1个，生栀子3枚，盐少许，捣烂如泥敷脐部；或葱白适量捣烂如泥加少许麝香和匀敷脐部，外用胶布固定；或食盐500g，炒热，布包，乘热熨小腹部、脐部，冷后炒热再熨；或针刺中极、归来、三阴交、膀胱腧等穴，艾灸气海、关元、水道等穴。必要时，可行导尿术，在无菌操作下，置入导尿管引流尿液；如尿潴留时间较长，膀胱极度膨胀的患者，应分次导尿，一般可先放出500mL，其余部分可在数小时放出。

②手术：非手术治疗无效，残余尿在60mL以上，或反复出现尿潴留，或出现膀胱憩室、结石、肾积水、泌尿系统感染等并发症者，经上述治疗无效者，可行经尿道前列腺电切术或前列腺摘除术。年老体弱不能耐受大手术者，可行经耻骨上膀胱造瘘术或睾丸切除术。

【临证备要】

1. 患者要注意及时排尿，避免膀胱过度充盈。

2. 慎起居，避风寒，忌饮酒、喝浓茶及食辛辣刺激食物。

3. 保持大便通畅，忌憋尿，保持阴部清洁卫生。

四、阳痿

阳痿是指持续或反复不能达到或维持足够阴茎勃起以完成性交全过程的一种病症。西医学称之为勃起功能障碍。古代又称为"阴痿""筋痿"。

【病因病机】

房事不节，恣情纵欲，肾精亏虚，阴损及阳；或元阳不足，素体阳虚，而致命门火衰，或精气虚冷，阳事不兴，而成阳痿。或房事之中突发意外，卒受惊恐，恐则气下；或初次性交，惧怕失败，顾虑重重；或未婚性交，担心女方怀孕等，致惊恐伤肾。或情志不畅，所愿不得；或悲伤过度，郁郁寡欢；或暴怒气逆，肝气郁结，木失条达，气血不畅。或过食肥甘厚腻，酿生湿热；或外感湿热之邪，内阻中焦，郁蒸肝胆，伤及宗筋。或久病致多瘀；或跌仆损伤，伤及肾府、肾子或玉茎，致瘀血内阻，络脉不通。或思虑过度，劳倦伤心，而致心气不足，心血亏耗；或大病久病之后，元气大伤，气血两虚，形体衰弱。以上种种，均可致命门火衰、宗筋失养、宗筋痿软而阳事不兴，发生阳痿。

【诊断依据】

成年男性性交时阴茎不能勃起，或勃起不坚，或勃起不能维持，以致不能完成正常性交，持续 3 个月以上者，即可诊断为阳痿。

但对阳痿的诊断，应根据病史、体格检查（如生殖器发育、第二性征、神经系统及心血管系统情况）、实验室检查（如血、尿常规，肝、肾功能，血糖、尿糖、血脂，性激素等）和一些辅助检查（如夜间睡眠阴茎勃起测试、罂粟碱海绵体注射试验等），进行全面的分析评价。

【辨证论治】

1. 治疗原则　阳痿的治疗主要从病因病机入手，属虚者宜补，属实者宜泻，有火者宜清，无火者宜温。

2. 证治分类

（1）内治法

①命门火衰证

证候：性欲减退，阴茎不能勃起或勃起不坚，多见少腹、龟头发凉，伴形寒怕冷，面色㿠白，头晕目眩，耳鸣，精神萎靡，腰膝酸软，小便清长，舌淡，苔薄白，脉沉细无力。

治法：温补下元，益肾壮阳。

方药：赞育丹（熟地黄、白术、当归、枸杞子、仙茅、杜仲、山茱萸、淫羊藿、巴戟肉、肉苁蓉、韭子、蛇床子、附子、肉桂）或右归丸（熟地黄、怀山药、山茱萸、枸杞子、菟丝子、杜仲、鹿角胶、当归、附子、肉桂）加减。

加减：神疲乏力者，加黄芪、人参；性欲冷淡者，加阳起石、紫河车；腰酸明显者，加杜仲、狗脊。

②惊恐伤肾证

证候：发病急骤，发生于惊恐史后；阳痿不举或举而不坚，可有自发勃起，但性交时即痿软不用，伴胆怯多疑，心悸易惊，失眠多梦，梦遗滑精，舌淡，苔薄，脉沉弦。

治法：安神定志，益肾振痿。

方药：安神定志丸（茯苓、茯神、人参、远志、石菖蒲、龙齿）加减。

加减：心悸惊慌者，加酸枣仁、柏子仁；气短者，加党参、麦冬；宗筋痿软明显者，加阳起石、淫羊藿、仙茅、杜仲。

③肝气郁结证

证候：平素多悲忧烦恼，情志抑郁；突然发病，性欲低下，阳事不兴或举而不坚，伴急躁易怒，胸胁胀满，上腹饱胀，善太息，舌淡暗，苔薄白，脉弦。

治法：疏肝解郁，理气和血，振痿兴阳。

方药：柴胡疏肝散（陈皮、柴胡、川芎、枳壳、白芍、炙甘草、香附）加减。

加减：胁痛明显者，加延胡索、川楝子、郁金；口干口苦者，加龙胆草、黄芩；忧思多扰者，加合欢皮、酸枣仁；伴脾虚者，加党参、白术。

④湿热下注证

证候：起病缓慢，阴茎不能勃起，或勃起不坚，阴囊潮湿，臊臭坠胀，伴心烦口苦，肢体困倦，少腹拘急，小便短赤，舌红，苔黄腻，脉滑数。

治法：清热利湿，疏肝振痿。

方药：龙胆泻肝汤（龙胆草、黄芩、栀子、泽泻、车前子、当归、生地黄、柴胡、生甘草）加减。

加减：阴囊红肿者，加连翘、黄连、大黄；烦闷甚者，加黄柏、泽泻；腹痛者，加延胡索、川楝子；腰痛重者，加续断、杜仲。

⑤瘀血阻络证

证候：多见于糖尿病、冠心病、外伤及手术患者。阴茎不能勃起，或勃起不坚，伴见睾丸刺痛，胸胁胀闷窜痛，性情急躁，胁下痞块，或腹、腰、阴部刺痛，口渴而不喜饮，舌质紫暗或有瘀斑瘀点，脉涩。

治法：活血祛瘀，通脉振阳。

方药：桃红四物汤（熟地黄、当归、川芎、桃仁、红花）加减。

加减：疼痛甚者，加延胡索、川楝子、蒲黄；性欲差者，加仙茅、杜仲、巴戟天、淫羊藿。

⑥心脾两虚证

证候：多见于久病体虚，或长期从事脑力劳动，暗耗气血者。性欲冷淡，房事不举，或勃起不坚，伴食欲不振，面色无华，神疲倦怠，失眠健忘，心悸胸闷，大便溏，舌淡，苔白，脉细无力。

治法：益气健脾，养心补血。

方药：归脾汤（人参、白术、黄芪、当归身、炙甘草、茯神、远志、酸枣仁、青木香、龙眼肉、生姜片、大枣）加减。

加减：疼痛甚者，加延胡索、川楝子、蒲黄；性欲差者，加仙茅、杜仲、巴戟天、淫羊藿；畏寒者，加肉苁蓉、淫羊藿、枸杞子。

（2）外治法

①精神性阳痿（功能性阳痿）：应配合应用心理咨询和性行为指导治疗。对精神性阳痿，心理疏导是首位的治疗方法。心理治疗应对患者夫妇同时或分别进行，并贯穿于治疗的整个过程。常见的治疗方法有性感觉集中训练，这种方法是在短期内消除性焦虑，增强性感受和从语言交流过渡到非语言交流技巧的基础。

②器质性阳痿：可考虑手术治疗。

【临证备要】

1. 鼓励患者积极参加文体活动，锻炼身体，树立治愈疾病的信心，保持心情舒畅；普及性教育。

2. 节制性生活，戒除手淫恶习。

3. 生活规律，劳逸结合，戒酗酒、吸烟。

4. 寻找病因，积极防治原发疾病，勿滥用药物。

5. 早泄、遗精患者可参照阳痿辨证论治。

第八节　周围血管病证

周围血管疾病是指发生于心、脑血管以外的血管疾病，可分为动脉疾病和静脉疾病。

周围血管病的发生，与寒湿侵袭、劳倦过度、饮食不节、情志内伤、外来伤害等因素关系密切。脉贵于通，血贵于行，而血液的正常流动，全靠气机流畅。倘若气机不畅，血脉不和，脉管瘀塞，筋脉失养，就会导致血管疾病的发生。

一、臁疮

臁疮是发生在小腿下部的慢性溃疡，又称"裙边疮""裤口毒"，俗称"老烂脚"。其临床特点是溃疡发生前患部有长期皮肤瘀斑、粗糙表现，溃疡发生后经久不愈，或愈合后易因损伤而复发。本病好发于长期站立工作并伴有下肢静脉曲张的患者或继发于丹毒患者。相当于西医学的小腿慢性溃疡。

【病因病机】

本病多因久立或负重远行，过度劳累，耗伤气血，中气下陷，以致下肢气血运行不畅；或素患筋瘤（下肢静脉曲张）等病，造成下肢血流瘀滞，肌肤失养，湿盛于下；或因皮肤损伤复感毒邪，毒邪化热，湿热蕴结于下而成。

【诊断依据】

本病好发于小腿中下 1/3 交界处之内外侧；患者多有下肢静脉曲张、慢性丹毒等病史，或久站久立工作史；多发于中老年人。

依据发病过程，其临床表现可分三期。

1. 溃疡前期　患者小腿下段肿胀，内踝上方或外踝上方皮肤出现红褐色或青紫色瘀斑；后皮肤逐渐出现脱屑、粗糙、色素沉着，局部有瘙痒感。

2. 溃疡期　病变的皮肤逐渐出现裂隙，可有渗出及结痂；患部如遇损伤易发生溃破、糜烂，甚至化脓，周围皮肤红肿，可伴有湿疮。以后溃疡局限，周围皮肤红肿可消退，遗留色素沉着。溃疡初期脓水不断增多，有恶臭味，伴有疼痛；待脓腐脱落，脓水减少，出现浆液性分泌物。溃疡多发生在小腿下 1/3，内侧多于外侧，溃疡面可呈现灰白色、淡红色、鲜红色不等；溃疡深度可在皮下组织层或深至胫骨骨膜外层。溃疡可经久不愈，边缘如缸口，溃疡面灰白、淡红；如溃疡面肉芽呈菜花样者应警惕其癌变。

3. 溃疡愈合期　若溃疡周围皮肤粗糙、色素沉着逐步改善，溃疡面干净，出现鲜红色，溃疡可逐渐愈合形成瘢痕。但周围皮肤仍干燥、粗糙、脱屑、色素沉着等，如遇损伤会再次发生溃疡。

【辨证论治】

1. 治疗原则　常以外治法为主。急性期多为湿热下注证；病程日久不愈者，多为脾虚湿盛及气虚血瘀证；需分别辨证施治。

2. 证治分类

（1）内治法

①湿热下注证

证候：疮面色暗，或上附脓苔，脓水渗液明显，臭秽难闻，四周漫肿灼热，伴有湿疮，痛痒时作，甚者恶寒发热，舌红，苔黄腻，脉数。

治法：清热利湿，和营消肿。

方药：三妙散（槟榔、苍术、黄柏）合萆薢渗湿汤（萆薢、薏苡仁、土茯苓、滑石、牡丹皮、泽泻、通草、黄柏）加减。

加减：发热明显者，加金银花、连翘、蒲公英；脓水多者，加猪苓、黄芩。

②脾虚湿盛证

证候：病程日久，疮面色暗，黄水浸淫，味轻微或无味，患肢浮肿，局部瘙痒不适，伴面色萎黄，腹胀，纳少，便溏，舌淡，苔白腻，脉沉无力。

治法：健脾行气，利湿消肿。

方药：参苓白术散（莲子肉、薏苡仁、砂仁、桔梗、白扁豆、白茯苓、人参、生甘草、白术、山药）合三妙散（黄柏、苍术、牛膝）加减。

加减：肿胀明显者，加黄芪、猪苓。

③气虚血瘀证

证候：溃烂经年，腐肉已脱，起白色厚边，疮面肉色苍白，四周肤色暗黑，板滞木硬，伴形寒肢冷，腰腿酸软，舌淡暗，苔白腻，脉细涩。

治法：理气活血祛瘀。

方药：补阳还五汤（生黄芪、当归尾、赤芍、地龙、川芎、红花、桃仁）合桃红四物汤（熟地黄、当归、川芎、桃仁、红花）加减。

加减：渗血渗液多者，加党参、白术；皮肤瘙痒麻木者，加蜈蚣、全蝎；疼痛甚者，加延胡索、蒲黄。

（2）外治法

①敷药疗法：局部红肿，溃破渗液较多者，宜用马齿苋60g，黄柏20g，大青叶30g，败酱草30g，蒲公英30g，煎汤温湿敷，每日3～4次。局部红肿，渗液较少者，宜用金黄膏薄敷，每日1次。久不收口，皮肤乌黑，疮口凹陷，疮面腐肉不脱，时流污水者，用麻油调八二丹，摊贴于创面，用绷带缠缚，每周换药2次，夏季换药次数可以适当增加。腐肉已脱，新肉渐生者，用生肌散外盖生肌玉红膏或生肌白玉膏，隔日换药或每周2次。周围有湿疮者，用麻油调青黛散外敷。

②缚扎疗法：用药同上，每次换药后再用宽弹力绷带适度缠缚整个小腿，注意不能过紧。或穿医用压力袜（弹力袜）。

③胶布粘贴法：将胶布剪成宽为2cm、长为超过溃疡直径两边各3cm的若干条。先用等渗盐水清洗患部，胶布粘贴从溃疡上3cm开始，第二条胶布宽度的一半贴在第一条胶布上，另一半贴在疮面上，如叠瓦状将疮面封住，直至超过疮面下缘2cm为止。注意，包扎时须将疮面边缘稍用力向中间固定；疮面渗出少时每3～5天更换一次，疮面渗出较多时1～2天更换一次。对伴有湿疮和对胶布过敏者不宜使用本法。使用本法时，

须至疮面完全愈合后方能停止，否则疮面又会扩大。

④手术：伴下肢静脉曲张者，可行大隐静脉高位结扎＋剥脱术及交通支结扎或旋切术。

【临证备要】

1. 患肢宜抬高，不宜久立久行。

2. 多食营养丰富的食物，禁食鱼腥发物。

3. 局部慎用腐蚀性强的药物，以免损伤筋骨。

4. 如伴有下肢静脉曲张、丹毒者，应积极治疗。

5. 疮口愈合后，宜常用弹力绷带缠缚或穿医用压力袜，避免外来损伤，减少复发。

二、脱疽

脱疽是发于四肢末端的坏死，严重时可致趾（指）节脱落的一种慢性血管疾病。其临床特点是好发于四肢末端，以下肢多见，初起患肢末端发凉、怕冷、苍白、麻木，可伴间歇性跛行，继则疼痛剧烈，日久患肢趾（指）坏死变黑，甚至趾（指）节脱落。西医学的血栓闭塞性脉管炎、动脉硬化闭塞症和糖尿病足可参照本病治疗。

【病因病机】

本病的发生与长期吸烟、外伤等因素有关。主要由于脾气不健，肾阳不足，又加外受寒冻，寒湿之邪入侵而发病。以脾肾亏虚为本，寒湿外伤为标，而气血凝滞、经脉阻塞为其主要病机。

【诊断依据】

本病多为慢性发病，病程长，常在寒冷季节加重，治愈后又可复发；好发于四肢末端，尤以下肢多见。初起患肢末端发凉、怕冷、苍白、麻木，跗阳脉搏动减弱，后逐渐出现间歇性跛行，继则疼痛剧烈；日久患肢趾（指）坏死变黑，甚至趾（指）节脱落。而不同病因所致脱疽有其各自特点。

1. 血栓闭塞性脉管炎　多发生于寒冷季节，以 20～40 岁男性多见，常先一侧下肢发病，继而累及对侧，少数患者可累及上肢。患者多有受冷、潮湿、嗜烟、外伤等病史。多累及中、小动脉。

2. 动脉硬化闭塞症　多发生于老年人，常伴有高脂血症、高血压和动脉硬化病史。常累及大、中动脉。

3. 糖尿病足　伴有糖尿病史，尿糖、血糖增高。可累及大动脉和微小动脉。坏疽发展快，可蔓延至全足或小腿，严重时可出现全身感染症状。

3 种脱疽的临床鉴别见表 2－2。

表 2－2　3 种脱疽的临床鉴别

项目	血栓闭塞性脉管炎	动脉硬化闭塞症	糖尿病足
吸烟史	几乎都有	不一定	不一定
发病年龄	20～40 岁	45 岁以上	45 岁以上
游走性浅静脉炎	有	无	无
高血压	极少	大部分有	大部分有

续表

项目	血栓闭塞性脉管炎	动脉硬化闭塞症	糖尿病足
冠心病	无	有	可有可无
血脂	基本正常	升高	多数升高
血糖、尿糖	正常	正常	血糖高、尿糖阳性
受累血管	中、小动脉	大、中动脉	大、微血管

根据疾病发展过程，临床分为三期：

一期（局部缺血期）：患肢末端发凉，怕冷，麻木，酸痛，易疲劳；每行走500～1000m后觉患肢小腿或足底有酸胀疼痛感而出现跛行，休息片刻后症状缓解或消失，再行走同样或较短距离时，患肢酸胀疼痛再次出现（间歇性跛行）；随着病情的加重，行走的距离越来越短。患肢可出现轻度肌肉萎缩，皮肤干燥，皮色变灰，皮温稍低于健侧，患肢足背动脉搏动减弱，部分患者小腿出现游走性红硬条索（游走性血栓性浅静脉炎）。

二期（营养障碍期）：患肢发凉，怕冷，麻木，酸胀疼痛，间歇性跛行加重，出现静息痛，夜间痛甚，难以入寐，致患者常抱膝而坐。患足肌肉明显萎缩，皮肤干燥，汗毛脱落，趾甲增厚，且生长缓慢，皮肤苍白或潮红或紫红，患侧足背动脉搏动消失。

三期（坏死期）：二期表现进一步加重，足趾紫红肿胀，溃烂坏死，或足趾发黑，干瘪，呈干性坏疽。坏疽可先为一趾或数趾，逐渐向上发展，合并感染时，则红肿明显，患足剧烈疼痛，全身发热。经积极治疗，患足红肿可消退，溃疡可愈合，坏疽局限；若坏疽发展至足背以上，则红肿疼痛难以控制。病程日久，患者可出现疲乏无力、不欲饮食、口干、形体消瘦，甚则壮热神昏。

根据肢体坏死的范围，可将坏疽分为三级：一级坏疽局限于足趾或手指部位；二级坏疽局限于足跖部位；三级坏疽发展至踝关节及其上方。

【辨证论治】

1. 治疗原则 本病以辨证论治为主，但活血化瘀法贯穿本病治疗的始终，常配合静脉点滴活血化瘀药物和外治疗法。病情严重者，宜中西医结合抢救治疗。

2. 证治分类

（1）内治法

①寒湿阻络证

证候：患趾（指）喜暖怕冷，麻木，坠胀疼痛，多走则疼痛加剧，稍歇痛减，皮肤苍白，触之发凉，趺阳脉搏动减弱，伴形寒肢冷，关节屈伸不利，舌质淡，舌苔白腻，脉沉细。

治法：温阳散寒，活血通络。

方药：阳和汤（熟地黄、肉桂、麻黄、鹿角胶、白芥子、姜炭、生甘草）加减。

加减：痛甚者，加桃仁、红花、炮穿山甲；伴畏寒者，加黄芪、熟附子。

②血脉瘀阻证

证候：患趾（指）坠胀刺痛，夜难入寐，步履艰难，患趾（指）皮色暗红或紫暗，下垂更甚，皮肤发凉干燥，肌肉萎缩，趺阳脉搏动消失，伴眩晕，胸闷，烦躁不安，舌质暗红或有瘀斑，舌苔薄白，脉弦涩。

治法：活血化瘀，通络止痛。

方药：桃红四物汤（熟地黄、当归、川芎、桃仁、红花）加减。

加减：疼痛甚者，加炮穿山甲、地龙；肌肉萎缩麻木者，加乳香、没药、延胡索。

③湿热毒盛证

证候：患肢剧痛，日轻夜重，局部肿胀，皮肤紫暗，浸淫蔓延，破溃腐烂，渗液味臭，创面肉色不鲜，甚则五指（趾）相传，涉及手（足）背，伴身热口干，便秘尿赤，舌质红，舌苔黄腻，脉弦数。

治法：清热利湿，活血解毒。

方药：四妙勇安汤（金银花、玄参、当归、甘草）加减。

加减：渗液多者，加连翘、黄柏；肢肿者，加丹参、川芎、赤芍、牛膝；发热甚者，加知母、滑石。

④热毒伤阴证

证候：皮肤干燥，汗毛脱落，趾（指）甲增厚变形，肌肉萎缩，趾（指）呈干黑坏疽，渗液少或无，夜间痛剧，伴发热或低热，口干欲饮，纳差，便秘尿赤，舌质红，舌苔黄，脉弦数。

治法：清热解毒，养阴活血。

方药：顾步汤（黄芪、人参、金钗石斛、当归、金银花、牛膝、菊花、生甘草、蒲公英、紫花地丁）合犀角地黄汤（犀角或水牛角代、生地黄、牡丹皮、赤芍）加减。

加减：口干渴甚者，加天花粉、麦冬；疼痛明显者，加炮穿山甲、地龙干。

⑤气阴两虚证

证候：病程日久，坏死组织脱落后疮面久不愈合，肉芽暗红或淡而不鲜，渗液不多，伴面容憔悴，萎黄消瘦，神情倦怠，五心烦热，口渴不欲饮，舌质淡尖红，少苔，脉细无力。

治法：益气养阴，活血通络。

方药：黄芪鳖甲汤（人参、肉桂、桔梗、生地黄、法半夏、紫菀、知母、赤芍、黄芪、炙甘草、桑白皮、天冬、鳖甲、秦艽、茯苓、地骨皮、柴胡）加减。

加减：疼痛甚者，加延胡索、川楝子、炮穿山甲；纳差便溏，伤口肉芽灰白，加山药、炒扁豆、薏苡仁。

（2）外治法

①未溃期：用毛冬青100g，水煎温洗患肢，每日1～2次；有坏疽溃疡者慎用。也可取大黄30g，乌梅30g，五倍子30g，煎水温洗患肢每日1～2次，适用于合并真菌感染者。干性坏疽或坏疽合并轻度感染者可用入地金牛酊湿敷，每日3～4次。亦可用红归酊少许揉搽患肢足背、小腿，每次20分钟，每日2次。如局部红肿，可选用金黄膏等外敷。

②溃破期：溃疡面积较小者，可用上述中药熏洗后，外敷生肌玉红膏。

③蚕食疗法：溃疡面积较大，坏死组织难以脱落者，可先用冰片锌氧油（冰片2g，氧化锌油98g）软化疮面硬结痂皮，待局部脓肿渐消，坏疽软化，分期分批按疏松的程度，依次清除坏死痂皮，然后依次清除坏死的皮下组织、肌腱及腐骨，待局部炎症大部

消退后再行彻底的清创术。

④手术：可选用坏死组织清除术、坏死组织切除缝合术、截肢术、交感神经节切除术、血管重建术、介入疗法等。

【临证备要】

1. 严格戒烟，少食辛辣炙煿及醇酒之品。

2. 冬季户外工作时，注意保暖，鞋袜宜宽大舒适，每天用温水泡洗双足。

3. 积极控制血糖、血脂；避免手、足部外伤。

4. 患侧肢体运动锻炼可以促进肢体血液循环，方法是患者仰卧，抬高下肢 45°～60° 20～30 分钟，然后两足下垂床沿 4～5 分钟，同时两足及足趾向下、上、内、外等方向运动 10 次，再下肢平放 4～5 分钟；每日运动 3 次。但坏疽感染时禁用。

5. 预防与控制感染十分重要。

第三章　中医妇科病证

第一节　概　述

中医妇科学是根据中医学的理论，认识妇女的解剖生理、病理特点、诊疗规律和研究妇女特有疾病的一门临床学科。

妇女的生理特点是经、带、孕、产、乳。

一、女性的解剖生理特点

（一）女性生殖器官的解剖

1. 子宫　即女子胞。子宫之名，首见于《神农本草经·紫石英》条："主女子风寒在子宫。"

子宫位于骨盆腔中央，直肠之前，膀胱之后，呈倒置梨形，为一空腔器官，腔内呈上宽下窄三角形，覆以黏膜。成年子宫长 7~8cm，宽 4~5cm，厚 2~3cm，上部较宽，上端隆起部分为子宫底，其两侧为子宫角，与输卵管相通。子宫下部呈圆柱状，称子宫颈，下垂于阴道。

子宫是产生月经和孕育胎儿的器官，对月经、妊娠有不同的定期藏泄作用，且无与其他脏腑表里相配，故称奇恒之府。

2. 卵巢　为一对扁椭圆形的性腺，成年女子的卵巢约 4cm×3cm×1cm 大小，表面凹凸不平，位于输卵管下方，其功能主要为产生卵子及性激素。

（二）月经的生理

月经是指一定年龄阶段出现的有规律的、周期性的子宫出血。

1. 月经的生理现象　女子第一次月经来潮，称为初潮。健康女子，一般在 14 岁左右月经便开始来潮，这是青春发育期的主要标志。初潮年龄早在 11 岁，迟至 16 岁。妇女一生中有月经来潮时期，大约 35 年。到 49 岁左右，月经便停止，称为绝经。

月经有正常的周期、经期、经量、经色和经质。出血的第一天称为月经周期的第一天，两次月经第一天间隔时间称为月经周期，一般为 28 天，周期不应少于 21 天，也不应超过 35 天。经期，即持续时间，一般为 3~7 天。经量一般为 50~80mL。经色多为暗红。经质不稀不稠，不凝固，无血块，无特殊臭气。

临经前或行经初期，可伴有轻微的小腹胀痛或腰部酸疼或乳房作胀或情绪不够稳定等现象，月经过后便自然消失，不属病态，一般无须处理。

2. 月经产生的机理 月经的产生，是天癸、脏腑、气血、经络协调作用于子宫的生理现象。《素问·上古天真论》云："女子七岁，肾气盛，齿更发长；二七而天癸至，任脉通，太冲脉盛，月事以时下，故有子……七七任脉虚，太冲脉衰少，天癸竭，地道不通，故形坏而无子也。"

天癸，男女皆有，是影响人体生长、发育和生殖的一种阴精。它来源于先天肾气，靠后天水谷精气的滋养、支持而逐渐趋于成熟，此后又随着肾气的虚衰而竭止。

脏腑是气血生化之源，五脏之中，心主血、肝藏血、脾统血。同时，肾气旺盛，使天癸成熟；肝气条达，使经候如期；脾胃健运，使血海充盈。故在月经产生的机理中，与肾、肝、脾（胃）的关系尤为密切，并以肾为主导，《傅青主女科》曰"经水出诸肾"。

（三）带下的生理

带下，是指女性阴道流出的黏性液体，有着润泽阴道的作用。女子在发育成熟后，每逢经前期、经间期或妊娠期带下量稍有增多，为正常生理现象。

（四）妊娠与产育

1. 妊娠 从形成胚胎至分娩以前，称为妊娠。

受孕以后，胚胎逐渐发育成长，经过十个阴历月左右便分娩。孕期从末次月经来潮第一天，经过280天左右，即十个妊娠月，便要分娩。

预产期：末次月经第一天算起，以该月份数加9或减3，日数加7。

2. 妊娠的生理现象 妊娠以后，由于胎儿生长发育的需要，母体发生了一系列适应性的变化，出现特殊的生理现象。

首先是月经不潮。早孕反应常可见头晕、厌食、嗜酸、倦怠思睡、晨起口淡欲呕，一般在孕3个月后渐消失。孕后一般脉象滑疾流利，按之应指。妊娠早期乳头乳晕着色，乳房增大隆起。随着孕月增大，小腹逐渐膨隆。

3. 新产后及哺乳期的生理特点 新产后，由于分娩时的产伤和出血（一般50～200mL，超过500mL为产后大出血），以及产时用力，耗气伤血，使产妇阴血骤虚，阳气易浮，可见恶寒、怕风、微热自汗等。新产后子宫在复原过程中，可出现下腹轻微阵痛，一个半月左右子宫应缩复至孕前状态。新产后有余血浊液从子宫通过阴道排出，称为"恶露"，一般在3周左右干净。新产后即有乳汁分泌，泌乳量每天可达1000～3000mL，断乳以产后8～10个月为宜。

二、病因病机

由于妇女具有特殊的解剖和生理，决定了其发病的特殊性，清代徐灵胎有云："妇人之疾，与男子无异，惟经带胎产之病不同。"

（一）病因

导致妇科疾病的病因是多种多样的，如六淫、七情、饮食、劳逸、房室、外伤等，在一定条件下都能引起妇女经、带、胎、产、杂病诸疾。疾病的发生，与人体的正气和致病的邪气都有关系。正气，是指人体的生理功能与自然抗病能力；邪气，是指各种致病因素。《素问·评热病论》指出："邪之所凑，其气必虚。"《素问·刺法论》指出："正气存内，邪不可干。"说明正气旺盛则防御力强，病邪不易入侵，即使邪气入侵，程度亦轻，不易扩散或深入。如正气减弱，无力抗御，病邪则乘虚而入。妇科疾病的发生，常因体虚而受邪，特别是在经期、孕期、产后，正气较虚，邪气易于入侵而发病。淫邪因素、情志因素、生活因素和体质因素是导致妇女疾病的主要因素。现分述于下。

1. 淫邪因素 淫邪因素是风、寒、暑、湿、燥、火六种病邪的总称。六淫皆能导致妇产科疾病，但因妇女以血为本，寒、热、湿邪更易与血相搏而导致妇产科诸证，故予重点讨论。而机体内在的寒、热、湿邪系脏腑功能失常所致。

（1）寒邪 寒为阴邪，易伤阳气，性主收引凝滞。寒邪就来源而言有外寒、内寒之分，就性质而论有实寒、虚寒之别，这四者常是交互存在的，但应以虚、实为纲。寒邪伤人的具体病因归纳如下：若感受寒邪，冒雨涉水，或过食生冷，则血为寒凝，血行不畅，胞脉阻滞，可出现月经后期、痛经、癥瘕等。若机体阳气不足，寒自内生，脏腑功能失常，影响冲任胞宫功能，可出现月经失调、痛经、闭经、产后身痛、不孕症等。

（2）热邪 热为阳邪，其性炎上亢奋，易伤阴分，灼伤津液。热邪同样有外热、内热、虚热、实热之分。无论实热、虚热都可损伤冲任胞宫，迫血妄行，导致妇科血证、热证等。热邪所致的妇科疾病有月经失调、崩漏、经行发热、经行吐衄、痛经、闭经、带下病、胎漏、胎动不安、子淋、产后发热、产后恶露不绝等。

（3）湿邪 湿为阴邪，易阻遏气机，滞碍阳气，致气血、经络阻滞，湿性趋下，易袭阴位。湿邪致病也有外湿和内湿之别。若感受水湿，冒雨涉水，或久居阴湿之地，以致湿邪内侵，是外湿。若脾阳素虚，运化失职，湿浊内盛，或肾阳不足，气化失常，水气内停，都可导致水湿停聚，是内湿。关于湿毒，一是湿气蕴结日久所致，一是从阴部感染而来。湿邪所致的妇科疾病有闭经、带下病、痛经、经行浮肿、妊娠呕吐、妊娠水肿、癥瘕、不孕症等。

2. 情志因素 情志因素是指喜、怒、忧、思、悲、恐、惊七种情志的变化。凡遭遇突然、强烈、长期的精神刺激，或生活环境改变，均可致七情内伤而引起妇科疾病。七情所伤，直接影响有关内脏而发病。妇女受到过度的精神刺激，情志发生变化，主要引起气分病变，继而引起血分病变，使气血不和，以致机体阴阳失调、脏腑功能失常。妇人经、带、孕、产、乳等特殊的生理活动均以血为本，以气为用，情志所伤，累及气血则可出现"怒则气上""喜则气缓""思则气结""悲则气消""恐则气下""惊则气乱"等病变，进一步损伤冲任督带，导致月经失调、崩漏、闭经、经行诸证、胎动不安、不孕症等多种妇科疾病。

3. 生活因素 生活失于调摄，在一定条件下影响脏腑、气血、冲任的正常功能，产生妇科疾病。常见的有饮食不节、房劳多产、劳逸失常、跌仆损伤等。

（1）饮食不节 凡过食寒凉生冷、辛温燥热，或暴饮暴食、饥饱失常、偏食嗜食，均可导致妇科疾病。若过食辛辣助阳之品，可使冲任蕴热，迫血妄行，因而出现月经先期、月经过多、崩漏、经行吐衄、胎漏等症；过食寒凉生冷食物，易致脾阳受损，寒凝血脉，影响冲任，可见痛经、闭经、月经失调、带下病、不孕症等症。

（2）**房劳多产** 妇女若先天不足，或早婚、房事不节，产多乳众，均可损伤肾气，耗伤气血。尤其是在经期、孕期、产后，更宜慎戒房事，以免导致月经、妊娠、产褥诸病。妇女孕产（包括堕胎、小产或人工流产）过频过多，更易耗损气血，损伤冲任，而致经、带、胎、产诸疾。

（3）**劳逸过度** 妇女在月经、妊娠、产育等期间，特别要注意劳逸结合。若经期繁劳过力，可致经期延长或月经过多。妊娠期过度劳累，可耗气伤血，以致胞脉不固，引起胎漏、胎动不安、堕胎、小产等证。产后过早劳动，可致阴挺。

（4）**跌仆损伤** 妇女在月经期和妊娠期，若不慎跌仆闪挫，登高持重，或撞伤腰腹、阴部，可以影响冲、任、督、带，伤及气血，导致月经过多、崩漏、堕胎、小产等证。此外，手术损伤，亦可出现妇科疾病。

4. 体质因素 人体的体质盛衰决定了抗病能力的强弱，它不仅决定着致病因素能否损伤机体导致疾病，而且决定着导致疾病的种类、程度、转归和预后。如素体肾虚者，易致月经不调、崩漏、闭经、绝经前后诸证、胎动不安、不孕症等病；素体肝郁者，易致月经先后无定期、经行乳胀、不孕症等病；素体阳虚者，易致月经过多、崩漏、宫寒不孕等症；素体痰湿者，易致妊娠恶阻、闭经、不孕症、子肿等病。

由此可见，体质因素在疾病的发生、发展、转归和预后的整个过程中起着决定性的作用。

（二）病机

病机，是指疾病发生、发展与变化的机理。掌握病机要领，对临床辨证论治具有重要意义。妇科疾病的病机，是由于上述各种病因导致脏腑功能失常，血气失调，间接或直接地影响到冲任、胞宫、胞脉、胞络出现病变，从而发生妇科经、带、胎、产、杂病诸疾。妇科疾病的病机转变，可以概括为三个大方面：脏腑功能失常；气血失调；冲任胞宫损伤。

1. 脏腑功能失常

（1）**肾** 主藏精，主宰人体的生长发育与生殖。如先天禀赋不足，或早婚多产，或房事不节，或久病失养，或惊恐伤志，或邪气所伤，均可导致肾气亏虚，肾的阴阳平衡失调而发生妇科经、带、胎、产、杂病诸症。胞络系于肾，冲任之本在肾，若肾气不足，则冲任不固，可见月经失调、崩漏、闭经、带下病、胎漏、胎动不安、不孕症等。若肾阴亏损，精血不足，以致冲任失养，可见月经后期、量少、闭经、漏下、绝经前后诸证、不孕症等；如阴虚而生内热，虚火内扰，迫血妄行可见崩漏、经行吐衄等证。若肾阳不足，封藏失职，冲任不固，可见崩漏、月经过多、经行泄泻、带下病、妊娠水肿、胎漏、胎动不安等证；肾阳虚衰，命门火衰，胞宫失于温煦，可出现性欲减弱、宫寒不孕等证。

（2）**肝** 肝藏血，主疏泄，性喜条达。如素体抑郁，或情志失调，或阴血数脱，均可使肝的疏泄与藏血功能失常而导致妇科疾病。若情志不畅，肝气郁结，疏泄失常，血海蓄溢失度，冲任失调，常可导致月经先后无定期、经行乳胀、痛经、闭经、产后缺乳、不孕症等；若肝郁化火，热伤冲任，迫血妄行，可致带下病、阴痒等；若肝气犯胃，孕期冲脉气盛，夹胃气上逆，可致妊娠呕吐；若肝血不足，孕后血聚冲任养胎，肝血愈虚，肝阳偏亢，可致经行眩晕、绝经前后诸证、妊娠眩晕、先兆子痫等；如进一步发展至热极生风，肝风内动，则可致子痫、产后痉证等。

（3）脾 主运化，司中气。脾为后天之本，主运化水谷精微，乃气血生化之源；又运化水湿，为水液代谢之枢纽；脾主中气，有统血摄血之功能。若脾气不足，则冲任不固，血失统摄，可致月经先期、月经过多、崩漏等；冲任不固，胎失所载，可致胎动不安、胎漏、堕胎、小产等；脾虚中气下陷，升举无力，可致妊娠小便不通、阴挺下脱等证；若脾虚血少，化源不足，血海不按时满盈，可致月经后期、月经过少、闭经等；冲任血虚，胎失所养，可致胎动不安、堕胎、小产等。若脾阳不振，湿浊内停，下注冲任，带脉失约，任脉不固，可致带下病；脾虚运化无力，水湿内停，或外感湿浊之邪，或过食膏粱厚味，均可使脾为湿困。如水湿壅阻，炼液成痰，痰湿阻滞冲任、胞宫，可致月经过少、闭经、不孕症等；如痰湿阻滞中焦，影响脾胃的气机升降，可致妊娠恶阻；如痰与瘀互结，积聚胞中，可致癥瘕。

（4）心 藏神，主血脉。若忧思积念，阴血暗耗，心气不得下达，冲任血少，血海不能按时满盈，可致月经过少、闭经；营阴不足，神失所养，可致脏躁、经断前后诸证。

（5）肺 主气，主肃降，朝百脉而通调水道。若阴虚肺燥，经期阴血下注冲任，肺阴愈虚，虚火上炎，损伤肺络，可致经行吐衄；孕期肃降失职，可致妊娠咳嗽。若肺气失宣，水道不利，致妊娠肿胀、妊娠小便不通、产后小便不通。

2. 气血失调 妇女的月经、妊娠、分娩、哺乳、带下的特殊生理活动中，均易消耗阴血，致使机体常处于阴血不足，气偏有余，气血相对不平衡的状态。由于气血之间是相互依存、相互滋生的，伤于血，必影响到气，伤于气，也会影响到血，所以临证时应该分清是以血为主，或以气为主的不同病机。《灵枢·五音五味》说："妇人之生，有余于气，不足于血，以其数脱血也。"故气血失调是妇产科疾病的重要病机之一。

（1）情志变化 常引起气分病变。气逆则冲气随之而上，孕期可出现妊娠呕吐；经期气逆血上，可致经行衄血；气虚下陷，则冲任不固，血失统摄，可致经行先期、月经过多、崩漏、产后恶露不绝；气虚不能载胎，则胎动不安；冲任不固，系胞无力，则子宫脱垂；气结、气滞则血滞，冲任失畅，血行迟滞，可致经行后期、痛经、经闭，甚则血结成块，而致癥瘕。

（2）寒热湿邪 常引起血分病变。寒与血结，血为寒凝，冲任失畅，可致月经后期、月经过少、痛经、闭经、癥瘕、产后腹痛等；热与血搏，损伤冲任，迫血妄行，可致崩漏、月经先期、月经过多、经断复来、小产、堕胎、产后发热、恶露不绝等；湿伤于血，遇热则化为湿热，损伤任带二脉，可致带下病、阴痒等；逢寒则化为寒湿，客于冲任，血行失畅，可致痛经、闭经等。

3. 冲任胞宫损伤 冲任胞宫损伤是妇产科疾病中最重要的发病机理。不论感受寒热湿邪或生活所伤、内伤七情、体质因素，或脏腑功能失常，气血失调，往往直接或间接损伤冲任胞宫，发生病理变化，从而导致经、带、胎、产诸证。这就是妇产科疾病的病理机制和其他各科的区别。

综上所述，三种病机不是孤立的，而是相互联系、相互影响的，故应从患者整体的反应入手，找出经、带、胎、产、杂等诸证病机的关键所在，才可做出正确的诊断。

三、诊法概要——四诊

1. 问诊

（1）年龄 在初诊时应询问年龄。青春发育期由于肾气初盛，天癸始至，冲任之盛通尚未稳定，常易引起月经失调。中年妇女为胎产哺乳期，若操劳过盛，或七情过度，使阴血易伤，阳气易耗，肝失和调，则经、带、胎、产诸疾易发。绝经期妇女肾气渐衰，脾胃虚弱，易致阴阳失调，往往出现月经紊乱等绝经期诸证。

（2）主诉 了解患者最痛苦的症状、体征及持续时间。

（3）现病史 围绕主症询问发病时间、诱发原因、自觉症状、疾病发展变化过程或治疗经过和效果等。

（4）月经史 包括初潮年龄、月经周期、持续时间、量、色、质有无异常，行经期及经前经后有无头痛或腰腹痛、乳房胀痛或情绪异常。历年来月经有何变化，末次月经时间等。育龄期妇女，如月经一向正常，突然停闭不来者，应注意是否妊娠。

（5）带下 包括带下的量、色、质、气味，有无局部及全身的症状等。

（6）婚产史 对于已婚妇女，应询问其结婚年龄，结婚前后健康状况，妊娠次数及妊娠情况，分娩次数及分娩时情况。并了解其计划生育的措施。

（7）家族史 了解其家属有无传染性、遗传性疾病或肿瘤等病史，直系亲属死亡的原因等。

（8）个人史 包括工作、生活（含性生活）、饮食、嗜好、居住环境、卫生习惯等。

2. 望诊 主要是观察患者的神、色、形态及分泌物等变化。临床常通过望面色、望唇舌（唇色、舌色、舌质、舌苔）、望形态、望月经、望带下、望恶露，以测知病情。

3. 闻诊 包括听声音、听胎音和闻臭气三方面。妊娠20周后可从孕妇腹壁听到胎儿的心音。

4. 切诊 包括切脉、按肌肤与扣腹部三部分。

妊娠以后，可扣腹以了解子宫的大小与孕月是否相符及胎位是否正常。一般妊娠3个月，宫底在耻骨联合上2~3横指；妊娠4个月，宫底在脐耻之间；妊娠5个月，宫底在脐下1横指；妊娠6个月，宫底在脐上1横指；妊娠7个月，宫底在脐上3横指；妊娠8个月，宫底在脐与剑突之间；妊娠9个月至足月，宫底在剑突下2横指。

四、治法概要

妇科病的治法，主要着重于整体的调治，但亦常采用局部治疗，务使病理状态恢复到生理常态。如属全身病变，应以内服药为主；如属局部病变，可兼用外治法处理，务求病症及早痊愈。

常用治法有补肾滋肾、疏肝养肝、健脾和胃、补益气血、活血化瘀、理气行滞、清热凉血、温经散寒、利湿除痰、解毒杀虫（含外治法）。

五、预防与保健

（一）经期卫生

月经是妇女特有的生理现象。在行经期间，血室正开，邪气易于入侵，若调摄不当，则每易致病。月经期间，当注意以下几点。

1. 保持清洁 月经期血室正开，易感外邪，须保持外阴清洁，以防病邪侵入。同时要禁止房事、盆浴及游泳。

2. 劳逸结合 劳倦过度，则耗气动血，可致月经过多或经期延长。故行经期应避免剧烈运动和重体力劳动。

3. 防御外邪 经行之际，血脉易为寒湿凝滞，而致月经不调、痛经等疾。故要注意保暖，避免受寒，不宜洗冷水浴，避免涉水、雨淋、曝晒。

4. 饮食有节 经期过食辛热香燥之品，每易耗损阴津，致血分蕴热，迫血妄行；若过食寒凉生冷，可致经脉凝涩，血行受阻。

5. 调和情志 月经期阴血偏虚而肝气容易偏旺，若伤于七情，可加重经期的不适或导致月经不调。故应保持心情舒畅，消除紧张烦闷或恐惧心理。

（二）孕期卫生

妊娠以后，由于生理上的特殊情况，更应注意摄生，以保障孕妇的健康和胎儿的正常发育。

1. 劳逸有节 孕妇生活要有规律，不宜过度劳累或负重、攀高，慎防跌仆，以免伤胎。但也要适当活动，以免气滞难产。

2. 饮食适宜 饮食宜清淡平和而富于营养，勿令过饥过饱，致伤脾胃。妊娠7个月后，饮食不宜过咸，以防子肿、子满。

3. 注意胎教 妇人怀孕，其思想、视听、言行均应端正，则胎儿可得到感化，古称胎教。

4. 慎戒房事 妊娠3个月以内和7个月以后，必须避免房事，以防引致流产或早产。

5. 定期检查 产前检查是保障母子健康的重要措施。应从妊娠中期开始定期进行产前检查，并指导孕妇孕期保健，包括乳头清洁方法等。妊娠7个月后，产前检查更为重要，这可及时发现和处理异常情况，预防难产。

（三）产褥期卫生

由于分娩时耗气失血，以致阴血骤虚，营卫不固，故产后最易受病，此期的调摄尤为重要。

1. 慎起居 产妇应充分休息，不宜过早及过度操劳，以免产后血崩、阴挺下脱等。但亦需适当活动，促进身体的复原。居室应注意保暖和空气流通，衣着厚薄得宜，以防感冒。饮食要富于营养而易消化，忌肥腻、生冷、辛燥之品。产褥期内要慎戒房事，以免邪毒侵入。

2. 勤清洁 产褥期因有恶露，血室正开，易感外邪，故需特别注意外阴清洁。同时，产后汗出较多，也要经常擦浴及换洗内衣。

（四）哺乳期卫生

母乳养料丰富，温度适中，最适合婴儿的营养、消化与吸收，故应鼓励用母乳喂养。

1. 保持乳房卫生 每次哺乳前要洗手，并用温开水清洗乳头，避免婴儿吮入不洁之物。蒸乳时，可热敷或用吸奶器将乳汁吸空，以免壅积成痈。如出现乳头皲裂或乳痈，应及时处理。

2. 定期哺乳 产后在体力允许的情况下即可哺乳，一般间隔 3~4 小时一次，哺乳期常为 8~10 个月。

哺乳期还应保持情志舒畅，劳逸适度，以保证乳汁正常分泌，同时要注意避孕，不可误以延长哺乳期作为避孕方式。

（五）绝经期卫生

绝经期前后肾气渐衰，冲任二脉虚惫，每可致阴阳不相协调，常见有头晕耳鸣、心悸失眠、烦躁易怒、烘热汗出等症，这属绝经前后诸证，轻重因人而异。此时宜消除紧张情绪，保持心情舒畅，并要慎起居，调饮食，健脾胃，以养先天。

绝经前常有月经紊乱，此期为女性生殖器肿瘤好发阶段，应定期做妇科防癌普查。

第二节　痛　经

痛经是指妇女正值经期或经行前后，出现周期性小腹疼痛，或痛引腰骶，甚则剧痛昏厥者，又名"经行腹痛"。本病最早见于《金匮要略》。

本病与西医学所论述的"痛经"相似。

【病因病机】

1. 病因

（1）气滞血瘀　素多抑郁，经期或经期前后复伤于情志，肝气更为拂郁，郁则气滞，气滞则血亦瘀滞，血海气机不利，经血运行不畅，发为痛经。

（2）寒凝胞中　经期冒雨、涉水、游泳，或经水临行贪食生冷，内伤于寒，或过于贪凉，或生活于湿地，风冷寒湿客于冲任、胞中，以致经血凝滞不畅；或素禀阳虚，阴寒内盛。冲任虚寒，致使经水运行迟滞。

（3）湿热下注　宿有湿热内蕴，流注冲任，阻滞气血；或于经期、产后（包括堕胎、小产后）感受湿热之邪，留于冲任，或蕴结于胞中。湿热与经血相搏结，发为痛经。

（4）气血虚弱　脾胃虚弱，化源不足，或大病久病，气血俱虚，冲任气血亏少，行经以后，血海空虚，冲任、胞脉失于濡养，兼之气虚血滞，无力流通，因而发为痛经。

（5）肝肾虚损　禀赋素弱，肝肾本虚；或多产房劳，损及肝肾。精亏血少，冲任不足，胞脉失养，行经之后，精血更虚，冲任、胞宫失于濡养，而致痛经。

2. 病机　在月经期间受到致病因素的影响，导致冲任瘀阻或寒凝经脉，使气血运行不畅，胞宫经血流通受阻，以致"不通则痛"；或冲任、胞宫失于濡养，不荣而痛。

其病位在冲任、胞宫，变化在气血，表现为痛证。其所以随月经周期发作，是与经期冲任气血变化有关。非行经期间，冲任气血平和，致病因素未能引起冲任、胞宫气血瘀滞或不足，故不发生疼痛，而在经期或行经前后，血海由满盈而泻溢，气血变化急骤，致病因素趁时而作，便可发生痛经。

【诊断依据】

1. 小腹疼痛伴随月经周期而发作，多发生于行经第一、二天或经期前一两天。

2. 疼痛可引及全腹或腰骶部，或外阴、肛门坠痛。

3. 疼痛程度有轻有重，一般无腹肌紧张或反跳痛，经血排出流畅时，疼痛常可缓解。

【辨证论治】

1. 辨证要点　首先辨痛经的属性。根据疼痛发生的时间、性质、部位及痛的程度，结合月经期、量、色、质及兼证、舌脉，辨其寒、热、虚、实。一般痛在经前、经期多属实；痛在经后多属虚。疼痛剧烈拒按多属实；隐隐作痛喜揉喜按多属虚。得热痛减多为寒，得热痛增多为热；痛甚于胀，血块排出则疼痛减轻或刺痛者多为血瘀；胀甚于痛者多为气滞。绞痛、冷痛者属寒；灼痛者属热。痛在两侧少腹，病多在肝；痛连腰际，病多在肾。

2. 治疗原则　以调理冲任气血为主。根据不同证候，或行气，或活血，或散寒，或清热，或补虚，或泻实。治法分两步：月经期调血止痛以治标，平时辨证求因而治本。

3. 证治分类

（1）气滞血瘀证

证候：经前一两天或月经期小腹胀痛，拒按，或伴胸胁乳房作胀，或经量少，或经行不畅，经色紫暗有块，血块排出后痛减，经净疼痛消失，舌紫暗或有瘀点，脉弦或弦滑。

治法：理气化瘀止痛。

方药：膈下逐瘀汤（当归、川芎、赤芍、桃仁、红花、枳壳、延胡索、五灵脂、牡丹皮、香附、甘草）加减。

加减：兼口苦，苔黄，月经持续时间延长，经色紫暗，经质稠黏，加栀子、夏枯草、益母草。兼前后二阴坠胀，加川楝子、柴胡。兼胸闷、食少，加炒白术、茯苓、陈皮。痛甚而见恶心呕吐者，加吴茱萸、黄连、生姜。

（2）寒凝胞中证

①阳虚内寒证

证候：经期前或经后小腹冷痛，喜按，得热则舒，经量少，经色暗淡，腰膝酸软，小便清长，苔白润，脉沉。

治法：温经暖宫止痛。

方药：温经汤（吴茱萸、当归、赤芍、川芎、人参、生姜、麦冬、半夏、牡丹皮、阿胶、甘草、桂枝）加减。

加减：手足不温，面色青白，舌质淡嫩，宜去麦冬、阿胶。

②寒湿凝滞证

证候：经前数日或经期小腹冷痛，得热痛减，按之痛甚，经量少，经色暗黑有块，或畏冷身疼，苔白腻，脉沉紧。

治法：温经散寒除湿，化瘀止痛。

方药：少腹逐瘀汤（小茴香、干姜、延胡索、没药、当归、川芎、肉桂、赤芍、蒲黄、五灵脂）加苍术、茯苓。

加减：手足不温，冷汗淋漓，加制附子。

（3）湿热下注证

证候：经前、经期小腹疼痛拒按，有灼热感，或伴腰骶胀痛，或平时小腹疼痛，经来疼痛加剧。低热起伏，经色暗红，质稠有块，带下黄稠，小便短黄，舌红苔黄而腻，脉弦数或濡数。

治法：清热除湿，化瘀止痛。

方药：清热调血汤（牡丹皮、黄连、生地黄、当归、白芍、川芎、桃仁、红花、莪术、延胡索、香附）加减。

（4）气血虚弱证

证候：经后一两天或月经期小腹隐隐作痛，或小腹及阴部空坠，喜按揉，经量少，色淡质薄，或神疲乏力，或面色不华，或纳少便溏，舌淡，脉细弱。

治法：益气养血止痛。

方药：圣愈汤（人参、黄芪、当归、熟地黄、白芍、川芎）加减。

加减：小腹痛而胀，伴胁痛、乳胀，加川楝子、柴胡、小茴香、台乌药。头晕、心悸、寐差，加鸡血藤、大枣、酸枣仁。腰膝酸软，加菟丝子、续断、桑寄生。

（5）肝肾不足证

证候：经后一两天小腹绵绵作痛，腰部酸痛，经色暗淡，量少，质稀薄，或神疲乏力，或有潮热，或耳鸣。脉细弱，苔薄白或薄黄。

治法：益肾养肝止痛。

方药：调肝汤（当归、白芍、山茱萸、巴戟天、阿胶、山药、甘草）加减。

加减：腰骶酸痛明显，加续断、杜仲。兼少腹两侧或两胁胀痛，加川楝子、延胡索。

【临证备要】

1. 临证注意在辨证论治的同时，选用相应的止痛药配伍以协助止痛。

2. 重视预防调护：应注意少吃寒凉生冷或刺激性食物。经期不宜游泳、涉水。注意调畅情志，起居有节。

第三节　闭　经

女子年逾 16 周岁，月经尚未来潮，或月经周期已建立后又中断 6 个月以上者，称闭经。前者称原发性闭经，后者称继发性闭经。闭经最早记载于《内经》，称为"女子不月""月事不来"。

本病所论与西医学闭经相似。

【病因病机】

1. 病因

（1）气血虚弱 素体虚弱或思虑、饮食损伤脾胃，生化不足，营血亏虚；或产后大出血、久病大病；或虫积噬血，耗伤气血，冲任不充，血海空虚，无血可下而致闭经。

（2）肾气亏虚 月经的产生是以肾为主导，若先天禀赋不足、精气未充、天癸亏乏不能应时泌至，则冲脉不盛、任脉不通而闭经；或房事不节，日久伤及肾气，使冲任亏损；或体质虚弱，产育过多，肾气亏损，精血匮乏，源断其流，冲任失养，血海不足而致闭经。

（3）阴虚血燥 素体阴血不足，或失血伤阴，或久病大病致营阴亏耗，虚火上炎，火逼水涸，津液不生。津液既绝，血海枯竭而闭经。

（4）气滞血瘀 七情所伤，肝失疏泄，气行则血行，气结则血滞，瘀血阻于脉道；或经行之际，感受寒邪，血受寒则凝，瘀阻冲任，血不得下，血海不能满溢而致闭经。

（5）痰湿阻滞 素体脾虚或饮食不节伤脾，运化失司，聚湿生痰；或痰湿之体，痰湿脂膜阻滞冲任，血不得下行而致闭经。

2. 病机 月经是血海由满而溢的生理现象，其产生是脏腑、天癸、气血、冲任协调作用于胞宫的结果。肾、天癸、冲任、胞宫是产生月经的主要环节，因此其中任何一个环节发生功能失调都可导致血海不能满溢。其原因归纳起来不外虚实两端。虚者，多因肾气不足，冲任虚弱；或肝肾亏损，精血不足；或脾胃虚弱，气血乏源；或阴虚血燥，干涸燥热，均可使冲任血海空虚，源断其流，无血可下。实者，多为气血阻滞，或痰湿流注下焦，使血流不通，冲任受阻，血海阻隔，经血不得下行而成闭经。

【诊断依据】

1. 病史 了解停经前月经情况。停经前有无诱因如精神刺激、学习紧张、环境改变、药物（避孕药、镇静药、激素、减肥药）影响、近期分娩、宫腔手术及疾病史。原发闭经需了解生长发育情况，是否患过某些急慢性疾病，同胞姐妹月经情况等。

2. 临床表现 女子已逾16周岁未有月经初潮，或月经周期建立后停经已达6个月以上。注意有无周期性下腹胀痛、头痛及视觉障碍，有无溢乳、厌食、恶心等，有无体重变化，有无畏寒或潮热，或有无阴道干涩等症状。

3. 检查

（1）全身检查 观察患者体质、发育、营养状况，全身毛发分布，第二性征发育情况。

（2）妇科检查 了解外阴、子宫、卵巢发育情况。对原发性闭经者尤需注意女性生殖器官发育情况，处女膜有无闭锁，有无阴道、子宫、卵巢缺如。

（3）辅助检查

①基础体温（BBT）、阴道脱落细胞检查、宫颈黏液结晶检查：此三种检查均可间接了解卵巢功能。

②血清性激素测定：包括 FSH（卵泡刺激素）、LH（黄体生成激素）、E_2（雌二醇）、P（孕酮）、T（睾酮）、PRL（催乳激素）等。了解性激素水平的变化与闭经的相关性。

③B 超检查：了解内生殖器官有无异常。可排除先天性无子宫、子宫发育不良、无卵巢或多囊卵巢所致的闭经。

④头颅蝶鞍摄片或 CT、MRI 检查：以排除垂体肿瘤所致闭经。

⑤宫腔镜检查：可直接观察子宫内膜及宫腔情况，以排除宫腔粘连所致闭经。

⑥腹腔镜检查：病理活检可提示多囊卵巢综合征、卵巢不敏感综合征。

⑦诊断性刮宫：可了解性激素分泌情况、子宫颈与宫腔有无粘连、子宫内膜有无结核。

⑧其他特殊检查：疑有先天性畸形者，应进行染色体检查。若考虑闭经与其他内分泌疾病有关，可做甲状腺、肾上腺功能测定。

【辨证论治】

1. 辨证要点　分清虚实。已逾常人初潮年龄尚未行经，或月经逐渐稀发而停闭，并伴有其他虚象的，多属虚证；如以往月经尚属正常而突然停闭，又伴其他实象的，则多为实证。

2. 治疗原则　虚者补而通之，实者泻而通之，虚实夹杂者当补中有通，攻中有养。闭经治疗目的不是单纯月经来潮、见经行即停药，而是恢复或建立规律性月经周期，或正常连续自主有排卵月经。一般应以 3 个正常月经周期为治愈。

3. 证治分类

（1）气血虚弱证

证候：月经周期延迟，量少，色淡红，质薄，渐至经闭不行，神疲肢倦，头晕眼花，心悸气短，面色萎黄，舌淡，苔薄，脉沉缓或细弱。

治法：补气养血调经。

方药：人参养荣汤（人参、黄芪、白术、茯苓、陈皮、甘草、熟地黄、当归、白芍、五味子、远志、肉桂）加减。

加减：若伴有性欲淡漠，全身毛发脱落，阴道干涩，无白带，生殖器官萎缩，此为精血不足，营血亏损，冲任虚衰，加紫河车、鹿角霜、鹿茸等血肉有情之品。若见畏寒肢冷，加仙茅、炮姜。若见食欲不振，脘腹胀闷，大便溏薄，面色淡黄，舌淡胖有齿痕，苔白腻，脉缓弱，宜健脾益气，养血调经；方用参苓白术散（人参、白术、扁豆、茯苓、甘草、山药、莲肉、桔梗、薏苡仁、砂仁）加当归、川牛膝。若见营阴耗伤，心火偏旺，兼见心悸失眠、多梦，宜养心阴和血脉，方用柏子仁丸。

（2）肾气亏损证

证候：年逾 16 周岁尚未行经，或月经初潮偏迟，时有月经停闭，或月经周期建立后，由月经周期延后、经量减少渐至月经停闭；或体质虚弱，发育欠佳，第二性征发育不良，或腰膝酸软，头晕耳鸣，倦怠乏力，夜尿频多，舌淡暗，苔薄白，脉沉细。

治法：补肾益气，调理冲任。

方药：加减苁蓉菟丝子丸（熟地黄、肉苁蓉、覆盆子、当归、枸杞子、桑寄生、菟丝子、艾叶）加减。

加减：若见畏寒肢冷，腰痛如折，面色晦暗，大便溏薄或性欲淡漠，加巴戟天、仙茅、补骨脂；夜寐多梦，加夜交藤、五味子。若见面色萎黄，带下量少，头晕目眩，或阴道干涩，毛发脱落，或手足心热，舌红，苔少，脉细数无力或细涩，为肝肾不足，宜补肾养肝调经，用归肾丸（菟丝子、杜仲、枸杞子、山茱萸、当归、熟地黄、山药、茯苓）加何首乌、川牛膝、鸡血藤。

（3）阴虚血燥证

证候：月经周期延后，经量少，色红质稠，渐至月经停闭不行，五心烦热，颧红唇干，盗汗，甚至骨蒸劳热，干咳或咳嗽唾血，舌红，苔少，脉细数。

治法：养阴清热调经。

方药：加减一阴煎（生地黄、熟地黄、白芍、麦冬、知母、地骨皮、炙甘草）加减。

加减：汗多加沙参、浮小麦、煅龙骨、牡蛎；心烦心悸加柏子仁、珍珠母；失眠加五味子、夜交藤。

（4）气滞血瘀证

证候：月经停闭不行，胸胁、乳房胀痛，精神抑郁，少腹胀痛拒按，烦躁易怒，舌紫暗，有瘀点，脉沉弦而涩。

治法：理气活血，祛瘀通经。

方药：血府逐瘀汤（桃仁、红花、当归、生地黄、川芎、赤芍、牛膝、桔梗、柴胡、枳壳、甘草）加减。

（5）痰湿阻滞证

证候：月经延后，经量少，色淡质黏腻，渐至月经停闭，伴形体肥胖、胸闷泛恶、神疲倦怠、纳少痰多，苔腻，脉滑。

治法：健脾燥湿化痰，活血调经。

方药：苍附导痰丸（茯苓、法半夏、陈皮、甘草、苍术、香附、胆南星、枳壳、生姜、神曲）合佛手散（当归、川芎）加减。

【临证备要】

1. 转归与预后：闭经的转归与预后取决于病因、病位、病性、体质、环境、精神状态、饮食等诸多环节。若病因简单，病损脏腑单一，病程短者，一般预后较好，月经可以来潮，但要逐渐恢复排卵建立月经周期。若病因复杂，或多脏腑损伤则难于调治，疗效难尽如人意。

2. 重视预防调护。

第四节　崩　漏

崩漏是指经血非时暴下不止或淋沥不尽，前者称崩中或经崩；后者称漏下或经漏。崩与漏出血情况虽不同，但二者常交替出现，故概称崩漏。

西医学中功能失调性子宫出血（简称"功血"）可参照本节进行治疗。

【病因病机】

1. 病因

（1）血热　素体阳盛血热或阴虚内热；或七情内伤，肝郁化热；或内蕴湿热之邪，致热伤冲任，迫血妄行，发为崩漏。

（2）肾虚　先天不足，天癸初至，冲任未盛，或因绝经期肾气渐虚，因故重虚；或因不当之手术，损伤胞宫冲任以致肾虚。肾气虚则封藏失司，冲任失固，不能制约经血，乃成崩漏。肾阴虚则阴虚失守，虚火动血，冲任不固，致成崩漏。

（3）脾虚　忧思过度，饮食劳倦，损伤脾气，脾伤则气陷，统摄无权，冲任失固，不能制约经血，故成崩漏。

（4）血瘀　七情所伤，冲任郁滞；或经期、产后余血未尽又感于寒、热，以致成瘀。瘀阻冲任，血不归经，发为崩漏。

2. 病机　崩漏的发生是肾－天癸－冲任－胞宫生殖轴的严重失调。其主要病机是冲任不固，不能制约经血，使子宫藏泻失常。本病病程日久，易于反复，且由于脏腑相生相克，脏腑、气血、经络密切相关，故崩漏的发生和发展常气血同病、多脏受累、因果相干。

崩漏病因病机，虽有在脏在经、在气在血之不同，然其病本在肾，病位在冲任，变化在气血，表现为子宫藏泻无度。

【诊断依据】

1. 病史　注意患者的年龄及月经史，有无口服避孕药或其他激素，有无宫内节育器。此外要询问有无内科出血史。

2. 临床表现　月经周期紊乱，行经时间超过半月以上，甚或数月断续不休；亦有停闭数月又突然暴下不止或淋沥不尽。常有不同程度的贫血。

3. 妇科检查　应无明显的器质性病变，如发现子宫颈息肉、子宫肌瘤应按该病论治。

4. 辅助检查　排除生殖器肿瘤、炎症或全身性疾病（如再生障碍性贫血等）引起的出血，可根据病情选择 B 超、MRI、宫腔镜检查，或诊断性刮宫、基础体温测定等。

【辨证论治】

1. 辨证要点　崩漏辨证，有虚实之分：虚者多因脾虚、肾虚；实者多因血热、血瘀。由于崩漏的主症是血证，病程日久，反复发作，故临证时首辨出血期还是血止后。一般而言，出血期多见标证，常虚实夹杂；血止后多显本证，以虚为主。出血期当根据其量、色、质，结合全身脉证辨其寒、热、虚、实；血止后当根据全身情况辨别气、血、阴、阳。

2. 治疗原则　崩漏病情有缓急不同，出血有新久之异，因此治疗崩漏须本着"急则治其标，缓则治其本"的原则，灵活掌握塞流、澄源、复旧三法。

塞流：即止血。暴崩之际，急当止血防脱，一般采用固气摄血法，同时针刺水沟、合谷，灸百会。血势不减者，宜输血救急。

澄源：即正本清源，亦是求因治本，乃治疗崩漏的重要阶段。一般用于出血缓减后的辨证论治。

复旧：即固本善后。用于止血后恢复健康，调补气血阴阳，调整月经周期。

治崩三法不可截然分割，塞流当澄源，澄源当固本。治崩宜升提固涩，不宜辛温行血；治漏宜养血理气，不可偏于固涩。

3. 证治分类

（1）血热证

①虚热证

证候：经血非时突然而下，量多势急或量少淋沥，血色鲜红而质稠，心烦潮热，或小便黄少，或大便干结，苔薄黄，脉细数。

治法：滋阴清热，止血调经。

方药：保阴煎（生地黄、熟地黄、白芍、山药、续断、黄芩、黄柏、甘草）加减。

加减：出血淋沥不止，久漏夹瘀者，加失笑散、三七、益母草化瘀止血；阴虚阳亢，烘热汗出，加白芍、龟甲、珍珠母、三七育阴潜阳，化瘀止血。

②实热证

证候：经血非时忽然大下，或淋沥日久不净，色深红质稠，口渴烦热，或有发热，小便黄或大便干结，苔黄或黄腻，脉洪数。

治法：清热凉血，止血调经。

方药：清热固经汤（黄芩、焦栀子、生地黄、地骨皮、地榆、阿胶、生藕节、陈棕炭、炙龟板、牡蛎、生甘草）加减。

加减：兼心烦易怒，胸胁胀痛，口干苦，脉弦数，为肝郁化热或肝经火炽之证，治宜清肝泄热止血，加柴胡、夏枯草。兼小腹疼痛，或灼热不适，苔黄腻者，为湿热阻滞冲任，加黄柏、连翘、茵陈清热利湿，去阿胶之滋腻。

（2）肾虚证

①偏肾阳虚证

证候：经来无期，出血量多或淋沥不尽，色淡质清，畏寒肢冷，面色晦暗，腰膝酸软，小便清长，舌质淡，苔薄白，脉沉细。

治法：温肾固冲，止血调经。

方药：右归丸（制附子、肉桂、熟地黄、山药、山茱萸、枸杞子、菟丝子、鹿角胶、当归、杜仲）加减。

②偏肾阴虚证

证候：经乱无期，出血淋沥不尽或量多，色鲜红，质稍稠，头晕耳鸣，腰膝酸软，或心烦，舌质偏红，苔少，脉细数。

治法：滋水益阴，止血调经。

方药：左归丸（熟地黄、山药、枸杞子、山茱萸、菟丝子、鹿角胶、龟甲胶、川牛膝）合二至丸（女贞子、墨旱莲）加减。

加减：肾阴虚不能上济心火，或阴虚火旺，见烦躁失眠，心悸怔忡，加生脉散益气养阴，宁心止血。

（3）脾虚证

证候：经血非时而至，崩中继而淋沥，血色淡而质薄，气短神疲，面色㿠白，或面浮肢肿，手足不温，或饮食不佳，舌质淡，苔薄白，脉弱或沉弱。

治法：补气摄血，养血调经。

方药：固本止崩汤（人参、黄芪、白术、熟地黄、当归、炮姜）加减。

加减：气虚无力运血易于停留成瘀，加三七、益母草或失笑散化瘀止血。

（4）血瘀证

证候：经血非时而下，时下时止，或淋沥不净，或停闭日久又突然崩中下血，继而淋沥不断，色紫黑有块，小腹疼痛或胀痛，舌质紫暗，苔薄白，脉涩。

治法：活血化瘀，止血调经。

方药：四物汤（熟地黄、当归、川芎、白芍）合失笑散（蒲黄、五灵脂）加减。

【临证备要】

1. 崩漏是月经周期、经期、经量严重紊乱的疑难重症。

2. 崩漏治疗，首分出血期与血止后，按标本缓急，灵活运用"塞流""澄源""复旧"三法。

3. 重视预防调护。

第五节　带下病

带下量明显增多，色、质、气味异常，伴全身或局部症状者，称带下病。

正常带下是一种无色、质黏、无臭的阴液，其量不多。正如《沈氏女科辑要笺正》引王孟英所说："带下女子生而即有，津津常润，本非病也。"在经间期、经前期及妊娠期带下稍有增多者，均属生理现象。

本节所论带下病包括西医的各类阴道炎、宫颈炎、盆腔炎、内分泌功能失调（尤其是雌激素水平偏高）等疾病引起的阴道分泌物异常。

【病因病机】

1. 病因

（1）**脾虚**　素体脾虚，或饮食不节，或劳倦过度，或思虑过多，或情怀抑郁，肝气乘脾，均可损伤脾气，运化失常，水谷之精微不能上输以化血，反聚为湿，流注下焦，伤及任、带而为带下病。

（2）**肾虚**　素体肾气不足，下元亏损，或房劳多产，伤及肾气，封藏失职，阴液滑脱而下；亦有肾阴偏虚，相火偏旺，阴虚失守，任带不固，火旺迫之，带下赤白。

（3）**湿热（毒）**　经行产后，胞脉空虚，如因摄生不洁，或因久居阴湿之地，或因手术损伤，以致湿邪乘虚而入，蕴而化热，伤及任带，发为带下病。亦有肝经湿热下注，或因热毒蕴蒸损伤血络，导致带下赤白。

2. 病机　本病的主要病机是湿邪伤及任带二脉，使任脉不固，带脉失约。湿邪是导致本病的主要原因，但有内外之别。脾肾肝三脏是产生内湿之因：脾虚失运，水湿内生；肾阳虚衰，气化失常，水湿内停；肝郁侮脾，肝火夹脾湿下注。外湿多因久居湿地，或涉水淋雨，以致感受湿邪；或不洁性交，湿蕴化热等，湿热之邪伤及任带。带下日久，阴液耗损，可致虚实错杂，或虚者更虚。

【诊断依据】

1. 多有经期、产后余血未净，摄生不洁，或不禁房事，或妇科手术后感染邪毒之病史。

2. 带下增多，可伴有带下的色、质、气味异常，或伴有阴部瘙痒、灼热、疼痛，或兼有尿频尿痛等局部及全身症状。

【辨证论治】

1. 辨证要点　主要辨别带下的量、色、质、气味。一般来说，色深（黄、赤、青绿）、质黏稠、有臭秽者，多属实、属热；色淡（淡白、淡黄）、质稀或有腥气者，多属虚、属寒。临证时，应结合全身症状，联系病史、产史等全面分析，做出正确的辨证论治。

2. 治疗原则 治疗以除湿为主。湿热宜清宜利；脾肾两虚，以调补脾肾为主，治脾宜升宜燥；治肾宜补宜涩。不少带下病须配合外治，才能提高疗效。

3. 证治分类

（1）脾虚证

证候：带下色白或淡黄、质黏稠，无臭气，绵绵不断，面色㿠白或萎黄，四肢不温，精神疲倦，纳少便溏，两足跗肿，舌淡，苔白或腻，脉缓弱。

治法：健脾益气，升阳除湿。

方药：完带汤（白术、山药、人参、白芍、苍术、甘草、陈皮、黑荆芥穗、柴胡、车前子）加减。

加减：兼腰痛者，加杜仲、菟丝子；腹痛者，加香附、艾叶；带下日久，滑脱不止者，加固涩止带药，如金樱子、龙骨、芡实、乌贼骨。湿蕴化热者，症见带下黏稠色黄，兼以清热利湿止带，用易黄汤（山药、芡实、黄柏、车前子、白果）加减。

（2）肾虚证

①肾阳虚证

证候：白带清冷、量多、质稀薄，终日淋沥不断，腰酸如折，小腹冷感，小便频数清长，夜间尤甚，大便溏薄，舌淡，苔薄白，脉沉迟。

治法：温肾培元，固涩止带。

方药：内补丸（鹿茸、菟丝子、潼蒺藜、黄芪、肉桂、桑螵蛸、肉苁蓉、制附子、白蒺藜、紫菀）加减。

加减：便溏者，去肉苁蓉，加补骨脂、肉豆蔻。

②肾阴虚证

证候：带下赤白，质稍黏无臭，阴部灼热，头昏目眩，或面部烘热，五心烦热，失眠多梦，便艰尿黄，舌红少苔，脉细略数。

治法：益肾滋阴，清热止带。

方药：知柏地黄汤（知母、黄柏、熟地黄、山茱萸、山药、泽泻、牡丹皮、茯苓）加减。

加减：失眠多梦，加柏子仁、酸枣仁；咽干口燥加沙参、麦冬；五心烦热甚者，加地骨皮、银柴胡；头晕目眩，加女贞子、旱莲草、白菊花、钩藤；舌苔厚腻，加薏苡仁、扁豆、车前草。

（3）湿热（毒）证

①湿热证

证候：带下量多，色黄或黄白，质黏腻，有臭气；或带下色白如豆渣状，阴痒；或质如米泔水，或泡沫状，有臭气，阴部痒痛；胸闷口腻，纳食较差，或小腹作痛，小便黄少，舌苔黄腻或厚，脉濡略数。

治法：清利湿热。

方药：止带方（猪苓、茯苓、车前子、泽泻、茵陈、赤芍、牡丹皮、黄柏、栀子、牛膝）加减。

②热毒证

证候：带下量多，或赤白相兼，或五色杂下，质黏腻，或如脓样，有臭气，或腐臭难闻，小腹作痛，烦热口干，头昏晕，午后尤甚，大便干结或臭秽，小便黄少，舌红，苔黄干，脉数。

治法：清热解毒。

方药：五味消毒饮（蒲公英、金银花、野菊花、紫花地丁、天葵子）加减。

加减：脾胃虚弱，正气不足者，加黄芪以扶正托毒。

【临证备要】

1. 临证时应依据带下量、色、质、气味的特点来辨清脏腑虚实及内湿、外湿。

2. 本病以湿邪为主，故祛湿是本病治疗的要点。

3. 若带下病日久不愈，且五色带下秽臭伴癥瘕或形瘦者，要注意排除恶性病变。

4. 重视预防调护。

第六节　妊娠恶阻

妊娠早期出现恶心呕吐，头晕厌食，或食入即吐者，称为"恶阻"。《金匮要略》有用桂枝汤治妊娠呕吐的记载。隋代巢元方《诸病源候论·恶阻候》首次提出恶阻病名。

本节所论相当于西医学的妊娠剧吐。

【病因病机】

1. 病因

（1）脾胃虚弱　受孕之后，经血不泻，冲脉之气较盛，冲脉隶于阳明，若脾胃素虚，冲气上逆则可犯胃，胃气虚则失于和降，反随冲气上逆而作呕恶。或因脾虚不运，痰湿内生，冲气亦可夹痰湿上逆而致恶心呕吐。

（2）肝胃不和　孕后阴血聚于下以养胎，阴血不足，则肝气偏旺。若素性肝旺或愤怒伤肝，则肝气愈旺，冲之脉附于肝，肝之脉夹胃，肝气夹冲气上逆侮胃，胃失和降而呕恶。

2. 病机　恶阻的发生，主要是冲气上逆，胃失和降所致。

呕则伤气，吐则伤阴，呕吐日久，浆水不入，气阴两虚。胃阴伤不能下润大肠，便秘益甚，腑气不通，加重呕吐；肾阴伤则肝气急，肝气急，则呕吐愈甚，如此因果相干，出现阴亏气耗之恶阻重症。

【诊断依据】

1. 病史　有停经史、早孕反应。

2. 临床表现　恶心呕吐频繁，头晕，厌食，甚则恶闻食气，食入即吐，不食亦吐。严重者可出现全身乏力，精神萎靡，消瘦，更甚者可见体温升高，脉搏加快，黄疸，嗜睡或昏迷。

3. 检查

（1）妇科检查　子宫增大与停经月份相符，子宫变软。

（2）辅助检查　尿妊娠试验阳性；为识别病情轻重和判断预后，还应酌情进行尿酮体、体温、脉搏、血压、电解质、肝功能、肾功能的检测及心电图检查。

【辨证论治】

1. 辨证要点 恶阻的辨证主要根据呕吐物的性状，结合全身情况、舌脉综合分析，辨其虚实。口淡、呕吐清涎者，多为脾胃虚弱；口中淡腻、呕吐痰涎者，多为脾虚痰湿；口苦、呕吐酸水或苦水者，多为肝胃不和；干呕或呕吐血性物者，多为气阴两虚。

2. 治疗原则 以调气和中，降逆止呕为主。

3. 证治分类

（1）脾胃虚弱证

证候：妊娠早期，恶心呕吐不食，甚则食入即吐，口淡，呕吐清涎，头晕体倦，脘痞腹胀，舌淡，苔白，脉缓滑无力。

治法：健脾和胃，降逆止呕。

方药：香砂六君子汤（人参、白术、茯苓、甘草、半夏、陈皮、木香、砂仁、生姜）加减。

加减：夹痰湿而胸脘满闷，呕吐痰涎，用小半夏加茯苓汤（半夏、生姜、茯苓）加白术、砂仁、陈皮。

（2）肝胃不和证

证候：妊娠初期，呕吐酸水或苦水，胸满胁痛，嗳气叹息，头胀而晕，烦渴口苦，舌淡红，苔微黄，脉弦滑。

治法：抑肝和胃，降逆止呕。

方药：苏叶黄连汤（苏叶、黄连）加减。

加减：呕甚伤津，舌红口干，加沙参、石斛以养胃阴。

上述两证，经治未愈，呕吐剧烈，持续日久，出现干呕或呕吐黄苦水甚则血性物，精神萎靡，形体消瘦，眼眶下陷，双目无神，四肢乏力，或发热口渴，尿少便秘，唇舌干燥，舌质红，苔薄黄而干或光剥，脉细滑数无力，为气阴两虚之象。治宜益气养阴，和胃止呕。方用生脉散（麦冬、五味子、人参）合增液汤（玄参、麦冬、生地黄）。

【临证备要】

1. 恶阻有少数患者病情较重，须中西医结合治疗。

2. 重视预防调护。

第七节　胎漏、胎动不安

妊娠期间阴道少量出血，时下时止，或淋沥不断，而无腰酸、腹痛、小腹下坠者，称为"胎漏"，亦称"胞漏"或"漏胎"。若妊娠期间仅有腰酸、腹痛、小腹下坠，或伴有少量阴道出血者，称为"胎动不安"。

胎漏、胎动不安类似于西医学中的"先兆流产"。

【病因病机】

1. 病因

（1）肾虚　先天不足，肾气虚弱，肾虚冲任不固，或孕后房事不节，损伤肾气，肾虚胎失所系，以致胎元不固，而成胎漏、胎动不安。

（2）气血不足 体弱血虚，或孕后脾胃受损，化源不足，气虚不摄，血虚失养，胎气不固，以致胎漏、胎动不安。

（3）血热 素体阳盛血热，加之七情郁结化热，或阴虚生热，热扰冲任，损伤胎气，以致胎漏、胎动不安。

（4）跌仆伤胎 跌仆闪挫或劳力过度，损伤冲任，气血失和，致伤动胎气。

2. 病机 本病主要病机为胎元不固，常见病因有肾虚、气血不足、血热和血瘀，其中以肾气亏虚最为重要。若经积极治疗，出血停止，腹痛消失，多能继续妊娠；若出血量增多，腹痛加剧，妊娠试验由阳性转阴性，或胎心音及胎动消失，或有胎块排出，则胎元已殒，发展为堕胎、小产。

【诊断依据】

1. 病史 常有孕后不节房事史，人工流产、自然流产史或有癥瘕史。

2. 临床表现 妊娠期间出现少量阴道出血，而无明显的腰酸、腹痛、下坠感，可诊断为胎漏；若妊娠期间出现腰酸、腹痛、下坠，或伴有少量阴道出血，可诊断为胎动不安。

3. 检查

（1）妇科检查 子宫颈口未开，子宫增大与孕月相符。

（2）辅助检查 尿妊娠试验阳性，B超提示宫内妊娠、活胎。

【辨证论治】

1. 辨证要点 胎漏、胎动不安当结合不同原因所致的各种证候来辨证。特别应注意体质因素（夫妇双方），和有无外伤史、其他疾病史、服药史及情志因素等。以妊娠后少量阴道出血、腰酸、腹痛、下坠感为主症，结合全身症状、舌苔脉象进行辨证，注意虚实错杂的兼夹病机，如脾肾虚弱或肾虚血瘀，临证中须动态观察病证及病情的变化。

2. 治疗原则 本病的治法，以安胎为主。并根据不同情况采用固肾、调补气血、清热等法，经过治疗，出血停止，腹痛消失，多能继续妊娠。若出血量增多，腰酸、腹痛加重，则已发展至堕胎或小产，又当急以去胎益母，按堕胎、小产处理。

3. 证治分类

（1）肾虚证

证候：妊娠期，阴道少量下血、色淡暗，腰酸腹坠痛，或伴头晕耳鸣，小便频数，夜尿多甚至失禁，或曾屡次堕胎，舌淡苔白，脉沉滑尺弱。

治法：固肾安胎，佐以益气。

方药：寿胎丸（菟丝子、桑寄生、续断、阿胶）加减。

加减：小便失禁，加益智仁、覆盆子以温肾固涩。

（2）气血不足证

证候：妊娠期，阴道少量流血，色淡红，质稀薄，或腰酸腹胀或坠痛，伴神疲肢倦，面色㿠白，心悸气短，舌淡，苔薄白，脉细滑。

治法：补气养血，固肾安胎。

方药：胎元饮（人参、当归、杜仲、白芍、熟地黄、白术、陈皮、炙甘草）加减。

（3）血热证

证候：妊娠期，阴道下血量少，色鲜红，或腰腹坠胀作痛，伴心烦不安，手心烦热，口干咽燥，或有潮热，小便短黄，大便秘结，舌红，苔黄而干，脉滑数或弦滑。

治法：滋阴清热，养血安胎。

方药：保阴煎（生地黄、熟地黄、黄芩、黄柏、白芍、山药、续断、甘草）加减。

加减：下血较多加阿胶、旱莲草，养阴止血；腰酸明显加菟丝子、桑寄生，固肾安胎。

（4）跌仆伤胎证

证候：妊娠外伤，腰酸，腹胀坠，或阴道下血，舌质正常，脉滑无力。

治法：补气和血，益肾安胎。

方药：圣愈汤（人参、黄芪、当归、川芎、熟地黄、生地黄）加减。

加减：下血较多，去当归、川芎，加艾叶炭、阿胶养血止血安胎。

【临证备要】

1. 胎漏、胎动不安，经积极稳妥治疗后，大多可继续正常妊娠。若发展为堕胎小产，不要盲目保胎。

2. 重视预防调护。

第八节　产后发热

产褥期内，出现发热持续不退，或突然高热寒战，并伴有其他症状者，称为"产后发热"。若产后一二日内，由于阴血骤虚，阳气易浮，出现轻微发热而无其他症状者，属正常生理现象。"产后发热"最早见于《金匮要略·妇人产后病脉证并治》。

本病感染邪毒型发热，类似于西医学的产褥感染，是产褥期中的严重并发症，属危急重症。外感发热包含了西医学中的"产褥中暑"，其重症亦可危及生命。

【病因病机】

1. 病因

（1）感染邪毒　由于分娩时的产伤和出血，元气受损；或护理不慎，邪毒乘虚侵入胞中，漫延全身，正邪交争，致令发热。

（2）血瘀　产后恶露不畅，瘀血停滞，阻碍气机，营卫失调，故令发热。

（3）外感　产后失血伤气，百脉空虚，腠理不密，卫外之阳不固，以致风、寒、暑、热之邪，乘虚袭入，营卫不和，因而发热。

（4）血虚　由于产时或产后失血过多，阴血暴虚，阳无所附，以致阳浮于外而发热。

2. 病机　本病的致病机理与产后"正气易虚，易感病邪，易生瘀滞"的特殊生理状态密切相关。产后胞脉空虚，邪毒乘虚直犯胞宫，正邪交争；瘀血内阻，败血停滞，营卫不通；元气亏虚，易感外邪，营卫不和；阴血亏虚，阳气浮散，均可致发热。其中感染邪毒型发热，若邪毒炽盛，与血相搏，传变迅速，常可热入营血，内陷心包，出现高热、神昏谵语等危重证候，临证必须高度重视，密切观察。

【诊断依据】

1. 病史 产程不顺（难产、滞产），接生不慎，产创护理不洁；或产后失血过多；妊娠期间不节房事，或产后不禁房事；或当风感寒；或冒暑受热；或有情志不遂史。

2. 临床表现 产褥期内，尤以新产后出现以发热为主，表现为或突然寒战高热，或发热恶寒，或乍寒乍热，或低热缠绵等症状。除发热之外，常伴有恶露异常和小腹疼痛。

【辨证论治】

1. 辨证要点 产后发热，病因不同，症状各异。若高热寒战，伴小腹疼痛、拒按，恶露有臭气，则为感染邪毒。若产后高热神昏，惊厥，属产后发热危重证候。寒热时作，恶露量少，小腹拒按，为血瘀发热。恶寒发热，肢体疼痛，咳嗽流涕，为外感发热。炎热夏季，身热多汗，口渴心烦，体倦少气，为中暑发热。产后失血过多，微热自汗，为血虚发热。

2. 治疗原则 产后发热的治疗，应以调气血、和营卫为主。产后诚多虚证，不宜过于发表攻里，但又不可不问病情，片面强调补虚，而忽视外感和里实之证，致犯虚虚实实之戒。

3. 证治分类

（1）感染邪毒证

证候：高热寒战，小腹疼痛拒按，恶露量多或少，色紫暗如败酱，有臭气，烦躁口渴，尿少色黄，大便燥结，舌红苔黄，脉数有力。

治法：清热解毒，凉血化瘀。

方药：解毒活血汤（连翘、葛根、柴胡、枳壳、当归、赤芍、生地黄、红花、桃仁、甘草）加减。

加减：小腹痛剧，恶露不畅，有臭气，高热便秘，加大黄、牡丹皮、桃仁以清热泻下逐瘀。高热汗出，烦躁，斑疹隐隐，舌红绛，苔黄燥，脉弦细而数，加玄参、生地黄、麦冬以清营解毒，凉血养阴。

（2）血瘀证

证候：寒热时作，恶露不下，或下亦甚少，色紫暗有块，小腹疼痛拒按，口干不欲饮，舌紫暗或有瘀点，脉弦涩。

治法：活血化瘀。

方药：生化汤（当归、川芎、桃仁、炮姜、炙甘草）加减。

（3）外感证

证候：恶寒发热，头痛无汗，肢体疼痛，或咳嗽流涕，舌苔薄白，脉浮。

治法：养血祛风。

方药：荆防四物汤（荆芥、防风、川芎、当归、赤芍、熟地黄）加减。

加减：发热，微恶风寒，头痛，咳嗽，口渴，微汗，舌尖边红，苔薄白，脉浮数，加金银花、连翘、薄荷、桔梗以辛凉解表，疏风清热。往来寒热，口苦咽干作呕，舌苔白润，脉弦者，加柴胡、黄芩、人参以和解表里。产时正值炎热酷暑，身热多汗，口渴心烦，体倦少气，舌红少津，脉虚数，加石斛、麦冬、竹叶以清暑益气，养阴生津。

（4）血虚证

证候：产时、产后失血过多，身有微热，自汗，头晕目眩，心悸少寐，腹痛绵绵，手足麻木，舌淡红，苔薄，脉虚微数。

治法：补益气血。

方药：八珍汤（当归、川芎、白芍、熟地黄、人参、白术、茯苓、炙甘草）加减。

加减：午后热甚，两颧红赤，口渴喜饮，大便干燥，小便黄赤，舌质红，苔薄黄而干，脉细数，加青蒿、鳖甲、知母、地骨皮以滋阴清热养血。产后饮食不节，见发热，不思饮食，吞酸嗳腐，脘腹胀满，舌苔厚腻，脉濡滑，加山楂、神曲、麦芽以健脾和胃，消导化滞。

【临证备要】

1. 临证各型可以相兼，如血虚兼外感，血瘀与邪毒互结，应仔细分辨。

2. 重视预防调护。

第九节　癥　瘕

妇女下腹部胞中有结块，伴有或痛或胀或满，甚或出血者，称为"癥瘕"。癥者，坚硬不移，痛有定处；瘕者，推之可移，痛无定处。大抵癥属血病，瘕属气病，彼此密切相连，难于分割。癥瘕有良性和恶性之分，本节仅讨论良性癥瘕。

西医学的子宫肌瘤、卵巢肿瘤、盆腔炎性包块、子宫内膜异位症结节包块、结核性包块及陈旧性宫外孕血肿等，若非手术治疗，可参考癥瘕辨治处理。

【病因病机】

1. 病因

（1）七情内伤　肝气郁结，血行不畅，滞于胞中，结成癥瘕。

（2）外邪侵袭　多因经期、产后，血室正开，风寒乘虚侵入，凝滞气血；或因房事不节，余血未净，与邪相搏成瘀，积聚成块。

（3）素体虚弱　脾肾不足，阳气虚弱，脾失健运，水湿不化，聚而成痰，痰滞胞络，与血气相结，积而成癥。

2. 病机　癥瘕的形成，多与正气虚弱，血气失调有关，气血运行不畅，滞于胞中，日久成癥。常见的以气滞血瘀、痰湿内阻等因素结聚而成，亦有湿热与血瘀相并结为癥瘕者。癥瘕形成后，邪气愈甚，正气愈伤，故本病后期，往往虚实错杂，致成痼疾。如癥瘕发展缓慢，按之柔软活动者，多属善证，预后较好；如癥瘕伴疼痛，或长期出血，或五色带下，且有臭气，形体消瘦，面色灰暗者，多为恶证，预后不良。

【诊断依据】

1. 病史　有情志抑郁、经行产后感受外邪、月经不调、带下异常等病史。

2. 临床表现　妇女下腹部胞宫中有结块，兼有或胀满或疼痛，或月经不调，或带下异常等症状。

3. 检查

（1）妇科检查　盆腔内可触及子宫或卵巢的肿瘤，或盆腔炎症性肿块，或陈旧性宫外孕包块。尤以子宫肌瘤多见。

（2）辅助检查　B 超、CT 等影像学检查或腹腔镜检有助于明确诊断。

【辨证论治】

1. 辨证要点　本病辨证，重在辨气病、血病、新病、久病。癥瘕形成后，邪气愈甚，正气愈伤，故本病后期，往往虚实错杂，致成痼疾。

2. 治疗原则　以"衰其大半而止"为原则，不可猛攻峻伐，以免损伤元气。病在气者，以理气行滞为主，佐以理血；病在血者，以活血破瘀散结为主，佐以理气。新病体质较强者，宜攻宜破；久病体质较弱者，可攻补兼施，或先攻后补，随证施治。

3. 证治分类

（1）气滞证

证候：小腹胀满，积块不坚，推之可移，或上或下，痛无定处，苔薄润，脉沉弦。

治法：行气导滞，活血消癥。

方药：香棱丸（木香、丁香、三棱、枳壳、莪术、青皮、川楝子、小茴香）加减。

加减：月经不调，加丹参、香附；带下过多，加茯苓、薏苡仁、白芷；腹痛剧烈，加延胡索、三七等。

（2）血瘀证

证候：胞中积块坚硬，固定不移，疼痛拒按，面色晦暗，肌肤乏润，月经量多或经期延后，口干不欲饮，舌边瘀点，脉沉涩。

治法：活血散结，破瘀消癥。

方药：桂枝茯苓丸（桂枝、茯苓、牡丹皮、赤芍、桃仁）加减。

加减：月经过多，或崩漏不止，加失笑散、血余炭；带下量多，加薏苡仁、白芷；疼痛剧烈，加延胡索、乳香、没药；月经过少、闭经，加牛膝、泽兰。

邪实正盛，肌肤甲错者，可选用大黄䗪虫丸（大黄、黄芩、甘草、桃仁、杏仁、赤芍、干地黄、干漆、虻虫、水蛭、蛴螬、䗪虫）。

（3）痰湿证

证候：下腹包块时或作痛，按之柔软，带下较多，色白质黏腻，形体畏寒，胸脘痞闷，小便不多，舌质暗紫，舌苔白腻，脉细濡或沉滑。

治法：理气化痰，破瘀消癥。

方药：开郁二陈汤（制半夏、茯苓、青皮、川芎、莪术、木香、槟榔、甘草、苍术、生姜）加减。

加减：脾胃虚弱，纳差神疲，去槟榔，加白术、党参以健脾益气；形体壮实，加金礞石、葶苈子攻逐之品。湿热癥瘕，带下量多，色黄白，质黏腻有臭气，或如脓样，少腹疼痛，胸闷烦躁，发热口渴，尿少色黄，舌苔黄腻而根部尤甚，舌红，脉弦大或滑数，治宜清热利湿，破瘀消癥；方用大黄牡丹汤（大黄、牡丹皮、桃仁、冬瓜仁、芒硝）。

【临证备要】

1. 中医药着重整体调治，对改善症状、缩小瘤体、调经助孕、安胎有确切疗效。

2. 重视预防调护及早期论治。

第十节　不孕症

女子结婚后夫妇同居两年以上，配偶生殖功能正常，未避孕而不受孕者，称"原发性不孕"；如曾生育或流产后，无避孕而又两年以上不再受孕者，称"继发性不孕"。

若有先天或后天生殖器官解剖缺陷，无法纠正而不能妊娠者，称绝对性不孕；夫妇一方，因某些因素阻碍受孕，一旦纠正仍能受孕者，称相对性不孕。本节主要讨论相对性不孕症。

【病因病机】

1. 病因

（1）肾虚　先天肾气不充，阳虚不能温煦子宫，子宫虚冷，以致不能摄精成孕；或精血不足，冲任脉虚，胞脉失养，不能成孕；或阴虚火旺，血海蕴热，胞宫不宁，亦不能成孕。

（2）肝郁　情志不畅，肝气郁结，疏泄失常，气血不和，冲任不能相资，以致不孕。

（3）痰湿　体质肥胖，或恣食膏粱厚味，脾虚不运，痰湿内生，气机不畅，胞脉受阻，不能摄精成孕。

（4）血瘀　经期、产后余血未净，若感受寒邪，寒凝血瘀，胞脉阻滞，两精不能结合，而致不孕。

2. 病机　肾主生殖，不孕与肾的关系密切，并与天癸、冲任、子宫的功能失调，或脏腑气血不和，影响胞脉胞络功能有关。其基本病机是冲任气血失调，胞宫不能摄精成孕，病因多端，病机虚实兼夹，病情复杂。

西医学认为受孕必须具备下列条件：卵巢排出正常卵子；精液正常，有正常性生活；卵子和精子能在输卵管内相遇并结合成为受精卵，且顺利进入子宫腔内着床。因此，排卵功能障碍（无排卵或黄体功能不全）、输卵管因素（输卵管梗阻）、子宫因素（畸形、肌瘤、炎症、TB 等）及阴道、免疫、性生活和染色体异常等因素均可导致不孕。

不孕症的预后与患者的年龄、发育、不孕原因、病程长短等密切相关。一般而言，年龄较轻、发育正常、功能性不孕、病程短者，预后较好；反之，年龄大、发育欠佳、有器质性病变、病程长者，疗效较差。

【诊断依据】

1. 结婚两年以上，或曾孕育后两年以上，夫妇同居，配偶生殖功能正常，未避孕而不受孕者。

2. 详细询问病史，如结婚年龄、丈夫健康状况、性生活情况、月经史、既往史（有无结核、阑尾炎手术、甲状腺病等）、家族史、生育史。对继发不孕者尤须询问有无感染病史。

3. 体格检查：注意第二性征的发育，内外生殖器的发育，有无畸形、炎症、包块及溢乳等。

4. 不孕症特殊检查

（1）卵巢功能检查　了解卵巢有无排卵及黄体功能状态。如 BBT、B 超监测排卵、阴道脱落细胞涂片检查、子宫颈黏液结晶检查、宫内膜活检、女性激素测定等。

（2）输卵管通畅试验 常用输卵管通液术、子宫输卵管造影及 B 超下输卵管过氧化氢溶液通液术。

（3）免疫因素检查 如抗精子抗体（ASAB）、抗子宫内膜抗体（EMAB）、抗心磷脂抗体（ACA）、封闭抗体（BA）等。

（4）子宫腔镜检查 怀疑有宫腔或宫内膜病变时，可做宫腔镜检查或做宫腔粘连分离。

（5）腹腔镜检查 腹腔镜检查，可了解子宫输卵管及盆腔情况，如子宫内膜异位症、多囊卵巢等。亦可做粘连分离术、内异症病灶电凝术、多囊卵巢打孔术。

（6）其他检查 当怀疑垂体病变时，应做头 CT、MRI 检查。

【辨证论治】

1. 辨证要点 主要辨脏腑、气血、经络的寒、热、虚、实。初潮推迟，月经一贯后期量少，常有腰酸腿软者，多属肾虚证；胸闷烦躁，郁郁不乐者，多属肝郁证；形体肥胖，多属痰湿证；少腹作痛，经量偏少者，多属血瘀证。

2. 治疗原则 针对各个证型，治以温养肾气，填精益血，调理冲任气血，使经调病除，则胎孕可成。同时，注意择氤氲的候合阴阳，以利于成孕。

3. 证治分类

（1）肾虚不孕证

①偏阳虚证

证候：婚久不孕，月经后期，量少色淡，或月经稀发、闭经，面色晦暗，腰酸腿软，性欲淡漠，小便清长，大便不实，舌淡苔白，脉沉细或沉迟。

治法：温肾补气养血，调补冲任。

方药：毓麟珠（人参、白术、茯苓、白芍、川芎、炙甘草、当归、熟地黄、菟丝子、杜仲、鹿角霜、川椒）加减。

加减：腰痛似折，小腹冷甚，脉沉迟，加巴戟、补骨脂、仙茅、仙灵脾温肾壮阳。

②偏阴虚证

证候：婚久不孕，月经先期、量少、色红无血块，或月经尚正常，形体消瘦，腰腿酸软，头昏眼花，心悸失眠，性情急躁，口干，五心烦热，午后低热，舌偏红，苔少，脉细数。

治法：滋肾益阴养血，调补冲任。

方药：养精种玉汤（当归、白芍、熟地黄、山茱萸）加减。

加减：形体消瘦，五心烦热，午后潮热者，为阴虚火旺，加牡丹皮、地骨皮、黄柏、龟甲以清热降火，滋阴填精。

（2）肝郁证

证候：多年不孕，经期先后不定，经来腹痛，行而不畅，量少色暗，有小血块，经前乳房胀痛，精神抑郁，烦躁易怒，舌质正常或暗红，苔薄白，脉弦。

治法：疏肝解郁，养血理脾。

方药：开郁种玉汤（当归、白术、白芍、茯苓、牡丹皮、香附、花粉）加减。

加减：胸胁胀满甚，去白术，加青皮、玫瑰花、绿萼梅理气行滞。梦多而睡眠不安，加炒枣仁、夜交藤以养肝宁神。乳胀有块，加王不留行、橘叶、橘核、路路通疏肝通络。乳房胀痛有灼热感或触痛，加川楝子、蒲公英清肝泄热。气滞夹瘀，小腹胀痛，腹冷畏寒，宜温阳化气，活血行瘀，方用少腹逐瘀汤去干姜、肉桂，加丹参、香附、桂枝。

（3）痰湿证

证候：婚后久不受孕，形体肥胖，经期延后，甚或闭经，带下量多，质黏稠，面色㿠白，头晕心悸，胸闷泛恶，苔白腻，脉滑。

治法：燥湿化痰，理气调经。

方药：启宫丸（制半夏、苍术、香附、神曲、茯苓、陈皮、川芎）加减。

加减：月经后期量少，加泽兰、刘寄奴、凌霄花活血调经；经量过多，去川芎，加黄芪、续断益气固肾；心悸，加远志以宁心安神。

（4）血瘀证

证候：婚久不孕，月经后期量少，色紫黑，有血块，或痛经，平时少腹作痛，痛时拒按，舌质紫暗或舌边有紫点，脉弦细或涩。

治法：活血化瘀，理气调经。

方药：少腹逐瘀汤（小茴香、干姜、延胡索、没药、当归、川芎、肉桂、赤芍、蒲黄、五灵脂）加减。

【临证备要】

1. 不孕症中有器质性疾病者，古人谓之"五不女"，即螺、纹、鼓、角、脉，大多属于先天性生理缺陷，非药物所能取效，不属本节论述范畴。

2. 重视预防调护。

第四章 中医儿科病证

第一节 概 述

中医儿科学是在中医理论的指导下，研究从胎儿至青少年这一时期的生长发育、小儿保育及疾病预防和治疗的一门中医临床学科。小儿从出生至成年，处于不断生长发育过程之中，不仅在形体、生理等方面不同于成人，而且在发病情况、疾病种类及病情演变等方面均有很大的区别。因此，掌握小儿生理、病理特点和中医学病因病机理论，对指导临床诊疗用药、调护及小儿保育均有重要的意义。

一、生理特点

（一）脏腑娇嫩，形气未充

脏腑娇嫩，是指小儿时期无论五脏六腑的形态发育，还是脏腑的功能活动都是不成熟和不完善的，其中又以肺、脾、肾三脏不足更为突出。清代吴鞠通在《温病条辨·解儿难》中把小儿的机体柔嫩、气血未盛、脾胃薄弱、肾气未充、腠理疏松、神气怯弱、筋骨未坚等特点概括为"稚阳未充，稚阴未长"，即所谓的"稚阴稚阳"之体。这里的"阴"，指机体的精、血、津液及脏腑、筋骨、脑髓、血脉、肌肤等有形之质；"阳"指脏腑的各种生理功能。"稚阴稚阳"的观点，从阴阳学说方面进一步阐明了小儿时期的机体，无论在形体方面还是生理功能方面，均处于相对不足的状态，都需要随着年龄的增长而不断生长发育，才能逐步趋向完善和成熟。

形气未充，又常表现为五脏六腑的功能不够完善。万全《育婴家秘·五脏证治总论》曰："五脏之中肝有余，脾常不足肾常虚，心热为火同肝论，娇肺遭伤不易愈。"小儿处在不断的生长发育阶段，对于肾气生发、脾胃运化、肺气宣发的需求较成人更为迫切，其精血、津液等营养物质的需求也较成人大得多，故常表现为肺脏娇嫩、脾常不足、肾常虚的特点。同时心、肝二脏同样未曾充盛，功能未健。心主血脉、主神明，小儿心气未充、心神怯弱未定，表现为脉数，易受惊吓，思维及行为的约束能力较差；肝主疏泄、主风，小儿肝气未实、经筋刚柔未济，表现为好动，易发惊惕、抽风等症。

（二）生机蓬勃，发育迅速

生机蓬勃，发育迅速，指小儿在生长发育过程中，无论是机体的形态结构方面，还是在各种生理功能活动方面，都随着年龄的增长而不断地完善和成熟，年龄越小，生长发育的速度越快。《颅囟经·脉法》曰："凡孩子三岁以下，呼为纯阳，元气未散。"这里的"纯"指小儿先天所禀赋的元阴元阳未曾耗散，"阳"指小儿的生命活力。"纯阳"是指在小儿生长发育过程中，生机蓬勃、发育迅速的生理现象，好比旭日之初升，草木之方萌，蒸蒸日上，欣欣向荣。因此不能把"纯阳"理解为"盛阳"，或有阳无阴的"独阳"。

二、病因病理特点

（一）病因特点

小儿病因与成人基本相同，但具有其自身特点。小儿病因相对较成人单纯，临床以外感、食伤和先天因素居多，其中先天因素是儿科特有的病因。情志、意外和其他因素也值得注意。不同年龄对不同病因的易感程度也不同，年龄越小对六淫邪气的易感程度越高，受乳食而伤的情况越多。先天因素致病多在婴幼儿期发现，而情志因素致病则多发生在学龄期和青春期。

1. 外感因素 外感因素是指外感风、寒、暑、湿、燥、火六淫邪气与疫疠之气。小儿因外感因素致病者最为多见。由于小儿肺常不足，卫外功能较成人为弱，最易被风热、风寒所伤，产生各种肺系疾病；小儿脾常不足，易为湿邪侵袭，出现湿困中焦的脾胃疾病；小儿脏腑娇嫩，气血津液尚不充盛，又易被燥邪、暑邪所伤，形成肺胃阴津不足、气阴两伤等病证；小儿为纯阳之体，六气易从火化，感邪之后，易从热化，临床表现以热性病证居多。

疫疠是一类具有强烈传染性的病邪，其引发的疾病有起病急骤、病情较重、症状相似、易于流行等特点。小儿之体为"稚阴稚阳"，形气未充，御邪能力较弱，是传染病的易感人群，容易导致传染病的发生与流行。

2. 乳食因素 小儿脾常不足，且乳食不知自节，常因喂养不当，而为乳食所伤，产生各种脾胃疾病。乳食因素主要包括饮食不节和饮食不洁两个方面。小儿乳食贵在有序、有时、有节，若家长喂养不当，初生缺乳，或未能按期添加辅食，或任意纵儿所好，嗜食、偏食、暴饮暴食等，均可损伤脾胃，导致脾胃疾病。此外，饮食不洁也是小儿发病的一个常见原因。小儿缺乏卫生知识，易于误食一些被污染的食物，引发脾胃疾病，如吐泻、腹痛、寄生虫病等。养成良好的饮食习惯，保护小儿脾胃功能，对小儿健康成长有重要意义。

3. 先天因素 先天因素即禀赋胎产因素，是指小儿出生之前已作用于胎儿的致病因素。遗传病因是小儿先天因素中的重要病因，父母的基因缺陷可导致小儿先天畸形、生理缺陷或代谢异常等。妊娠妇女饮食失节、情志不调、劳逸失度、感受外邪、房事不节等，都可能损伤胎儿而发病。此外，早产、难产、窒息、感染、产伤等，也是小儿出生后许多疾病的常见病因。

4. 情志因素 小儿思想相对单纯，接触社会较成人少，对周围环境认识的角度不同于成人，因而受七情六欲所伤不及成人多见。小儿心怯神弱，惊恐是最常见的情志致病因素。当小儿乍见异物或骤闻异声时，容易导致惊伤心神，引动肝风，出现夜啼、惊惕、抽风等病证；长时间所欲不遂，缺少关爱，容易导致忧思过度，损伤心脾，出现厌食、呕吐、腹痛、孤独忧郁等病证；家长对子女的过于溺爱，使儿童心理承受能力差，或教育方法不当，或学习负担过重，都可导致性格行为异常，出现焦虑、易怒、多动、抽动等精神行为障碍类疾病。

5. 意外因素 小儿缺少生活经验，缺乏对周围环境危险状况的判断能力，如果照看不周，容易受到意外伤害。例如，溺水、触电、烫伤，以及跌打扑损的外伤、误食毒物、吸入异物等。

6. 其他因素 小儿脏腑娇嫩，凡大苦、大寒、大辛、大热之品及攻伐、峻烈、毒性药物，均可损伤正气，加重病情。环境污染、食品残留农药、激素含量超标等，已成为当前普遍关注的致病因素。放射性物质损伤，包括对胎儿和儿童的伤害，以及医源性损害，如治疗和护理不当、院内感染等，均应引起高度重视。

（二）病理特点

1. 发病容易，传变迅速 小儿具有脏腑娇嫩、形气未充的生理特点，因此，小儿的御邪能力较弱，抗病能力不强，病理上具有发病容易、传变迅速的特点。

1）发病容易：突出表现在肺、脾、肾系疾病及外感时行疾病方面。

小儿"肺常不足"，卫表未固，易为邪气外侵，加之小儿冷暖不知自调，或因家长护养失宜，使小儿易于感受外邪。因此，六淫外邪，不论是从口鼻而入，还是从皮毛而入，均能影响肺之宣发肃降功能，出现肺系疾病，故临床上以感冒、咳嗽、肺炎喘嗽、哮喘等肺系病证最为多见。

小儿"脾常不足"，运化水谷精气的功能虚弱，如若小儿饮食失节、家长喂养不当、疾病或用药不当，均易损伤脾胃，造成受纳、腐熟、精微化生转输等功能异常，出现脾系疾病，如呕吐、泄泻、腹痛、厌食、积滞、疳证等。脾系病证发病率居儿科临床第二位。

小儿"肾常不足"，若先天肾气虚弱，加之后天脾气失健，可出现小儿五迟、五软、解颅、遗尿等疾病。

小儿形气未充，抗御外邪的能力较弱，易为疫疬之邪侵袭，发为麻疹、风疹、水痘、痄腮、丹痧等传染性疾病。

2）传变迅速：主要表现在寒热虚实的迅速转化方面，即易虚易实、易寒易热。

①易虚易实：是指小儿患病后，正气易虚而邪气易实。病之初常见邪气呈盛势的实证，但由于其正气易伤而虚，可迅速出现正气被损的虚证或虚实相兼之证。如小儿不慎感受外邪而患感冒，可以迅速发展成为肺炎喘嗽，属实证；如若此时邪热炽盛，正气不支，可以产生正虚邪陷、心阳虚衰的虚证，或夹有气滞血瘀的虚实夹杂证。又如小儿泄泻，起病多由乳食不节或湿热邪气所致，可见腹痛腹胀，发热吐泻，舌苔厚腻等，属实热之证；若失治误治，或邪毒枭张，正不敌邪，则易迅速出现气阴两伤或阴竭阳脱之证。

②易寒易热：由于小儿"稚阴未长"，故易见阴伤阳亢，表现为热证；又由于小儿"稚阳未充"，故易见阳气虚衰，表现为寒证。小儿的易寒易热常常与易实易虚交错出现，形成寒证、热证迅速转化或兼夹。如小儿风寒外束的寒实证，易转化为外寒内热，甚至邪热入里的实热证，也易于转变成阳气虚衰的虚寒证或阴伤内热的虚热证等。

2. 脏气清灵，易于康复　与成人相比，小儿机体生机蓬勃，脏腑之气清灵，随拨随应，对各种治疗反应灵敏；并且小儿宿疾较少，病情相对单纯。因而，小儿为病虽具有发病容易、传变迅速的特点，但一般说来，病情好转的速度较成人为快，疾病治愈的可能也较成人为大。例如，小儿感冒、咳嗽、泄泻等病证多数发病快、好转也快，小儿哮喘、癫痫、阴水等病证虽病情缠绵，但其预后较成人相对为好。

三、治法概要

（一）药物内治法

1. 用药原则

（1）治疗及时准确　小儿病理特点为发病容易，传变迅速，易寒易热，易虚易实，因此要辨证准确，及时采取有效措施，力求及时控制病情的发展变化。例如，小儿感冒初起只有发热、咳嗽之表证，若治疗不当，邪气内侵，可发展为肺炎喘嗽，甚至演变为心阳暴脱或邪陷厥阴的变证。由于小儿生理特点为脏腑娇嫩，形气未充，用药稍有不当，极易损害脏腑功能，并可促使病情变化。因此儿科用药不仅要及时、正确，还应谨慎。

（2）方药精简灵巧　小儿脏气清灵，对于药物的反应较成人灵敏。因此在治疗时，处方用药应力求精简。要根据患儿的年龄大小、体质强弱、病情轻重和服药难易等情况灵活掌握，以"药味少、剂量轻、疗效高"为儿科处方原则。尤应注意不得妄用攻伐，对于大苦、大寒、大辛、大热、峻下、毒烈之品，均当慎用。即便有是证而用是药，也应中病即止，或衰其大半而止，不可过剂，以免耗伤小儿正气，影响疾病恢复，甚或影响生长发育。

（3）随证先证而治　由于小儿发病容易，传变迅速，寒热虚实的变化较成人为快，故应见微知著，先证而治。尤其是外感热病，病情发展迅速，医生在诊察之后，直至患儿服药的这段时间内，病情很可能已经变化。因而，需把握这种变化，根据病情的演变规律，在相应的证候出现之前预先采取治疗措施，先发制病，药先于证，先证而治，遏制病势，防止传变，达到防病防变的目的。

（4）注意顾护脾胃　脾胃为后天之本，小儿的生长发育，全靠脾胃化生精微之气以充养，疾病的恢复赖脾胃健运生化，先天不足的小儿也要靠后天来调补。儿科医师应十分重视小儿脾胃的特点，处处顾及脾胃之气，切勿使之损伤。

（5）不可乱投补益　补益之剂对体质虚弱的小儿有增强机体功能，促进生长发育的作用。但是，由于药物每多偏性，有偏性即有偏胜，故虽补剂也不可乱用。健康小儿不必服用补益药，长期补益可能碍滞脾胃，甚至导致性早熟。

（6）掌握用药剂量　小儿用药剂量，常随年龄大小、个体差异、病情轻重、医者经验而不同。由于小儿用药一般中病即止，用药时间较短，加上给服时药物多有浪费，所以小儿中药的用量相对较大。为方便掌握，小儿中药汤剂处方的药量大体上可按以下方法计算：新生儿用成人量的1/6，乳婴儿用成人量的1/3，幼儿用成人量的1/2，学龄期儿童用成人量的2/3或接近成人量。

2. 给药方法

（1）口服给药法　汤剂及各种内服中成药均可口服。煎煮小儿汤剂，一些先煎、后入、包煎和烊冲药物的处理和成人基本相同，但煎煮时间、次数及煎出的药量，又不同于成人。小儿服用的药量比成人少，一般煎两次，煎出的总药量，根据年龄大小来决定：新生儿 10～30mL，婴儿 50～100mL，幼儿及幼童 120～240mL，学龄期儿童 250～300mL，一般每日 2～3 次分服。

（2）蒸汽及气雾吸入法 是用蒸汽吸入器或气雾吸入器，使水蒸气或气雾由病儿口鼻吸入的一种疗法，常用于肺炎喘嗽、咳嗽、哮喘、感冒、鼻渊等肺系疾病。一般不可用汤剂做雾化吸入，常用中药注射液。雾化吸入及蒸汽吸入时，通常吸 15～30 分钟。

（3）经鼻给药法 鼻饲法需要插入胃管，汤药及流质饮食可由鼻饲管注入胃中。对于昏迷或吞咽困难的患儿，可采用鼻饲给药方法。将药液滴入鼻腔内的滴鼻法，用于治疗鼻衄、鼻渊等鼻病。

（4）直肠给药法 取导尿管常规消毒，凡士林润滑后轻轻插入肛门直肠中，然后将药液缓慢注入直肠，称为灌肠法，多用于治疗便秘。直肠点滴灌注法，治疗前先排便，将药液装入输液瓶中，连接一次性输液器滴入，滴速每分钟 40～50 滴，滴后嘱患儿控制大便，以保留灌肠，使药液吸收而不自肛门排出。此法在一定程度上避免了小儿服药难的问题，而且对于外感发热、肠胃疾病、水毒内闭等有较好的疗效。

（5）注射给药法 将供肌内注射、静脉滴注的中药制剂，按要求给予肌内注射、静脉注射或静脉点滴。肌内注射或静脉注射给药，作用迅速，但应注意观察其可能出现的不良反应。

3. 常用内治法 在审明病因、分析病机、辨清证候之后，应针对性地采取相应的治疗方法，遵循汗、和、下、消、吐、清、温、补中医治疗基本法则，根据儿科临床特点，可组合成以下几种常用治法。

（1）疏风解表法 适用于外邪侵袭肌表所致的表证、卫分证。外邪郁于肌表，开阖失司，可用疏散风邪的药物，使郁于肌表的邪毒从汗而解。风寒外感用辛温解表方，如荆防败毒散、葱豉汤等；风热外感用辛凉解表方，如银翘散、桑菊饮等。

（2）止咳平喘法 适用于邪郁肺经，痰阻肺络所致的咳喘证。咳喘病位主要在肺，治疗以宣肃肺气为基础，按证候配以解表、温肺、清肺、化痰、止咳、平喘、润肺等法。止咳代表方如桑菊饮、止嗽散、桑杏汤等；平喘代表方如定喘汤、小青龙汤、麻杏石甘汤等。

（3）清热解毒法 适用于热毒炽盛的实热证，如温热病、湿热病、斑疹、血证、丹毒、疮痈、痄腮、黄疸、痢疾等。此法又可分为甘凉清热、苦寒清热、苦泄降热、咸寒清热等多种治法。温病需从卫、气、营、血辨证选方用药；脏腑热证要按药物归经选方用药。病邪由表入里而表邪未尽者，可用栀子豉汤、葛根黄芩黄连汤等清热解毒透邪；阳明气分证，可用白虎汤清热生津；热入营血证，可用清营汤、犀角地黄汤等清热解毒凉血。

（4）消食导滞法 适用于小儿乳食不调，饮食内积之证，如积滞、伤食吐泻、疳证、厌食等。小儿脾胃薄弱，每易为乳食所伤，若饮食不节，则导致脾胃运化失常，出现呕吐、泄泻、厌食、腹痛等症。消食与导滞有所不同，消食法是使难以速化之乳食内消，导滞法是使无法速化之乳食下导。消乳化积常用消乳丸；消食化积常用保和丸；通导积滞常用枳实导滞丸、木香槟榔丸；消补兼施常用健脾丸、枳术丸等。

（5）补脾健脾法　适用于脾虚证，是通过补益脾气、滋养脾血、补益脾阴、温补脾阳，治疗脾胃气、血、阴、阳不足病证的治法。补益脾气法常用四君子汤；滋养脾血法常用四物汤；补益脾阴法常用益胃汤；温补脾阳法常用理中汤。

（6）培元补肾法　适用于小儿胎禀不足，肾气虚弱及肾不纳气之证，如胎怯、五迟、五软、遗尿、解颅、哮喘等。按其证候不同，又分为滋补肾阴法，方如六味地黄丸；温补肾阳法，方如金匮肾气丸、右归丸。

（7）镇惊息风法　适用于小儿窍闭神昏、惊风癫痫之证，如高热惊厥、癫痫、小儿暑温等。小儿暴受惊恐，神志不安，可用琥珀抱龙丸、朱砂安神丸、磁朱丸等安神镇惊；热极生风，项强抽搐，可用羚角钩藤汤、紫雪丹等镇惊息风；热入营血而神昏、惊厥，可用安宫牛黄丸、至宝丹等镇惊开窍，清热解毒；痰浊上蒙，惊风抽搐，可用苏合香丸豁痰开窍。

（8）利水消肿法　适用于水湿停聚，小便短少而水肿的患儿，可治水肿、小便不利，以及泄泻、痰饮等。阳水可用麻黄连翘赤小豆汤、五皮饮、五苓散、越婢加术汤等；阴水可用防己黄芪汤、实脾饮、真武汤等；若全身水肿伴悬饮、水臌，正气未衰者，还可短期使用十枣汤类峻下逐水。

（9）驱虫安蛔法　适用于小儿各种肠道寄生虫病，如蛔虫、蛲虫、绦虫等。其中尤其以蛔虫变化多端，可合并蛔厥（胆道蛔虫症）、虫瘕（蛔虫性肠梗阻）等。对于肠道虫症的治疗，以驱蛔杀虫为基本方法，驱蛔虫有效中药有使君子、苦楝根皮、雷丸等；驱蛲虫有大黄与使君子同用，配合百部煎剂灌肠等；驱姜片虫有槟榔等；驱绦虫有槟榔、南瓜子、鹤草芽、雷丸等。

（10）活血化瘀法　适用于各种血瘀之证。活血化瘀法常用方剂如桃红四物汤、通窍活血汤、血府逐瘀汤、少腹逐瘀汤、桃仁承气汤等。由于"气为血之帅，气行则血行"，故活血化瘀方中常辅以行气的药物。

（11）凉血止血法　适用于小儿各种出血证候，如鼻衄、齿衄、紫癜、血尿、便血等。血热出血常用方剂如犀角地黄汤、玉女煎、小蓟饮子、槐花散等；虚证出血常用方剂如归脾汤、黄土汤、茜根散等。常用成药如云南白药、参三七、白及粉等。

（12）回阳救逆法　适用于小儿元阳虚衰之危重证候，常用方剂如参附龙牡救逆汤、四逆汤等，急症救治时偏阳气虚衰可用参附注射液，偏阴气虚衰可用参麦注射液。

（二）中药外治法

儿科临床常用的药物外治法，主要使用一些药物进行敷、贴、熏、洗、吹、点、灌、嗅等，作用于体表治疗疾病。

1. 敷贴法　是用药物制成软膏、药饼，或研粉撒于普通膏药上，敷贴于局部的一种外治法。膏药用于痈疽疮疖、跌打损伤、筋骨酸痛、癥瘕瘰疬、腹痛泄泻等病证，具有消痈散结、活血生肌、舒筋活络、化瘀消癥、散寒温脾等功效。如暖脐膏贴脐治疗寒凝腹痛泄泻。药饼用于感冒、咳嗽、哮喘、厌食、泄泻、滞颐、盗汗等，具有解表宣肺、化痰平喘、温中健脾、摄涎敛汗等功效。如在夏季三伏天，用延胡索、白芥子、甘遂、细辛研末，以生姜汁捣成药饼，敷于肺俞、膏肓、百劳穴上，治疗寒性哮喘等。

2. 熏洗法 是将药物煎成药液，熏蒸、浸泡、洗涤患者局部或全身的治疗方法。如麻疹初期透疹，用生麻黄、浮萍、芫荽子、西河柳煎煮，加适量黄酒，使药液蒸气湿润空气、接触体表，并用纱布蘸药液擦洗皮肤。浸洗法用于痹证、痿证、外伤、泄泻、脱肛、冻疮及多种皮肤病，有疏风通络、舒筋活血、祛寒温阳、祛风止痒等功效。药浴法用于感冒、麻疹、痹证及荨麻疹、湿疹、银屑病等多种皮肤病，有发汗祛风、解表清热、透疹解毒、活络通痹、止痒等功效。

3. 涂敷法 是用新鲜的中药捣烂成药糊，或用药物研末加入水、醋等调匀成药糊，涂敷于体表局部或穴位处的一种外治法。多用于痄腮、口疮、哮喘、咳嗽、肺炎、泄泻、湿疹等病证，具有解毒消肿、收敛生肌、止咳平喘、温中止痛等功效。如鲜马齿苋、鲜乌蔹莓、鲜芙蓉叶、鲜丝瓜叶等，任选一种，捣烂外敷腮部，治疗痄腮；吴茱萸粉加酒涂敷于足底涌泉穴，治疗滞颐。

4. 热熨法 采用药物、器械或适用的材料，经加热处理后，对机体局部进行熨敷的治疗方法。常用的是将药物炒熟后，用布包裹熨于肌表。热熨温度以 45~55℃ 为宜，过高防灼伤皮肤，过低则影响疗效。热熨疗法常用于腹痛、泄泻、积滞、癃闭、痹证、痿证、哮喘等，具有温中祛寒、理气止痛、通阳利尿、温经通络、祛寒降气等功效。如炒热食盐熨腹部治疗寒证腹痛。用生葱、食盐炒热，熨脐周围及少腹，治疗尿闭。

5. 擦拭法 用药液或药末擦拭局部，多用于口腔疾病。如冰硼散擦拭口腔，或用金银花、甘草煎汤，或用野菊花煎汤洗涤口腔，治疗口疮和鹅口疮；用紫油膏治疗小儿红臀等。

6. 药袋法 是将药物研末装袋，制成香囊给小儿佩挂，或做成肚兜系挂，或做成枕头的外治法。药袋疗法在儿科用于预防和治疗肺脾疾病。如苍术、冰片、白芷、藁本、甘松等制成的防感香囊，有辟秽免疫、祛风燥湿的作用。药枕用于鼻渊、感冒、疰夏、暑疖、头痛等，有宣肺通窍、疏风散寒、清热祛暑等功效。

（三）小儿推拿疗法

小儿推拿是在中医基础理论指导下，根据小儿的生理病理特点，在其体表特定部位或穴位施以手法以保健防病治病的一种治法。此法有促进气血流行，经络通畅，神气安定，脏腑调和的作用。推拿取穴要以脏腑经络、阴阳气血、寒热虚实理论为指导，根据病情灵活选穴。推拿的顺序一般按先推四肢、头面，后推胸腹、脊背，或从上而下，依次推毕。儿科临床常用于治疗脾系疾病如泄泻、呕吐、腹痛、疳证、厌食等，肺系疾病如感冒、发热、咳嗽、肺炎、哮喘等，杂病如遗尿、口疮、近视、痿证、痹证、惊风、肌性斜颈、脑性瘫痪、小儿麻痹症后遗症等。推拿疗法亦有一些禁忌证，如急性出血性疾病、急性外伤等。

第二节 感 冒

感冒俗称"伤风"，是感受外邪引起的常见肺系疾病，临床以发热、鼻塞流涕、喷嚏、咳嗽为主要表现。小儿肺脏娇嫩，脾常不足，神气怯弱，感邪之后，易出现夹痰、夹滞、夹惊的兼证。此外，儿科常见的多种急性传染病早期，也可表现类似感冒的症状，临床须注意鉴别，避免误诊。

西医学中急性上呼吸道感染，其中包括疱疹性咽峡炎、咽结合膜热两种特殊类型，以及流行性感冒，均可参照本节内容进行辨证论治。

【病因病机】

1. 病因 感冒的病因主要以感受风邪为主，常兼杂寒、热、暑、湿、燥等，亦有感受时邪疫毒所致。气候变化，冷热失常，调护失宜等常为发病诱因。当小儿正气不足，卫外功能减弱，外邪易于乘虚侵入，发为感冒。

2. 病机 感冒的病位主要在肺，病机关键为肺卫失宣。肺主皮毛，司腠理开阖，开窍于鼻，外邪自口鼻或皮毛而入，客于肺卫，致卫表失司，卫阳受遏，肺气失宣，因而出现发热、恶风寒、鼻塞流涕、喷嚏、咳嗽等症。

小儿感冒病变常累及脾、心、肝，出现夹痰、夹滞、夹惊的兼夹证。小儿肺常不足，感邪之后，宣肃失司，气机不利，津液不得输布，凝聚为痰，痰阻气道，则咳嗽较剧，喉中痰鸣，产生感冒夹痰。小儿脾常不足，加之乳食不知自节，感邪之后，肺病及脾，脾运失司，乳食不化，停滞中焦，出现食欲不振、脘腹胀满、呕吐酸腐等症，产生感冒夹滞。小儿神气怯弱，肝气未充，筋脉未盛，若高热熏灼，热扰心肝，易致惊惕抽风，产生感冒夹惊。

【诊断依据】

1. 气候骤变，冷暖失调，有感受外邪病史，或与感冒患者接触史。

2. 以发热，恶风寒，喷嚏，鼻塞流涕，咳嗽为主要症状，可伴咽红或咽痛。

3. 流行性感冒有明显的流行病学史，发热、恶寒、头痛、全身关节和肌肉疼痛等全身症状较重。

4. 感冒伴兼夹证者，可见咳嗽加剧，喉间痰鸣；或脘腹胀满，不思饮食，呕吐酸腐；或睡卧不宁，惊惕抽搐。

【辨证论治】

1. 辨证要点 小儿感冒重在辨风寒、风热。风寒者，鼻塞涕清，舌、咽不红；风热者，鼻塞涕浊，舌红咽赤。其次依据发病季节辨暑湿、暑热。暑热偏盛者，发热盛，无汗或少汗，口渴便秘；暑湿偏盛者，头身困重，胸闷恶心，呕吐腹泻。此外依据临床症状和流行特点辨四时感冒、时邪感冒。四时感冒一般症状较轻，无流行趋势；时邪感冒一般症状较重，有流行病学史。

2. 治疗原则 感冒治疗的基本原则为疏风解表。根据风寒感冒、风热感冒、暑邪感冒、时邪感冒的不同，分别予辛温解表、辛凉解表、清暑解表、清热解毒等。若出现夹痰、夹滞、夹惊兼证，则在解表的基础上，分别佐以化痰、消导、镇惊之法。

3. 证治分类

（1）主症

①风寒感冒

证候：恶寒重，发热轻，无汗，头痛，鼻流清涕，喷嚏，咳嗽，咽不红，舌淡红，苔薄白，脉浮紧或指纹浮红。

治法：辛温解表。

方药：荆防败毒散（荆芥、防风、羌活、独活、柴胡、川芎、枳壳、茯苓、甘草、桔梗、前胡、人参、生姜、薄荷）加减。

加减：发热较重，舌质红，苔薄黄，去人参、生姜、茯苓加黄芩、连翘清热泻火。头痛明显加葛根、白芷散寒止痛；咳声重浊加紫菀、白前宣肺止咳；呕吐者加姜半夏、旋覆花降逆止呕。

②风热感冒

证候：发热重，恶风，有汗或少汗，鼻塞流浊涕，喷嚏，咳嗽，痰稠色白或黄，口渴，咽红肿痛，舌质红，苔薄黄，脉浮数或指纹浮紫。

治法：辛凉解表。

方药：银翘散（金银花、连翘、竹叶、荆芥、牛蒡子、薄荷、淡豆豉、甘草、桔梗、芦根）加减。

加减：高热加生石膏、黄芩清热解毒；咽红肿痛明显加玄参、射干清热利咽；咳嗽重，痰稠色黄加前胡、杏仁宣肺止咳；大便秘结加枳实、生大黄通腑泄热。

③暑邪感冒

证候：发热无汗，头晕头痛，鼻塞流涕，身重困倦，胸闷恶心，食欲不振，或呕吐腹泻，舌质红，苔黄腻，脉数或指纹紫滞。

治法：清暑解表。

方药：新加香薷饮（香薷、金银花、鲜扁豆花、厚朴、连翘）加减。

加减：身热烦躁者加黄连、栀子清热除烦；身重胸闷者加藿香、佩兰祛暑利湿；恶心呕吐者加姜半夏、竹茹降逆止呕；泄泻者加黄芩、苍术清肠燥湿。

④时邪感冒

证候：起病急骤，高热，恶寒，无汗或汗出热不解，头痛，目赤咽红，肌肉酸痛，或恶心呕吐，舌质红，苔黄，脉数或指纹紫。

治法：清热解毒。

方药：银翘散（金银花、连翘、竹叶、荆芥、牛蒡子、薄荷、淡豆豉、甘草、桔梗、芦根）合普济消毒饮（黄芩、黄连、橘红、玄参、生甘草、连翘、牛蒡子、板蓝根、马勃、白僵蚕、升麻、柴胡、桔梗）加减。

加减：壮热者加柴胡、蚤休清热解表；肌肉酸痛者加葛根、白芷解肌清热；呕吐者加橘皮、竹茹清热和胃。

（2）兼证

①夹痰

证候：感冒兼见咳嗽较剧，痰多，喉间痰鸣，痰白清稀或痰稠色黄。

治法：辛温解表，宣肺化痰；辛凉解表，清肺化痰。

方药：在疏风解表基础上，风寒感冒夹痰者加用杏苏散（杏仁、苏叶、前胡、桔梗、半夏、陈皮、茯苓、甘草、生姜、大枣）加减，风热夹痰证加用桑菊饮（杏仁、连翘、薄荷、桑叶、菊花、桔梗、甘草、芦根）加减。

②夹滞

证候：感冒兼见脘腹胀满，不思饮食，呕吐酸腐，大便酸臭，或腹痛腹泻，或大便秘结，舌苔厚腻，脉滑。或指纹紫滞。

治法：解表兼以消食导滞。

方药：在疏风解表的基础上，加用保和丸（山楂、神曲、半夏、茯苓、陈皮、连翘、莱菔子）加减。

③夹惊

证候：感冒兼见惊惕哭闹，睡卧不宁，甚至骤然抽搐，舌尖红，脉浮弦或指纹青紫。

治法：解表兼以清热镇惊。

方药：在疏风解表的基础上，加用镇惊丸（茯神、麦冬、朱砂、远志、石菖蒲、酸枣仁、牛黄、黄连、钩藤、珍珠、胆南星、天竺黄、犀角或用水牛角代、甘草）加减。

【临证备要】

1. 小儿感冒，易从热化，外感风寒，但见咽部红赤，应按风热论治。

2. 感冒虽是外感疾病，如高热不退、大便秘结、脘腹胀满者，当通腑泄热、表里双解。

3. 注意预防调护，根据气候变化，及时增减衣服；提倡母乳喂养，积极防治贫血、佝偻病；经常户外活动，加强体格锻炼。

第三节　咳　嗽

咳嗽是小儿常见的一种肺系病证。有声无痰为咳，有痰无声为嗽，有声有痰谓之咳嗽。小儿咳嗽有外感和内伤之分，临床上小儿的外感咳嗽多于内伤咳嗽。

西医学中气管炎、支气管炎、慢性咳嗽等可参考本节辨证论治。在小儿时期，许多外感、内伤疾病及传染病都可兼见咳嗽症状，若咳嗽不是其突出主症时，则不属于本病证。

【病因病机】

1. 病因　小儿咳嗽的病因有外感和内伤之分，外因为感受外邪，其中又以感受风邪为主，内因主要是肺脾虚弱。

2. 病机　咳嗽的病位在肺，常涉及脾，病机关键为肺失宣肃。肺为娇脏，其性清宣肃降，上连咽喉，开窍于鼻，外合皮毛，主一身之气，司呼吸。外邪从口鼻或皮毛而入，邪侵于肺，肺气不宣，清肃失职而发生咳嗽。小儿脾常不足，脾虚生痰，上贮于肺，或咳嗽日久不愈，耗伤肺气，皆可致肺气不宣，清肃失司而转为内伤咳嗽。

【诊断依据】

1. 好发于冬春季节，常因气候变化而发病，多发生于感冒之后。

2. 咳嗽为主要临床症状。

3. 肺部听诊：两肺呼吸音粗糙，或闻及干啰音或粗大湿啰音。

【辨证论治】

1. 辨证要点　咳嗽的辨证，以八纲辨证为纲，首先辨别外感内伤，其次辨别寒热虚实。外感咳嗽，发病较急，咳声高扬，病程短，伴有表证，多属实证；内伤咳嗽，发病较缓，咳声低沉，病程较长，多兼有不同程度的里证，多属虚证或虚中夹实。咳嗽痰白清稀，咽不红，舌质淡红，苔白，多属寒证；咳嗽痰黄黏稠，咽红，舌质红，苔黄或苔少，多属热证。

2. 治疗原则　咳嗽的基本治疗原则是宣通肺气。外感咳嗽以疏散外邪，宣通肺气为主，根据寒、热证候不同治以散寒宣肺或解热宣肺。内伤咳嗽中痰热咳嗽治以清肺化痰；痰湿咳嗽治以燥湿化痰；气虚咳嗽治以健脾益气；阴虚咳嗽治以养阴润肺。

3. 证治分类

（1）外感咳嗽

①风寒咳嗽

证候：咳嗽频作，痰白清稀，咽痒声重，鼻塞流涕，恶寒无汗，发热头痛，舌苔薄白，脉浮紧或指纹浮红。

治法：疏风散寒，宣肺止咳。

方药：杏苏散（杏仁、苏叶、前胡、桔梗、半夏、陈皮、茯苓、甘草、生姜、大枣）加减。

加减：恶寒较重，加麻黄、防风辛温宣肺；痰多，加瓜蒌皮、胆南星化痰理气；鼻塞流涕，加苍耳子、辛夷宣肺通窍。

②风热咳嗽

证候：咳嗽不爽，痰黄黏稠，不易咳出，口渴咽痛，鼻流浊涕，或伴发热头痛，咽喉肿痛，舌质红，苔薄黄，脉浮数或指纹浮紫。

治法：疏风清热，宣肺止咳。

方药：桑菊饮（桑叶、菊花、薄荷、杏仁、桔梗、甘草、连翘、芦根）加减。

加减：咳嗽重者合麻杏石甘汤（麻黄、杏仁、生石膏、甘草）清肺止咳；痰多加瓜蒌皮、海浮石清热化痰；咽喉肿痛，加射干、山豆根清热利咽。

③风燥咳嗽

证候：咳嗽痰少，或痰黏稠难咳，或干咳无痰，咳声嘶哑，鼻燥咽干，皮肤干燥，舌质红，苔少乏津，脉数或指纹紫。

治法：疏风清肺，润燥止咳。

方药：桑杏汤（桑叶、杏仁、浙贝母、淡豆豉、沙参、梨皮、栀子）加减。

加减：痰黏稠难咳加黛蛤散、桑白皮清热化痰；干咳无痰加川贝母、麦冬润肺止咳；痰中带血丝加白茅根、牡丹皮清肺凉血；口渴咽干加生石膏、芦根清热生津。

（2）内伤咳嗽

①痰热咳嗽

证候：咳嗽痰多、色黄黏稠，甚则喉间痰鸣，发热口渴，烦躁不安，大便干结，舌质红，苔黄腻，脉滑数或指纹紫。

治法：清热化痰，肃肺止咳。

方药：清金化痰汤（黄芩、栀子、桔梗、甘草、浙贝母、知母、麦冬、桑白皮、瓜蒌仁、橘红、茯苓）加减。

加减：高热口渴者加生石膏、芦根清热生津；痰多色黄者加鱼腥草、胆南星清肺化痰；大便干结者加大黄、瓜蒌仁润肠通便。

②痰湿咳嗽

证候：咳嗽痰多、色白清稀，喉间痰声辘辘，胸闷纳呆，困倦乏力，舌淡红，苔白腻，脉滑。

治法：健脾燥湿，化痰止咳。

方药：二陈汤（半夏、茯苓、陈皮、甘草）加减。

加减：痰多者加苏子、莱菔子利气化痰；咳嗽重加款冬花、百部宣肺化痰；舌苔白腻，困倦乏力者加苍术、厚朴燥湿健脾；纳呆者加焦神曲、焦山楂醒脾消食。

③气虚咳嗽

证候：咳而无力，痰白清稀，面色无华，气短懒言，语声低微，自汗易感冒，舌淡、边有齿痕，苔白，脉细无力。

治法：健脾补肺，益气化痰。

方药：六君子汤（人参、白术、茯苓、半夏、陈皮、甘草）加减。

加减：气短懒言加黄芪、黄精益气补虚；咳重痰多加杏仁、川贝母化痰止咳；汗多易感冒加炙黄芪、煅牡蛎益气敛汗。

④阴虚咳嗽

证候：干咳无痰，或痰少而黏，不易咳出，口渴咽干，喉痒，声音嘶哑，手足心热，舌红，少苔，脉细数。

治法：养阴润肺，化痰止咳。

方药：沙参麦冬汤（沙参、麦冬、玉竹、桑叶、甘草、天花粉、白扁豆）加减。

加减：久咳痰少加五味子、诃子敛肺止咳；阴虚潮热加银柴胡、青蒿清退虚热；咳嗽重者加款冬花、川贝母润肺止咳；痰中带血者加仙鹤草、侧柏叶清肺止血。

【临证备要】

1. 外感咳嗽一般邪气盛而正气未虚，治疗时不宜过早使用滋腻、收涩、镇咳之药，以免留邪。

2. 内伤咳嗽应辨别病位、病性，随证施治。

3. 脾喜燥恶湿，小儿脾常不足，脾虚生痰，痰多时应注意加强健脾燥湿药物的应用。

第四节　肺炎喘嗽

肺炎喘嗽是小儿时期常见的肺系疾病之一，临床以气喘、咳嗽、咳痰痰鸣、发热为主要临床特征。肺炎喘嗽的病名首见于清代谢玉琼的《麻科活人全书》，是对麻疹病程中出现气促、发喘、鼻扇、胸高变证的命名。

本病相当于西医学的小儿肺炎。

【病因病机】

1. 病因　肺炎喘嗽的病因有外因和内因两大类，外因责之于感受风邪，内因责之于肺脏娇嫩。当罹患他病影响及肺时，也可发生本病。

2. 病机　肺炎喘嗽的病位在肺，病机关键为肺气郁闭，痰热是其病理产物。外感风邪由口鼻或皮毛而入，侵犯肺卫，肺失宣发，清肃失司，肺气闭阻，因而出现咳嗽、喘息、鼻扇、发热等症。

小儿肺炎喘嗽病变常累及于脾，重者可内犯心肝，出现心阳虚衰或邪陷厥阴的变证。感邪之后，肺气不利，气郁则血瘀，肺气闭郁，心血运行不畅，心失所养，可出现心阳虚衰的变证；若邪毒化热化火，内陷心包，引动肝风，则出现邪陷厥阴的变证。

小儿肺脏娇嫩，邪热伤肺，最易耗损阴津，余邪留恋不去，后期则转成阴虚肺热之证；素体虚弱，或久咳伤肺，肺病及脾，则见肺脾气虚之证。

【诊断依据】

1. 起病较急，有气喘、咳嗽、咳痰痰鸣、发热等症。

2. 病情严重时，常见喘促不安，烦躁不宁，面色苍白，口唇青紫发绀，甚至昏迷、抽风等症。

3. 肺部听诊可闻及较固定的中细湿啰音。

【辨证论治】

1. 辨证要点 本病以八纲辨证结合脏腑辨证为主，重在辨别常证和变证。常证病情有轻重不同，轻证为风寒闭肺、风热闭肺；重证为痰热闭肺、毒热闭肺。一般初起应分清是风热还是风寒，风寒者多恶寒无汗，痰多清稀；风热者往往发热重，咳痰黏稠。痰热肺闭时宜辨明热重还是痰重，痰重者咳嗽痰多，喉间痰声辘辘；热重者高热不退，面赤唇红，烦躁口渴，尿黄便秘。若正虚邪盛，出现心阳虚衰，或邪陷厥阴，属本病的重危变证。

2. 治疗原则 本病以宣肺开闭、化痰平喘为基本治则。痰多壅盛，首先降气涤痰；喘憋甚者，治以平喘利气；气滞血瘀者，佐以活血化瘀；病久肺脾气虚者，宜健脾补肺；阴虚肺燥，宜养阴清热，润肺止咳；若出现变证，宜温补心阳，或开窍息风，随证救治。

3. 证治分类

（1）常证

①风寒郁肺证

证候：恶寒发热，无汗，咳嗽气促，痰稀色白，舌质淡红，苔薄白，脉浮紧或指纹浮红。

治法：辛温宣肺，化痰止咳。

方药：华盖散（麻黄、杏仁、甘草、桑白皮、紫苏子、赤茯苓、陈皮）加减。

加减：痰多者加半夏、莱菔子化痰止咳；喘憋甚者加葶苈子、白芥子降气定喘。鼻塞甚者加苍耳子、石菖蒲辛温通窍。

②风热闭肺证

证候：发热重，恶寒轻，咳嗽气促，痰稠色黄，咽红，舌质红，苔薄白或黄，脉浮数或指纹浮紫。

治法：辛凉宣肺，清热化痰。

方药：银翘散（金银花、连翘、竹叶、荆芥、牛蒡子、薄荷、淡豆豉、甘草、桔梗、芦根）合麻杏石甘汤（麻黄、杏仁、石膏、甘草）加减。

加减：发热重者加黄芩、栀子清肺泄热；痰多者加瓜蒌皮、胆南星清化热痰；咽喉肿痛者加射干、蝉蜕清热利咽。

③痰热闭肺证

证候：发热烦躁，咳嗽喘促，气急鼻扇，喉间痰鸣，口唇紫绀，面色红赤，大便干结，舌红苔黄，脉滑数或指纹青紫。

治法：清热涤痰，开肺定喘。

方药：五虎汤（麻黄、杏仁、石膏、甘草、桑白皮、细茶）合葶苈大枣泻肺汤（葶苈子、大枣）加减。

加减：高热者加虎杖、栀子清泄肺热；痰多者加浙贝母、天竺黄清热化痰；腹胀便秘者加生大黄、全瓜蒌清热通腑；口唇发绀者加丹参、桃仁活血通脉。

④毒热闭肺证

证候：高热持续，咳嗽剧烈，气急，甚至喘憋，鼻翼扇动，张口抬肩，面色红赤，口唇青紫，烦躁不宁，尿黄便秘，舌红而干，苔黄而糙，脉滑数。

治法：清热解毒，泻肺开闭。

方药：黄连解毒汤（黄连、黄柏、黄芩、栀子）合麻杏石甘汤（麻黄、杏仁、石膏、甘草）加减。

加减：热毒重加虎杖、败酱草清解热毒；便秘腹胀加生大黄、玄明粉通腑泄热；咳重加前胡、款冬花宣肺止咳；烦躁不宁加淡竹叶、钩藤清心宁神。

⑤阴虚肺热证

证候：病程较长，低热盗汗，干咳无痰，面色潮红，口干便秘，舌红少津，舌苔花剥或无苔，脉细数或指纹淡紫。

治法：养阴清肺，润肺止咳。

方药：沙参麦冬汤（沙参、麦冬、玉竹、桑叶、甘草、天花粉、白扁豆）加减。

加减：低热者加青蒿、地骨皮滋阴退热；久咳者加五味子、诃子敛肺止咳；盗汗者加浮小麦、煅牡蛎固表敛汗。

⑥肺脾气虚证

证候：久咳无力，痰稀色白，面色少华，神疲乏力，动则汗出，纳差，便溏，舌淡苔薄白，脉细弱无力，指纹淡红。

治法：补肺益气，健脾化痰。

方药：人参五味子汤（人参、白术、茯苓、五味子、麦冬、炙甘草）加减。

加减：咳嗽痰多去五味子，加半夏、橘红化痰止咳；虚汗多者加黄芪、煅牡蛎固表止汗；大便稀溏者加山药、白扁豆健脾益气；纳差者加焦山楂、焦神曲和胃消食。

（2）变证

①心阳虚衰证

证候：突然呼吸困难，面色苍白，烦躁不宁，口唇发绀，四肢厥冷，右胁痞块，舌质紫暗，苔薄白，脉细弱疾数或指纹青紫，可达命关。

治法：温补心阳，救逆固脱。

方药：参附龙牡救逆汤（人参、附子、龙骨、牡蛎、白芍、炙甘草）加减。

加减：呼吸急促，脉率偏快，面色苍白，四肢厥冷者可用独参汤或参附汤少量频服以救急，亦可静脉滴注参附注射液。口唇发绀，胁下痞块者，加丹参、红花活血化瘀。

②邪陷厥阴证

证候：壮热不退，神昏谵语，四肢抽搐，颈项强直，双目上视，舌质红，苔黄，脉细数或指纹青紫，可达命关，或透关射甲。

治法：清心开窍，平肝息风。

方药：羚角钩藤汤（羚羊角片、桑叶、川贝母、鲜生地黄、钩藤、菊花、茯神、白芍、甘草）合牛黄清心丸（牛黄、黄芩、黄连、栀子、郁金、朱砂）加减。

加减：壮热不退者加生石膏、知母清热生津；四肢抽搐者加全蝎、僵蚕息风止痉；神昏痰多者加石菖蒲、天竺黄等豁痰开窍；大便干结者加生大黄、玄明粉通腑泄热。

【临证备要】

1. 新生儿患肺炎时，常以不乳、精神萎靡、口吐白沫等症状为主，而无发热、咳嗽、气喘、鼻翼扇动的典型表现，临证时需要注意辨识。

2. 肺与大肠相表里，高热炽盛时可用通下药以通腑泄热。

3. 发生变证者病情危重，先天性心脏病患儿易患本病，且病情较重。

4. 小儿具有传变迅速的病理特点，对于重症肺炎患儿要密切观察病情变化，及早发现变证。

第五节 哮 喘

哮喘是小儿时期常见的肺系疾病，临床以反复发作性的喘促气急，喉间哮鸣，呼气延长，甚则不能平卧为特征。《丹溪心法·喘论》首选命名为哮喘。《医学正传·哮喘》说"哮以声响名，喘以气息言"，哮在发作时每兼气喘，故通称哮喘。

西医学中支气管哮喘、喘息性支气管炎、毛细支气管炎，均可参考本节进行辨证论治。

【病因病机】

1. 病因 哮喘的发病原因既有内因，也有外因。内因责之于肺、脾、肾三脏功能不足，痰饮留伏，以及先天禀赋遗传因素。外因责之于感受外邪，接触异物，饮食不慎，情志失调及劳倦过度等。

人体水液的代谢，依赖肺脾肾三脏的气化功能。肺主治节，为水之上源；脾主运化，为水谷之海；肾主人身水液，若肺脾肾三脏功能失调，气化失司，则水液代谢失常，导致痰浊内生。小儿肺脏娇嫩，外邪犯肺，或肺脏虚衰，则治节无权，水津不能正常输布，聚液为痰；脾虚不能为胃行其津液，运化失司，湿聚为痰；肾气虚弱，不能蒸化水液，水湿上泛为痰。痰浊留伏，成为哮喘反复发作的夙根。

2. 病机 哮喘发作，必因伏痰受外邪引动而诱发。感受外邪，或接触诱因，引动伏痰，痰气交阻于气道，肺失宣肃，痰随气升，气因痰阻，相互搏击，阻塞气道，气机升降不利，以致呼吸困难，气息喘促，喉间哮吼痰鸣，发为哮喘。

哮喘发作，若系外感风寒，内伤生冷，或素体阳虚，寒痰内伏者，则发为寒性哮喘；若感受风热，或风寒化热，或素体阴虚，痰热内伏者，则发为热性哮喘；若痰热内蕴，又感风寒，可见外寒内热证；若痰饮壅肺未消，肾阳虚衰已显，则成肺实肾虚之证。如果哮喘反复发作，又常导致肺脾肾三脏受损，形成缓解期，虽然痰饮留伏未动，但出现肺脾气虚、脾肾阳虚或肺肾阴虚等证。

【诊断依据】

1. 多有婴儿期湿疹史，或家族哮喘史。

2. 有反复发作的病史。发作多与某些诱发因素有关，如气候骤变、受凉受热、进食或接触某些过敏物质等。

3. 常突然发作，发作之前，多有喷嚏、咳嗽等先兆症状。发作时喘促，气急，喉间哮鸣，咳嗽阵作，甚者不能平卧，烦躁不安。

4. 肺部听诊，发作时两肺闻及哮鸣音，以呼气时明显，呼气延长。如伴继发感染，可闻及湿啰音。

【辨证论治】

1. 辨证要点 本病临床分发作期与缓解期，发作期主要辨寒哮、热哮；缓解期主要辨肺虚、脾虚和肾虚。若哮喘发作咳喘畏寒，痰白清稀或泡沫痰，伴风寒表证者为寒性哮喘；若哮喘发作咳喘痰黄，面赤唇红，心烦便秘为热性哮喘。缓解期重点辨在肺、在脾、在肾。若多汗，易感冒，气短，咳嗽无力属肺虚；纳差，便溏，形体消瘦属脾虚；动则喘促咳嗽，面色苍白，形寒肢冷属肾虚。

2. 治疗原则 本病发作期以邪实为主，当攻邪以治其标，分辨寒热虚实而随证施治。缓解期以正虚为主，当扶正以治其本，调其肺脾肾等脏腑功能，消除伏痰夙根。

3. 证治分类

（1）发作期

①寒性哮喘

证候：咳嗽气喘，喉间有痰鸣音，痰稀色白、多泡沫，恶寒无汗，鼻塞，流清涕，舌淡红，苔薄白或白腻，脉浮紧或指纹红。

治法：温肺散寒，化痰定喘。

方药：小青龙汤（麻黄、桂枝、白芍、细辛、半夏、干姜、五味子、甘草）合三子养亲汤（苏子、白芥子、莱菔子）加减。

加减：咳嗽甚者加紫菀、旋覆花化痰止咳；哮吼甚者加射干、地龙解痉平喘；喘促盛者加代赭石、白果降逆平喘。

②热性哮喘

证候：咳嗽喘息，喉间哮吼痰鸣，咳痰稠黄，胸膈满闷，身热面赤，鼻塞流黄浊涕，口干咽红，尿黄便秘，舌红，苔黄或黄腻，脉滑数或指纹紫。

治法：清肺涤痰，止咳平喘。

方药：麻杏石甘汤（麻黄、杏仁、石膏、甘草）合苏葶丸（葶苈子、苏子）加减。

加减：哮喘气急者加地龙、僵蚕清热解痉；痰多者加胆南星、天竺黄豁痰降气；咳甚者加炙百部、炙款冬花宣肺止咳；热重者选加栀子、虎杖清热解毒；便秘者加枳实、生大黄降逆通腑。

③外寒内热证

证候：喘促气急，咳嗽痰鸣，咳痰黏稠色黄，鼻塞喷嚏，流清涕，或恶寒发热，面赤口渴，大便干结，舌红，苔薄白或薄黄，脉滑数或浮紧，指纹浮红或沉紫。

治法：解表清里，定喘止咳。

方药：大青龙汤（麻黄、桂枝、甘草、杏仁、生姜、大枣、石膏）加减。

加减：热重者加栀子、鱼腥草清其肺热；咳重者加桑白皮、前胡宣肺止咳；喘促甚者加射干、地龙泻肺化痰；痰热明显者加黛蛤散、竹沥清化痰热。

④肺实肾虚证

证候：病程较长，哮喘持续不已，动则喘甚，咳嗽痰多，喉中痰鸣，面色少华，畏寒肢冷，神疲纳呆，小便清长，舌质淡，苔薄白，脉细弱，指纹淡滞。

治法：泻肺祛痰，补肾纳气。

方药：射干麻黄汤（射干、麻黄、细辛、五味子、紫菀、款冬花、半夏、大枣、生姜）合都气丸（熟地黄、山药、山茱萸、茯苓、泽泻、牡丹皮、五味子）加减。

加减：动则气喘者加紫石英、诃子摄纳补肾；畏寒肢冷者加制附子、淫羊藿温肾散寒；痰多色白，屡吐不绝者，加白果、芡实补肾健脾化痰；发热咳痰黄稠，加黄芩、金荞麦清化痰热。

（2）缓解期

①肺气虚弱证

证候：面白少华，气短自汗，咳嗽无力，易感冒，舌淡，苔薄白，脉细弱或指纹淡。

治法：益气补肺，收敛固表。

方药：人参五味子汤（人参、白术、茯苓、五味子、麦冬、炙甘草）合玉屏风散（防风、黄芪、白术）加减。

加减：汗出甚者加煅牡蛎、浮小麦固涩止汗；痰多咳嗽加半夏、远志化痰止咳；咽干不爽者加玄参、麦冬润肺利咽。

②脾气虚弱证

证候：面色萎黄，倦怠乏力，咳嗽痰鸣，食少纳呆，大便稀溏，舌质淡，苔白腻，脉细缓或指纹淡。

治法：健脾燥湿，化痰理气。

方药：六君子汤（人参、白术、茯苓、半夏、陈皮、甘草）加减。

加减：咳盛者加紫菀、款冬花止咳化痰；腹胀明显加木香、槟榔理气运脾；便溏者加煨木香、炮姜温运脾阳；食少纳呆者加焦山楂、砂仁醒脾开胃。

③肾气虚弱证

证候：面色无华，畏寒肢冷，动则气喘，神疲乏力，小便清长，遗尿，舌质淡，苔薄，脉沉细数或指纹淡红。

治法：温补肾阳，固本纳气。

方药：金匮肾气丸（熟地黄、山茱萸、山药、茯苓、泽泻、牡丹皮、附子、桂枝）加减。

加减：畏寒肢冷者加仙灵脾、鹿角温补肾阳；动则气喘者加蛤蚧、冬虫夏草补肾纳气；盗汗甚加知母、黄柏滋阴清热；潮热者加鳖甲、青蒿清退虚热；腰膝酸软，舌红苔少，属肾阴虚者，去附子、桂枝，加龟甲、麦冬滋补肾阴。

【临证备要】

1. 哮喘属顽疾，应坚持长期、规范、个体化治疗，尤其重视缓解期的持续治疗，以图长期缓解。

2. 哮喘发作期平喘止咳治其标，缓解期补肺健脾温肾治其本。

3. 缓解期重视调理脾胃、益气健脾，使脾健则痰湿无从内生，进而去除哮喘夙根。

4. 注意预防调护。

第六节 鹅口疮

鹅口疮是以口腔黏膜、舌上满布白屑为主要临床特征的疾病。因其状如鹅口，故称鹅口疮；因其色白如雪片，故又名"雪口"。

西医学中的口腔念珠菌病，可参照本节辨证施治。

【病因病机】

1. 病因

（1）饮食不洁　小儿后天乳食不洁，调护不当，感受秽毒之邪，致心脾积热，邪热上乘于舌而发为本病。

（2）胎传秽毒　孕妇平素喜食辛热炙煿之品或外阴不洁，热毒内蕴，妊娠或产时传毒于胎，致胎毒内蕴，出生后胎毒上炎于口舌而发病。

（3）久病失治　久病治疗不当，或久泻不止，正气耗伤，阴液亏损，易致秽毒之邪乘虚而入则发为本病。

2. 病机　本病病机为感受秽毒之邪，火热上炎。其病变脏腑主要在心脾，病位在口舌。因舌为心之苗，口为脾之窍，脾脉络于舌。若感受秽毒之邪，秽毒积热蕴于心脾，循经上炎，则发为口舌白屑之症。或久病失治，正气亏损，阴液耗伤，秽毒之邪乘虚而入，因阴虚水不制火，以致虚火内生，虚火上炎于口舌而发病。

【诊断依据】

1. 多见于新生儿，久病体弱者，或长期使用抗生素或激素患者。

2. 舌上、颊内、牙龈或上颚散布白屑，可融合成片。重者可向咽喉处蔓延，影响吸奶和呼吸，偶可累及食管、肠道、气管等。

【辨证论治】

1. 辨证要点　本病重在辨别实证、虚证，其次是辨轻重。实证一般病程短，口腔白屑堆积，周围焮红，疼痛哭闹，尿赤便秘；虚证多病程较长，口腔白屑较少，周围不红，疼痛不著，咽干口燥，食欲不振，形体瘦弱等。病轻者病位局限于口舌；病重者鹅口疮白屑蔓延，阻塞气道，可影响呼吸甚至危及生命。

2. 治疗原则　本病总属火热上炎，治当清热泻火。根据虚实辨证，实火证应治以清泄心脾积热；虚火证应治以滋阴降火。病在口腔局部，除内服药外，当配合外治法治疗。

3. 证治分类

（1）心脾积热证

证候：口腔舌面满布白屑，周围焮红较甚，面赤唇红，口干渴，或伴发热，烦躁，多啼，大便干结，小便短黄，舌红苔黄，脉滑数，指纹紫滞。

治法：清心泻脾。

方药：清热泻脾汤（栀子、石膏、黄连、地黄、黄芩、赤茯苓）加减。

加减：大便秘结者，加大黄通腑泄热；口干喜饮者，加麦冬、沙参养阴生津。

（2）虚火上炎证

证候：口腔内白屑散在，周围红晕不著，或口舌糜烂，形体瘦弱，颧红，虚烦不寐，盗汗，手足心热，舌红少苔，脉细数，指纹色紫。

治法：滋阴降火。

方药：知柏地黄丸（知母、黄柏、熟地黄、山药、山茱萸、茯苓、牡丹皮、泽泻）加减。

加减：食欲不振者，加乌梅、焦三仙醒脾开胃；便秘者，加火麻仁、郁李仁润肠。

【临证备要】

1. 清热解毒药要中病即止，防止苦寒伤胃。

2. 重视预防调护，婴儿奶具要消毒，注意患儿营养，积极治疗原发病。长期用抗生素或肾上腺皮质激素者，尽可能暂停使用。

第七节 口 疮

口疮是以口颊、齿龈、舌体、上颚等处出现黄白色溃疡，疼痛流涎，或伴发热为特征的口腔疾病。溃疡只发生于口唇两侧者，称为燕口疮；本病可单独发生，也可伴发于其他疾病。口疮一年四季均可发病，无明显的季节性，婴幼儿时期好发。

西医学中的溃疡性口炎、疱疹性口炎，可参照本病辨证施治。

【病因病机】

1. 病因

（1）外邪侵袭　外感风热湿毒之邪，内应于脾胃，风热夹毒上乘于口而发为口疮。

（2）饮食失宜　母食厚味，遗热于胎，或调护失宜，喂养不当，恣食肥甘厚味，邪热内积心脾，心火上炎，外发为口疮。

（3）久病体虚　素体虚弱，或久病久泄，气阴耗伤，虚火上炎，熏灼口舌而生疮疡。

2. 病机　本病病变脏腑在心、脾、胃、肾，病位在口舌。主要病机为火蕴心脾，熏灼口舌。脾开窍于口、心开窍于舌、肾脉连于舌、胃经络于龈，若感受风毒湿热之邪，或心脾积热，或虚火上炎，均可熏灼口舌而生口疮。

【诊断依据】

1. 有喂养不当，过食炙煿，或有外感发热的病史。

2. 齿龈、舌体、两颊、上颚等处出现黄白色溃疡点，大小不等，甚则满口糜烂，疼痛流涎，可伴拒食、烦躁，颌下淋巴结肿大、疼痛。

3. 血象检查：白细胞总数及中性粒细胞偏高或正常。

【辨证论治】

1. 辨证要点　本病辨证主要辨虚实，其次是辨脏腑。凡起病急，病程短，口腔溃烂，疼痛较重，局部有灼热感，或伴发热者，多为实证；起病缓，病程长，口腔溃烂，久不愈合，疼痛较轻者，多为虚证。实证者病位多在心脾，虚证者病位多在肾。若口疮见舌尖溃烂者，多属心；口颊部、上颚、齿龈、口角溃烂为主者，多属脾胃。

2. 治疗原则　总的治疗原则为祛火清疮。实证治以清热解毒，泻心脾积热；虚证治以滋阴降火，引火归原。并应配合口腔局部外治疗法。

3. 证治分类

（1）风热乘脾证

证候：以口颊、上颚、齿龈、口角溃烂为主，甚则满口糜烂，周围焮红，疼痛拒食，烦躁不安，口臭，涎多，小便短黄，大便秘结，或伴发热，舌红，苔薄黄，指纹紫，脉浮数。

治法：疏散风热，清热泻火。

方药：凉膈散（大黄、芒硝、甘草、栀子、薄荷、黄芩、连翘）加减。

加减：发热不退，加生石膏、知母清肺胃之热；疮面糜烂脓多者，加黄连、薏苡仁、败酱草清热利湿。

（2）心脾积热证

证候：舌上糜烂或溃疡，色红疼痛，饮食困难，心烦不安，口干欲饮，小便短赤，舌尖红，苔薄黄，脉数，指纹紫。

治法：清心泻脾，祛火清疮。

方药：泻心导赤汤（栀子、黄芩、麦冬、滑石、人参、犀角或水牛角代、知母、茯苓、黄连、甘草）合泻黄散（藿香、栀子、石膏、甘草、防风）加减。

加减：尿少、小便灼热涩痛者，加车前子、滑石清热利尿；口干欲饮者，加芦根、天花粉清热生津；大便秘结者，加生大黄、芒硝通腑泄热。

（3）虚火上浮证

证候：口腔溃烂，周围色不红或微红，疼痛不甚，反复发作或迁延不愈，神疲颧红，盗汗或头汗多，口干不渴，舌红，苔少或花剥，脉细数，指纹淡紫。

治法：滋阴降火，引火归原。

方药：六味地黄丸（熟地黄、山药、山茱萸、茯苓、牡丹皮、泽泻）加肉桂。

加减：心阴不足者，加麦冬、五味子、酸枣仁养心安神；胃阴不足者，加石斛、沙参以益胃生津。若久泻或吐泻之后患口疮，治宜气阴双补，可服七味白术散，重用葛根，加乌梅、儿茶。

【临证备要】

1. 本病多见于婴幼儿，临床既可单独发病，亦可伴发于全身疾病如急性感染、腹泻、久病体弱和 B 族维生素、维生素 C 缺乏时。

2. 注意预防调护，保持口腔清洁，多食新鲜蔬菜和水果。

第八节　呕　吐

呕吐是因胃失和降，气机升降失常，气逆于上，乳食由胃中上逆经口而出的一种常见病证。呕与吐常同时发生，故多合称呕吐。本病以婴幼儿多发，四季均可见到，以夏季多见。若病程拖延或长期呕吐，则胃气受损，胃纳失常，可致津液耗损，气血亏虚。

呕吐可见于西医学的多种疾病，如消化系统疾病中消化道功能紊乱、胃炎、消化性溃疡、胆囊炎、胰腺炎、胆道蛔虫、急性阑尾炎、肠梗阻等，以及急性传染病中的肝炎、颅脑疾患、尿毒症、中暑、中毒药物毒副作用等。

【病因病机】

1. 病因

（1）饮食失宜　小儿乳食喂养不当，进食过多，或恣食肥甘厚腻之品，易蓄积胃中，壅塞中焦；或因乳母过食辛辣炙煿之品，乳汁蕴热，儿食母乳，或喜食辛辣之品，以致热积于胃，皆可致脾胃气机升降失调，胃气上逆而呕吐。

（2）感受外邪　夏月感受暑湿之邪，致湿热中阻，或过食冷饮等寒凉之品，或过用寒凉药物，致寒邪直中于里，皆可引起脾胃升降功能失调，以致胃气上逆而呕吐。

（3）情志影响　较大儿童情志失和，如环境不适、所欲不遂、悲伤过度，或遭受打骂等，致情志不畅，肝气不舒，肝气横逆犯胃，胃气上逆而呕吐。亦可因肝郁化火，肝火犯胃而致呕吐。

（4）禀赋不足　小儿先天禀赋不足，素体脾胃虚弱，或脾胃虚寒，若稍有饮食不慎，即可引起脾胃功能失调，气机升降失常，而发生呕吐。

2. 病机　小儿呕吐病位在胃，与肝脾密切相关。本病病机关键为胃气上逆。脾主升清，胃主降浊，脾升胃降，共同完成水谷的受纳、腐熟及精微转输。肝气疏泄正常，则胃气和降通顺。若乳食伤胃，壅滞中焦，或感受湿热之邪，过食辛热之品，致胃中积热，胃热气逆，或肝失条达，肝气犯胃，或脾胃虚寒，感受寒邪，纳运失职，皆可致胃气上逆而出现呕吐。

【诊断依据】

1. 乳食、痰涎等从胃中上涌，经口而出。

2. 可伴有嗳腐食臭、恶心纳呆、胃脘胀闷等症状。

3. 有乳食不节、饮食不洁、感受外邪、情志不畅等诱因。

【辨证论治】

1. 辨证要点　本病辨证主要根据呕吐物及兼症辨清寒、热、虚、实。呕吐物清冷淡白，食久方吐，多为胃寒；呕吐物热臭气秽，多为胃热；呕吐食物酸腐臭秽，多为伤食；呕吐苦水黄水，食入即吐，多为肝胆火热犯胃。

2. 治疗原则　呕吐以和胃降逆止吐为基本法则。食积呕吐者宜消食导滞，胃热呕吐者宜清热和胃，胃寒呕吐者宜温中散寒，肝气犯胃呕吐者宜疏肝降气。

3. 证治分类

（1）乳食积滞证

证候：呕吐物多为不消化食物或乳块，气味酸臭，口气臭秽，不思乳食，脘腹胀满，吐后觉舒，大便秘结或泻下酸臭，舌质红，苔厚腻，脉滑数有力，指纹紫滞。

治法：消乳消食，和胃降逆。

方药：伤乳用消乳丸（香附、甘草、陈皮、砂仁、神曲、麦芽）加减；伤食用保和丸（山楂、茯苓、半夏、神曲、莱菔子、陈皮、麦芽、连翘）加减。

加减：若大便秘结者，加大黄、枳实以通下导滞；兼胃寒者，去连翘，加丁香、吴茱萸、白豆蔻温胃降逆；食滞化热，加竹茹、黄连清胃泄热；胸闷恶心，苔浊垢腻，加藿香、厚朴、佩兰化湿止呕；因食鱼、蟹而吐者，加紫苏解毒。

（2）胃热气逆证

证候：食入即吐，呕吐频繁，呕秽声响，吐物酸臭，口渴喜冷饮，面赤唇红，烦躁少寐，舌红苔黄，脉滑数，指纹紫滞。

治法：清热泻火，和胃降逆。

方药：黄连温胆汤（黄连、竹茹、枳实、半夏、橘红、甘草、生姜、茯苓）加减。

加减：兼食积者加神曲、山楂、麦芽消食化积；大便不通加生大黄通腑泄热；口渴者加天花粉、麦冬养胃生津。

（3）脾胃虚寒证

证候：食后良久方吐，或朝食暮吐，暮食朝吐，吐物多为清稀痰水或不消化乳食残渣，臭味不著，伴面色苍白，精神疲倦，腹痛喜温喜按，食少便溏，四肢欠温，舌淡苔白，脉迟缓无力，指纹淡。

治法：温中散寒，和胃降逆。

方药：丁萸理中汤（人参、甘草、白术、干姜、丁香、吴茱萸）加减。

加减：若呕吐较频者，可加代赭石、旋覆花、生姜汁以降逆止吐；呕吐清水，腹痛绵绵，大便稀溏，四肢欠温者，加附子、高良姜、肉桂温阳祛寒。

（4）肝气犯胃

证候：呕吐酸苦，或嗳气频频，每因情志刺激加重，伴胸胁胀痛，情绪低落，易怒易哭，舌边红，苔薄腻，脉弦，指纹紫。

治法：疏肝理气，和胃降逆。

方药：解肝煎（陈皮、半夏、厚朴、茯苓、苏叶、白芍、砂仁）加减。

加减：肝火犯胃见急躁易怒、面红目赤者，用左金丸合龙胆泻肝丸清肝理气和胃；火郁伤阴而兼口渴者，加北沙参、石斛养阴清胃；呕吐黄苦水者加柴胡、黄芩、茵陈清利肝胆。

【临证备要】

1. 临证时要重视饮食调护，以防再为饮食所伤。

2. 若因误食毒物、药物而引起呕吐，则忌见呕止呕，应帮助患儿尽快将有毒之物排出。

3. 采用中药外敷神阙穴治疗本病有较好效果。

第九节　腹　痛

腹痛为小儿常见的证候，是指胃脘以下、脐之四旁及耻骨以上部位发生的疼痛。

腹痛可见于西医学多种疾病，如全身性疾病及腹部以外器官疾病产生的腹痛，如败血症、过敏性紫癜、荨麻疹、腹型癫痫、伤寒、大叶性肺炎、心肌炎、急性感染性多发性神经根炎等；腹部器官的器质性疾病，如腹腔淋巴结炎、胰腺炎、肝炎、胆道疾病、肠梗阻、肠套叠、阑尾炎、腹膜炎、溃疡病穿孔、肠道寄生虫病、急性肾盂肾炎、泌尿系结石等；功能性再发性腹痛，如肠痉挛。

【病因病机】

1. 病因

（1）脾阳虚寒　小儿素体脾阳虚弱，脏腑虚冷，或寒湿内停，损伤阳气。阳气不振，温煦失职而致腹部绵绵作痛。

（2）**感受寒邪** 由于护理不当，风冷之气侵袭腹部，或过食生冷，中阳受戕，寒凝气滞，气血运行不畅而腹痛。

（3）**饮食不节** 小儿脾常不足，乳食又不知自节，故易伤食。如进食油腻厚味、不洁之物或过食，易致食积停滞，气机阻滞，致痞满腹胀腹痛。或平素喜食辛辣炙煿，或积滞日久化热，致胃肠积热，热邪伤津化燥致燥热闭结，使气机不通，传导之令不行而致腹痛。

（4）**气滞血瘀** 小儿情志失畅，肝气郁滞，肝气横逆，犯于脾胃，气机壅滞，血脉凝涩，导致气血运行不畅，产生腹痛。

2. 病机 小儿脾常不足，经脉未盛，运化力弱，易为各种病邪所干扰。六腑以通降为顺，经脉以流通为畅。感受寒邪、乳食积滞、燥热闭结、情志刺激，皆可使气滞于脾胃肠腑，六腑之气不通而发为腹痛，病性属实，为不通则痛；素体脾胃虚寒，中阳不足，脏腑失于温煦，经脉失于温通而致腹部绵绵作痛，病性属虚，为不荣则痛。两者亦可相互转化，实证未得到及时治疗，可以转为虚证；虚证复感寒邪或伤于乳食，又可形成虚实夹杂之证。

【诊断依据】
1. 有感受寒邪、乳食不当、外伤或手术等病史。
2. 胃脘以下、脐周及耻骨以上部位疼痛为主要特征。
3. 腹痛多反复发作，轻重不一。
4. 除外腹部器官器质性病变、全身性疾病及腹部以外器官疾病引起的腹痛。

【辨证论治】
1. 辨证要点
（1）**辨病性** 腹痛阵作，得温痛减者多属寒；疼痛阵作，遇热痛甚，兼口渴引饮，大便秘结者多属热；暴痛拒按，食后痛剧，兼有胀满者多属实；久痛喜按、得食稍减者多属虚。

（2）**辨病因** 食积者，有乳食不节史，见嗳腐吞酸，呕吐不食，脘腹胀满；虫积者，有大便排虫史，脐周疼痛，时作时止；气滞者，有情志失调病史，伴有胸闷、烦躁、易怒；血瘀者，有跌仆损伤或手术史，腹部刺痛，痛有定处，按之痛剧，局部满硬。

2. 治疗原则 腹痛的治疗以调理气机为总则。虚证当以温中补虚为法，使经脉气血运行通畅；实证分别予以温散寒邪、消食导滞、通腑泄热、行气活血之法。

3. 证治分类
（1）腹部中寒证
证候：腹部疼痛剧烈或阵发性加重，痛处得温则舒，遇寒痛甚，肠鸣辘辘，面色苍白，痛甚者，额冷汗出，唇色紫暗，肢冷，或兼吐泻，小便清长，舌淡红，苔白滑，脉沉弦紧，指纹红。
治法：温中散寒，理气止痛。
方药：养脏汤（木香、白芍、诃子肉、人参、白术、当归、甘草、肉桂、罂粟壳）加减。
加减：腹胀加陈皮、焦槟榔、枳壳理气消胀；恶心呕吐加吴茱萸、法半夏、藿香和胃止呕；兼大便清稀加炮姜、煨肉豆蔻温中止泻；冷痛明显加小茴香、丁香、延胡索温中活血止痛。

（2）乳食积滞证

证候：脘腹胀满，疼痛拒按，口气臭秽，不思乳食，嗳腐吞酸，或伴吐泻，吐泻物酸馊，矢气频作，夜卧不安，时时啼哭，舌淡红，苔厚腻，脉象沉滑，指纹紫滞。

治法：消食导滞，行气止痛。

方药：香砂平胃散（木香、砂仁、厚朴、陈皮、苍术、甘草）加减。

加减：呕吐、纳差加砂仁、莱菔子、焦山楂消食行气导滞；腹胀明显，大便不通者，加槟榔、莱菔子通导积滞；兼感寒邪者，加藿香、干姜温中散寒；食积蕴郁化热者，加生大黄、黄连、连翘清热通腑，荡涤肠胃之积热。

（3）胃肠积热证

证候：腹部疼痛拒按，大便秘结，面赤身热，口渴心烦，手足心热，口唇红赤，舌红，舌苔黄燥或黄腻，脉滑数或沉实，指纹紫滞。

治法：通腑泄热，行气止痛。

方药：大承气汤（大黄、芒硝、厚朴、枳实）加减。

加减：若身热口干，加栀子、天花粉清热养阴生津；腹胀明显，加焦槟榔、大腹皮行气导滞；腹痛便秘、口苦胁胀者，可用大柴胡汤加减。

（4）脾胃虚寒证

证候：腹痛绵绵不剧，时作时止，痛处喜温喜按，面白少华，精神倦怠，手足清冷，乳食减少，或食后腹胀，大便稀溏，唇舌淡白，脉沉缓，指纹淡红。

治法：温中理脾，缓急止痛。

方药：小建中汤（桂枝、白芍、生姜、大枣、炙甘草、饴糖）合理中丸（人参、干姜、甘草、白术）加减。

加减：伴纳差者，加砂仁、肉豆蔻、焦三仙温运脾阳，消食理气；气血不足明显者，加黄芪、当归补益气血；肾阳不足，加附子、肉桂以温补元阳；伴呕吐清涎者，加丁香、吴茱萸以温中降逆。脾虚而兼气滞者，用厚朴温中汤（厚朴、陈皮、甘草、茯苓）。

（5）气滞血瘀证

证候：腹痛病程长，痛有定处，痛如锥刺，入夜尤甚，或腹部可触及癥块，肚腹硬胀，青筋显露，舌紫暗或有瘀点，脉涩，指纹紫滞。

治法：活血化瘀，行气止痛。

方药：少腹逐瘀汤（小茴香、干姜、延胡索、没药、当归、川芎、肉桂、赤芍、蒲黄、五灵脂）加减。

加减：胀痛明显者，加川楝子、乌药、香附以理气止痛；有癥块或有手术、外伤史者，加三棱、莪术散瘀消癥。病久兼有气血虚弱之象如乏力、面色无华，加黄芪、党参益气之品。

【临证备要】

1. 临证时腹痛应在明确病因诊断下，参考本节内容辨证论治。

2. 腹痛各证候，往往相互转化，互相兼夹。如疼痛缠绵发作，可以郁而化热；热痛日久不愈，可以转为虚寒，成为寒热错杂证；气滞可以导致血瘀，血瘀可使气机不畅；虫积可兼食滞，食滞有利于肠虫的寄生等，所以辨证时要详查病情。

3. 部分腹痛属于急腹症范围，常需外科紧急手术，误诊漏诊易造成严重损害，甚至危及生命。

第十节 泄 泻

泄泻是以大便次数增多，粪质稀薄或如水样为特征的一种小儿常见疾病。本病一年四季均可发生，以夏秋季高发，2 岁以下小儿发病率高。重者易致气阴两伤，甚至阴竭阳脱；久泻迁延不愈者，则易转化为疳证。

西医学中的腹泻病，可参照本节辨证施治。

【病因病机】

1. 病因

（1）感受外邪　风、寒、暑、热诸邪常与湿邪相合，侵犯人体，脾喜燥恶湿，湿困脾胃，运化失职，清浊不分，合污而下，以致成泻。

（2）伤于饮食　小儿饮食不知自节，若调护失宜，乳哺不当，饮食失节或不洁，过食生冷瓜果或难以消化的食物，皆能损伤脾胃，发生泄泻。

（3）脾胃虚弱　小儿素体脾胃虚弱，或其他疾病影响脾胃，致脾虚则运化失职，不能分清别浊，因而水反为湿，谷反为滞，水湿水谷合污而下，而成脾虚泄泻。

（4）脾肾阳虚　久病迁延不愈或他病误治，损伤脾胃，日久致脾损及肾，造成脾肾阳虚，阳虚失于温煦，水谷不化，并走肠间，洞泄而下遂成脾肾阳虚泻。

2. 病机　小儿泄泻的病机总属脾失健运，湿浊下注，主要病变在脾胃，其病理因素在于湿，故前人有"无湿不成泻"之说。因胃主受纳腐熟水谷，脾主运化水湿和水谷精微，若脾胃受病，则饮食入胃之后，水谷不化，精微不布，清浊不分，合污而下，导致泄泻。

由于小儿稚阳未充、稚阴未长，患泄泻后较成人更易于损阴伤阳而发生变证。重症泄泻患儿，泻下过度，易于伤阴耗气，出现气阴两伤，甚至阴损及阳，导致阴竭阳脱的危重变证。

若久泻不止，脾气虚弱，肝旺而生内风，可成慢惊风；脾虚失运，生化乏源，气血不足以荣养脏腑肌肤，久则可致疳证。

【诊断依据】

1. 有乳食不节、饮食不洁，或冒风受寒、感受时邪病史。

2. 大便次数较平时明显增多，重者达 10 次以上。粪呈淡黄色或清水样；或夹奶块、不消化食物，如同蛋花汤；或黄绿稀溏，或色褐而臭，夹少量黏液。可伴有恶心、呕吐、腹痛、发热、口渴等症。

3. 重症泄泻，可见小便短少、神疲、皮肤干瘪、囟门凹陷、目眶下陷、啼哭无泪、烦渴等脱水征。

4. 大便镜检可有脂肪球或少量白细胞、红细胞。

【辨证论治】

1. 辨证要点　本病辨证首先辨常证、变证。常证重在辨寒、热、虚、实；变证重在辨阴、阳。风寒泻大便清稀多泡沫，臭气轻，腹痛重，伴外感风寒症状；湿热泻便次多，便下急迫，色黄褐，气秽臭，或见少许黏液，舌苔黄腻。暴泻属实，久泻属虚。脾虚泻大便稀溏，色淡不臭，多于食后作泻，进食难消化食物后泄泻加重，腹痛喜按；脾肾阳虚泻病程更长，大便澄澈清冷，完谷不化，阳虚内寒征象显著。变证主要见于泻下不止，精神委顿，皮肤干燥，为气阴两伤证，属重症；精神萎靡，尿少或无，四肢厥冷，脉细欲绝，为阴竭阳脱证，属危症。

2. 治疗原则　本病以运脾化湿为基本法则。实证分别治以清热化湿，祛风散寒，消食导滞。虚证治以健脾益气，温补脾肾。泄泻变证，总属正气大伤，分别治以益气养阴，酸甘敛阴，护阴回阳，救逆固脱。

3. 证治分类

（1）常证

①湿热泻

证候：大便急迫如水样，或如蛋花汤样，量多次频，气味秽臭，或见少许黏液，或伴呕恶，发热，腹痛时作，食欲不振，神疲乏力，烦闹口渴，小便短黄，舌质红，苔黄腻，脉滑数，指纹紫。

治法：清肠解热，化湿止泻。

方药：葛根芩连汤（葛根、黄芩、黄连、炙甘草）加减。

加减：热重泻频加金银花、马齿苋清热解毒；发热口渴加生石膏、芦根清热生津；湿重水泻加车前子、苍术、泽泻利水使湿邪从小便而出；泛恶呕吐苔腻加藿香、佩兰芳化湿浊；腹痛加木香理气止痛；纳差加焦山楂、焦神曲、焦麦芽运脾消食。

②风寒泻

证候：大便清稀，夹有泡沫，臭气不甚，肠鸣辘辘，腹痛哭闹，或伴恶寒发热，鼻流清涕，咳嗽，舌质淡，苔薄白，脉浮紧，指纹淡红。

治法：疏风散寒，化湿和中。

方药：藿香正气散（藿香、大腹皮、紫苏、炙甘草、桔梗、陈皮、茯苓、白术、厚朴、半夏、白芷、生姜、大枣）加减。

加减：大便质稀色淡，泡沫多，加防风炭以祛风止泻；腹痛甚，里寒重，加干姜、肉豆蔻、砂仁、木香以温中散寒理气；夹有食滞者，去甘草、大枣，加焦山楂、鸡内金消食导滞；小便短少加泽泻、车前子渗湿利尿；恶寒鼻塞声重加荆芥、防风以加强解表散寒之力。

③伤食泻

证候：大便稀溏，气味酸臭如败卵，夹有乳凝块或食物残渣，脘腹胀满，便前腹痛，泻后痛减，腹痛拒按，恶心嗳气，或有呕吐，不思乳食，夜卧不安，舌苔厚腻，或微黄，脉滑实，指纹滞。

治法：运脾和胃，消食化滞。

方药：保和丸（神曲、莱菔子、半夏、山楂、连翘、陈皮、茯苓）加减。

加减：腹痛加木香、槟榔、延胡索理气止痛；腹胀加厚朴、大腹皮消积除胀；呕吐加藿香、生姜和胃止呕。

④脾虚泻

证候：病程较久，大便稀溏、色淡黄或偏白，气味酸腥或不臭，多于食后作泻，时轻时重，面色萎黄，形体消瘦，神疲倦怠，舌淡苔白，脉缓弱，指纹淡。

治法：健脾益气，助运止泻。

方药：参苓白术散（人参、茯苓、白术、白扁豆、陈皮、山药、甘草、莲子、砂仁、薏苡仁、桔梗、大枣）加减。

加减：纳呆苔腻，加藿香、苍术、焦山楂以芳香化湿，消食助运；腹胀明显加木香、乌药理气消胀；肢冷舌淡，大便夹不消化物，加炮姜、丁香以温中散寒、暖脾助运；久泻不止，内无积滞者，加煨益智仁、肉豆蔻、石榴皮以固涩止泻。

⑤脾肾阳虚证

证候：久泻不止，大便清稀，澄澈清冷，完谷不化，或见脱肛，形寒肢冷，面色㿠白，精神萎靡，睡时露睛，舌淡苔白，脉细弱，指纹色淡。

治法：温补脾肾，固涩止泻。

方药：附子理中汤（附子、干姜、人参、白术、甘草）合四神丸（吴茱萸、五味子、补骨脂、肉豆蔻）加减。

加减：脱肛加炙黄芪、升麻、柴胡升举中阳；久泻滑脱不禁加诃子、石榴皮、赤石脂收敛固涩止泻。

（2）变证

①气阴两伤证

证候：泻下过度，质稀如水，精神萎靡或心烦不安，目眶及囟门凹陷，皮肤干燥，啼哭无泪，口渴引饮，小便短少，甚至无尿，唇红而干，舌红少津，苔少或无苔，脉细数，指纹淡红。

治法：健脾益气，酸甘敛阴。

方药：人参乌梅汤（人参、莲子、炙甘草、乌梅、木瓜、山药）加减。

加减：泻下不止加山楂炭、石榴皮、诃子、赤石脂涩肠止泻；口渴引饮，尿少加石斛、玉竹、天花粉、芦根养阴生津止渴；大便热臭加黄连、黄芩、葛根清解内蕴之湿热。

②阴竭阳脱证

证候：泻下不止，次频量多，精神萎靡，表情淡漠，面色青灰或苍白，哭声微弱，啼哭无泪，尿少或无，四肢厥冷，舌淡无津，脉沉细欲绝，指纹色淡。

治法：补阴回阳，救逆固脱。

方药：生脉散（人参、麦冬、五味子）合参附龙牡救逆汤（人参、附子、龙骨、牡蛎、白芍、炙甘草）加减。

【临证备要】

1. 小儿泄泻若次频量多，容易出现变证，应密切观察病情变化，及早发现，及时治疗，必要时采用西医治疗。

2. 采用外治敷脐疗法辅助治疗，用药需辨证施治。

第十一节 厌 食

厌食是指小儿较长时期食欲不振、厌恶进食或食量减少的一种病证。本病可发生于任何季节，但夏季暑湿当令之时，可使症状加重。本病以 1 ~ 6 岁儿童最为多见。厌食长期不愈者，可使气血生化乏源，抗病能力下降，而易罹患他病，甚或影响生长发育转化为疳证。

西医学称本病为厌食症。

【病因病机】

1. 病因

（1）喂养不当　小儿脾常不足，又乳食不知自节。若家长喂养不当，如婴儿期未按期添加辅食；强调高营养饮食，过食肥甘、煎炸炙煿之品，超越了小儿脾胃的正常纳化能力；或过于溺爱，纵其所好，恣食零食冷饮，偏食；或饥饱无度；滥服滋补之品，均可损伤脾胃，产生厌食。

（2）他病伤脾　五脏六腑相互关联，若大病之后，未能及时调理，或久病失治或误治，或滥用攻伐、过用苦寒损脾伤阳，过用温燥耗伤胃阴，或夏伤暑湿，脾为湿困，均可致脾胃受纳运化失常，而致厌恶进食。

（3）情志失调　小儿神气怯弱，易受惊恐。若卒受惊吓或打骂，或所欲不遂，或思念压抑，或环境变更等，均可致情志抑郁，肝失调达，肝气乘脾犯胃，影响运化，形成厌食。

（4）先天不足　小儿胎禀不足，脾胃薄弱，往往于生后即表现不欲吮乳，若后天又失于调养，则脾胃益虚，乳食难于增进。

2. 病机　本病基本病机为脾胃失和，纳化失职。其病变脏腑主要在脾胃。脾主运化，胃司受纳和腐熟水谷，脾气通于口，故脾胃调和，则口能知五谷饮食之味，如果喂养不当、他病伤脾、情志失调或素体脾胃虚弱皆可引起脾失健运，胃纳失职而形成厌食症。

【诊断依据】

1. 有喂养不当、病后失调、先天不足或情志失调史。

2. 长期食欲不振，厌恶进食，食量明显少于同龄正常儿童。

3. 面色少华，形体偏瘦，但精神尚好，活动如常。

4. 除外其他外感、内伤慢性疾病。

【辨证论治】

1. 辨证要点　本病主要从脾胃辨证，凡病程短，仅表现纳呆食少，食而乏味，饮食稍多即感腹胀，形体尚可，舌质正常，苔薄腻者为脾失健运；病程长，食而不化，大便溏薄，伴面色少华，乏力多汗，形体偏瘦，舌质淡，苔薄白者为脾胃气虚；食少饮多，口舌干燥，大便秘结，舌红少津，苔少或花剥者为脾胃阴虚。

2. 治疗原则　本病治疗以运脾开胃为基本治则。脾运失健者，当以运脾和胃为主；脾胃气虚者，治以健脾益气为先，佐以运脾；若属脾胃阴虚，则施以养胃育阴，运脾开胃之法。

3. 证治分类

（1）脾失健运证

证候：食欲不振，厌恶进食，食而乏味，偶尔多食后则脘腹饱胀，或伴胸脘痞闷，嗳气泛恶，大便不调，形体尚可，精神正常，舌淡红，苔薄白或薄腻，脉尚有力，指纹红滞。

治法：调和脾胃，运脾开胃。

方药：不换金正气散（厚朴、藿香、半夏、苍术、陈皮、甘草）加减。

加减：腹胀加木香、焦槟榔、大腹皮理气宽中；舌苔白腻加砂仁、佩兰燥湿醒脾；暑湿困阻加荷叶、扁豆花消暑化湿；嗳气泛恶加生姜、莱菔子消食和胃降逆；大便偏干加枳实、莱菔子导滞通便；大便偏稀加山药、薏苡仁、白扁豆健脾祛湿。

（2）脾胃气虚证

证候：厌恶进食，食而不化，大便偏稀夹不消化食物，面色少华，形体偏瘦，肢倦乏力，舌质淡，苔薄白，脉缓无力，指纹淡红。

治法：健脾益气，佐以助运。

方药：异功散（人参、茯苓、白术、陈皮、甘草）加味。

加减：苔腻便稀者，加苍术、薏苡仁、莲子仁燥湿健脾；大便溏薄肢凉者，加炮姜、肉豆蔻温运脾阳；饮食不化加焦山楂、炒谷芽、炒麦芽消食助运；汗多易感加黄芪、防风、煅牡蛎益气固表敛汗。

（3）脾胃阴虚证

证候：不思进食，食少饮多，皮肤干燥欠润，大便偏干，小便短黄，甚或烦躁少寐，手足心热，舌红少津，苔少或花剥，脉细数，指纹淡红。

治法：滋脾养胃，佐以助运。

方药：养胃增液汤（石斛、乌梅、北沙参、玉竹、甘草、白芍）加减。

加减：口渴烦躁者，加天花粉、知母、胡黄连清热生津除烦；大便干结加火麻仁、郁李仁、瓜蒌仁、生地黄润肠通便；夜寐不宁，手足心热加牡丹皮、莲子心、胡黄连、酸枣仁清热宁心安神；食少不化者，加谷芽、神曲生发胃气；兼脾气虚弱加山药、太子参补益气阴。

【临证备要】

1. 遵照"胃以喜为补"的原则，先从小儿喜欢的食物着手，来诱导开胃，暂时不要考虑营养价值，待其食欲增进后，再按营养的需要供给食物。

2. 理气宽中，消食开胃，化湿醒脾之品均为运脾开胃之剂。在药物治疗的同时应注意饮食调养，纠正不良的饮食习惯，方能取效。

3. 厌食患儿可以采用推拿捏脊外治疗法进行治疗，疗效显著。

第十二节 积 滞

积滞是指小儿伤于乳食，停聚中焦，积而不化，气滞不行所形成的一种疾患。以不思乳食，食而不化，脘腹胀满，嗳气酸腐，大便溏薄或秘结酸臭为特征。本病以婴幼儿为多见。一年四季皆可发生，尤以夏秋季节暑湿当令之时发病率较高。个别患儿可因积滞日久，迁延失治，进一步损伤脾胃而发展成为疳证。

西医学中的消化功能紊乱、功能性消化不良，可参照本节辨证施治。

【病因病机】

1. 病因

（1）乳食不节　小儿脾常不足，乳食不知自节。若调护失宜，喂养不当，则脾胃易为乳食所伤。伤于乳者，多因哺乳不节，或冷热不调；伤于食者，多由偏食嗜食，暴饮暴食，或过食膏粱厚味，煎炸炙煿，或贪食生冷、坚硬难化之物，或添加辅食过多过快。

（2）脾胃素虚　小儿先天禀赋不足，脾胃薄弱；或病后失调，脾气亏虚；或过用寒凉攻伐之品，致脾胃虚寒，均可使脾胃腐熟运化失调，乳食稍有增加，即停滞不化，而成积滞。

2. 病机　本病病位在脾胃，基本病机为乳食停聚中脘，积而不化，气滞不行。乳食不节，损伤脾胃，致脾胃运化功能失调，或脾胃虚弱，腐熟运化不及，乳食停滞不化而成积滞。若积久不消，迁延失治，则可进一步损伤脾胃，导致气血生化乏源，营养及生长发育障碍，形体日渐消瘦而发展为疳证，故前人有"积为疳之母，无积不成疳"之说。

【诊断依据】

1. 有伤乳、伤食史。

2. 以不思乳食，食而不化，脘腹胀满，大便溏泄，臭如败卵或便秘为特征。

3. 可伴有烦躁不安，夜间哭闹或呕吐等症。

4. 大便化验检查，可见不消化食物残渣、脂肪滴。

【辨证论治】

1. 辨证要点　本病主要辨别虚、实、寒、热。初病多实，积久则虚实夹杂。但若患儿素体脾气虚弱，初起即可呈虚实夹杂证。脘腹胀满或疼痛，不思乳食，口气臭秽，呕吐酸腐，面赤唇红，烦躁易怒，大便秘结臭秽，手足胸腹灼热，舌红苔黄厚腻，为热证，属实证；若素体阳虚，贪食生冷，或过用寒凉药物，致脘腹胀满，不思饮食，朝食暮吐或暮食朝吐，吐物清水或酸腥之宿食，腹部喜温喜按，面白唇淡，四肢欠温，大便稀溏，小便清长，舌淡苔白腻，为寒证，属虚中夹实证。

2. 治疗原则　消食化积，理气行滞为本病的基本治则。实证以消食导滞为主，病证属热积者，治以清热化积导滞；偏寒者，佐以温阳助运化积。虚实夹杂者，宜消补兼施。

3. 证治分类

（1）乳食内积证

证候：不思乳食，脘腹胀满疼痛，嗳腐或呕吐乳食，大便干结或稀溏，气味酸臭，伴烦躁啼哭，夜眠不安，手足心热，舌质红，苔白厚或黄厚腻，脉象弦滑，指纹紫滞。

治法：消食化积，和中导滞。

方药：乳积者，消乳丸（香附、甘草、陈皮、砂仁、神曲、麦芽）加减；食积者，保和丸（山楂、茯苓、半夏、神曲、莱菔子、陈皮、麦芽、连翘）加减。

加减：恶心呕吐者加竹茹、生姜降逆止呕；腹胀甚者加木香、焦槟榔、厚朴、枳实行气导滞除胀；腹痛拒按，大便秘结加大黄、枳实下积导滞；大便稀溏加苍术、白扁豆、薏苡仁消积健脾渗湿，消中兼补。

（2）脾虚夹积证

证候：不思乳食，食则饱胀，腹满喜按，大便稀溏酸腥，夹有乳片或不消化食物残渣，面色萎黄，形体消瘦，神疲肢倦，平素纳差，舌质淡，苔白腻，脉细滑，指纹淡滞。

治法：健脾助运，消食化滞。

方药：健脾丸（白术、白扁豆、莲子肉、茯苓、薏苡仁、麦芽、山药、五谷虫、白芍、远志、山楂、神曲、陈皮、泽泻、甘草、砂仁、桔梗）加减。

加减：呕吐恶心加木香、生姜、丁香温中理气，和胃止呕；大便稀溏加苍术、车前子健脾化湿；腹痛喜按加肉豆蔻、乌药、木香温中散寒止痛；舌苔白腻加藿香、佩兰芳香醒脾化湿。

【临证备要】

1. 小儿要注意合理喂养，乳食宜定时定量，易于消化，忌暴饮暴食、过食肥甘炙煿、生冷瓜果或偏食零食。

2. 积滞较重，或积热结聚者，当通腑导滞，泄热攻下，但应中病即止，不可过用。

3. 可采用推拿外治法。

第十三节 疳 证

疳证是由喂养不当或多种疾病影响，导致脾胃受损，气液耗伤而形成的一种慢性疾病，临床以形体消瘦，面色无华，毛发干枯，精神萎靡或烦躁，饮食异常为特征。古人对"疳"之含义，有两种解释：其一曰"疳者甘也"，是指小儿恣食肥甘厚腻，损伤脾胃，形成疳证；其二曰"疳者干也"，是指气液干涸，形体羸瘦。前者言其病因，后者述其病机及主症。

西医学中的蛋白质–能量营养不良、维生素营养障碍、微量元素缺乏等疾病，可参照本病辨证施治。

【病因病机】

1. 病因

（1）喂养不当 饮食不节，喂养不当是引起疳证最常见的病因。小儿乳食不知自节，若喂养不当，乳食太过或不及，均可损伤脾胃，形成疳证。太过指乳食无度，过食肥甘厚味、生冷坚硬难化之物，以致食积内停，积久成疳。

（2）疾病影响 小儿久病吐泻，或反复外感，罹患其他慢性疾病；或失于调治或误用攻伐，致脾胃受损，津液耗伤，而成疳证。

（3）禀赋不足 先天胎禀不足，孕期久病，药物损伤胎元，致元气虚惫。脾胃功能薄弱，不能运化水谷化生气血，脏腑肌肤失于濡养，形体羸瘦，形成疳证。

2. 病机 本病的主要病变部位在脾胃，可涉及五脏，其基本病理改变为脾胃受损，津液耗竭。胃主受纳，脾主运化，脾健胃和，则气血津液化生有源，得以滋养全身。若脾胃失健，生化乏源，则气血不足，津液亏耗，肌肤、筋骨、经脉、脏腑失于濡养，日久则形成疳证。

病初仅表现为脾胃失和，运化不健，或胃气未损，脾气已伤，胃强脾弱，肌肤失荣不著者，为病情轻浅，正虚不著的疳气阶段；继之脾胃虚损，运化失健，积滞内停，气机阻滞，则呈现虚中夹实的疳积证候；若病情进一步发展或失于调治，脾胃日渐衰败，津液消亡，气血耗伤，元气衰惫者，则导致干疳。

若脾病及肝，肝阴不足，目失所养，而见视物不清，夜盲目翳者，则谓之"眼疳"；脾病及心，心火上炎，而见口舌生疮者，称为"口疳"；脾病及肺，肺气受损，卫外不固，易于外感，而见咳喘、潮热者，称为"肺疳"；脾病及肾，肾精不足，骨失所养，久致骨骼畸形者，称为"骨疳"；脾虚不运，水湿泛滥，则出现"疳肿胀"。

【诊断依据】

1. 有喂养不当或病后饮食失调及长期消瘦史。

2. 形体消瘦，体重比正常同年龄儿童平均值低 15% 以上，面色不华，毛发稀疏枯黄；严重者干枯羸瘦，体重可比正常平均值低 40% 以上。

3. 饮食异常，多食或厌食，大便干稀不调。

4. 兼有精神不振，或好发脾气，烦躁易怒，或喜揉眉擦眼，或吮指磨牙等症。

【辨证论治】

1. 辨证要点　本病辨证重在辨清虚、实，其次辨主症、兼症。主症按病程长短、病情轻重、虚实分为疳气、疳积、干疳三种证候。初起面黄发疏，食欲欠佳，形体略瘦，大便不调，精神如常者，谓之疳气；病情进展，见形体明显消瘦，肚腹膨隆，烦躁多啼，夜卧不宁，善食易饥，厌恶进食或嗜食异物者，称为疳积；若病程久延失治，而见形体极度消瘦，貌似老人，杳不思食，腹凹如舟，精神萎靡者，谓之干疳。在干疳或疳积重症阶段易出现兼证。脾病及心则口舌生疮，为口疳；脾病及肝则目生云翳，干涩夜盲，为眼疳；脾阳虚衰，水湿泛溢则肌肤水肿，为疳肿胀。

2. 治疗原则　健运脾胃为本病主要治疗原则。疳气以和为主；疳积以消为主，或消补兼施；干疳以补为要。

3. 证治分类

（1）常证

①疳气

证候：形体偏瘦，不思饮食，精神欠佳，性急易怒，面色少华，毛发稀疏，大便干稀不调，舌质略淡，苔薄微腻，脉细有力，指纹淡红。

治法：调脾健运。

方药：资生健脾丸（人参、茯苓、白术、白扁豆、陈皮、山药、甘草、莲子、砂仁、薏苡仁、桔梗、藿香、橘红、黄连、泽泻、芡实、山楂、麦芽、白豆蔻）加减。

加减：性情急躁，夜卧不宁加钩藤、佛手、黄连抑木除烦；大便稀溏加炮姜、肉豆蔻温运脾阳；大便秘结加火麻仁、决明子润肠通便。

②疳积

证候：形体明显消瘦，食欲不振或善食易饥，或嗜食异物，面色萎黄，毛发稀疏结穗，肚腹膨胀，甚则青筋暴露，精神烦躁，夜卧不宁，或见揉眉挖鼻，吮指磨牙，动作异常，舌淡苔腻，脉沉细而滑，指纹红滞。

治法：消积运脾。

方药：肥儿丸（肉豆蔻、木香、神曲、麦芽、胡黄连、槟榔、使君子）加减。

加减：腹胀明显加大腹皮、陈皮理气宽中；大便秘结加火麻仁、郁李仁润肠通便；烦躁不安，揉眉挖鼻加钩藤、莲子心清热除烦，平肝抑木；多饮善饥加石斛、天花粉滋阴养胃；恶心呕吐加竹茹、半夏降逆止呕；胁下痞块加丹参、郁金、穿山甲、红花活血散结；大便下虫加苦楝皮、雷丸、使君子、榧子杀虫消积。治疗过程中须注意消积、驱虫药不可久用，应中病即止，积去、虫下后继续调理脾胃善其后。

③干疳

证候：形体极度消瘦，杳不思食，皮肤干瘪，大肉已脱，皮包骨头，貌似老人，毛发干枯，面色㿠白，精神萎靡，啼哭无力，腹凹如舟，大便稀溏或便秘，舌淡嫩，苔少，脉细弱，指纹淡红。

治法：补气养血。

方药：八珍汤（人参、白术、茯苓、甘草、熟地黄、白芍、当归、川芎）加减。

加减：四肢欠温，加肉桂、炮姜温补脾肾；舌红口干加石斛、乌梅生津敛阴。若出现面色苍白，呼吸微弱，冷汗淋漓，四肢厥冷，脉细欲绝者，应急施独参汤或参附龙牡救逆汤以回阳救逆固脱，并配合西药抢救。

（2）兼证

①眼疳

证候：双目视物不清，或畏光，眼角赤烂，甚则黑睛混浊，白翳遮睛或有夜盲等。

治法：养血柔肝，滋阴明目。

方药：石斛夜光丸（石斛、人参、山药、茯苓、甘草、肉苁蓉、枸杞子、菟丝子、生地黄、熟地黄、五味子、天冬、麦冬、杏仁、防风、川芎、枳壳、黄连、牛膝、菊花、蒺藜、青葙子、决明子、水牛角、羚羊角）加减。夜盲者选羊肝丸（木贼、夜明砂、蝉蜕、羊肝、当归）加减。

②口疳

证候：口舌生疮甚或糜烂，或吐舌、弄舌，秽臭难闻，面赤心烦，夜卧不宁，小便短黄，舌质红，苔薄黄，脉细数。

治法：清心泻火，滋阴生津。

方药：泻心导赤散（生地黄、黄连、甘草梢）加减。内服药同时，加外用冰硼散或珠黄散涂搽患处。

③疳肿胀

证候：足踝浮肿，甚或颜面及全身浮肿，面色无华，神疲乏力，四肢欠温，小便短少，舌淡嫩，苔薄白，脉沉迟无力。

治法：健脾温阳，利水消肿。

方药：防己黄芪汤（防己、黄芪、甘草、白术）合五苓散（茯苓、泽泻、猪苓、白术、桂枝）加减。

加减：若浮肿明显，腰以下为甚，四肢欠温，偏于肾阳虚者，可用真武汤（茯苓、白芍、白术、附子、生姜）加减。

【临证备要】

1. 厌食、积滞与疳证皆有关联，"无积不成疳"，故对厌食、积滞要尽早治疗。

2. 注意补脾须佐助运，使补不碍滞；消积勿过用攻伐，以免伤正。

3. 出现兼症者，应按脾胃本病与他脏兼症合参而随症治之，以平为期。

第十四节   癫   痫

癫痫是小儿常见的一种反复发作性疾病，临床以突然仆倒，昏不识人，口吐涎沫，两目上视，四肢抽搐，惊掣啼叫，喉中发出异声，片刻即醒，醒后一如常人为特征。

我国早在《五十二病方》一书中已有"婴儿病痫"的记载。《诸病源候论·小儿杂病诸候》有惊痫、风痫的论述。民间俗名"羊痫风"。

西医学各种类型的癫痫，均可参照本节辨证论治。

【病因病机】

1. 病因   引起癫痫发作的原因颇为复杂，既有先天因素，也有后天因素。先天因素如胎中受惊、元阴不足；后天因素包括难产手术、惊恐跌仆、脑部损伤、反复惊风等。外感发热、情绪紧张、过度疲劳、声光刺激等常可成为诱发因素。归纳起来，癫痫的病因主要有顽痰内伏、暴受惊恐、惊风频发、外伤血瘀等。其病位主要在心、肝、脾、肾。

（1）顽痰内伏   痰之所生，常因小儿脾常不足，若饮食所伤或他病影响，脾胃受损，运化失常，水聚为痰。痰阻经络，阻滞脏腑气机升降之路，致使阴阳气不相顺接，痰浊上逆，蒙蔽清窍，发为癫痫。

（2）暴受惊恐   小儿受惊有先、后天之分。先天之惊多指胎中受惊，若母惊于外，则胎感于内，势必影响胎儿，生后若有所犯，则引发癫痫；后天之惊与小儿生理特点有关，小儿神气怯弱，元气未充，尤多痰邪内伏，若乍见异物，卒闻异声，或不慎跌仆，暴受惊恐，可致气机逆乱，痰随气逆，蒙蔽清窍，阻滞经络，则发为癫痫。

（3）惊风频发   外感瘟疫邪毒，化热化火，火盛生风，风盛生痰，风火相扇，痰火交结，可发惊风。惊风频作，未得根除，风邪与伏痰相搏，进而扰乱神明，闭塞经络，亦可继发癫痫。

（4）外伤血瘀   产时受伤或颅脑外伤，血络受损，血溢络外，瘀血停积，脑窍不通，以致精明失主，昏乱不知人，筋脉失养，则抽搐顿作，发为癫痫。

2. 病机   肾为先天之本，脾为后天之本，先天禀赋不足元阴亏乏，后天调摄失宜脾失运化，均可造成气机不利，津液运行不畅，日久可使痰浊内生，若复受于惊，惊则气乱，痰随气逆，或血络受损，瘀浊停积，上蒙心窍则神昏，横窜经络引动肝风则抽搐。

【诊断依据】

1. 全身性发作时突然昏倒，项背强直，四肢抽搐，口吐涎沫。或仅两目瞪视，呼之不应，或头部下垂，肢软无力。

2. 部分性发作时可见多种形式，如口、眼、手等局部抽搐而无突然昏倒，或凝视，或幻视，或呕吐、多汗，或语言障碍，或无意识动作等。

3. 发作突然，醒后如常人，反复发作。

4. 多有家族史，每因惊恐、劳累、情绪因素等诱发。

5. 发作前常有眩晕、胸闷等先兆。

6. 脑电图检查有阳性表现。

【辨证论治】

1. 辨证要点 本病辨证主要是辨虚实，实证主要责之于惊、风、痰、瘀血等。惊痫发病前常有惊吓史，发作时多伴有惊叫、恐惧等精神症状；风痫易由外感发热诱发，发作时抽搐较重，或伴有发热等症；痰痫发作以神识异常为主，神志恍惚，喉间痰鸣，抽搐不重；瘀血痫通常有明显的颅脑外伤史，头部疼痛位置较为固定。虚证包括脾虚痰盛与脾肾两虚，脾虚痰盛证表现癫痫反复发作，神疲乏力，面色少华，纳差便溏；脾肾两虚证常伴智能迟缓，腰膝酸软，四肢不温等。

2. 治疗原则 癫痫的治疗，应分标本虚实。频繁发作，以治标为主，着重清泻肝火，豁痰息风，开窍定痫；病久致虚者，以治本为要，或健脾化痰，或益肾填精。

3. 证治分类

（1）惊痫证

证候：起病前常有惊吓史。发作时惊叫，急啼，神志恍惚，面色时红时白，四肢抽搐，伴神昏，平素胆小易惊，精神恐惧或烦躁易怒，夜寐不安，舌淡红，苔白，脉弦滑，指纹色青。

治法：镇惊安神。

方药：镇惊丸（人参、茯神、僵蚕、枳壳、白附子、制天南星、茯苓、硼砂、芒硝、朱砂、全蝎、麝香、朱砂、甘草）加减。

加减：抽搐发作频繁加蜈蚣、白芍平肝息风；夜惊啼哭加磁石、琥珀粉镇静安神；头痛加菊花、石决明清肝泻火。

（2）痰痫证

证候：发作时突然跌仆，瞪目直视，喉间痰鸣，四肢抽搐，或局部抽动，或抽搐不明显，或神志恍惚，失神，或头痛，腹痛，肢体疼痛，口黏多痰，胸闷呕恶，可伴有智力低下，舌苔白腻，脉滑或指纹紫滞。

治法：豁痰开窍。

方药：涤痰汤（半夏、橘红、茯苓、枳实、胆南星、石菖蒲、人参、竹沥、甘草）加减。

加减：眨眼、点头，发作频繁者加天竺黄、琥珀粉、莲子心清心逐痰；头痛加菊花、川芎疏风清热；腹痛加白芍、延胡索行气止痛；呕吐加代赭石、竹茹降逆止呕；肢体疼痛加威灵仙、鸡血藤祛风通络。

（3）风痫证

证候：发作常由外感发热引起。发作时突然仆倒，两目上视或斜视，牙关紧闭，口吐白沫，口唇及面部色青，神志昏迷，颈项强直，抽搐频繁，舌质淡红，苔白，脉弦滑或指纹青。

治法：息风止痉。

方药：定痫丸（天麻、川贝母、胆南星、半夏、陈皮、茯苓、茯神、丹参、麦冬、石菖蒲、远志、全蝎、僵蚕、琥珀、朱砂、竹沥、姜汁、甘草）加减。

加减：高热者加生石膏、黄芩清热息风；大便干结加大黄、玄明粉泻火通便；烦躁不安者加黄连、竹叶清热安神；久治不愈，出现肝肾阴虚、虚风内动之象，可加用白芍、龟甲、当归、生地黄滋阴柔肝止痉。

（4）瘀血痫证

证候：反复抽搐，经久不愈，头痛有定处，单侧或四肢抽搐，抽搐部位及动态较为固定，舌质紫暗或有瘀点，苔少，脉涩，指纹沉滞。

治法：活血息风。

方药：通窍活血汤（赤芍、川芎、桃仁、红花、麝香、老葱、鲜姜、大枣）加减。

加减：抽搐频繁加全蝎、乌梢蛇通络止痉；头痛剧烈加丹参、五灵脂活血通窍；大便秘结加芦荟、火麻仁润肠通便；频发不止者，加五灵脂、蒲黄行瘀散结。

（5）脾虚痰盛证

证候：反复发作，抽搐无力，面色无华，神疲乏力，时作眩晕，纳呆便溏，舌质淡，苔薄腻，脉滑弱或指纹淡红。

治法：健脾化痰。

方药：六君子汤（人参、白术、茯苓、半夏、陈皮、甘草）加减。

加减：大便稀薄者加山药、白扁豆健脾燥湿；食少纳呆者加焦山楂、神曲醒脾开胃；面色无华，眩晕者加黄芪、当归益气养血。

（6）肾精亏虚证

证候：发病日久，屡发不止，瘛疭抖动，时有头晕，腰膝酸软，神疲乏力，少气懒言，四肢不温，可伴智力低下，舌质淡，苔白，脉沉细无力，指纹淡红。

治法：益肾填精。

方药：河车八味丸（紫河车、生地黄、牡丹皮、大枣、茯苓、泽泻、山药、麦冬、五味子、肉桂、附子、鹿茸）加减。

加减：抽搐频繁者加鳖甲、白芍滋阴息风；智力低下者，加益智仁、石菖蒲补肾开窍；大便稀溏者，加白扁豆、炮姜温中健脾。

【临证备要】

1. 癫痫治疗时间较长，一般在临床症状消失后，仍应服药2～3年，如遇青春期则再延长1～2年，并结合脑电图等理化检查，恢复正常后方可逐渐停药。

2. 抗癫痫药物切忌骤停，以防引起反跳，加重癫痫发作。

3. 临证时注意癫痫持续状态的控制，若得不到及时有效治疗，可造成不可逆的脑损伤。

4. 注意预防调护。

第十五节　水　肿

水肿是小儿时期常见的病证，以体内水液潴留，泛溢肌肤，引起面目、四肢，甚则全身浮肿为临床特征。

水肿病名早在《内经》就有"肺水""脾水""肾水""风水""皮水"的记载。水肿又分为阳水与阴水两大类。

西医学中急性肾小球肾炎、肾病综合征及继发性肾小球疾病，均可参照本节辨证论治。

【病因病机】

小儿水肿的病因有外因与内因之分，外因多为外感风邪、湿热、疮毒，内因为肺脾肾三脏亏虚，其病位主要在肺、脾、肾。

1. 病因

（1）感受风邪　风邪从口鼻而入，首先犯肺，肺失通调，气不化水，水液潴留，而致小便不利，水液泛滥而成水肿。

（2）湿热内侵　湿热疮毒由皮毛肌肤而入，湿热熏蒸，内归脾肺，肺失通调，脾失运化，影响水液的转输代谢，水液泛滥而发为水肿。

（3）脾虚湿困　小儿脾常不足，运化力弱，易水谷反滞，聚而生湿，湿困中焦，脾阳不振，不能为胃行其津液，运化无权，水湿无制，发为水肿。

（4）脾肾阳虚　脾为后天之本，气血生化之源，为治水之脏，脾阳虚弱，土不制水，水湿泛滥而为肿；先天不足或久病及肾，肾阳不足，温煦气化无权，水湿不化，聚而为肿。

（5）肝肾阴虚　肝肾同源，脾肾阳虚，阳损及阴，肾水匮乏，水不涵木，肝木失养，则致肝肾阴虚，虚火内生。

2. 病机　人体水液的正常代谢，依靠肺的通调，脾的转输，肾的开阖与三焦、膀胱的气化共同完成。感受风邪、湿热或疮毒内归，导致肺、脾、肾三脏功能失调，影响水液代谢，泛溢肌肤则成为水肿。

阳水反复发作，正气内溃，脾肺俱虚，气化不利，水湿停留，可转为阴水，表现为正虚邪恋、虚实夹杂的证候。在疾病发展过程中，由于水气内盛，可逆射于肺，产生气急暴喘；或由水气上凌心肺者，可伴卒然昏迷、惊厥等危象；水毒闭阻中焦，上则呕吐，恶心，口中有秽气，下则尿闭，便溏，甚则神昏、惊厥而成恶候。

【诊断依据】

1. 阳水

（1）病程短，病前 1~4 周常有乳蛾、脓疱疮、丹痧等病史。

（2）浮肿多由眼睑开始，逐渐遍及全身，皮肤光亮，按之随手而起，尿量减少，甚至尿闭。部分患儿出现肉眼血尿，常伴血压增高。

（3）严重病例可出现头痛，呕吐，恶心，抽风，昏迷或唇甲青紫，烦躁，呼吸急促等变证。

（4）实验室检查：尿常规镜检有大量红细胞，可见颗粒管型和红细胞管型，尿蛋白增多。

2. 阴水

（1）全身浮肿明显，呈凹陷性，腰以下肿甚，甚则出现腹水、胸水。

（2）病程较长，常反复发作，缠绵难愈。

（3）实验室检查：尿常规以蛋白为主。尿蛋白定性（＋＋＋）～（＋＋＋＋），尿蛋白定量≥50mg/（kg·24h）。血胆固醇增高，常在 6.48mmol/L 以上，血浆白蛋白可低于 30g/L。

【辨证论治】

1. 辨证要点　本病辨证，首先辨阴阳虚实，其次辨常证、变证。凡起病急，病程短，水肿部位以头面为主，皮肤光亮，按之即起者多为阳水，属实；起病缓慢，病程长，水肿部位以腰以下为主，皮肤色暗，按之凹陷难起者多为阴水，属虚或虚中夹实。凡仅见水肿，尿少，精神食欲尚可者，为常证。水肿伴见胸满，咳喘，心悸，或神昏谵语，抽风惊厥，或尿闭，恶心呕吐，口有秽气者，均为危重变证。

2. 治疗原则　水肿总的治疗原则为利水消肿。阳水的治疗，急性期以祛邪为旨，宜宣肺利水，清热凉血，解毒利湿；恢复期则以扶正兼祛邪为要。阴水的治疗，以扶正培本为主，重在益气健脾补肾，调理阴阳。对于变证，应根据证候分别采用泻肺逐水、温补心阳、平肝息风、清心利水、通腑降浊等法。

3. 证治分类

（1）常证

①风水相搏证

证候：水肿自眼睑开始，继而四肢，甚至全身浮肿，皮肤光亮，按之凹陷随手而起，尿少色赤，伴发热，咽红咽痛，咳嗽，舌淡红，苔薄白或薄黄，脉浮。

治法：疏风宣肺，利水消肿。

方药：麻黄连翘赤小豆汤（麻黄、连翘、赤小豆、杏仁、桑白皮、生姜、大枣、炙甘草）加减。

加减：偏风寒证见骨节酸楚疼痛，加羌活、防己疏风散寒；偏风热证者加黄芩、金银花疏风清热；咳嗽气喘，加葶苈子、桑白皮泻肺平喘；血压升高明显者去麻黄，加钩藤、夏枯草平肝泻火；血尿者加小蓟、茜草凉血止血。

②湿热内侵证

证候：头面肢体浮肿或轻或重，尿黄赤而少，或有血尿，烦热口渴，头身困重，常有近期疮毒史，舌质红，苔黄腻，脉滑数。

治法：清热利湿，凉血止血。

方药：五味消毒饮（菊花、金银花、蒲公英、紫花地丁、天葵子）合小蓟饮子（小蓟、藕节、蒲黄、滑石、生地黄、竹叶、栀子、当归、甘草）加减。

加减：尿血明显者加大蓟、牡丹皮凉血止血；皮肤疮毒、湿疹加苦参、地肤子燥湿解毒；头痛眩晕加钩藤、菊花平肝息风；口苦口黏，加茵陈、龙胆草燥湿清热；浮肿明显者加车前草、大腹皮利水消肿。

③脾虚湿困证

证候：全身浮肿，按之凹陷难起，面色萎黄，神疲乏力，胸闷腹胀，纳少便溏，小便短少，舌质淡，苔白滑，脉沉缓或指纹淡。

治法：温运中阳，行气利水。

方药：实脾饮（白术、茯苓、大腹皮、木瓜、厚朴、木香、草果仁、附子、干姜、甘草、生姜、大枣）加减。

加减：浮肿明显者加五皮饮（陈皮、茯苓皮、生姜皮、桑白皮、大腹皮）利水；腰膝酸软者加用五味子、菟丝子滋补肾气；腹胀纳差者加陈皮、炒莱菔子行气导滞。

④脾肾阳虚证

证候：全身浮肿，按之深陷难起，腰腹下肢尤甚，可伴有胸水、腹水，面白无华，神疲乏力，畏寒肢冷，纳差便溏，舌淡胖或有齿印，苔白滑，脉沉细无力或指纹淡。

治法：温肾健脾，化气行水。

方药：偏肾阳虚者，真武汤（茯苓、白芍、白术、生姜、附子）加减；偏脾阳虚者，实脾饮（白术、茯苓、大腹皮、木瓜、厚朴、木香、草果仁、制附子、干姜、甘草、生姜、大枣）加减。

加减：肾阳虚重者加用仙灵脾、巴戟天温补肾阳；水湿重加桂枝、泽泻等通阳利水；若兼有咳嗽、胸满、气促不能平卧者，加用防己、葶苈子泻肺利水；兼有腹水者加牵牛子、槟榔行气逐水。

（2）变证

①水凌心肺证

证候：全身明显浮肿，尿少或尿闭，咳嗽气急，胸闷心悸，喘息不能平卧，烦躁不宁，面色苍白，口唇青紫，指甲发绀，舌质暗红，苔白腻，脉沉细无力。

治法：泻肺逐水，温阳扶正。

方药：己椒苈黄丸（防己、椒目、葶苈、大黄）合参附汤（人参、附子）加减。

加减：尿少加猪苓、泽泻利水渗湿；若见面色灰白，四肢厥冷，汗出脉微，乃心阳虚衰之危象，应急用独参汤（人参）或参附龙牡救逆汤（人参、附子、龙骨、牡蛎、白芍、炙甘草）回阳固脱。

②邪陷心肝证

证候：肢体面目浮肿，头痛眩晕，视物模糊，烦躁不安，甚则抽搐，昏迷，小便短赤，舌质红，苔黄糙，脉弦数。

治法：平肝泻火，清心利水。

方药：龙胆泻肝汤（龙胆草、黄芩、栀子、泽泻、车前子、当归、生地黄、柴胡、甘草）合羚角钩藤汤（羚羊角片、桑叶、川贝母、鲜生地黄、钩藤、菊花、茯神、白芍、甘草）加减。

加减：大便秘结加生大黄、芒硝通便泻火；头痛眩晕较重加夏枯草、石决明镇肝潜阳；恶心呕吐加半夏、胆南星降逆止呕；昏迷抽搐可加服牛黄清心丸或安宫牛黄丸解毒息风开窍。

③水毒内闭证

证候：全身浮肿，尿少或尿闭，头晕头痛，恶心呕吐，口中气秽，嗜睡，甚则昏迷，舌淡胖，苔垢腻，脉滑数。

治法：通腑降浊，解毒利尿。

方药：温胆汤（半夏、竹茹、枳实、陈皮、炙甘草、茯苓、人参）合附子泻心汤（附子、白术、茯苓、白芍、人参）加减。

加减：呕吐频繁，先服玉枢丹辟秽止呕；昏迷惊厥加用安宫牛黄丸或紫雪丹息风开窍。

【临证备要】

1. 注意阳水与阴水之间的相互转化。

2. 阴水治疗以健脾温肾，扶正为主，同时注意配合宣肺、利水、清热、化湿、降浊、活血化瘀等祛邪之法以治其标。

3. 重视预防调护。

第十六节 尿 频

尿频是以小便频数为特征的疾病。多发于学龄前儿童，尤以婴幼儿时期发病率最高。女孩发病率高于男孩。属于中医学"淋证"的范畴。

西医学中尿路感染、白天尿频综合征、泌尿系结石，均可参照本节辨证论治。

【病因病机】

1. 病因 本病外因责之于湿热，内因责之于脾肾亏虚。湿热内蕴，脾肾气虚为其主要病理改变。

（1）湿热下注 外感湿热或坐地嬉戏，湿热之邪感受，熏蒸于下；恣食肥甘厚味，内伤乳食，酿湿生热，湿热内伏，蕴郁膀胱，气化失司，膀胱失约而致尿频。

（2）脾肾气虚 尿频长期不愈，或因小儿先天不足，素体虚弱，病后失调，导致脾肾气虚。肾气虚则下元不固，气化不利，开阖失司；脾气虚则中气下陷，运化失常，水失制约，均可使膀胱失约，排尿异常，而致尿频。

（3）阴虚内热 尿频日久不愈，湿热久恋不去，可损伤肾阴；或脾肾阳虚，日久阳损及阴，而致肾阴不足，虚热内生，虚火客于膀胱，膀胱失约而致尿频。

2. 病机 本病病位在肾与膀胱。肾主水，与膀胱相表里，膀胱的气化主要靠肾气主司，各种原因导致肾气不足，则使膀胱气化失司，发生尿频。因湿热之邪流注下焦者，以实证为主；因脾肾两虚或肾阴损伤，湿浊蕴结，下注膀胱者，多虚中夹实；因脾肾气虚，气不化水，而致小便频数，淋沥不畅者，则为虚证。

【诊断依据】

本病常见有尿路感染和白天尿频综合征两种病证。

1. 尿路感染 有外阴不洁或坐地嬉戏等湿热外侵史。起病急，年长儿以尿频、尿急、尿痛，并伴有发热、腰痛为特征；小婴儿的尿频往往局部排尿刺激症状不明显，而仅表现为发热、拒食、呕吐、泄泻等全身症状，可发现排尿时哭闹不安，尿布有臭味和顽固性尿布疹等症状。尿常规可见白细胞，尿细菌培养可见细菌生长。

2. 白天尿频综合征 多发生在婴幼儿时期。患儿白天尿意频繁，但夜间入睡后消失，反复发作，无其他痛苦，精神、饮食均正常，尿频症状可自行消失。尿常规、尿细菌培养均阴性。

【辨证论治】

1. 辨证要点 本病的辨证，关键在于辨虚实。病程短，起病急，小便频数短赤，尿道灼热疼痛，或见发热恶寒者，为湿热下注所致，多属实证；病程长，起病缓，小便频数，淋沥不尽，无明显尿热、尿痛之感，多属虚证。

2. 治疗原则 本病治疗要分清虚实，实证宜清热利湿，虚证宜温补脾肾或滋阴清热，病程日久或反复发作者，多为本虚标实、虚实夹杂之候，治疗要标本兼顾，攻补兼施。

3. 证治分类

（1）湿热下注证

证候：起病较急，小便频数短赤，尿道灼热疼痛，尿液淋沥混浊，腰部酸痛，婴儿则时时啼哭不安，常伴有发热，烦躁口渴，恶心呕吐，舌质红，苔黄腻，脉滑数或指纹紫。

治法：清热利湿，通利膀胱。

方药：八正散（大黄、栀子、瞿麦、萹蓄、滑石、甘草、车前子）加减。

加减：发热恶寒者加柴胡、黄芩解肌退热；恶心呕吐者加竹茹、藿香降逆止呕；小便带血，尿道刺痛，排尿突然中断者，常为砂石所致，加金钱草、海金沙、鸡内金利湿排石；小便频数短涩，小腹作胀，可加柴胡、香附疏肝理气。

（2）脾肾气虚证

证候：病程日久，反复不愈，小便频数，淋沥不尽，神倦乏力，面色萎黄，食欲不振，甚则畏寒怕冷，手足不温，大便稀薄，眼睑浮肿，舌质淡或有齿痕，苔薄腻，脉细弱或指纹淡。

治法：温补脾肾，升提固摄。

方药：缩泉丸（益智仁、乌药、山药）加味。

加减：神倦乏力，纳差便溏，尿液混浊者可加用党参、茯苓健脾益气；畏寒肢冷，下肢浮肿可加用附子、干姜温阳利水；夜尿增多者加桑螵蛸、生龙骨补肾固涩。

（3）阴虚内热证

证候：病程日久，小便频数或短赤，低热，盗汗，颧红，五心烦热，咽干口渴，唇干舌红，舌苔少，脉细数或指纹淡紫。

治法：滋阴补肾，清热降火。

方药：知柏地黄丸（熟地黄、牡丹皮、山茱萸、山药、泽泻、茯苓、知母、黄柏）加减。

加减：若仍有尿急、尿痛者加萹蓄、瞿麦以清利湿热；低热者加青蒿、地骨皮以退热除蒸；盗汗者加鳖甲、龙骨、牡蛎以敛阴止汗。

【临证备要】

1. 滋阴之品容易滞湿留邪，清利之品又易耗伤阴液，临床治疗湿热留恋不去时，应仔细辨别虚实的孰轻孰重，斟酌应用。

2. 本病若缠绵日久，损伤正气，往往形成虚实夹杂之复杂证候，此时要分清虚实之孰多孰少，或以补为主，或以清为主，或攻补兼施。

3. 注意预防与调护。

第十七节 遗 尿

遗尿俗称"尿床"，是指5岁以上小儿睡中小便自遗，醒后方觉的一种病证。多见于10岁以下儿童，部分有明显的家族倾向。

西医学中原发性遗尿和继发性遗尿，均可参照本节辨证论治。

【病因病机】

遗尿的病因，多与膀胱和肾的气化功能失调有关，尤其以肾气不足，膀胱虚寒为多见。

1. 病因

（1）肾气不足 先天禀赋不足，或素体虚弱，肾气不足，导致下元虚寒，肾气失于固摄，致使膀胱失约而遗尿。

（2）肺脾气虚 肺主一身之气，为水之上源，有通调水道，下输膀胱的作用；脾属中土，主运化水湿而制水。肺气虚弱，治节失司，脾气虚弱，不能制水，所谓"上虚不能制下"，而见遗尿。

（3）肝经郁热 肝主疏泄，调畅气机，肝之经脉循绕阴器，抵少腹，若因湿热之邪蕴郁肝经，致肝失疏泄；或湿热下注，移热于膀胱，致膀胱失约而遗尿。

2. 病机 本病病位主要在膀胱，涉及肺、脾、肾。肾气不固，下元虚寒，膀胱气化功能失调，闭藏失职而致遗尿。肺脾气虚则水道制约无权而致遗尿。肝郁则气机不畅，郁而化热，或夹湿下注，疏泄失常，致膀胱失约而成遗尿。

【诊断依据】

1. 发病年龄在 5 岁以上，寐中小便自遗，醒后方觉。

2. 睡眠较深，不易唤醒，每夜或隔几夜就发生尿床，甚则每夜尿床数次。

3. 尿常规及尿细菌培养无异常发现。

4. 部分患儿 X 线检查，可发现隐性脊柱裂。

【辨证论治】

1. 辨证要点 本病重在辨其虚实寒热。临床所见，虚寒者多，实热者少。虚寒者病程长，体质弱，小便次频量多，兼见面白神疲、形寒肢冷、乏力自汗等症。实热者病程短，体质壮实，尿量少、黄臊，兼见面红唇赤、性情急躁、头额汗多、夜惊不宁、大便干结等症。

2. 治疗原则 本病以温补下元、固涩膀胱为基本治则。虚证以扶正培本为主，温肾固摄、补肺健脾；肝经湿热之实证，以泻肝清热利湿为主。

3. 证治分类

（1）肾气不足证

证候：睡中经常遗尿，甚者一夜数次，小便清长，面白少华，神疲乏力，形寒肢冷，舌淡苔白滑，脉沉无力。

治法：温补肾阳，固涩止遗。

方药：菟丝子散（菟丝子、鸡内金、肉苁蓉、牡蛎、制附子、五味子）加减。

加减：尿床次数频繁者加赤石脂、补骨脂固涩缩尿；夜寐沉睡不易唤醒者加炙麻黄、石菖蒲醒神开窍；兼有郁热者加栀子、黄柏兼清里热。

（2）肺脾气虚证

证候：睡中遗尿，白天尿频，面色少华，神疲乏力，少气懒言，食欲不振，大便溏薄，自汗出，易感冒，舌质淡红，苔薄白，脉缓弱。

治法：益气健脾，固涩止遗。

方药：补中益气汤（黄芪、人参、白术、甘草、当归、陈皮、升麻、柴胡、生姜、大枣）合缩泉丸（益智仁、乌药、山药）加减。

加减：多汗者加煅龙骨、煅牡蛎固涩止汗；纳呆者加焦山楂、焦神曲开胃消食；大便稀溏者，加炮姜、补骨脂温脾止泻。

（3）肝经郁热证

证候：睡中遗尿，小便短黄，气味腥臊，性情急躁，夜梦纷纭，或夜间龄齿，手足心热，面赤唇红，口渴饮水，或目睛红赤，舌质红，苔黄，脉滑数。

治法：清热利湿，泻肝止遗。

方药：龙胆泻肝汤（龙胆草、黄芩、栀子、泽泻、车前子、当归、生地黄、柴胡、甘草）加减。

加减：夜卧不宁，龄齿梦呓较显著者，加黄连、茯神清心降火；五心烦热者，加五味子、酸枣仁养阴安神；大便干结，性情急躁者，加决明子、柏子仁润燥安神；若久病不愈，耗伤阴液，肝肾亏损而见消瘦、低热、盗汗、舌红脉细数，用知柏地黄丸以滋阴降火。

【临证备要】

1. 固涩小便法主要是针对虚证遗尿而设立的一种常用治法，此法常与温阳法、补肾法、益气健脾法配合使用。

2. 遗尿小儿往往夜寐深沉，呼之难醒，或醒而朦胧不清，可在辨证基础上加用石菖蒲、远志以养心气，益肾阳。

3. 每晚按时唤醒小儿排尿，逐渐养成自控的排尿习惯。

第十八节 紫 癜

紫癜是小儿常见的出血性疾病之一，以血液溢于皮肤、黏膜之下，出现瘀点瘀斑、压之不褪色为其临床特征，常伴鼻衄、齿衄，甚则呕血、便血、尿血。本病亦称紫斑，属于中医学血证范畴。

西医学中过敏性紫癜和血小板减少性紫癜，均可参照本节辨证论治。

【病因病机】

1. **病因** 紫癜的病因有内因、外因之分。小儿素体正气亏虚是发病之内因，外感时邪或其他异气是发病之外因。

2. **病机** 本病病位在心、肝、脾、肾。外感时令之邪，六气皆易从火化，蕴郁于皮毛肌肉之间；或者冒触异气，引动伏热，风热、疫气与气血相搏，热伤血络，迫血妄行，溢于脉外，渗于皮下，发为紫癜。邪重者，还可伤其阴络，出现便血、尿血等。若血热损伤肠络，血溢络外，碍滞气机，可致剧烈腹痛；夹湿留注关节，则可见局部肿痛，屈伸不利。

若小儿先天禀赋不足，或疾病迁延日久，耗气伤阴，均可致气虚阴伤，病情由实转虚，或虚实夹杂。气虚则统摄无权，气不摄血，血液不循常道而溢于脉外；阴虚火炎，血随火动，渗于脉外，可致紫癜反复发作。

【诊断依据】

本病起病多较急，以皮肤、黏膜出现瘀点瘀斑为其主症，可伴鼻衄、齿衄、呕血、便血、尿血等，出血严重者可见面色苍白等血虚气耗症状，甚则发生气随血脱之危症。

本病包括过敏性紫癜和原发性血小板减少性紫癜。

1. 过敏性紫癜 发病前可有上呼吸道感染或服食某些食物、药物等诱因。紫癜多见于下肢伸侧及臀部、关节周围，为高出皮肤的鲜红色至深红色丘疹、红斑或荨麻疹，大小不一，多呈对称性，分批出现，压之不褪色。可伴有腹痛、呕吐、血便等消化道症状，游走性大关节肿痛及血尿、蛋白尿等。血小板计数，出血、凝血时间，血块收缩时间均正常。

2. 原发性血小板减少性紫癜 皮肤黏膜见瘀点、瘀斑。瘀点多为针尖样大小，一般不高出皮面，多不对称，可遍及全身，但以四肢及头面部多见。可伴有鼻衄、齿衄、尿血、便血等，严重者可并发颅内出血。血小板计数显著减少，急性型一般低于 $20 \times 10^9/L$，慢性型一般在 $30 \times 10^9/L \sim 80 \times 10^9/L$ 之间。出血时间延长，血块收缩不良，束臂试验阳性。

【辨证论治】

1. 辨证要点 本病辨证首先根据起病、病程、紫癜颜色等辨虚实。起病急，病程短，紫癜颜色鲜明者多属实；起病缓，病情反复，病程缠绵，紫癜颜色较淡者多属虚。其次判断病情轻重。以出血量的多少及是否伴有肾脏损害或颅内出血等作为判断轻重的依据。凡出血量少者为轻症；出血严重伴大量便血、血尿、明显蛋白尿，或头痛、昏迷、抽搐等均为重症。

2. 治疗原则 本病的治疗，实证以清热凉血为主；虚证以益气摄血、滋阴降火为主。

3. 证治分类

（1）风热伤络证

证候：起病较急，皮肤紫癜散发，尤以下肢及臀部居多，对称分布，色泽鲜红，大小不一，或伴痒感，可有发热、腹痛、关节肿痛、尿血等，舌质红，苔薄黄，脉浮数。

治法：疏风清热，凉血止血。

方药：银翘散（金银花、连翘、竹叶、荆芥、牛蒡子、薄荷、淡豆豉、甘草、桔梗、芦根）加减。

加减：皮肤瘙痒加浮萍、蝉蜕祛风止痒；腹痛加延胡索、木香行气止痛；关节肿痛加桑枝、牛膝祛风通络；尿血加小蓟、白茅根凉血止血。

（2）血热妄行证

证候：起病较急，皮肤出现瘀点瘀斑，色泽鲜红，或伴鼻衄、齿衄、便血、尿血，心烦，口渴，便秘，舌质红，苔黄燥，脉数有力。

治法：清热解毒，凉血止血。

方药：犀角地黄汤（犀角或水牛角代、生地黄、牡丹皮、赤芍）加减。

加减：齿衄、鼻衄者加炒栀子、白茅根凉血解毒；尿血加大蓟、小蓟凉血止血；大便出血加地榆炭、槐花收敛止血；腹中作痛重用白芍、甘草缓急止痛。

（3）气不摄血证

证候：紫癜反复出现，病程迁延，瘀斑、瘀点颜色淡紫，面色少华，神疲乏力，食欲不振，头晕心慌，舌淡苔薄，脉细无力。

治法：健脾养心，益气摄血。

方药：归脾汤（人参、白术、当归、茯苓、黄芪、龙眼肉、远志、木通、酸枣仁、木香、甘草）加减。

加减：出血不止加云南白药（冲服）、仙鹤草、阿胶养血止血；腹痛便血者，加防风炭、生地榆炭和血止痛；食欲不振者，加砂仁、焦神曲醒脾消食；神疲肢软，四肢欠温，腰膝酸软为肾阳亏虚，加鹿茸、肉苁蓉、巴戟天以温肾补阳。

（4）阴虚火旺证

证候：病程日久，紫癜时发时隐，鼻衄齿衄，血色鲜红，低热盗汗，腰膝酸软，心烦少寐，舌质红，苔少，脉细数。

治法：滋阴降火，凉血止血。

方药：知柏地黄丸（熟地黄、牡丹皮、山茱萸、山药、泽泻、茯苓、知母、黄柏）加减。

加减：鼻衄、齿衄者加白茅根、焦栀子以凉血止血；低热者加银柴胡、地骨皮清虚热；盗汗加煅牡蛎、浮小麦以收敛止汗；若尿中红细胞较多者，可另冲三七粉、琥珀粉活血止血。

【临证备要】

1. 辨证与辨病相结合：过敏性紫癜早期多为风热伤络，血热妄行，常兼见湿热痹阻或热伤胃络，后期多见阴虚火旺或气不摄血；血小板减少性紫癜急性型多为血热妄行，慢性型多为气不摄血或阴虚火旺。

2. 紫癜为离经之血，皆属瘀血，故常加用活血化瘀之品。

3. 临证须注意证型之间的相互转化或同时并见，治疗时要分清主次，统筹兼顾。

第十九节　麻　疹

麻疹是外感麻毒时邪引起的一种急性出疹性时行疾病，以发热，咳嗽，鼻塞流涕，泪水汪汪，口腔两颊近臼齿处可见麻疹黏膜斑，周身皮肤按序泛发麻粒样大小的红色斑丘疹，疹退时皮肤有糠麸样脱屑和色素沉着斑等为特征。

本病好发于冬春季节，可引起流行。6个月至5岁小儿发病率高。麻疹若能及时治疗，合理调护，疹点按期有序布发，则预后良好；但麻疹重症可产生逆险证候，甚至危及生命。本病患病后一般可获得终生免疫。

西医学也称该病为麻疹。

【病因病机】

1. 病因　外因责之于感受麻毒时邪，内因责之于脏腑娇嫩，正气不足，抗病能力低下。

2. 病机

（1）麻疹顺证　麻疹的病变部位在肺脾二经。肺主皮毛，开窍于鼻，外邪由口鼻而入，首犯肺卫，正邪相争，致肺失宣肃，卫阳郁遏，故出现发热、咳嗽、鼻塞流涕、泪水汪汪等肺卫表证；脾主肌肉，统血，合四肢，外邪由表入里，郁阻于脾，邪毒外泄肌肤，皮疹按序透发，则发为麻疹。疹透之后，毒随疹泄，麻疹依次收没，热去津伤，趋于康复。此为麻疹顺证。

（2）麻疹逆证　若感邪较重，或正气虚弱，或失于调治，均可导致正虚不能托邪外泄，邪毒内陷，病情进一步发展而发生逆证。麻毒时邪内传，或他邪袭肺，化热灼津，炼液成痰，阻于气道，肺气闭郁，出现热、咳、痰、喘者，为邪毒闭肺证；麻毒入里，化热生痰，痰热壅结，上攻咽喉，出现咽喉疼痛溃烂、呛咳声嘶、吞咽不利等症者，为邪毒攻喉证；麻毒炽盛，正气不足，邪毒内陷，蒙蔽心包，引动肝风，出现高热神昏、烦躁、惊厥、抽搐者，为邪陷心肝证。

【诊断依据】

1. 病史　易感儿，在流行季节，有麻疹接触史。

2. 临床表现　疾病初起，可有发热，咳嗽，喷嚏，鼻塞流涕，泪水汪汪，口腔内两颊黏膜近臼齿处可见麻疹黏膜斑；发热经过 3～4 天后，热盛出疹，皮疹按序透发，典型皮疹自耳后、发际，渐次延及头面、颈部，自上而下，蔓延全身，最后达于手足心及鼻准部。3～4 天出齐；疹透后身热渐退，皮疹收没，皮肤有糠麸样脱屑和色素沉着斑。麻毒深重者，常可合并邪毒闭肺或邪毒攻喉或邪陷心肝等危重变证。

3. 皮疹特点　麻疹皮疹呈暗红色斑丘疹，但皮疹与皮疹之间皮肤颜色正常。邪毒深重者，皮疹稠密，融合成片，疹色紫暗；邪毒内陷者，可见皮疹骤没，或疹稀色淡。

4. 血常规检查　白细胞总数正常或降低；应用荧光标记的特异抗体，检测患儿鼻咽分泌物或尿沉渣涂片的麻疹病毒抗原，有助于早期诊断；非典型麻疹可在发病后 1 个月做血清学检查，血清抗体超过发病前 4 倍或抗体 >1∶160 时可确诊。

【辨证论治】

1. 辨证要点　麻疹辨证，主要辨别顺证、逆证，然后顺证再辨表里，逆证辨别脏腑，便可掌握疾病的轻重和预后。

2. 治疗原则　本病治疗清凉透疹为基本治则。初热期麻毒郁表，治以宣肺透疹为主，使麻疹时邪由表而出；见形期麻毒炽盛，治以清热解毒为主，继续透疹；收没期邪毒已退，正气亦伤，治以养阴清热为主。总之，麻疹治疗，以透疹达邪、清凉解毒为要。麻疹逆证治疗，仍遵透疹、解毒、扶正为原则。

3. 证治分类

（1）顺证

①邪犯肺卫证（初热期）

证候：发热，微恶风寒，鼻塞流涕，咽喉疼痛，咳嗽，双眼红赤，泪水汪汪，畏光，神烦哭闹，纳少。发热第 2～3 天，口腔两颊黏膜红赤，近臼齿处可见麻疹黏膜斑，周围绕以红晕，舌质偏红，舌苔薄白或薄黄，脉浮数或指纹浮紫。

治法：辛凉透表，清宣肺卫。

方药：宣毒发表汤（升麻、葛根、前胡、桔梗、枳壳、荆芥、防风、薄荷、甘草、木通、连翘、牛蒡子、杏仁、竹叶）加减。

加减：发热无汗，鼻流清涕，加苏叶、苍耳子解表散寒；咽喉疼痛，乳蛾红肿，加射干、马勃清利咽喉；夜睡不安，尿黄短少，加芦根、通草利尿清热；面色苍白，四肢欠温，加太子参、黄芪扶正透疹。

②邪炽肺胃证（出疹期）

证候：持续发热，起伏如潮，肤有微汗，每潮一次，疹随外出，目赤眵多，咳嗽，流涕。疹点先见于耳后、发际，渐及额、面、颈部，继而躯干、四肢，最后手掌、足底见疹，疹子出齐。疹点初起稀疏，逐渐稠密，疹色先红后暗，高出皮面，触之碍手，压之褪色，舌质红赤，舌苔黄腻，脉数或指纹紫滞。

治法：清凉解毒，透疹达邪。

方药：清解透表汤（金银花、连翘、西河柳、蝉衣、葛根、升麻、紫草、桑叶、菊花、牛蒡子、甘草）加减。

加减：高热不退，加石膏、知母清热泻火；皮疹红赤稠密，紫暗成片，加牡丹皮、红花、赤芍清热凉血；神识昏沉，加石菖蒲、郁金化痰开窍；齿衄、鼻衄加藕节炭、白茅根凉血止血；咳嗽气粗，喉间痰鸣，加桑白皮、鱼腥草清肺化痰。

③阴津耗伤证（收没期）

证候：发热渐退，咳嗽减轻，纳食增加，皮疹按出疹顺序逐渐回收，皮肤可见糠麸样脱屑，并有色素沉着，舌红少津，舌苔薄，脉细数或指纹淡红。

治法：养阴益气，清解余邪。

方药：沙参麦冬汤（沙参、麦冬、天花粉、玉竹、桑叶、白扁豆、甘草）加减。

加减：低热不退，加地骨皮、银柴胡、白薇清退虚热；咳嗽明显，加款冬花、枇杷叶宣肺止咳；纳谷不香，加焦神曲、炒麦芽开胃健脾；大便干结，加瓜蒌仁、火麻仁润肠通便。

（2）逆证

①麻毒闭肺证

证候：高热不退，烦躁不安，咳嗽气促，喉间痰鸣，鼻翼扇动，唇周发绀，皮疹稠密，疹点紫暗，或疹出骤没，舌质红，舌苔黄，脉数或指纹紫滞。

治法：清热解毒，宣肺开闭。

方药：麻杏石甘汤（麻黄、杏仁、石膏、甘草）加减。

加减：高热不退，加黄芩、金银花清热解表；痰多，加瓜蒌、天竺黄清肺化痰；咳嗽喘促，加桑白皮、葶苈子降气平喘；皮疹稠密，疹色紫暗，口唇发绀，加丹参、紫草、桃仁活血化瘀；腹胀便秘，加大黄、玄明粉泻火通腑。

②麻毒攻喉证

证候：身热不退，咽喉肿痛，或溃烂疼痛，声音嘶哑，喉间痰鸣，咳声重浊，声如犬吠，甚则吸气困难，胸高胁陷，面唇紫绀，烦躁不安，疹点稠密紫暗，舌质红，苔黄，脉数或指纹紫滞。

治法：清热解毒，利咽消肿。

方药：清咽下痰汤（玄参、桔梗、甘草、牛蒡子、浙贝母、瓜蒌、射干、荆芥、马兜铃）加减。

加减：大便干结，可加大黄、玄明粉泻火通腑；疹点稠密紫暗加生地黄、牡丹皮、紫草凉血化斑。

③邪陷心肝证

证候：高热不退，烦躁谵妄，皮疹稠密，聚集成片，色泽紫暗，甚至神昏、抽搐，舌质红绛，苔黄起刺，脉数或指纹紫滞。

治法：清热解毒，息风开窍。

方药：羚角钩藤汤（羚羊角粉、钩藤、桑叶、菊花、茯神、竹茹、浙贝母、鲜生地黄、白芍、甘草）加减。

加减：痰涎壅盛者，加石菖蒲、胆南星、鲜竹沥清热化痰开窍；大便干结者，加大黄、玄明粉清热通腑；壮热不退，神识昏迷，四肢抽搐，可选用紫雪丹、安宫牛黄丸等，以清心开窍，镇惊息风。

【临证备要】

1. 近年来，麻疹症状较轻，重症、逆证少见，且发病有向大年龄推移的趋势。

2. 麻疹的治疗，以透疹达邪、清凉解毒为要。

3. 临证需注意：透疹勿辛散耗津伤液，清解忌过于苦寒伤正，养阴须慎防滋腻留邪。

第二十节　风　痧

风痧是感受风痧时毒引起的急性出疹性时行疾病，临床以发热，咳嗽，全身皮肤出现细沙样玫瑰色斑丘疹，耳后及枕部臀核肿大为特征。一年四季均可发生，但冬春季节好发，且可造成流行，1~5岁小儿多见，患病后可获得持久性免疫。

西医学中的风疹，可参照本节辨证论治。

【病因病机】

1. 病因　风痧的病因以感受风痧时邪为主。

2. 病机　本病主要病变在肺卫。邪毒自口鼻而入，侵犯肺卫，蕴于肌肤，与气血相搏，邪毒外泄于肌肤，故见发疹。风疹时邪毒轻病浅，一般只犯于肺卫，故见发热、咳嗽、流涕、皮疹，邪泄之后能迅速康复。个别邪毒炽盛，可内犯气营，或伤及营血，见高热烦渴、疹点密集、疹色紫暗。若邪毒阻滞少阳经络，则见耳后、枕部臀核肿胀，胁下可见痞块。

【诊断依据】

1. 本病流行期间，有风痧接触史。

2. 初期类似感冒，发热1天左右，耳后及枕部臀核肿大，皮肤出现淡红色斑丘疹，1天内皮疹布满全身，出疹2~3天后，皮疹逐渐隐没，皮疹消退后，可有皮肤脱屑，但无色素沉着。

3. 血常规可见白细胞总数减少，淋巴细胞相对增多。

【辨证论治】

1. 辨证要点　风痧辨证主要辨轻重。发热不高，精神良好，皮疹淡红细小，分布稀疏均匀，属邪郁肺卫轻症；发热高，烦躁，皮疹鲜赤或紫暗，分布密集或融合成片，属邪入气营重症。

2. 治疗原则　风痧治疗以疏风清热解毒为基本法则。

3. 证治分类

（1）邪犯肺卫证

证候：轻度发热，咳嗽，流涕，皮疹稀疏细小，疹色淡红，微有痒感，耳后及枕部臀核肿大触痛，舌质红，舌苔薄白或薄黄，脉浮数或指纹浮紫。

治法：疏风解表透疹。

方药：银翘散（金银花、连翘、桔梗、荆芥、薄荷、竹叶、淡豆豉、牛蒡子、生甘草）加减。

加减：耳后、枕部臀核肿胀疼痛者，加蒲公英、夏枯草以清热解毒，软坚散结；咽喉肿痛者，加大青叶、板蓝根清热解毒利咽；皮肤瘙痒者，加蝉蜕、白鲜皮祛风止痒。

（2）邪入气营证

证候：高热不退，烦躁口渴，疹色鲜红或紫暗，疹点稠密，甚至可见皮疹融合成片，颈后、枕部臀核肿大触痛明显，大便秘结，舌质红，舌苔黄糙，脉洪数或指纹紫滞。

治法：清气凉营解毒。

方药：透疹凉解汤（桑叶、菊花、薄荷、连翘、牛蒡子、赤芍、蝉衣、紫花地丁、黄连、藏红花）加减。

加减：高热不退，加黄芩、生石膏清热泻火；口渴甚，加天花粉、石斛清热生津；大便干结加大黄、瓜蒌泻火通腑；皮疹稠密紫暗加生地黄、牡丹皮、紫草清热凉血。

【临证备要】

1. 需要特别重视防止孕期感染，若妊娠早期患本病，可传染给胎儿，出现先天风疹综合征，导致各种先天畸形。

2. 风痧多数为轻症，偶有邪陷心肝，出现神昏、抽搐变证，或其他脏腑、关节病变。

第二十一节　水　痘

水痘是由水痘时邪引起，以发热，皮肤黏膜分批出现皮疹，丘疹、疱疹、结痂同时存在为主要特征的急性出疹性时行疾病。本病一年四季均可发生，以冬春二季发病率高。任何年龄小儿皆可发病，以6～9岁儿童最为多见。患病后大多可获终生免疫，二次感染者极少。

本病因疱疹浆液清亮如水，疹形椭圆似豆，故称"水痘"。其他还有称"水疮""水喜""水花"等名称。

西医学也称该病为"水痘"。

【病因病机】

1. 病因　水痘的病因为感受水痘时邪。

2. 病机　水痘病在肺脾两经。水痘时邪由口鼻而入，蕴郁于肺脾，与内湿相搏，外透肌肤而发病。邪轻正气不虚者，一般只犯于肺脾二经，水痘分布稀疏，点粒分明，全身症状轻微；若邪重正衰，正不胜邪，邪毒内犯，则可波及心、肝、肺等脏而出现毒陷心肝，邪毒闭肺。

【诊断依据】

1. 起病 2~3 周前有水痘接触史。

2. 疾病初起有发热、流涕、咳嗽等症。皮疹常在发病 1~2 天内出现，以躯干部较多，四肢分布少，开始为斑丘疹，很快变成疱疹，大小不一，呈椭圆形，内含水液，周围有红晕，常伴有瘙痒，皮疹分批出现，此起彼落，在同一时期，丘疹、疱疹、干痂并见，结痂脱落后不留瘢痕。

3. 血常规检查可见白细胞总数正常或偏低。刮取新鲜疱疹基底组织涂片，若见多核巨细胞和核内包涵体，可供快速诊断。

【辨证论治】

1. 辨证要点 本病辨证主要辨轻重。轻症病在卫气，痘疹小而稀疏，色红润，疱浆清亮，常伴有微热、流涕、咳嗽等；重症病在气营，痘疹大而密集，色赤紫，疱浆混浊，伴有高热、烦躁等，或因邪毒炽盛，极易累及他脏而出现变证。

2. 治疗原则 以清热解毒化湿为基本治则。

3. 证治分类

（1）常证

①邪伤肺卫证

证候：轻度发热，鼻塞流涕，喷嚏，偶有咳嗽，疹色红润，疱浆清亮，根盘轻微红晕，伴瘙痒，分布稀疏，舌苔薄白，脉浮数或指纹浮紫。

治法：疏风清热，解毒利湿。

方药：银翘散（金银花、连翘、桔梗、荆芥、薄荷、竹叶、淡豆豉、牛蒡子、生甘草）加减。

加减：咳嗽有痰者，加杏仁、浙贝母宣肺化痰；咽喉疼痛甚，加马勃、僵蚕清热利咽；皮肤瘙痒明显，加白鲜皮、白蒺藜祛风止痒。

②气营两燔证

证候：壮热不退，烦躁口渴，面赤唇红，痘疹密布，疹色紫暗，疱浆混浊，根盘红晕，大便干结，小便短赤，舌红或绛，苔黄糙而干，脉数有力或指纹浮紫。

治法：清气凉营，解毒化湿。

方药：清胃解毒汤（当归、黄连、生地黄、天花粉、连翘、升麻、牡丹皮、赤芍）加减。

加减：口舌生疮、大便干结者加生大黄、玄明粉通腑泻火；口唇干燥者加麦冬、鲜芦根养阴生津。

（2）变证

①毒陷心肝证

证候：高热不退，头痛呕吐，嗜睡昏迷，或抽搐，疱浆混浊，疹色紫暗，舌质红绛，舌苔黄厚，脉数有力。

治法：清热解毒，镇惊息风。

方药：清瘟败毒饮（生石膏、知母、生地黄、玄参、水牛角、黄连、栀子、桔梗、黄芩、赤芍、连翘、甘草、牡丹皮、竹叶、粳米）加减。

加减：高热烦躁神昏者，加服安宫牛黄丸；神昏痉厥者，加服紫雪丹；神昏谵语痰盛者，加服至宝丹。

②邪毒闭肺证

证候：高热不退，咳嗽痰鸣，气急喘憋，鼻翼扇动，口唇紫绀，烦躁不安，口渴喜饮，溲赤便结，舌质红，苔黄，脉数或指纹紫滞。

治法：清热解毒，开肺化痰。

方药：麻杏石甘汤（麻黄、杏仁、石膏、甘草）加减。

加减：高热不退者，加黄芩、栀子清热泻火；咳重痰多者，加浙贝母、天竺黄清热化痰；腹胀便秘者，加生大黄、玄明粉泄热通腑；喘促口唇青紫者，加丹参、赤芍化瘀通络。

【临证备要】

1. 临证需注意，对于使用肾上腺皮质激素、免疫抑制剂患儿，以及免疫功能受损、恶性肿瘤患儿，感染本病后容易出现重症。

2. 水痘传染性很强，水痘患儿应隔离至疱疹结痂为止。

3. 注意预防调护。

第二十二节 痄 腮

痄腮是由感受痄腮时邪引起的急性时行疾病，以发热、耳下腮部肿胀疼痛为主要特征。本病一年四季均可发生，冬春两季发病率最高。以学龄前及学龄期儿童多见，2岁以下婴幼儿少见。感染本病后可获终生免疫。

西医学中的流行性腮腺炎，可参照本病辨证论治。

【病因病机】

1. 病因 本病病因为感受痄腮时邪。

2. 病机 痄腮病变部位在足少阳胆经和足厥阴肝经。足少阳之脉起于目外眦，上抵头角，下耳后，绕耳而行，腮腺位于足少阳胆经循行所过之处。若风温邪毒壅阻少阳经脉，与气血相搏，壅滞不散，凝滞于耳下腮部，则致腮部肿胀疼痛，发为痄腮。

足少阳胆经与足厥阴肝经互为表里，热毒炽盛者，邪盛正衰，邪陷厥阴，扰动肝风，蒙蔽心包，可见高热、抽搐、昏迷等，此为邪陷心肝之变证。足厥阴肝经循少腹络阴器，邪毒内传，引睾窜腹，可见睾丸肿胀、疼痛，或少腹疼痛等，此为毒窜睾腹之变证。

【诊断依据】

1. 发病前2~3周有痄腮接触史。

2. 病初可有发热，腮部肿大以耳垂为中心，边缘不清，触之有弹性感、疼痛感，常一侧先肿大，2~3天后对侧亦出现肿大，腮腺管口红肿，或同时有颌下腺肿大。

3. 可并发脑膜脑炎、睾丸炎、卵巢炎、胰腺炎等。

4. 血常规可见白细胞总数正常或稍降低，淋巴细胞可相对增加。血清和尿淀粉酶增高，2周左右恢复至正常。血清特异性抗体增高。

【辨证论治】

1. 辨证要点 本病辨证以经络辨证为主，主要辨常证、变证。常证病在少阳经，多有发热、耳下腮肿，但无神志障碍，无抽搐，无睾丸肿痛或少腹疼痛；变证病在少阳、厥阴二经，多为高热不退、神志不清、反复抽搐，或睾丸肿痛、少腹疼痛。

2. 治疗原则　以清热解毒、软坚散结为基本治则，常配合外治法。

3. 证治分类

（1）常证

①邪犯少阳证

证候：轻度发热，一侧或双侧耳下腮部漫肿疼痛，边缘不清，触之痛甚，咀嚼不便，或有头痛，咽红，纳少，舌质红，苔薄白或薄黄，脉浮数。

治法：疏风清热，散结消肿。

方药：柴胡葛根汤（柴胡、天花粉、葛根、黄芩、桔梗、连翘、牛蒡子、石膏、甘草、升麻）加减。

加减：高热者加知母、栀子清热泻火；咽喉肿痛加板蓝根、玄参清热利咽；腮肿明显，加夏枯草、虎杖清肝泻火。

②热毒壅盛证

证候：高热不退，一侧或两侧耳下腮部漫肿疼痛，坚硬拒按，张口咀嚼困难，烦躁不安，面赤唇红，头痛，咽红肿痛，便秘尿黄，舌质红，苔黄，脉数。

治法：清热解毒，软坚散结。

方药：普济消毒饮（黄芩、黄连、陈皮、甘草、玄参、柴胡、桔梗、连翘、板蓝根、马勃、牛蒡子、薄荷、僵蚕、升麻）加减。

加减：高热烦躁加生石膏、知母清热生津；腮部肿胀，硬结明显者加夏枯草、蒲公英、浙贝母软坚散结；大便秘结加大黄、玄明粉通腑泄热。

（2）变证

①毒窜睾腹证

证候：腮肿渐消，男性一侧或双侧睾丸肿胀疼痛，女性一侧或两侧少腹疼痛，痛时拒按，舌红，苔黄，脉数。

治法：清肝泻火，活血止痛。

方药：龙胆泻肝汤（龙胆草、黄芩、栀子、泽泻、车前子、当归、生地黄、柴胡、生甘草）加减。

加减：睾丸肿大明显者加荔枝核、延胡索、莪术理气消肿；脘腹痛甚伴呕吐者加郁金、竹茹清肝止呕；少腹痛甚伴腹胀便秘者加大黄、川楝子、郁金理气通腑。

②邪陷心肝证

证候：多在腮部肿痛的同时，出现高热不退，烦躁不安，嗜睡神昏，头痛项强，四肢抽搐，舌红，苔黄，脉弦数。

治法：清热解毒，息风开窍。

方药：清瘟败毒饮（生石膏、知母、粳米、生地黄、玄参、水牛角、黄连、栀子、桔梗、黄芩、赤芍、连翘、甘草、牡丹皮、竹叶）加减。

加减：高热，神志昏迷者加服安宫牛黄丸清热开窍；抽搐频作者加服紫雪丹清热息风。

【临证备要】

1. 肝经热毒壅滞乘脾，还可出现中上腹疼痛、恶心呕吐、腹胀腹泻等症。

2. 睾丸肿大痛甚者，局部可给予冷湿敷，并用纱布做成吊带，将肿胀的阴囊托起。

第二十三节　丹　痧

丹痧是因感受痧毒疫疠之邪所引起的急性时行疾病。临床以发热，咽喉肿痛或伴腐烂，全身弥漫性猩红色皮疹，疹后脱屑脱皮为特征。以冬春两季多见。任何年龄都可发病，2~8岁儿童发病率较高。因其咽喉肿痛腐烂，皮色猩红，皮疹细小如沙，又称"烂喉痧""烂喉丹痧"。

西医学中的猩红热，可参照本节辨证论治。

【病因病机】

1. 病因　丹痧病因为感受痧毒疫疠之邪。

2. 病机

（1）邪侵肺卫　病之初起，痧毒疫疠之邪自口鼻而入，首侵肺卫，邪郁肌表，正邪相争，而见恶寒发热等肺卫表证。

（2）毒炽气营　邪毒化火入里，炽盛于肺胃。咽喉为肺胃之门户，咽通于胃，喉通于肺。肺胃邪热蒸腾，上熏咽喉，而见咽喉糜烂、红肿疼痛，甚则热盛肉腐，导致咽喉腐烂。肺主皮毛，胃主肌肉，痧毒之邪，内蕴肺胃，外泄肌表，则肌肤透发痧疹，色红如丹。邪毒进一步化火入里，传入气营，或内迫营血，可见壮热烦渴，痧疹密布，融合成片，其色泽紫暗或有瘀点。舌为心之苗，邪毒内盛，心火上炎，耗津伤阴，可见舌光无苔、舌生红刺，状如草莓，称为"草莓舌"。若邪毒炽盛，可内陷厥阴。闭于心包则神昏谵语；引动肝风则壮热抽搐。

（3）疹后伤阴　病至后期，邪毒虽去，但痧毒为阳毒，伤津耗液，多表现肺胃阴伤证候。

【诊断依据】

1. 有与猩红热患者接触史。

2. 典型病例可分为三期：

（1）疹前期　时间短，一般在24小时之内，骤起发热，体温较高，多在39℃以上，咽喉红肿疼痛或有腐烂。

（2）出疹期　一般在发热数小时至1天出疹，始于耳后、颈部及上胸部，然后迅速蔓及全身。出疹时高热，皮疹弥漫潮红，布有均匀的针尖大小的猩红色丘疹，呈鸡皮样，略有瘙痒。在皮肤皱褶处，如腋窝、肘窝、腹股沟等处，皮疹密集，形成明显的横纹线，称为"帕氏线"。面部潮红无皮疹，口唇周围皮肤苍白，形成"环口苍白圈"。舌苔剥脱，舌面光滑鲜红，舌乳头红肿突起，称为"草莓舌"。

（3）恢复期　体温正常，一般情况好转，皮疹按出疹顺序消退。皮疹消退后1周，开始脱皮，无色素沉着。

3. 血常规可见白细胞总数增高，以中性粒细胞增高为主，C-反应蛋白升高。咽拭子细菌培养可分离出A族乙型溶血性链球菌。

【辨证论治】

1. 辨证要点　本病辨证主要是辨轻重。发热不高，咽喉肿痛无糜烂，痧疹稀疏，疹色红活，神气清爽，为轻症；发热高，咽喉肿甚糜烂，痧疹密集或融合成片，疹色紫红或有出血点，或见变证，为重症。

2. 治疗原则　本病以清热解毒利咽为基本治则。病初时邪在表，宜辛凉宣透，清热利咽；出疹期毒在气营，宜清气凉营，泻火解毒；恢复期疹后伤阴，宜养阴生津。

3. 证治分类

（1）邪犯卫气证

证候：突发高热，头痛恶寒，咽喉红肿疼痛，皮肤潮红，痧疹隐隐，舌质红，苔薄白或薄黄，脉浮数有力或指纹浮紫。

治法：解表清热，利咽透痧。

方药：解肌透痧汤（荆芥、蝉衣、射干、生甘草、葛根、牛蒡子、马勃、桔梗、前胡、连翘、僵蚕、淡豆豉、竹茹、浮萍）加减。

加减：乳蛾肿痛者，加虎杖、蒲公英解毒清咽；颈部臖核肿痛者，加夏枯草、紫花地丁清热软坚化痰；汗出不畅者，加防风、薄荷祛风发表。

（2）气营两燔证

证候：高热不退，烦躁口渴，面部红赤，咽喉肿痛糜烂，皮疹密布、色红如丹，甚则色紫，舌质红绛起刺，状若草莓，脉数有力或指纹紫滞。

治法：清气凉营，泻火解毒。

方药：凉营清气汤（犀角或水牛角代、石斛、栀子、牡丹皮、生地黄、薄荷、黄连、赤芍、玄参、生石膏、生甘草、连翘、竹叶、芦根、白茅根）加减。

加减：痧疹布而不透，壮热无汗者，加淡豆豉、浮萍发表透邪；大便秘结者，加生大黄、玄明粉通腑泻火。若邪毒内陷心肝，出现神昏、抽搐等症，可选紫雪丹、安宫牛黄丸清心开窍。

（3）疹后阴伤证

证候：身热渐退，咽部疼痛减轻，痧疹按序消退，口唇干燥，或伴有干咳，食欲不振，疹退后皮肤脱屑、脱皮，舌红少津，苔剥脱，脉细数或指纹淡红。

治法：养阴清热，生津润喉。

方药：沙参麦冬汤（北沙参、玉竹、麦冬、天花粉、白扁豆、桑叶、生甘草）加减。

加减：低热不退者，加地骨皮、银柴胡、白薇以清退虚热；咽喉肿烂未清者加玄参、麦冬、芦根以清热润喉；大便秘结难解，可加瓜蒌仁、火麻仁、郁李仁清肠润燥。

【临证备要】

1. 邪毒炽盛，伤于心络，或流窜筋肉关节，或留滞三焦，影响肺脾肾对水液的代谢，水湿内停，少数病例可并发心悸、痹证、水肿等疾病。

2. 临证时需注意与麻疹、风痧及奶麻相鉴别。

第五章 中医眼科病证

第一节 概 述

中医眼科学是在中医基础理论指导下，研究眼的生理和眼病的病因、病机、辨证论治及预防护理方法的临床学科，具有独特的理论体系和悠久的历史。

一、发病特点

（一）病因

中医学的病因学说建立在临床实践的基础之上，既重视机体的内在因素——正气，也不忽视外来的致病条件——邪气。《素问·刺法论》说："正气存内，邪不可干。"《素问·平热病论》又说："邪之所凑，其气必虚。"由于眼病的各种临床症状和体征都是致病因素作用于机体而产生的病理反映，因此，将导致眼病发生的各种因素按不同性质加以分类，对临床的辨证论治，才具有实用意义。

1. 六淫之邪与疠气

（1）六淫之邪 自然界中，一年四季的正常气候变化概括为风、寒、暑、湿、燥、火，称为六气。六气的反常变化对人体有淫害作用，可使机体发病，故称为"六淫"。当人体正气虚弱时，感受六淫之邪，即可发生眼病。六淫可单独伤人，亦可几种合并致病，而且病邪之间可相互转化。

"风"属阳邪，其性开泄，善行而数变，眼居高位，易受风邪侵袭。如眼睑红肿，流泪或作痒等多为风邪为患。

"寒"属阴邪，其性凝滞，易伤阳气而使血脉拘挛，气血凝滞。头目疼痛，眼睑紫暗硬胀、紧涩不舒等属之。

"暑"属阳邪，易伤津耗气，多夹湿邪，引起胞睑重坠，目赤，视昏等症。

"湿"属阴邪，其性重浊而黏腻，阳气易受其困阻而拖延病程。如眼睑皮肤糜烂、胶黏、结痂、湿痒并作，睑垂不举，视物昏暗等可归为湿邪所致。

"燥"属阳邪，其性干涩，易耗伤阴精，产生眼睑皮肤红赤干燥和眼睛干涩、眼眵干结等症。

"火"属阳邪，其性上炎，容易上攻头目，引发目疾。如胞肿焮热，白睛红赤，壅痛拒按等属火邪为患。

（2）疠气　是一种有别于六淫的邪气，来势急骤，所致疾病有强烈的传染性，其外显证候与风火所致的眼病基本相同。

2. 七情　指喜、怒、忧、思、悲、恐、惊七种情绪过度的变化。情志失调，特别是忧郁、愤怒、悲哀等情绪变化，可伤害内脏的正常功能而诱发眼病。七情变化是眼病发生的重要因素之一，在眼病的发展及转归过程中，也有着直接或间接的影响。这种影响包括两方面：一是使脏腑功能、气血运行、精气输布失调，影响眼病的康复；二是使气血逆乱，引起病后复发。

3. 饮食、劳倦

（1）饮食不节　饮食之道贵在均衡全面、有节制，过食辛热煎炸等食物，或过食生冷，或过饥过饱，都可使脾胃受损，运化失职，酿成目疾。

（2）过度疲劳　劳动超负荷，消耗过度，引起疲劳，久之导致劳倦。包括过度的体力劳倦，过度的使用目力，过度的房劳都会耗伤气血，而引起虚证眼病。

4. 外伤　引发眼外伤的因素较多，如煤屑、砂土、小虫、金属碎屑等异物飞扑入目，或跌仆、钝器、锐器、爆破、电击等对眼部的袭击，或焰火，或石灰、氨水、酸、碱等化学药物的熏灼损害，短波光线的照射刺激等属之。

5. 先天及衰老　若胎孕失常，胎儿失养，就可能演变成与生俱来的先天性眼病，因身体衰老，肝肾精血虚衰，不能上荣于目，使目失濡养，就可能发生老年性眼病。

6. 继发于其他疾病　指由于某脏腑经络失调，以致互相影响而发生眼病，如角膜炎治疗不当引起的虹膜睫状体炎，糖尿病引起的白内障等属之。

（二）病机

中医学基本特点是"整体观念，辨证论治"，不论脏腑、经络或气血，都必须相互密切协调，才能进行正常的生理活动。当脏腑经络失调，气血偏盛或偏衰时，即可引起全身或局部病变。

1. 肝和胆　"目为肝窍""黑睛属肝"，因此，肝阴不足，肝气郁结，肝风、肝火或肝阳上亢等肝经病变，引起眼部尤其是黑睛方面的疾病，在眼科中占多数。

肝与胆部位相连，经脉互相络属，肝的余气聚于胆，胆的精汁涵养瞳神，在临床上，两经的辨证是不能截然分开的。

2. 心和小肠　心主血，目得血而能视，两眦属心，故在临床上，失血过多或心神过耗，以致心阴亏损，虚火上炎者，每见两眦淡红、血络隐现、微痒不痛或视力缓降等虚证眼病，或由于恣嗜厚味炙煿之品，以致三焦蕴热，心经火盛，心和小肠相表里，心经实火可下移于小肠，因此每多出现两眦肿痛、口舌生疮、小便短赤或大眦漏等症。

3. 肺和大肠　"白睛属肺"，若肺气不宣，肃降失常时，则易影响白睛而发病。如肺经感受外邪，临床上往往会出现暴风客热等实热证。也有因燥热亢盛，灼伤肺阴，导致虚火上炎而出现白睛涩痛的虚热证；又因肺与大肠互为表里，故肺经有火而引起的眼病，每可同时出现大肠实热的便秘或泻下等症。

4. 脾和胃　脾为后天之本，又为生湿、生痰之源。脾主运化，胃主受纳，脾胃互为表里。眼睑属脾胃两经，如过食辛辣厚味等物，以致湿热痰浊蕴积脾胃，气血凝滞，经络困阻，则每能引起热证、实证的眼病，如麦粒肿、霰粒肿等。若脾虚气弱，运化失职，脏腑精气不能上输，导致气血不调，脉络失和，又可产生眼睑弛缓等虚证。

5. 肾和膀胱 肾为先天之本，主藏精。在眼的生理、病理中，占有相当重要的地位。眼之所以能明视万物，主要来源于肾的精气上承，如果肾的精气不足或亏损，则易导致视力的衰退或下降。临床常见肾阴亏虚，精血耗损的患者伴发阴虚火旺的瞳神疾病；而元阳不足、命门火衰的人则可见视力缓降的内眼病。肾和膀胱互为表里，膀胱的功能是贮藏和排泄水液，这与肾的功能有着密切的联系，故当肾气虚弱时，除眼部所见的病变以外，往往伴有夜间尿多或小便失禁等全身症状。

二、辨证概要

眼科辨证是中医诊治眼病的重要环节，是在中医基本理论指导下，对所观察到的眼部症状进行辨证分型，指导治疗。各种辨证方法对各种眼病的治疗有不同的指导作用，在临证时应根据具体病情选择不同的辨证方法进行治疗。

（一）五轮辨证

古代医家在长期的临床实践中发现眼局部病变往往与内部脏腑关系密切，从而提出了五轮学说。五轮学说的核心即眼与五脏六腑有不可分割的关系，视功能之所以能维持正常，全赖脏腑之精气上注，故脏腑功能失常，也会导致眼睛相应部位发病。眼部五轮为风轮、血轮、肉轮、气轮、水轮，分别对应五脏肝、心、脾、肺、肾。临床上，根据五轮学说推断相应脏腑病变的方法，即是眼科独特的五轮辨证。五轮辨证对临床治疗有一定的指导意义，但也有局限性。如五轮辨证只能定位而不能定性，故临证时须与其他辨证方法结合起来运用，才能制订全面正确的治疗方案。

（二）辨外障和内障

内外障是中医眼科专用名称，它泛指一切眼病，也是古代对眼病进行分类的一种方法。由于内外障的发病原因、症状特点、治疗方法有很大的不同，因此在临证中辨别内障和外障很有意义。

外障是风轮、血轮、肉轮、气轮等部位病变的总称，大多为六淫之邪外袭或外伤所致，亦可因食滞、痰火等引起。外障多发病急剧，外症明显，发展迅速。

内障是泛指水轮病变而言。有广义与狭义之分：狭义的内障专指瞳神部位能看到病变的眼病而言，包括瞳神颜色、大小、形态及位置的变化。而广义的内障是泛指瞳神以内的眼病，除包括狭义内障的病变，还包括瞳神端好而视力或视觉异常的眼病。多由七情过伤、思虑过度及劳倦等，导致精气耗损，阴虚火动，血脉阻滞，引起脏腑经络气血功能失调而致；亦可由外伤或外障眼病失治传里所致。

（三）辨眼内病变

1. 常见的眼底病变

（1）炎症 表现为充血、水肿及渗出。日久或反复发作，可致组织纤维化、增殖萎缩等。

（2）血运障碍 表现为血管痉挛、充血、出血。

（3）血管阻塞 表现为血管缺血，视力严重下降，是致盲的急症之一。

2. 眼底不同结构的病变

（1）晶体 混浊、脱位。老年人多为肝脾肾虚，目失所养引起；并发于其他眼病者，多为肝胆火炽，或湿热蕴蒸，邪气上犯所致。此外，眼部外伤也可引起。

（2）玻璃体 混浊、液化、积血。多为肝胆热毒煎灼，或湿热熏蒸引起。

（3）视乳头 充血、水肿，多属实证，可因肝经郁热，风热毒邪上扰，或气血瘀滞，血行不利所致；萎缩多为肾精亏损或肝血不足，目系失养所致。

（4）视网膜血管 痉挛、迂曲多属气滞血瘀，脉络阻塞所致。

（5）视网膜

水肿：可由气滞血瘀、阴虚火旺或脏腑邪热上攻，血行壅阻引起，也可由脾肾阳虚，水湿上犯；或风湿热邪，上蒸清窍；或气血瘀滞等所致。

出血：新鲜出血，多属实火上攻，邪热入络，迫血妄行引起；血色紫暗者，多属气滞血瘀，血行阻滞，泛溢络外；反复出血常属阴虚火旺，虚火伤络，或脾气亏虚，统摄失权，血溢络外所致。

渗出：新鲜渗出，常属邪热上攻，或阴虚火旺，煎熬津液所致；陈旧渗出，或机化物形成，多由气滞血瘀或痰瘀互结而成。

视网膜退行性病变：多属肝肾不足，或气血两亏。

色素沉着：多属肾阴亏虚，或命门火衰。

（6）黄斑

水肿：多由脾虚失运，水湿内停，或阴虚火旺，虚火上炎等引起。

渗出：多因湿浊聚敛成痰，郁热伤津致瘀，痰滞血瘀所致。

出血：多为脾虚气不摄血，或血热所致。

变性：多由肝肾不足，或气血两亏引起。

（四）辨眼部常见症状

1. 辨视觉 视力骤降，其因有阳寡、阴孤、神离，皆乃闭塞关格之病。视力缓降，以肝肾不足或气血亏虚多见；夜盲，多属肝肾精亏或脾肾阳虚；能近怯远者，阳气虚衰；能远怯近者，多为阴精亏损。

2. 辨眵泪

（1）辨目眵 目眵是外障眼病，特别是白睛疾病的常见症状，多属热。

（2）辨流泪与溢泪 肿痛赤涩而泪出，多由风热外袭，或肝肺火炽，上攻眼目，或肝肾阴亏，虚火上炎所致，多属热泪。溢泪多属肝肾不足，不能敛泪，或脾气不足，统摄无权。

3. 辨目痛 目痛为眼科常见症状之一，一般来说暴痛属实，久痛属虚；持续疼痛属实，时发时止属虚；日间痛属阳，夜间痛属阴；肿痛属实，微痛属虚；痛而拒按为邪实，痛而喜按为正虚。外障眼病引起的目涩痛、灼痛、磣痛、刺痛，多属阳；内障眼病引起的目胀痛、牵拽样痛、眼珠深部疼痛，多属阴。

4. 辨目痒 目痒虽有因风、因火、因湿和因血虚等不同，但临床上仍以风邪引起居多。目赤而痒，迎风加重者，多为外感风热；睑弦赤烂，痒涩不已，或睑内颗粒肥大，痒如虫行者，多为脾胃湿热，兼感风邪；痛痒并作，红赤肿甚者，为风中夹热；痒涩不舒，时作时止者，多为血虚生风。

5. 辨羞明 常以羞明的兼症来分辨虚实。眼赤肿痒痛流泪者，多为风火实证；不赤不痛，干涩不适，多为阴亏血少所致。

三、治法概要

根据中医学关于眼与脏腑关系的论述，对眼病的治疗，既要重视内治，也应注意外治。

（一）内治法

1. 疏风清热法 因风热引起的外障眼病最为多见，故本法较常用。患眼红肿焮痛、羞明流泪，伴有恶风、发热、头痛、脉浮数等全身证候者属之。疏风则表证可解，清热则热证可除。

2. 泻火解毒法 由于邪毒外侵、日久失治，或治疗不当，以致热毒内攻化火，或素有脾胃积热，或肝胆火炽等上攻于目而出现的头目痛剧，畏光怕热，泪热眵稠，胞睑红肿，白睛混赤，黑睛溃陷，瞳神缩小或干缺，眼内出血、渗出，目珠高突，转动受限。全身伴见口干欲饮，便结溲黄，舌红苔黄，脉数等实热之象的眼病。均宜用本法治疗。

泻火与解毒，两者相辅相成，可根据火毒的轻重，结合脏腑辨证，分别选用泻心或泻肺等法。至于肝火的治疗，又可分为泻肝、清肝等。运用本法时，勿使用寒凉方剂过早、过多，中病即止，以免损脾碍胃伤正。

3. 补益肝肾法 虚证眼病多属肝肾不足。因肝血为养目之源，肾精为司明之本，故肝肾不足引起的眼病较为多见。内外障眼病均可见之，而以内障眼病更为多见。如外障的双目干涩频眨，白睛隐隐淡红，冷泪常流；或内障的目无光彩、视物昏花，眼前蝇飞蚊舞，夜盲，青盲等均运用本法。但肝肾不足亦有阴亏及阳虚之不同，治疗上就有滋养肝肾和温补肾阳之别。

若眼部干涩，哭而无泪，视物昏花，兼见腰膝酸软、五心烦热、口苦咽干、多梦遗泄、小便黄短、舌质红、脉细数等，为肝肾阴虚，虚火上炎，治宜滋阴降火。

若见头痛眼胀、头晕目眩、眉棱骨痛、舌质红、苔黄、脉弦细数等，为阴虚阳亢，肝阳上越，当育阴潜阳。

若见目光暗淡、视物变形、变色、夜盲、头目昏沉、神疲乏力、腰背酸痛、肢冷怕凉、夜间多尿、大便溏泄、阳痿早泄，舌质淡、脉沉细等，乃命门火衰，宜温补肾阳。

若肝肾阴阳俱虚者，则应阴阳两补。凡外邪实热者，忌用本法。

4. 益气养血法 眼病而属气血俱虚者，多外观如常，而只有视物昏蒙或其他视觉上的变化，或仅有轻微沙涩不舒、白睛微赤等症，宜用本法治疗。因气血关系密切，故益气、养血二者常同用，但必须根据气血各有所偏而在运用时有所侧重。如兼神疲、纳呆、眼睑垂闭、开合乏力者是偏于气虚，当以益气为主；由于脾为后天之本，气血之海，后天的宗气来源于脾，故临床治疗上，健脾与益气两者不能截然分开；若由于失血，或病后体弱，出现血虚证候者，当以养血为主；若气血俱虚者，则当益气养血并用。

5. 行气活血法 气滞血瘀所致的眼病，多用本法。血瘀所致眼病，多见眼部刺痛，红肿青紫，肿块结节，组织增生，或眼内出血日久并见舌有瘀点者，治以活血为主；若眼睛干燥隐痛，或视物昏蒙，胸闷不舒，多为气滞，治宜行气为主；若气血瘀滞并重，则两法并施。凡气血虚者，慎用本法。

6. 凉血止血法　本法是终止眼部出血的治疗方法。适用于一切出血性眼病的早期，如白睛溢血、血灌瞳神、视衣出血等。全身伴见烦热不安，口干咽燥，舌红脉数等。由于心主血，肝藏血而开窍于目，故清心、泻心和清肝、泻肝、平肝之药，亦有凉血止血的作用，临证时可灵活选用。凡脾虚气弱、中焦虚寒者当慎用。

7. 疏肝理气法　由于郁怒伤肝，疏泄失职，使肝郁气滞而致目疾者，较为常见。其症状可有目赤胀痛、眉棱骨痛、视蒙甚或视力剧降、瞳神散大、眼压升高。兼见情志郁闷、胸胁胀痛、头晕目眩、口苦咽干、脉弦等症者，均可应用本法以改善或消除肝气郁滞证候，促使眼部脉络和畅，气血运行有序而达到退赤、消肿、降眼压、明目的目的。若肝郁气滞而有热者，可酌加清热凉血之品。

8. 祛湿利水法　湿为阴邪，其性重浊而黏腻，易于滞留脏腑经络而致眼病。本法适用于湿邪外侵或内生所引起的一切眼病，如胞睑浮肿、痒痛湿烂、眵泪胶黏、黑睛雾状混浊，神水混浊、视物模糊、眼底水肿、渗出等。全身兼见头目昏沉，体倦身重，胸胁痞满，苔滑或厚腻。祛湿利水药有耗液伤阴之弊，凡阴虚血少，津液亏损者慎用。

9. 退翳明目法　本治法仅适用于黑睛生翳者，为眼科独特的治疗方法。运用退翳明目之法须有次第，病初起，风热正盛，虽出现星点云翳，仍当以疏风清热为主，略加退翳药；若风热稍减，则应以退翳为主，略加疏风清热药；后期风热已消，遗留翳膜者，则须在退翳明目基础上酌加益气扶脾或滋养肝肾药物，以巩固疗效和进一步提高视力。因翳发于黑睛，黑睛属肝，故清肝、平肝及舒肝药物，均为退翳的常用药。但必须注意，切忌单用或过用清热药，以免损伤元气，影响翳膜的吸收。若久翳属于气虚者，则宜用益气退翳之法。

（二）外治法

外治法在眼科中应用甚广，现将几种常用外治法简述如下。

1. 点药法　多用以消肿、退红及除翳。分为点眼药粉、滴眼药水和涂眼药膏三种。

（1）点眼药粉　药物应按处方要求，制成干燥而极细腻的粉末，其细腻程度以试放舌上毫无渣滓为准。将药粉直接涂在病灶处。常用以退翳明目，收湿敛疮，活血化瘀。适用于胞睑红肿、黑睛翳障、瞳神紧小等。

（2）滴眼药水　将一种或数种药物煎成一定浓度的液体，并须将药液静置沉淀过滤，以药液澄清、无杂质、酸碱度适中为准。常用以清热解毒，祛风活血，明目退翳。适用于红肿、热痛、眵泪均多的外障眼病。

（3）涂眼药膏　将已配备好的各种眼药膏，根据病情需要，分别选用。适应证同滴眼药水。

2. 熏洗法　将药物或内服药渣再煎成稀液，利用其蒸腾热气，上熏或洗涤患眼外部。这种方法具有物理湿热敷及药物治疗的双重作用，能疏通经络、退红消肿、收泪止痒。本法适用于眼睑红肿、羞明涩痛、眵泪均多的外障眼病。

3. 敷法　有冷敷、热敷和药物敷等几种方法。

（1）冷敷　指用冰块或冷药液等外敷眼部。有清热止痛之效。适用于眼睑外伤早期的皮下积瘀、天行赤眼、局部灼热涩痛者。因有凝滞气血之弊，只可暂用，不宜久施。

（2）热敷　指用热水袋或将毛巾或纱布置于开水或煮沸药液内，经绞干后外敷眼部。具有疏通气血、散瘀、消肿、止痛之功。适用于眼睑、白睛及黑睛等炎症，以及外伤24小时后的眼睑瘀肿、结膜下出血等。

（3）药物敷　是用药物捣烂或中成药外敷患眼以治疗眼病的一种方法。如用新鲜草药如野菊花、蒲公英、犁头草、生地黄、芙蓉叶等1~2味洗净捣烂外敷患眼皮肤表面。有清热解毒、消肿退红、止痒定痛的作用。适用于眼睑、两眦和白睛的红肿热痛等。

此外，针灸、按摩、推拿、手术等方法，在眼病的治疗上，也起到良好作用。

第二节　天行赤眼

天行赤眼是指感受疫疠之气，表现为白睛急剧红赤肿痛，能迅速传染并引起广泛流行的眼病。又名天行赤目、天行赤热，俗称红眼病。

本病名见于《银海精微·卷之上》，强调其传染性时称："天行赤眼者……一人害眼传于一家，不论大小皆传一遍。"说明该病具有传染性和流行性。《眼科易知》称："老幼相传以面巾为最速。"这些都说明该病接触传染为主要途径。本病多发于夏秋季，常累及双眼。

根据本病的临床特点，与西医学中流行性角结膜炎类似，可参考本节内容进行辨治。

【病因病机】

1. 病因　《银海精微·卷之上》称："天行赤眼者，谓天地流行毒气，能传染于人。"疫疠之气为其外因，伴有或不伴有肺胃积热。

2. 病机　猝感疫疠之气，或肺胃积热，侵犯肝经，上攻于目而发病。疫疠之邪由表入里，由浅入深。

【诊断依据】

1. 碜涩灼痛，畏光流泪，眼眵清稀；白睛红赤，有时见白睛溢血呈点片状。耳前或颌下可扪及肿核。

2. 起病迅速，传染性强，易广泛流行，多双眼同时或先后发病。

【辨证论治】

1. 辨证要点　本病属肺胃二经风热夹毒证，病位主要在肺胃，外感引发居多。一般属实证。

2. 治疗原则　内外兼治。感受疫疠之邪所致，其疫热之毒属热邪，故清热之中宜加泻火解毒之品；疫热伤络，白睛溢血，酌加凉血止血之品。同时配合局部点药。

3. 证治分类

（1）内治法

①初感疠气证

证候：患眼灼热流泪，眼眵稀薄，白睛红赤、点片状溢血，伴有发热头痛，鼻塞流涕，耳前颌下可扪及肿核，舌质红，苔薄黄，脉浮数。

治法：疏风清热。

方药：驱风散热饮子（连翘、牛蒡子、羌活、薄荷、大黄、赤芍、防风、当归尾、甘草、栀子、川芎）。

加减：若白睛红赤甚、溢血广泛者，加牡丹皮、生地黄、紫草以清热、凉血、退赤；若耳前肿核触痛明显，加夏枯草、茺蔚子以清肝散结。

②热毒炽盛证

证候：患眼灼热流泪，胞睑红肿，白睛红赤，黑睛星翳，口渴欲饮，头痛心烦，便秘溲赤，舌红，苔黄，脉数。

治法：泻火解毒。

方药：普济消毒饮（黄连、黄芩、甘草、玄参、柴胡、桔梗、连翘、板蓝根、马勃、牛蒡子、僵蚕、升麻、人参、陈皮、薄荷）。

加减：白睛红赤明显，加生石膏、知母、桑白皮以清泄肺胃之热；白睛溢血广泛者，酌加紫草、牡丹皮、赤芍、生地黄以凉血止血；黑睛生星翳者，加石决明、木贼、蝉蜕以散邪退翳；便秘溲赤明显者，加生大黄、栀子以利水渗湿，清热通腑。

（2）外治法　局部可用抗病毒眼药水，或抗生素眼药水滴眼。也可用内服中药药渣再煎过滤洗眼。

【临证备要】

注意个人卫生，不用脏手、脏毛巾揉擦眼部。对急性期的患者，其用过的洗脸用具及医疗器皿应注意消毒，防止传染。如一眼患病，另一眼更需保护，以防患眼分泌物及眼药水流入健眼。禁忌包眼，以免邪毒郁遏。

第三节　绿风内障

绿风内障是以头眼剧烈胀痛，眼珠变硬，瞳神散大，瞳色淡绿，视力锐减为主要临床表现的急性眼病。又名绿风、绿风障症、绿盲、绿水灌珠等。本病可素无眼疾而突然发病，也可由青风内障恶化而来。

《龙树菩萨眼论》《秘传眼科龙木论》等书对本病有所论述。绿风内障是常见的致盲眼病之一，可两眼先后或两眼同时发病，多见于40岁以上中老年人，以女性为多。

根据本病的临床特点，西医学中的急性闭角型青光眼可参考本节内容进行辨治。

【病因病机】

1. 病因　《外台秘要·眼疾品类不同候》称"内肝管缺，眼孔不通"则发本病，而《证治准绳·杂病·七窍门》称本病为"痰湿所致，火郁、忧思、愤怒之过"引起。

2. 病机　热邪入内，肝胆火热亢盛，热极生风；或神水排出受阻，积于眼内；或情志过激，气郁生火；或脾湿生痰，痰郁化热均可致本病。

【诊断依据】

1. 头眼胀痛，视力骤降，常伴恶心呕吐。

2. 白睛混赤，黑睛雾状混浊，瞳神散大，展缩失灵。

3. 前房变浅，房角关闭。

4. 眼压明显升高，多在 50mmHg 以上。

【辨证论治】

1. 辨证要点 病位主要在肝胆脾，外邪和内伤均可导致本病发生，多属实证。

2. 治疗原则 该病发病急，对视力危害极大，甚至可致失明，治疗当争分夺秒，以挽救视力为先，临证时在迅速降低眼压的同时多宜配合中药疏肝行气、活血利水、潜阳息风治疗。

3. 证治分类

（1）内治法

①风火攻目证

证候：发病急骤，视力锐减，头痛如劈，目珠胀硬，眼压升高，白睛混赤，黑睛雾状混浊，前房极浅，黄仁晦暗，瞳神散大，展缩不灵，房角关闭甚或有粘连，伴有恶心、呕吐等全身症状，舌红，苔黄，脉弦数。

治法：清热泻火，平肝息风。

方药：绿风羚羊饮（防风、茯苓、知母、黄芩、细辛、桔梗、羚羊角、车前子、大黄、黑参）。

加减：头痛甚者，加川芎、菊花、钩藤，以增息风止痛之功；恶心、呕吐者，加代赭石、竹茹、半夏以清热降逆止呕；目珠胀硬，神水积滞者，加猪苓、通草、泽泻以利水泄热。

②气火上逆证

证候：发病急骤，眼胀欲脱，头痛如劈，连及目眶，视力骤降，眼压升高，白睛混赤，黑睛雾状混浊，前房极浅，黄仁晦暗，瞳神散大，展缩不灵，房角关闭或有粘连，伴有胸闷嗳气，恶心，呕吐，口苦，舌红，苔黄，脉弦数。

治法：清热疏肝解郁。

方药：丹栀逍遥散（柴胡、当归、白芍、茯苓、白术、甘草、薄荷、生姜、牡丹皮、栀子）。

加减：恶心、呕吐者，加半夏、陈皮、砂仁以降逆和胃止呕；胸闷胁肋胀痛者，加郁金、川楝子以疏肝行气止痛；目珠胀硬，黑睛雾状混浊者，加猪苓、通草、泽泻以利水泄热。

③痰火郁结证

证候：眼症同前，常伴有眩晕，呕吐痰涎，舌红，苔黄，脉弦滑。

治法：降火逐痰。

方药：将军定痛丸（黄芩、白僵蚕、陈皮、天麻、桔梗、青礞石、白芷、薄荷、大黄、半夏）。

加减：动辄眩晕、呕吐甚者，加天竺黄、竹茹、藿香等以清火化痰止呕；黑睛雾状混浊，眼压升高，目珠胀甚者，加石决明以平肝清热。

（2）外治法 局部可用缩瞳眼药水及降眼压眼药水。

【临证备要】

患者应该避免情志过激及情志抑郁，减少诱发因素。忌辛辣刺激之品，适量饮水，戒烟酒。术后坚持复查治疗，辨证论治，服用中药保护视功能。

第四节 青风内障

青风内障指起病隐伏，自觉症状不明显，或时有轻度眼胀及视物昏蒙，视野渐窄，终致失明的内障眼病。又名青风、青风障症等。

《太平圣惠方》《证治准绳》等书籍对本病有详细阐述。本病发病缓、病程长，初起时无明显不适，视力下降缓慢，极易被患者忽视。一般多为双眼受累，亦可双眼同时或先后发病。

根据本病的临床特点，与西医学中原发性开角型青光眼类似，可参考本节内容辨证论治。

【病因病机】

1. 病因 《秘传眼科龙木论·青风内障》认为本病多虚，书中称"因五脏虚劳所作"。而《审视瑶函·内障》则认为虚、实皆有，称"阴虚血少之人，及竭劳心思，忧郁忿恚，用意太过者，每有此患。然无头风痰气火攻者，则无此患"。

2. 病机 先天禀赋不足、命门火衰，或久病肝肾亏虚，或肝郁气滞均可导致本病发生。

【诊断依据】

1. 视野缺损。

2. 眼压升高，或眼压在正常范围。

3. 视盘特有的形态改变。

4. 尽量做特殊检查以协助诊断。

【辨证论治】

1. 辨证要点 病位在肝肾，虚实均可致病。因虚者居多，后期往往虚实兼有。

2. 治疗原则 本病的治疗首先要注意观察视野及视盘，通过视野、视盘变化来监测病情进展；其次要注重视神经的保护，可采用中药滋补肝肾、活血通络，保护视神经，促进视功能的恢复。

3. 证治分类

（1）内治法

①痰湿泛目证

证候：早期偶有视物不清，或瞳神稍大，眼底视盘杯盘比增大，严重时视盘苍白，视野缺损，眼压偏高，伴有头昏眩晕，恶心泛涎，舌淡，苔白腻，脉滑。

治法：温阳化痰，利水渗湿。

方药：温胆汤（陈皮、半夏、茯苓、甘草、枳实、竹茹）合五苓散（桂枝、白术、茯苓、猪苓、泽泻）。

加减：痰湿上泛，头眼胀痛者，加川芎、车前草以利水渗湿。

②肝郁气滞证

证候：常在情绪波动时出现视物不清，目珠微胀，轻度抱轮红赤，或瞳神稍大，眼底视盘杯盘比增大，视野缺损，眼压偏高，伴有头痛，心烦口苦，舌红，苔黄，脉弦细。

治法：疏肝解郁。

方药：舒肝解郁益阴汤（当归、白芍、白术、丹参、赤芍、银柴胡、生地黄、山药、熟地黄、茯苓、枸杞子、焦神曲、磁石、升麻、五味子、栀子、甘草）。

加减：头眼胀痛，视力渐降，加牡丹皮、菊花以清肝明目止痛；胸胁胀痛者加郁金、川楝子以疏肝理气。

③肝肾亏虚证

证候：眼珠胀痛，视物不清，瞳神稍大，视野缺损或呈管状，视盘苍白，伴头晕失眠，精神倦怠，面白肢冷，腰膝酸软，舌淡，苔白，脉沉细。

治法：补益肝肾。

方药：加减驻景丸（楮实子、菟丝子、枸杞子、车前子、五味子、当归、熟地黄、川椒）。

加减：双目干涩，视力缓降者，加女贞子、墨旱莲以养肝明目；失眠健忘，腰膝酸软者，加龙骨、珍珠母、远志以镇静安神开窍。

（2）外治法　同绿风内障。

【临证备要】

保持心情舒畅，避免情志过激，以免加重病情。注意休息，不宜长时间熬夜。

第五节　圆翳内障

圆翳内障指随年龄增长而晶珠逐渐混浊，视力缓慢下降，眼前似有膜状物遮蔽，终致失明的内障眼病。

据历代医书记载，该病的中医病名繁多，如浮翳、沉翳、冰翳、横翳、散翳、枣花翳、偃月翳、白翳黄心、黑水凝翳等，均指晶体混浊，只是在病变阶段、程度和形态上有所差别，故统称圆翳内障。此外，婴幼儿若出现晶珠混浊，称为胎患内障；外伤致晶珠混浊，称惊振内障；还有因其他眼病引起晶珠混浊，如金内障、金花内障等。本节所述的圆翳内障多见于50岁以上的老年人，随年龄增长，患病率增高且晶珠混浊加重。可一眼或两眼先后或同时发病，病程一般较长。

根据本病的临床特点，与西医学中年龄相关性白内障类似，可参考本节内容进行辨治。

【病因病机】

1. 病因　本病的发生是脏腑功能紊乱，晶珠失养的结果。涉及肝肾亏虚、脾虚下陷、肝经郁热、气滞血瘀、痰湿结聚等方面。

2. 病机　肝热上扰；或年老体弱，肝肾不足；或脾虚水湿内生，上泛晶珠而混浊。

【诊断依据】

多见于中老年人。视力缓慢下降，渐至盲不见物。晶珠混浊。

【辨证论治】

1. 辨证要点　病位主要在肝脾肾，虚实均可致病，虚证居多。

2. 治疗原则　病初可用药物治疗，以期延缓病情进展。若视力影响严重，应行手术治疗。

3. 证治分类

（1）内治法

①肝热上扰证

证候：视物不清，视力缓降，晶珠混浊，或有眵泪，伴有头痛目涩，口苦咽干，便结，舌红，苔薄黄，脉弦或弦数。

治法：清热平肝，明目退障。

方药：石决明散（石决明、草决明、赤芍、青葙子、麦冬、羌活、栀子、木贼、大黄、荆芥）。

加减：肝热不甚，无口苦便结者，去方中栀子、大黄；肝热夹风，头昏痛者，酌加黄芩、桑叶、菊花、蔓荆子、钩藤、刺蒺藜以助清热平肝，明目退障；若口苦咽干甚者，加生地黄、玄参以清热生津。

②肝肾不足证

证候：视物昏花，视力缓降，晶珠混浊，伴有头昏，耳鸣，心烦少寐，腰酸腿软，口咽干燥，舌红，苔少，脉细。

治法：补益肝肾，清热明目。

方药：杞菊地黄丸（枸杞子、菊花、熟地黄、山茱萸、山药、泽泻、茯苓、牡丹皮）。

加减：阴亏虚火上炎，潮热虚烦，口咽干燥者，可加知母、黄柏；肾阳不足者，加附子、肉桂、菟丝子。

③脾气虚弱证

证候：视物模糊，视力缓降，晶珠混浊，伴有面色萎黄，少气懒言，精神倦怠，舌淡，苔白，脉缓弱。

治法：益气健脾，利水渗湿。

方药：四君子汤（人参、白术、茯苓、炙甘草）。

加减：大便稀溏者，加薏苡仁、白扁豆、车前子以利水渗湿；纳差食少者，加山药、神曲、鸡内金、薏苡仁等以补脾和胃渗湿。

（2）外治法　可选用麝珠明目液等眼药水滴眼。

【临证备要】

本病应该积极治疗，以控制或减缓晶珠混浊的发展。伴有糖尿病、高血压等全身疾病者，应积极治疗全身病，对控制或减缓晶珠混浊有一定帮助，同时也有利于以后手术治疗。注意饮食调养，慎用辛燥煎炸食品。本病可能与长期的紫外线照射有关，注意紫外线防护。

第六节　瞳神紧小

瞳神紧小是因肝经风热、肝胆火炽，或风湿夹热、上犯于目，或肝肾阴虚、虚火上炎等邪热灼伤黄仁所致，表现为瞳神缩小，并伴抱轮红赤，黑睛后壁有沉着物，神水混浊，视力下降的眼病。

《证治准绳·杂病·七窍门》描述本病为："瞳神渐渐细如簪脚或如芥子，又有神水外围，相类虫蚀，渐觉眵睕羞涩，视尚有光。"其病因复杂，变化较多，且易反复发作。若治疗失当，往往并发他症而导致失明。

根据本病的临床特点，与西医学中虹膜睫状体炎类似，可参考本节内容进行辨治。

【病因病机】

1. 病因　瞳神紧小初起，以实证及虚实夹杂证为常见。实证多因外感风、湿、热邪或内有肝胆郁热而起，发病比较急重。虚实夹杂证常由肝肾阴亏，火旺于上所致，抑或病久伤阴，邪热未除，转化而来，其病程常较缠绵。

2. 病机　《证治准绳·杂病·七窍门》说："患者因恣色之故，虽病目亦不忌淫欲及劳伤血气，思竭心意，肝肾二经俱伤。"又《原机启微》中说："足少阴肾为水，肾之精上为神水，手厥阴心包络为相火，火强搏水，水实而自收，其病神水紧小，渐小而又小，积渐至如菜子许。"

肝经风热或肝胆火炽；或外感风湿，郁久化热；或素体阳盛，内蕴热邪；或劳伤肝肾，病久伤阴均可致本病。

【诊断依据】

1. 抱轮红赤或白睛混赤。

2. 黑睛后壁可见尘状或白点状、羊脂状物沉着。

3. 神水混浊。

4. 瞳神紧小或瞳神干缺。

【辨证论治】

1. 辨证要点　《目经大成·瞳神缩小》曰："此症谓金井倏尔收小，渐渐小如针孔也，盖因劳伤精血，阳火散乱，火衰不能鼓荡山泽之气生水滋木，致目自涸，而水亦随涸，故肾络下缩，水轮上敛，甚则紧合无隙，残疾终身矣。治宜大补气血，略带开郁镇邪，使无形之火得以下降，有形之水因而上升，其血归元，而真气不损，或少挽回一二。"

2. 治疗原则　内治法实证常用祛风、除湿、清热、解毒、凉血、散瘀等法；虚实夹杂，阴虚火旺之证，则予滋阴降火。至于病到后期，邪气虽退，肝肾亏虚，目暗不明者，又宜滋补肝肾，利窍明目。本病在开始内治的同时，必须重视局部用药，及时扩瞳，以防瞳神与睛珠黏着，减少或减轻并发症的发生。

3. 证治分类

（1）肝经风热证

证候：目珠坠痛，畏光流泪，头额痛，视物模糊，抱轮红赤，黑睛后壁灰白色点状沉着物，瞳神紧小，神水不清，黄仁肿胀，纹理不清，舌苔薄黄，脉浮数。

治法：祛风清热。

方药：新制柴连汤（柴胡、蔓荆子、荆芥、防风、黄芩、黄连、栀子、龙胆草、赤芍、甘草）。

加减：头痛眼痛较甚者加白芷、刺蒺藜、生地黄、牡丹皮、丹参、茺蔚子、赤芍；口干口渴加金银花、天花粉；便干者加玄参；神水混浊明显可加泽泻、猪苓。

（2）肝胆火炽证

证候：目珠坠痛拒按，痛连眉棱、颞颥，视力锐减，畏光流泪，抱轮红赤或白睛混赤，黑睛后壁灰白色沉着物密集，瞳神紧小，神水混浊重，黑睛与黄仁之间或见黄液上冲，或见血液沉积，口苦便干，舌红苔黄，脉弦数。

治法：清泻肝胆。

方药：龙胆泻肝汤（龙胆草、黄芩、栀子、泽泻、车前子、生地黄、当归、柴胡、生甘草）。

加减：便结数日未解者加芒硝、玄参、大黄；前房积脓加蒲公英、黄连；眼疼重者加牡丹皮、赤芍；前房积血者加白茅根、三七粉（冲服）。

（3）风湿夹热证

证候：目珠坠痛，痛连眉骨，颞颥闷痛，视物昏蒙或自觉眼前黑花飞舞，羞明流泪，抱轮红赤持久不退或反复发作，黑睛后有灰白色羊脂样沉着物，瞳神紧小或偏缺不圆，神水混浊，黄仁纹理不清，神膏混浊，伴有肢体酸痛，舌红，苔黄腻，脉濡数。

治法：祛风除湿清热。

方药：抑阳酒连散（生地黄、独活、黄柏、知母、羌活、白芷、防风、蔓荆子、防己、黄芩、黄连、栀子、寒水石、前胡、生甘草）。

加减：便秘者加玄参；口糜阴烂者，加土茯苓、金银花；风热偏重，赤痛较甚者，去羌活、独活、白芷，加荆芥、茺蔚子；风湿偏重，去知母、栀子、生地黄，加藿香、厚朴、半夏、茯苓；反复发作，病程缠绵去黄连、茯苓加白花蛇舌草；伴关节红肿疼痛，加桑枝、忍冬藤；伴关节漫肿疼痛，加苍术、薏苡仁；小便化验有白细胞者，加牛膝、车前子。

（4）虚火上炎证

证候：病势较缓或病至后期，患眼赤痛时轻时重，反复发作，眼干涩不适，视物昏花。检查见瞳神紧小或干缺，眼前部炎症较轻，伴有失眠，烦热，口干，舌红少苔，脉细数。

治法：滋阴降火。

方药：知柏地黄汤（黄柏、知母、生地黄、牡丹皮、山茱萸、山药、泽泻、茯苓）。

加减：寐差加炒酸枣仁；腰膝酸软加女贞子、旱莲草。

【临证备要】

1. 针灸治疗　取睛明、翳风、列缺、尺泽、合谷、曲池、攒竹、丝竹空、太阳、三阴交等。每次选用 2~4 穴，每日 1 次，留针 20 分钟，手法用中等强度刺激。

2. 中药熏洗　金银花、黄芩、黄连、菊花、红花各 10g，加水 1000mL 同煎，沸腾后小火煎 7~8 分钟，将药液倒出。每次从中倒出 200mL，加热后先熏再洗。每日 2~3 次。

第七节　络阻暴盲

络阻暴盲是指患者眼外观端好，瞳神气色如常，猝然视力急剧下降，甚至失明的内障眼病。首见于《证治准绳·杂病·七窍门》："平日素无他病，外不伤轮廓，内不损瞳神，倏然盲而不见也。"《抄本眼科》言："不害疾，忽然眼目黑暗，不能视见，白日如夜。"

根据本病的临床特点，与西医学中视网膜动脉阻塞类似，可参考本节内容进行辨治。

【病因病机】

1. 病因 有因伤于七情，肝气郁结，或恣酒嗜辛，胃热蕴积，营气不从，导致气滞血瘀，阻塞眼络；有因劳瞻竭视，暗耗真阴，阴虚火亢，上损神珠。《抄本眼科》认为本病属于"元气下陷，阴气上升"。

2. 病机 暴怒惊恐，气机逆乱，血随气逆；或情志抑郁，肝失调达，气滞血瘀，以致脉络阻塞。嗜好烟酒，恣食肥甘，痰热内生，上壅目窍。外感热邪，内传脏腑，致邪热内炽，上攻于目。肝肾阴亏，阳亢动风，风阳上旋；或阴虚火旺，上扰清窍。

【诊断依据】

1. 突然视力下降或丧失。

2. 视网膜动脉极细，血柱呈节段状。

3. 视网膜中央动脉阻塞时，后极部广泛灰白水肿混浊，黄斑樱桃红。

4. 荧光血管造影有助于诊断。

【辨证论治】

1. 辨证要点 病位在肝、脾、肾，虚实均可致病。

2. 治疗原则 本证治疗应急则治标，或标本兼顾。临证以活血、祛痰、息风为主，对气虚不足者，又当益气活血。参合全身辨证，加减用药。

3. 证治分类

（1）气滞血瘀证

证候：视力骤降，视乳头边缘模糊，网膜血管变细，后极部呈弥漫性灰白色水肿，黄斑部见樱桃红斑，伴有急躁易怒，头痛眼胀，胸胁胀痛，舌质暗，有瘀点，脉弦或涩。

治法：活血通窍。

方药：通窍活血汤（赤芍、桃仁、红花、川芎、老葱、大枣、麝香、黄酒）。

加减：若有高血压，见头痛头晕，舌红脉弦者，加水牛角、钩藤、栀子。苔腻脉滑者，加僵蚕、法半夏、胆南星。栓塞严重者，加水蛭、全蝎、地龙；体虚者，酌加黄芪。

（2）痰浊上扰证

证候：视力骤降，眼底动脉变细，网膜呈灰白色混浊，水肿较甚，伴形体肥胖，头晕而重，胸闷，食少恶心，苔腻脉滑。

治法：涤痰开窍。

方药：涤痰汤（半夏、胆南星、橘红、枳实、茯苓、人参、石菖蒲、竹茹、甘草）。

加减：风痰者加白附子；寒痰者加干姜、细辛；热痰者加瓜蒌皮；食痰者加莱菔子；顽痰不化者加海浮石、青礞石。

（3）肝风内动证

证候：视力骤降，网膜动脉变细，后极部呈灰白色混浊，急躁易怒，头晕头痛，面赤烘热，口苦咽干，少寐多梦，舌暗红，脉弦。

治法：平肝潜阳息风。

方药：天麻钩藤饮（天麻、钩藤、生石决明、栀子、黄芩、川牛膝、杜仲、益母草、桑寄生、夜交藤、茯苓、川芎、桃仁、红花、当归尾)。

加减：心中热甚者加生石膏；头痛目眩重者加夏枯草、菊花；痰多者加胆南星、川贝母。

（4）气虚血瘀证

证候：视力骤降，网膜动脉变细，后极部网膜呈灰白色，气短乏力，倦怠懒言，舌淡有瘀斑，脉弱无力。

治法：补气为主，兼以活血通络。

方药：补阳还五汤（黄芪、当归尾、赤芍、地龙、川芎、桃仁、红花）。

偏寒者加制附子；脾胃虚弱者加党参、白术；痰多者加制半夏、天竺黄；语言不利者加石菖蒲、远志。

【临证备要】

视网膜中央动脉阻塞多为血管痉挛或血管壁的疾病继发血栓形成，是眼科急重症之一，本病应积极抢救、分秒必争。首先采取综合性治疗措施，扩张眼本血管，恢复血循环。血管扩张剂应选择作用快而强者，如亚硝酸异戊酯吸入，硝酸甘油含化，阿托品等球后注射。配合物理疗法，如热水浴、吸氧、眼球按摩，必要时做前房穿刺。

第八节　络损暴盲

络损暴盲是指因眼底脉络受损出血致视力突然下降的眼病。具有发病急、病情重、致盲率高的特点。《证治准绳·杂病·七窍门》首载"暴盲"之名。本病可单眼或双眼发病。本病是最常见的视网膜血管病，也是致盲的眼底病之一。阻塞可发生在中央主干，或其分支。

根据本病的临床特点，与西医学中视网膜静脉阻塞类似，可参考本节内容进行辨治。

【病因病机】

1. 病因　本病为多种原因导致眼底脉道瘀阻、损伤而血溢脉外。《银海指南·肾经主病》提出其病可因"属相火上浮，永不能制"。

2. 病机　情志内伤，肝气郁结，气滞血瘀，脉络瘀阻，瘀久脉络破损而出血；或肝肾阴亏，水不涵木，肝阳上亢，气血上逆，血不循经而外溢；或劳瞻竭视，阴血暗耗，心血不足，无以化气，脾气虚弱，血失统摄，血溢脉外。《银海指南·肾经主病》指出该病"属相火上浮，水不能制"。肾亏为本，虚火、痰瘀为标。属本虚标实之证。

【诊断依据】

1. 中老年发病者常有高血压等病史，青年发病者常有反复发作的眼前黑影及视力障碍史。

2. 有典型之眼底临床表现。

3. 荧光血管造影对本病诊断有重要参考价值。

【辨证论治】

1. 辨证要点　病位在肝脾肾，虚实均可致病。

2. 治疗原则 络损暴盲可见眼底脉络受损出血，治疗时应注意止血勿使留瘀，消瘀避免再出血。

3. 证治分类

（1）气滞血瘀证

证候：外眼无异常，眼底检查见视乳头边缘模糊，静脉迂曲怒张，网膜出血以乳头为中心呈放射状分布，伴网膜水肿者可见白色渗出，伴精神抑郁则胸胁胀疼、脘闷食少，舌紫暗，苔白，脉涩。

治法：理气解郁，化瘀止血。

方药：血府逐瘀汤（当归尾、生地黄、桃仁、红花、枳壳、赤芍、柴胡、甘草、桔梗、川芎、牛膝）。

加减：若头痛易怒，口苦尿赤，舌红者，加水牛角、黄芩、龙胆草；大便秘结者，加大黄、玄明粉；网膜出血量多，难吸收者，选加全蝎、水蛭、三棱、莪术等，以加强破瘀之力，但不可长期服用；头痛眼胀者，加石决明、钩藤；患者为年轻人，且为炎症引起者，加金银花、紫草、连翘；目眩、胁痛者，加郁金、牡丹皮。

（2）阴虚阳亢证

证候：平素头晕头痛，急躁易怒，视力剧降，外眼无异常，眼底检查见视乳头边缘模糊，静脉迂曲怒张，网膜出血以乳头为中心呈放射状分布，伴网膜水肿及白色渗出，心烦失眠，耳鸣耳聋，胁疼，腰膝酸软，舌红，脉弦细。

治法：滋阴潜阳，平肝通络。

方药：天麻钩藤饮（天麻、钩藤、石决明、栀子、黄芩、川牛膝、杜仲、桑寄生、益母草、夜交藤、茯神）。

加减：若五心烦热明显，加黄柏、知母以加强滋阴清热之力；大便干结者，加麦冬、玄参、火麻仁以润肠通便。

（3）痰瘀互结证

证候：眼症同气滞血瘀型，伴头重晕眩，脘闷食少，形体肥胖，口苦，舌暗红，苔黄腻，脉滑数。

治法：清热除湿，化瘀通络。

方药：桃红四物汤（当归、熟地黄、川芎、赤芍、桃仁、红花）合温胆汤（半夏、茯苓、竹茹、枳实、陈皮、茯苓）。

加减：若眼底出血暗红，无新鲜出血，可加三棱、莪术，以加强活血化瘀之力；若渗出较多，胸闷明显，可加瓜蒌、厚朴、白芥子等以祛痰除满。

（4）心脾两虚证

证候：面色无华，体倦乏力。眼病日久，网膜血斑颜色暗滞。舌淡有瘀点，脉细。

治法：养心健脾，益气摄血。

方药：归脾汤（人参、黄芪、白术、茯神、酸枣仁、甘草、当归、龙眼肉、远志、木香）。

加减：出血量多者，可急则治标，以止血为要，加仙鹤草、血余炭、白及。或加服云南白药 0.25g，1 日 4 次。纳差可加山楂、麦芽消食健脾。失眠者加柏子仁、远志，加强养心安神作用。

（5）肝经郁热证

证候：心中烦闷，潮热失眠，眼病日久，常随情绪变化而诱发口苦溲黄，舌红苔黄，脉弦数。

治法：清热解郁。

方药：舒肝解郁益阴汤（当归、白芍、白术、丹参、赤芍、银柴胡、生地黄、山药、熟地黄、茯苓、枸杞子、焦神曲、磁石、升麻、五味子、栀子、甘草）。

加减：烦急易怒，口苦咽干，为肝胆火炽，加龙胆草；口渴烦躁，便秘溺赤，为热结肠胃，加石膏、知母、大黄、芒硝通腑泄热。

【临证备要】

1. 视网膜中央静脉阻塞所致的视网膜出血，不可用收摄止血药，否则会愈阻愈甚，出血愈多。治疗宜祛瘀止血，疏通血管，这是治疗本病的关键。

2. 视网膜中央静脉完全阻塞者，10%～25%的患者在3个月左右继发青光眼。在本病过程中，若反复出血，兼有头目胀痛、恶心呕吐者，应警惕继发性青光眼的发生，采取相应的降压措施。

3. 本病出血吸收后，若发现视网膜有新生血管，应采用激光凝固治疗，以防今后反复出血的发生。

第九节　视瞻昏渺

视瞻昏渺是因气血失调，精气不能上荣于目所致。是以自觉视力下降，视物昏蒙不清而外眼无异为主要表现的内障类疾病。视瞻昏渺之病名见于《证治准绳》，谓血少神劳，元气虚，元精亏所致。

根据本病临床特点，西医学中的前部缺血性视神经病变可参考本节内容进行辨治。

【病因病机】

1. 病因

（1）年老体衰，或禀赋不足，肾精亏虚。

（2）肾阴亏耗，阴液不足，水不济火，虚火内生。

（3）饥饱劳损，伤及脾胃，升降失常，清阳不升。

2. 病机　视神经乳头血管为心所主，视神经为肝所主，当先天不足，肾精亏损，精血不能复生，脾虚不能生化气血以荣目是本病发生的内在基础。如情志不舒，肝气郁结，或阴虚阳亢，气血失调，导致血行障碍、玄府闭塞是本病发生的直接原因。

【诊断依据】

1. 视物模糊，逐渐加重，或眼前有暗影遮挡，外眼无翳障气色。

2. 眼底检查，视盘、黄斑区及其他部位可查见相关病变。

3. 视野、眼电生理和荧光眼底血管造影可帮助诊断。

【辨证论治】

1. 辨证要点　视力下降，视物变形，结合眼底表现，黄斑区色素脱失和增殖，出血。

2. 治疗原则　发病急骤，中医学属闭塞关格气血失常暴盲，治以通脉为要。初期视盘水肿明显，水肿加重瘀阻，治宜疏肝理气，活血利水，加速水肿吸收，减轻对视神经的损伤，改善预后；随着病程发展水肿消退，出现视神经萎缩，气血不足，气虚血瘀或肝肾不足，应益气活血或补益肝肾。

3. 证治分类

（1）肝郁气滞证

证候：情志抑郁或生气动怒发生，患者表现为视力忽然减退，眼底表现视乳头轻度或中度水肿，色较淡，有小出血点，全身兼有情志不舒，视物模糊，头痛目胀，善太息，胸胁胀满疼痛，口苦咽干，食少腹胀，舌质红，苔薄白，脉弦细或弦数。

治法：疏肝理气，活血明目。

方药：逍遥散（柴胡、当归、白芍、白术、茯苓、薄荷、煨姜、炙甘草）合失笑散（五灵脂、蒲黄）。

加减：头痛甚、面赤耳聋者，可加石决明、钩藤、地龙、郁金等以平肝息风；口干苦、舌质偏红者，去当归，加栀子、牡丹皮以清肝泄热；如病久正虚，不胜攻逐者，去蒲黄，加黄芪、党参以扶正。

（2）肝阳上亢证

证候：年老之人多伴有高血压、高血脂、血黏度高，突然起病，多在早晨视物不见，平时头晕耳鸣，头目胀痛，面红烘热，急躁易怒，失眠多梦，舌红，脉弦细数。

治法：平肝潜阳，活血通络。

方药：镇肝熄风汤（怀牛膝、生牡蛎、生杭芍、生龟板、生代赭石、玄参、天冬、生龙骨、生麦芽、川楝子、茵陈、甘草）。

加减：心中热甚者加生石膏以清热；头痛目眩重者加夏枯草、菊花以平肝泻火；痰多者加胆南星、川贝母以化痰；尺脉重按虚者加熟地黄、山茱萸以滋肝补肾。

（3）气血两虚证

证候：素体虚弱，或失血过多突然视物模糊，少气懒言，神疲乏力，面色淡白，心慌气短，失眠多梦，舌淡，脉细弱。

治法：益气养血，化瘀通窍。

方药：八珍汤（人参、白术、茯苓、甘草、熟地黄、当归、川芎、白芍）合通窍活血汤（赤芍、桃仁、红花、老葱、大枣、麝香）。

加减：心悸、失眠、口干咽燥者，去黄芪、白术，加麦冬、墨旱莲、龙齿；眼酸胀，视物疲劳，重用黄芪、党参；视盘色淡白者重用丹参、当归，加川芎。

（4）瘀血阻络证

证候：忽然视物模糊，眼底检查可见视乳头水肿、色淡、边界模糊，视网膜血管稍细，全身兼有头痛、胁痛，痛如针刺，舌有瘀点，脉细涩。

治法：活血化瘀，理气通络。

方药：补阳还五汤（黄芪、当归尾、川芎、桃仁、红花、地龙、赤芍）。

加减：胸胁胀痛较重者加香附、陈皮、佛手以疏肝理气；若胸胁刺痛，舌边有瘀斑者则加三棱、莪术加强活血祛瘀功能。

【临证备要】

前部缺血性视神经病变多由后睫状动脉循环障碍引起，常见于中老年伴有高血压、糖尿病、动脉硬化者。早期眼部病变多为可逆，晚期则造成不可逆性视神经萎缩。因此及时、有效的综合治疗十分重要。

缺血性视乳头病变在中医眼科属于瞳神疾病的范畴，中医学认为本病多与气血虚弱、脉络瘀滞有关。根据视力损害程度称之为"视瞻昏渺""暴盲"，根据辨证，治疗可用行气活血、补气活血、养血活血、凉血活血等法。加味逍遥散常成为首选方剂。当服药调理后视力不能增进时宜酌情滋补，或补气血，或补肝肾。补气血的代表方剂有八珍汤、大补参芪丸（党参、黄芪、白术、茯苓、熟地黄、当归、川芎、白芍、枸杞子、石斛、石菖蒲）；补肝肾的代表方剂有杞菊地黄丸、十全明目汤（熟地、枸杞子、桑椹子、蒺藜子、覆盆子、楮实子、女贞子、菟丝子、决明子、车前子），均可酌情加减。

第六章　中医耳鼻喉科病证

第一节　概　述

　　中医学认为，"病"是对疾病全过程的概括，"证"是对疾病发生发展过程中某一阶段病因、病位、病性的概括。中医耳鼻喉科病证，主要是针对人体耳鼻咽喉疾病的病因、病位、病性的不同发展阶段及相关治疗的综合认识。

一、发病特点

　　耳鼻咽喉疾病的发生，外因多为邪毒侵袭，内因责于脏腑失调，二者之间是密切联系、相互影响的。脏腑功能失调，则机体易受外邪侵袭，进而可加重脏腑功能的紊乱。其中，脏腑功能失调是根本，恰如《内经》所云："正气存内，邪不可干。""邪之所凑，其气必虚。"

（一）病因

　　1. 外因　主要为六淫邪毒、时邪疫疠、外伤异物侵袭机体。

　　（1）风邪　常见于耳鼻咽喉疾病初期，从肌肤或口鼻侵入，常见风寒、风热、风湿合犯。

　　（2）寒邪　以冬季多见。多由于气候骤变，疏于防寒保暖，感受寒邪，寒邪客窍，阳气受挫，诸窍阳气伤而失温煦为病，常见于疾病初起。风寒之邪也可郁而化热。

　　（3）暑邪　独见于夏季，时令性强，暑邪易耗气伤阴，耗伤耳鼻咽喉诸窍之阴津阳气，使其御外邪能力下降。暑邪易夹湿，暑湿上犯诸窍致病。

　　（4）湿邪　气候潮湿，冒雨涉水，久居湿地，污水浸渍等致湿邪外袭，清窍被蒙，失其清通之性。湿性黏滞，疾病多缠绵难愈。

　　（5）燥邪　燥邪侵袭人体，多从口鼻而入。燥邪易伤肺伤津，易导致鼻病及咽喉疾病。

　　（6）热邪　热邪炎上，易上犯清窍。病之初起，常以风热上犯为主。若素体阳盛，外热引动内热，循经上犯诸窍，往往加重病情。热邪耗伤津液，灼津成痰，易导致脏腑功能失调。热邪夹湿，湿热上蒸诸窍，病情易迁延难愈。

　　（7）时邪疫疠　具有强烈传染性，疫疠之邪多从口鼻而入，起病急，毒性强，传播快，病情重。

（8）外伤　由于跌仆撞击或客观外在因素造成的损伤，如跌倒、坠落、刀枪、爆炸、烧灼等造成耳鼻咽喉诸窍疾病。

（9）异物　异物误入耳、鼻、咽喉诸窍，若未及时取出，甚至可引起严重并发症。

2. 内因

（1）饮食偏嗜　饮食不节，嗜食肥甘厚味辛辣之品，导致脾胃功能失调，易引起耳鼻咽喉疾病。

（2）劳倦内伤　劳逸失节，久病失养，房劳过度，耗伤气血津液，脏腑功能失调而致耳鼻咽喉疾病。

（3）情志因素　情志不调，扰乱脏腑气机，致使清窍功能失调，导致耳鼻咽喉疾病。

（4）诸窍之间疾病互相影响　耳鼻咽喉诸窍相互连通，一窍为病，若未及时诊治，或病势凶猛，易波及他窍。

（二）病机

1. 实证

（1）外邪侵袭　邪毒包括六淫邪毒、温热疫疠及四时不正之气等，或从口鼻，或从皮毛而入，可致耳鼻咽喉诸证。常见风寒、风热外袭，风热夹湿侵犯，时邪疫疠侵袭等。

（2）脏腑火热　外邪传里化热或引动脏腑内热，循经上蒸清窍，发生耳鼻咽喉疾病。

（3）痰湿困结　痰湿源于津液代谢障碍，多因肺脾肾三脏功能失调导致水湿内停，痰浊上犯导致耳鼻咽喉疾病。

（4）气血瘀滞　脉络损伤，或久病入络，血行不畅，导致气滞血瘀，官窍失其清通之性，导致耳鼻咽喉疾病。

2. 虚证　素体虚弱，正气不足，或因病程久长，邪毒留滞体内，或因劳倦过度，导致脏腑功能失调，是耳鼻咽喉疾病常见的病因病机之一。临床上以肺、脾、肾的虚损多见。

（1）肺脏虚损　肺主气，若肺气虚损，卫外不固，则清窍失于濡养，清涕连连，头痛绵绵，或见咽喉痒痛，气短懒言，语声低微，咳嗽痰稀。若肺阴虚，津液不足，诸窍失于滋养，则见黏膜干燥、咽异物感、声嘶等。

（2）脾胃虚弱　脾为后天之本，主运化水谷精微。若脾虚则水湿不化，精微不布，"土不生金"，导致肺脾两虚。

（3）肾脏亏虚　肾主藏精，若肾阴不足，不能濡养官窍，或水不制火，虚火上炎，蒸灼耳鼻咽喉官窍，可有耳鸣耳聋、鼻干、咽痛、声音嘶哑、夜热盗汗、心烦失眠、腰膝酸软等症。若肾阳亏虚，不能温化水液，寒水上泛清窍，可导致耳鸣、眩晕等。肾不纳气，气不归元，耗散于上，则连续喷嚏，并见腰酸背冷等症。

二、辨证概要

耳鼻咽喉疾病的辨证，通过望、闻、问、切四诊合参，结合全身情况和耳鼻咽喉局部的表现，以及各项辅助检查，进行综合分析，确定疾病的性质及脏腑病位，与诸窍的联系及邪正盛衰的关系，以此作为依据，进行施治。

（一）鼻病的辨证要点

1. 辨鼻塞 鼻塞是鼻科疾病最常见的症状。鼻黏膜肿胀肥厚、分泌物黏稠量多、鼻腔异物、鼻息肉、肿物堵塞等，均可影响鼻腔通气，出现鼻塞症状。临床常根据鼻塞的病程、性质及兼症，进行辨证。

（1）鼻塞初起，鼻黏膜红肿，流涕，头痛，为外感邪毒侵袭鼻窍。

（2）鼻塞病程长，阵发性日轻夜重，鼻腔黏膜肿胀色淡，多为肺气虚寒，寒湿凝聚。

（3）鼻塞病程长，持续性，下鼻甲肿大、色暗红，表面凹凸不平如桑椹样，多为气滞血瘀。

（4）鼻塞、鼻痒，阵发性发作，喷嚏连连，清涕如水，鼻黏膜肿胀，色苍白或呈灰白色，多为肺脾气虚，或肾阳不足，固摄失职。

（5）鼻塞，黄涕多而黏稠，鼻腔黏膜及鼻甲红肿明显，咽干口苦，舌苔腻，脉弦滑，为肝胆湿热上蒸清窍。

（6）鼻有堵塞感，而鼻甲萎缩，鼻腔宽大，黏膜干燥萎缩，可有痂皮附着，多为肺阴虚损，邪伤肌膜所致。

（7）鼻塞进行性加重，可能为新生物堵塞鼻腔所致。

2. 辨鼻涕 鼻涕为鼻腔或鼻窦黏膜的分泌物。

（1）鼻涕多而清稀，初起多为风寒侵袭，久病多为肺气虚寒。

（2）鼻涕多而稠黄，病程短者，多为肺、胆、脾胃热盛上蒸鼻窍，病程长者多为正虚邪滞，邪毒久留。

（3）鼻涕黏稠甚或结成块，可有臭味，为邪毒久滞，津液耗伤，气阴两虚，虚火灼炼津液而致。

（4）若小孩单侧鼻腔较长时间流脓鼻涕，带臭味，有血丝，应检查是否有鼻腔异物。

3. 辨鼻衄

（1）出血量多，色鲜红，多为实热证，因肝火上逆或肺胃热盛所致。

（2）出血量少，血色淡红，而时出时止，多为虚火上炎、气不摄血所致。

（3）出血量多难止，须注意是否有鼻腔新生物。

4. 辨嗅觉 嗅觉功能异常，常与鼻腔通气差同时存在。

（1）鼻病初起嗅觉减退，鼻黏膜充血肿胀，鼻涕多，属风热之邪壅塞鼻窍。

（2）若鼻腔黏膜苍白肿胀，嗅觉减退，多为肺虚或脾虚之证。

（3）嗅觉减退，鼻腔有异味，伴鼻腔干燥，黏膜萎缩，有痂皮，多为肺阴虚，邪伤肌膜之证。

（4）持续或进行性鼻塞，嗅觉减退或鼻腔异味，多为鼻腔新生物。

5. 辨头痛 多种鼻病均可出现头痛症状。

（1）头痛初起鼻塞流涕，为外感邪毒。

（2）头痛如裹，肢体困倦，鼻涕量多黏稠色黄，为湿热上蒸，蒙蔽清窍。

（3）鼻病日久，反复头痛，过劳则甚，多为气虚。

（4）头痛头晕，心悸失眠，多为血虚。

鼻腔内新生物，鼻中隔偏曲，鼻腔黏膜肿胀受压等均可能引起头痛。

（二）咽喉病的辨证要点

1. 辨咽痛

（1）咽喉疼痛，吞咽加重，黏膜充血肿胀明显，多为肺胃热盛，上蒸咽喉。

（2）咽痛剧烈，吞咽困难，黏膜充血肿胀，局部有突起，压之坚硬，多尚未成脓，为里热壅盛，有成痈之势。若局部红肿突起，有波动，压之柔软，多已成脓。

（3）咽喉疼痛，反复发作，黏膜弥漫肿胀、色淡红，多为痰湿聚结。

（4）若轻微红肿疼痛，夜间较白天症状明显，多为肺肾阴虚，虚火上炎。

2. 辨黏膜溃烂

（1）咽喉口腔黏膜溃烂，起病急，溃烂黏膜周围红肿明显，多为实证。

（2）咽喉口腔黏膜溃烂，病程长，或反复发作，溃烂黏膜周围苍白或淡红者，多属虚证。

（3）咽喉口腔黏膜溃烂，位置分散，病位表浅者，实证多为肺胃之热，虚证多为虚火上炎。黏膜溃烂，融合成片，凹陷明显者，实证多为火毒壅盛，热灼肌膜，虚证多为气血亏虚，邪毒内陷。

（4）溃烂黏膜上可见白膜，白膜松厚，轻触可以剥离者为轻；白膜坚韧，不易剥离，触之易出血，或剥去易再生者，多属重症。

3. 辨分泌物

（1）脓液质地黏稠，色黄者，多属实证；脓液质地清稀或污秽者，多为体质虚弱，正不胜邪。

（2）体质强壮，病程短者，脓液较易排出，溃烂面愈合快；体质虚弱，病程迁延不愈者，脓液较难排出，溃烂面愈合慢。

4. 辨声音

（1）新病者声音嘶哑，言语不清，咽喉肿痛，多为肺胃邪毒热盛，火热上蒸咽喉之实证。

（2）声音嘶哑，逐渐发作，反复不愈，伴咽干不喜饮，多为肺肾阴津亏损，津液不能上承咽喉之虚证。

（3）若言语低微，气短乏力，身体倦怠，多属肺脾气虚。

（4）语言难出，呼吸气粗，喉鸣如锯，吞咽困难，为痰涎阻塞气道之危重证候。

5. 辨口腔气味

（1）口气臭浊，病程短者，多为胃热上蒸咽喉的实证。

（2）口有异味，病程日久，多为邪毒腐蚀肌膜的虚证。

6. 辨咽异物感

（1）吞咽不畅，咽喉红肿疼痛，多为肺胃热盛循经上蒸所致。

（2）咽异物感，时时咳咯，咽干痛，少痰，多属肺肾阴虚，虚火上炎之证。

（3）如自觉咽异物感，咽之不下，吐之不出，但不影响饮食吞咽，多为肝气郁结，痰气交阻之证。

（4）若咽异物感进行性加重，影响饮食吞咽，或食后恶心呕吐，应注意是否有食道新生物的存在。

（三）耳病的辨证要点

1. 辨疼痛

（1）耳部疼痛，按压耳屏或牵引耳郭时疼痛加重，病程较短，多为热毒搏结耳窍，常见于耳郭、外耳道疖肿疼痛。

（2）耳内疼痛程度较轻，鼓膜轻度充血，多为风热之邪尚在浅表。

（3）耳内疼痛加剧，甚或刺痛、跳痛，多为肝胆湿热壅盛、肺胃热盛等。

（4）耳内流脓，耳痛未减，伴剧烈头痛，高热，反复呕吐，神志不清，嗜睡谵语，则为热毒内攻，邪入心包之危重证候。

（5）若觉耳内堵闷，轻度疼痛，反复发作，多为肝肾两虚，邪毒滞留耳窍所致。

2. 辨分泌物

（1）病程短，发病急，脓液黏稠、色黄。

（2）病程久，发病缓，脓液清稀、量多、色淡，多为脾虚湿困。

（3）久病而脓液中有豆腐渣样物，臭秽，或耳道有肉芽组织形成者，常为肾元亏损、湿热留滞、腐肉蚀骨证。

3. 辨耳鸣耳聋

（1）耳鸣突发，耳鸣声大，音调偏低，耳内堵闷，听力下降，属实证，多为肝胆之火上逆，扰于清窍所致。

（2）耳鸣病程日久，声音细微如蝉鸣，音调偏高，听力逐渐下降者，属虚证，多为肝肾阴虚，虚火上炎，或气血两亏，耳窍失养。

（3）年老听力下降而鼓膜正常，多为肝肾两亏，气血不能上荣清窍所致。

三、治法概要

耳鼻咽喉疾病的治疗，要结合局部情况与全身症状，综合分析，从整体观念出发，以八纲辨证为基础，四诊合参，明确病变的脏腑经络，辨明其致病原因，审证求因，审因论治，多采用内治、外治等多种方法互相配合。

1. 内治法

（1）疏风解表 外感六淫侵袭耳鼻咽喉诸窍，病之初起，邪在腠理肌表，宜疏散风邪，祛邪外出。外邪有风热、风寒之不同，在治疗上有辛凉、辛温之分。若为风热之邪侵袭，宜辛凉解表；若为风寒之邪侵袭，宜辛温解表。

（2）清热解毒 火热邪毒上蒸清窍而致的耳鼻咽喉诸病，宜用药性寒凉、具有清里热作用的药物。疾病初起，有表证者，可与疏风解表药合用；若里热壅盛，胃肠实热，则与利膈通便法合用。

（3）健脾利湿 脾胃虚弱，运化失调，湿停中焦，导致水湿停聚清窍，黏膜肿胀，分泌物增多。如脾经湿热，宜清脾利湿，如四苓散、黄芩滑石汤。如为脾虚湿滞，宜健脾渗湿，如参苓白术散。如为心脾经热上蒸口舌，宜清热利湿，引热下行，如导赤散。淡渗分利治疗的同时，应注意顾护阴津。

（4）芳香通窍　耳鼻咽喉均为清窍，位于上焦，可用轻清芳香之品，以祛邪散壅，宣通清窍。如苍耳子、辛夷花、藿香、佩兰、薄荷、石菖蒲、柴胡、柴胡、香附、细辛等。

（5）化痰散结　用于痰浊结聚耳鼻咽喉诸窍导致的疾病，分为塞痰、热痰、风痰、湿痰，按病情可配合温里、清热、祛风、化湿、行气等法。

（6）疏肝行气　用于肝气郁结，气机不畅，气血瘀滞所致的耳鼻咽喉诸证。根据病情变化，可加用化痰、行气、活血、散结等不同药物。若咽部感觉异常，咽喉异物感，如梅核阻于咽喉，宜疏肝解郁、行气化痰，如逍遥散。

（7）托里排脓　因身体虚弱，正不胜邪，窍孔流脓，日久不愈，常用解毒排脓和补养气血的药物组成方剂，以扶助正气，托毒外出，如托里消毒散加减。

（8）滋养阴液　用于阴液亏虚而致的耳鼻咽喉诸证。阴虚肺燥者，宜养阴清肺，如清燥救肺汤、百合固金汤等加减。若肝肾阴虚，虚火上炎，宜滋补肝肾，如六味地黄丸加减。

（9）温补元气　常用于肾阳亏虚或肺气虚寒之耳鼻咽喉诸证。肾阳亏虚，肾不纳气，寒水上泛清窍者，宜温补肾阳，如附桂八味丸等；若肺气虚寒宜温补肺气，如温肺止流丹。

2. 外治法

（1）滴药法

滴鼻：将药物制成滴鼻剂型，先擤去鼻涕，清洁鼻腔，头稍后仰，将药液滴入鼻腔。滴鼻药具有疏风祛邪、芳香通窍、扶正、滋润肌膜、止血生肌等作用。

滴耳：将药物制成滴耳剂型，先用3%双氧水清洁外耳道，除去脓液、干痂，清洁后，将药液滴入耳内。注意：滴耳药物的温度要与体温接近，不能过冷或过热，以免引起眩晕。

（2）吹药法　将药物研成极细粉末，吹至黏膜上，直接作用于患处，以达到治疗目的。

吹鼻：清洁鼻腔后，将药粉吹入鼻腔，吹药时嘱患者屏住呼吸，以免将药粉喷出或引起呛咳。吹鼻药粉具有清热通窍、祛风散寒、滋润止血等作用。

吹咽喉：将药粉吹布于咽喉患处，吹药时嘱患者不能吸气。咽喉吹药具有清热解毒、消肿止痛、祛腐生肌等作用。

吹耳：清洁耳道后将药粉吹入外耳道内。注意不宜吹入过多，薄薄覆盖于患处即可，以免堵塞耳道，妨碍引流。耳道吹药具有清热解毒消肿、收敛祛湿生肌等作用。

（3）敷药法　将药物制成散剂、膏剂、糊剂，涂于局部，直接作用于患处，具有清热解毒、消肿止痛的作用。

（4）含服法　将药物含于口内，使药物溶化，滋润咽喉，如含服铁笛丸、润喉丸、西藏青果等，有清润咽喉、解毒止痛的作用。

（5）含漱法　用药液漱洗咽喉局部，具有清洁患处、清热解毒、止痛消肿、去腐生肌的作用。

（6）蒸气吸入法　煎煮药物时，用口鼻吸取药物蒸气，以达到祛邪通利官窍的作用。但注意避免热灼伤。多用于虚寒或风寒性疾病，如喉痹、伤风鼻塞、鼻窒、喉喑等疾病。

此外，尚有针灸推拿、手术等方法的施用。

第二节 耳胀、耳闭

耳胀、耳闭是指由于邪毒侵袭或滞留引起耳内堵闷感及听力下降为主要特征的中耳疾病。耳胀多为疾病初起，多因风邪外侵引起，以耳内闷胀为主，或兼有疼痛；耳闭多为病之久者，多因邪毒滞留耳窍日久转化而致，与脏腑功能失调有关，以耳内堵闷，清窍闭塞，伴听力下降为主，多为耳胀反复发作导致。

古代文献中又有"风聋""气闭耳聋"之称。西医学的分泌性中耳炎可参考本节辨证论治。

【病因病机】

1. 病因 外因多为风热湿邪侵袭，内因多属肝、胆、脾、肾脏腑功能失调，气血瘀阻，邪毒滞留耳窍。

2. 病机

（1）风邪外袭 起居不慎，寒暖失调，疲劳过度，风邪乘虚而袭，或夹寒夹热，首先犯肺，肺宣降失调，经气痞塞，气机不畅为病。

（2）肝胆湿热 外邪传于肝胆，或七情所伤，肝气不舒，湿热内蕴，上蒸耳窍而发病。

（3）脾虚湿困 饮食失节，或忧思伤脾，脾虚运化失调，湿浊内停，上困耳窍而为病。

（4）气血瘀阻 病情迁延不愈，邪毒滞留日久，脉络阻滞，气血瘀阻以至耳窍闭塞失用。

【诊断依据】

1. 病史 耳胀者，多有外感病史。耳闭者，多有耳胀反复发作病史。

2. 临床症状 以耳内堵塞闷胀感为主要症状，多伴有耳鸣，听力减退，自声增强。耳胀者，多病程较短，以耳内堵塞感为主，或伴耳部微痛不适，或有耳鸣；耳闭者，病程较长，耳内闷胀感，耳鸣多呈低调嗡鸣，听力下降。

3. 局部检查 早期可见鼓膜内陷、轻度充血，若中耳有积液，透过鼓膜可见到液平线。若反复发作，可见鼓膜内陷增厚，或见粘连、斑块。

4. 辅助检查 纯音测听检查呈传导性聋，反复发作者可呈混合性聋，鼓室导抗图呈 B 或 C 型。

【辨证论治】

1. 辨证要点 本病初起多为实证，多由风邪外袭或肝胆湿热引起；病久多为虚实夹杂证，常见以脾虚湿困或邪毒滞留，气血瘀阻。

2. 治疗原则 疾病初期以疏风散邪，清利肝胆为主。病久注意辨虚实，虚证多以扶正为主。治疗过程中依据病情酌加引经通窍药，直达病位。

3. 证治分类

(1) 外感风邪，痞塞耳窍证

证候：耳内堵塞感，耳嗡鸣，听力下降，可伴有头痛、鼻塞、流涕、发热、恶寒等，舌质淡红，苔白，脉浮。检查见鼓膜充血、内陷或有液平线，鼓膜穿刺可抽出清稀积液。

治法：疏风宣肺，散邪通窍。

方药：风寒表证者，宜疏风散寒，宣肺通窍，以荆防败毒散（荆芥、防风、人参、前胡、柴胡、桔梗、枳壳、茯苓、羌活、独活、川芎、甘草）加减。风热外袭者，宜疏风清热，宣肺通窍，方用银翘散（金银花、连翘、桔梗、薄荷、牛蒡子、竹叶、荆芥穗、豆豉、甘草、鲜芦根）加减。

加减：耳堵塞闷胀明显者加石菖蒲；中耳积液量多者可加车前子以利湿清热；头痛明显者加菊花；咳嗽咽痛加前胡、杏仁之类。

(2) 肝胆湿热，上犯耳窍证

证候：耳内堵闷感，或有微痛，耳鸣，自声增强，或听力减退，情绪烦躁，口苦咽干，胸胁苦满，舌红苔黄腻，脉弦数。检查可见鼓膜内陷，充血，或见液平线，鼓膜穿刺可抽出黄色质黏的积液。

治法：疏肝清热，利湿通窍。

方药：龙胆泻肝汤（龙胆草、黄芩、栀子、泽泻、车前子、当归、生地黄、柴胡、甘草）加减。注意本方药物苦寒，不宜多服久服。

加减：耳堵闷严重者可酌加石菖蒲、苍耳子。

(3) 脾虚湿滞，痰浊困耳证

证候：耳内堵塞闷胀感，听力下降，耳鸣，伴有腹胀纳呆便溏，困倦疲乏，面色无华，舌质淡红，或舌体胖、边有齿印，脉细滑。检查见鼓膜内陷、增厚、混浊，鼓膜穿刺可抽出积液，质地多黏稠。

治法：健脾利湿，化浊通窍。

方药：参苓白术散（人参、茯苓、白术、莲子肉、薏苡仁、砂仁、桔梗、白扁豆、山药）加减。

加减：耳窍积液量多、质地黏稠者，可加佩兰、藿香；积液量多、质地稀薄者，宜加桂枝、泽泻。若肝气不舒，胸烦闷者，可选加柴胡、白芍、香附；脾虚甚者，加黄芪。

(4) 邪毒滞留，气滞血瘀证

证候：病程日久，耳内堵塞感明显，听力下降明显，耳鸣，舌质淡暗，或边有瘀点，脉细涩。检查见鼓膜内陷明显，或粘连，或鼓膜增厚，有钙化或沉积斑；听力检查呈传导性聋或混合性聋，鼓室导抗图多呈 B 型。

治法：活血化瘀，通络开窍。

方药：通窍活血汤（桃仁、红花、赤芍、川芎、麝香、老葱、生姜、大枣）加减。

加减：临床应用时可加柴胡、升麻以助调理气机。若脾虚明显，可用补中益气汤或益气聪明汤合通气散。若肝肾阴虚，可用耳聋左慈丸；若偏肾阳虚，可用肾气丸；若夜眠欠安者，可加远志、龙骨、牡蛎。

【外治法】

1. 滴鼻　使用具有疏风、清热、通窍、消肿作用的药液外用滴鼻，使鼻窍通畅，缓解咽鼓管咽口的黏膜肿胀，促使中耳积液排出，缓解耳堵塞感。

2. 鼓膜按摩　适用于鼓膜内陷，耳堵闷明显者。可用鼓气耳镜放入外耳道内，反复挤压、放松橡皮球，使外耳道交替产生正、负压，引起鼓膜运动而起到鼓膜按摩的作用。也可用中指按压耳屏，按放交替，引起鼓膜的运动。

3. 咽鼓管吹张　可用咽鼓管自行吹张法，吸气，闭口，捏鼻，用力鼓气，使气体从咽鼓管咽口进入中耳内；也可用咽鼓管导管或波氏球法进行通气，每日1次。耳痛较明显，鼓膜红肿，或鼻塞鼻涕多者，不宜进行咽鼓管吹张治疗。

4. 鼓膜穿刺抽液　若见有鼓室积液，可进行鼓膜穿刺术。

5. 鼓膜切开术　经反复鼓膜穿刺无效，液体较黏稠者，可采用鼓膜切开术。

6. 鼓膜置管术　病程迁延，反复发作，中耳积液黏稠者，可考虑鼓膜置管术。

【临证备要】

1. 病症初起者多有风邪外袭，宜散风解表为先。

2. 患者鼻塞、鼻涕多时，应使用滴鼻药，以保持鼻腔及咽鼓管通畅。

3. 应用正确方法擤鼻，不能用力过度。

4. 及时治疗耳胀。

5. 加强锻炼、增强体质、预防感冒，积极治疗鼻腔及鼻咽部疾病。

第三节　脓　耳

脓耳指以鼓膜穿孔、耳内流脓、听力减退为主要临床表现的耳病。本病多为邪气外侵，邪热积聚，犯于耳窍或脏腑功能失调，正气虚损，邪毒滞留耳窍而致。可发生于任何季节，夏季多发。

古代医家对脓耳有聍耳、耳湿、耳底子、耳疳等名称，还有按脓色不同而命名的，其含义不尽相同，但共同的特征是鼓膜穿孔、耳内流脓。

西医学的急、慢性化脓性中耳炎及乳突炎可参考本节辨证论治。

【病因病机】

1. 病因　外因多为外邪侵袭，如风、热、湿等，内因多为脏腑功能失调，如肝胆、脾肾等。

2. 病机

（1）外邪侵袭　风寒或风热侵袭，循经犯耳，或湿热熏蒸耳窍发为本病。

（2）肝胆湿热　风热湿邪外袭，内犯肝胆，或者肝胆素有内热，湿热循经上蒸搏结于耳窍，湿热壅滞，蚀腐鼓膜，化腐成脓。

（3）脾虚湿困　素体脾胃健运失职，湿浊停聚耳窍，以致耳窍流脓难愈。

（4）肾气亏虚　先天不足或后天失养，以致肾元亏虚，邪毒滞留，反复难愈，久之骨腐脓浊，甚至邪毒内陷。

【诊断依据】

1. 病史　初发者可有感冒病史，或者有鼓膜外伤穿孔史，久病者有反复发作耳内流脓病史。

2. 临床症状 初发者起病急，以耳部疼痛渐重、听力减退为主要症状；往往伴有发热、头痛等全身症状；小儿急性发作者，可见高热、烦躁、呕吐、腹泻、惊厥。鼓膜穿孔后，耳痛减轻，全身症状缓解。病程长者，主要表现为耳内反复流脓、听力障碍。

3. 检查

（1）鼓膜检查：病之初起，可见鼓膜充血肿胀；鼓膜穿孔前，局部外凸肿胀明显；鼓膜穿孔后有脓液流出；病程长者，有鼓膜穿孔。

（2）合并乳突炎者则乳突部触诊有压痛。

（3）听力检查：以传导性聋为主，病程长者可有混合性聋。

【辨证论治】

1. 辨证要点 疾病初期多为实热证；病程长者，多属虚证或虚实夹杂。

2. 治疗原则 病位在耳，内责于肝胆、脾肾等脏腑功能失调，虚实兼有，而以实证为主。临证治疗时，在辨证用药的基础上，应注意排脓法的运用。

3. 证治分类

（1）**风热外袭证**

证候：发病急，耳痛逐渐加重，听力减退，或耳痛剧烈后出现耳内流脓、耳鸣，可伴有发热、鼻塞流涕，舌质偏红，苔薄白或薄黄，脉浮数。检查可见鼓膜充血或外凸，光锥弥散，或见鼓膜穿孔及搏动性溢脓，听力检查呈传导性聋。

治法：疏风清热，解毒消肿。

方药：蔓荆子散（蔓荆子、生地黄、赤芍、菊花、桑白皮、麦冬、升麻、前胡、炙甘草、赤茯苓）。

加减：风热盛者，去麦冬、生地黄，加薄荷、柴胡；鼓膜红赤肿胀、耳痛明显者，为加强清热解毒消肿止痛之功，可配合五味消毒饮。

（2）**肝胆湿热证**

证候：耳痛剧烈，头痛，耳鸣，听力下降，脓中带血。往往伴有发热，咽干，小便短赤，大便秘结，舌质红，苔黄，脉弦数。小儿症状较重，可有高热惊厥、烦躁不安等症。检查可见鼓膜充血或外凸，或鼓膜紧张部穿孔，脓液黄稠或带血，量较多。听力检查为传导性聋。

治法：清肝泄热，排脓通窍。

方药：龙胆泻肝汤（龙胆草、栀子、黄芩、泽泻、车前子、当归、柴胡、生地黄、甘草）。

加减：热毒炽盛，排脓不畅者，选用仙方活命饮加减。

小儿脓耳，易引动肝风，方可加蝉衣、钩藤等。小儿脏腑娇嫩，用药切忌过于苦寒，以防损伤脾胃。

（3）**脾虚湿困证**

证候：耳内流脓反复发作，脓液量多、质地清稀，无异味，听力减退，耳鸣。可伴有头晕、头重如裹，乏力，纳呆，便溏，舌质淡，苔白腻，脉弱。检查可见鼓膜穿孔、混浊，可有白斑或钙化，鼓室黏膜肿胀，或可见肉芽、息肉。听力检查多呈传导性聋。

治法：健脾利湿，排脓通窍。

方药：托里消毒散（生黄芪、皂角刺、金银花、甘草、桔梗、白芷、川芎、当归、白芍、白术、茯苓、人参）。

加减：临床应用时若困倦乏力，头晕者，以补中益气汤加减。脓液稀薄量较多，纳呆，便溏者，以参苓白术散加减。脓量多者，加生薏苡仁、车前子、地肤子等渗利水湿。脓液质地黏稠，鼓膜红肿，可加野菊花、蒲公英、鱼腥草等。

（4）肾元亏虚证

证候：耳内流脓迁延不愈，量不多，流脓不畅，呈豆渣样，耳脓秽浊有臭味，听力明显下降。全身症状可有头晕，乏力，腰酸，舌质淡红，苔薄白，脉细。检查可见鼓膜边缘部或松弛部穿孔，有灰白色豆腐渣样或黄色黏稠分泌物，甚至可见胆脂瘤样上皮组织，听力检查呈传导性聋或混合性聋，颞骨 CT 或乳突 X 线提示骨质破坏或有胆脂瘤影。

治法：补肾培元，化湿排脓。

方药：肾阴虚者，用知柏地黄丸（山茱萸、怀山药、泽泻、牡丹皮、茯苓、熟地黄、知母、黄柏）。

肾阳虚者，用肾气丸（干地黄、山药、山茱萸、泽泻、茯苓、牡丹皮、桂枝、制附子）。

加减：临床应用时湿热久困，脓液秽浊，有臭味者，可在前方基础上选用红花、桃仁、乳香、没药、泽兰、皂角刺、车前草、鱼腥草等。

【外治法】

1. 清洁耳道 选用3%双氧水清洁外耳道，也可用负压吸引清除脓液，促使引流通畅，有助于局部药物的使用和吸收。

2. 滴耳吹耳 选用具有清热解毒、消肿止痛作用的药液或药粉喷于患处。

3. 滴鼻 鼻塞症状明显者，选用芳香通窍消肿的滴鼻剂。

4. 涂敷 脓耳引发耳前耳后红肿疼痛，可用如意金黄散或紫金锭磨水外敷。

5. 手术 肉芽或息肉摘除术，乳突根治术，鼓室成形术等。

【临证备要】

1. 积极治疗上呼吸道疾病，尤其是鼻咽部疾病，是预防本病发生的关键，尤其是免疫力低下人群，更容易罹患本病，应尽早诊治，防止并发病的发生。

2. 要注意用正确方法擤鼻涕，防止过度用力，避免毒邪进入耳窍。

3. 婴幼儿哺乳时，要注意使用正确哺乳姿势和方法，防止乳汁误入咽鼓管诱发脓耳。

4. 戒除不良挖耳习惯，避免外耳道及鼓膜损伤，防止污水进入耳道。

5. 保持脓液的引流通畅，合理使用滴耳药、吹耳药。

6. 密切观察病情变化，尤其小儿和老人，若见耳痛剧烈、头痛、高热，提示有可能病情加重，必须及时给予处理。

7. 饮食清淡，少食肥甘厚腻之品。

第四节 耳鸣、耳聋

耳鸣指患者主观感觉耳中有响声而周围环境中并无相应的声源。它可发生于单侧，也可发生于双侧，有时患者自觉鸣响来自头部，称为"颅鸣"或"脑鸣"。在历代文献中耳鸣还有聊啾、苦鸣、蝉鸣、耳数鸣、耳虚鸣、暴鸣、渐鸣等不同的名称。

耳聋指不同程度的听力障碍。根据发病的时间长短及病因等不同，在历代文献中又有暴聋、厥聋、猝聋、久聋、渐聋、虚聋、劳聋、火聋、风聋、毒聋、气聋、聩聋、阳聋、阴聋等不同的名称。

耳鸣与耳聋临床上可同时或先后出现。西医学的突发性聋、爆震性聋、传染性聋、噪声性聋、药物中毒性聋、老年性聋及原因不明的感音神经性聋、混合性聋及耳鸣等疾病，均可参考本节辨证论治。

【病因病机】

1. 病因 耳鸣、耳聋有虚实之别，实者多因外感邪毒或脏腑火热上扰，或痰饮、瘀血蒙蔽耳窍；虚者多为脏腑亏虚，耳窍失养。

2. 病机

（1）外邪侵袭 外感风寒或风热，肺宣降失调，外邪上扰清窍，蕴而不散，引起耳鸣耳聋。

（2）肝火上炎 素体阳盛，易怒，暴怒伤肝，致肝失调达，或情志不畅，肝气郁结化火，均可导致肝胆火热上扰耳窍。

（3）痰火郁结 嗜食肥甘厚腻之品，湿热内生，或过度思虑，损伤脾胃，致运化失调，聚而生痰，久则痰郁化火，上扰清窍，从而导致耳鸣耳聋。

（4）气滞血瘀 病程日久，迁延不愈，或因跌仆打斗外伤等伤及气血，致瘀血阻络，造成耳窍壅阻。

（5）肾元亏虚 先天不足，房劳过度，肾精亏虚，或年老肾精不足等，均可导致耳窍失养。肾阴不足，则虚火上扰耳窍；肾阳不足，则耳窍失于温养。

（6）气血不足 病久失治，或大病之后，耗伤心血，心血亏虚，或老年气血衰弱，或饮食不节，或思虑、劳倦过度，致脾胃虚弱，气血生化乏源，不能上奉于耳，耳窍失养，导致耳鸣或耳聋。

【诊断依据】

1. 病史 由于耳鸣、耳聋常为多种疾病的症状之一，必须详细询问病史寻找病因。如耳外伤史、爆震史、噪声接触史、上呼吸道感染病史、耳毒性药物使用史，以及其他全身疾病史。

2. 临床症状

（1）耳鸣 可单侧发病，亦可双侧发病；可阵发性发作，亦可持续不断；可呈高音（如蝉鸣声、口哨声等），或呈低音（如机器隆隆声）；有些为规律性搏动性耳鸣，与耳窍周围血管病变有关，有的安静时加重，有的噪杂环境中加重，严重时可影响生活及工作。

（2）耳聋 可突发，可渐进。突发耳聋者以单侧为多见，常伴有耳鸣及眩晕，少数亦有双侧同时发生者；渐进性耳聋多为双侧。耳聋有先天性及后天性之分。

3. 局部检查 外耳道及鼓膜检查多无异常。

4. 辅助检查

（1）听力学检查 如音叉试验、纯音测听、耳鸣音调与响度测试、声导抗测听等。

（2）影像学检查 如颞骨、CT、内耳 MRI 等检查。

【辨证论治】

1. 辨证要点 耳鸣、耳聋可分为实证和虚证两类：起病急、病程短者实证居多，常见于风热外袭、痰火郁结、肝火上扰、气滞血瘀等证型；起病缓慢、反复发作、迁延不愈者以虚证为多，如肾精不足或气血两虚等。

2. 治疗原则 依据病因病机，以疏风清热、清利肝胆、化痰散结、活血化瘀、补肾健脾为原则，虚则补之，实则泻之。配合体针、耳针、导引等合适的外治法，综合治疗。

3. 证治分类

（1）外邪侵袭证

证候：起病急，耳鸣如吹风样，听力减退，伴耳闷胀感，可伴有头痛、鼻塞、流涕、咳嗽、发热等，舌质红，苔薄黄，脉浮数。

治法：疏风宣肺，清热通窍。

方药：银翘散（金银花、连翘、桔梗、薄荷、牛蒡子、竹叶、荆芥穗、淡豆豉、甘草、鲜芦根）加减。

加减：鼻塞、流涕症状明显者，可加苍耳子、辛夷花；头痛者，可加蔓荆子、白芷；伴咳嗽者，可加前胡、陈皮。

（2）肝火上扰证

证候：突然发生，或因郁怒明显加重，耳鸣声大，轰轰作响如风雷声，耳聋时轻时重，兼有耳堵闷感，伴口苦咽干，面红目赤，烦躁易怒，小便短赤，大便秘结，夜寐不宁，胸肋胀痛，头痛眩晕，舌红，苔黄，脉弦数。

治法：清肝泻火，解郁通窍。

方药：龙胆泻肝汤（龙胆草、栀子、黄芩、泽泻、车前子、当归、柴胡、生地黄、甘草）加减。

加减：头痛眩晕者可加生龙骨、生牡蛎、白芍以平肝潜阳；面红目赤者，可加菊花、槐花清肝泻火；若肝气郁结之象较明显，可选用加味逍遥散加减。

（3）痰火郁结证

证候：耳鸣如机器轰鸣或风啸声，持续性听力下降，耳中胀闷，头重头昏，或见头晕目眩，胸脘满闷，咳嗽痰多，口淡无味，二便不畅，舌红，苔黄腻，脉滑数。

治法：清热化痰，散结通窍。

方药：清气化痰丸（胆南星、瓜蒌仁、半夏、茯苓、黄芩、杏仁、陈皮、枳实）加减。

加减：痰火重者，可用礞石滚痰丸。

（4）气滞血瘀证

证候：病程长短不一，病久者，耳鸣及听力下降症状多无明显波动，全身可无明显其他症状，舌质暗红或有瘀点，脉细涩。

治法：行气活血，化瘀通窍。

方药：通窍活血汤（桃仁、红花、赤芍、川芎、麝香、老葱、生姜、大枣）加减。

加减：气虚者可加黄芪、党参益气；血虚者可加当归、何首乌养血。

（5）肾元亏虚证

证候：耳鸣如蝉，绵绵不休，昼夜不息，安静时及夜间明显，听力逐渐减退，房劳之后加重，可见头昏乏力，腰膝酸软，虚烦多梦，夜尿频多，舌红少苔，脉细弱或细数。

治法：补肾填精，滋阴潜阳。

方药：肾阴虚者，耳聋左慈丸（熟地黄、山药、山茱萸、茯苓、牡丹皮、泽泻、磁石、五味子、石菖蒲）加减或选用杞菊地黄丸（菊花、枸杞子、熟地黄、山药、山茱萸、茯苓、牡丹皮、泽泻）或左归丸（枸杞子、熟地黄、山药、山茱萸、牛膝、菟丝子、鹿角胶、龟甲胶）等加减。若偏于肾阳虚，右归丸（枸杞子、熟地黄、山药、山茱萸、菟丝子、鹿角胶、当归、杜仲、附子、肉桂）或肾气丸（熟地黄、山药、山茱萸、茯苓、牡丹皮、泽泻、桂枝、附子）加减。

（6）气血不足证

证候：耳鸣，听力下降时轻时重，全身兼有倦怠乏力，面色无华，声低气怯，食欲不振，脘腹胀满，大便溏薄，舌质淡红，苔薄白，脉细弱。

治法：益气养血，通窍聪耳。

方药：八珍汤（党参、茯苓、白术、甘草、熟地黄、当归、白芍、川芎）加减。

加减：若清阳不升为主者，亦可选用益气聪明汤加减。

【外治法】

1. 体针 局部取穴与全身辨证取穴相结合，局部可取耳门、听宫、听会、翳风为主，远端取穴以手足少阳经穴为主，如中渚、外关、足三里、三阴交等。实证用泻法，虚证用补法，或不论虚实，一律用平补平泻法，每日针刺 1 次。

2. 耳针 针刺内耳、肾、肝、神门、皮质下等穴位，中等刺激，留针 15～20 分钟。10 次为一疗程。亦可用王不留行籽贴压耳穴。

3. 穴位注射 可选用听宫、翳风、耳门等穴，药物可选用活血化瘀类药物注射液、或维生素 B_{12} 注射液等，每次每穴注入 0.5～1mL。

4. 物理疗法 穴位电磁场疗法：运用电磁原理在耳部造成磁场，通过经络穴位对磁场磁性的感应而疏通气血，调整脏腑功能，祛邪复聪。

5. 鸣天鼓法 具有疏通经络、运行气血的作用，一般用于治疗耳鸣、暴聋或渐聋而不伴有头痛头晕的患者。《内功图说·十二段锦总诀》中："左右鸣天鼓，二十四度闻。""计算鼻息出入各九次，毕，即放所叉之手，移两手掌擦耳。以第二指叠在中指上，作力放下第二指，重弹脑后。要如击鼓之声，左右各二十四度，两手共弹四十八声。"具体方法：调整好呼吸，将两手掌心分别贴于双侧外耳道口，两手指放于枕部，食指放于中指上，再从中指上滑下，叩击脑后枕部，左右手各 24 次，再两手同时叩击 48 次。

6. 营治城廓 此法不仅能作为治疗法使用，也可作为防病保健法使用。《内功图说·

分行外功诀》：以两手按耳轮，一上一下摩擦之，每次可做15分钟左右。

【临证备要】

1. 避免使用耳毒性药物，若必须使用，应定期监测听力变化。

2. 虚证患者一般夜间症状重，可依据病情加用补益安神药物，睡前可用热水浸泡双足，以助睡眠。

3. 调畅情志，起居有常，饮食有节。

4. 避免噪音伤害。

第五节 鼻 渊

鼻渊是以浊涕量多，鼻塞，头痛，嗅觉减退为主要特点的鼻病。鼻渊病名，最早见于《内经》。后世医家对本病的论述也较多，又有"脑漏""脑渗""脑崩""脑泻"等病名。

西医学急性、慢性鼻窦炎可参考本节辨证论治。

【病因病机】

1. 病因 实证多因外邪侵袭，邪热内蕴引起肺、脾、肝胆之病变而发病，急性病程多见；虚证则多因肺、脾虚损，邪气滞留鼻窍而致，多迁延不愈。

2. 病机

（1）外邪侵袭 外邪袭表，内犯于肺，肺失宣降，气机失调，邪毒循经上壅鼻窍。

（2）胆腑郁热 情志失调，气郁化火，气火内炽，循经上犯，伤及鼻窍；或者邪热犯胆，胆热上蒸鼻窍。

（3）脾胃湿热 过食肥甘厚味，湿热郁困中焦，脾胃运化失调，湿热邪毒循经上蒸鼻窍。

（4）肺气虚寒 患者体弱久病失治，或者病后失养，致肺气虚损，卫表不固，正虚托邪无力，邪滞鼻窍。

（5）气滞血瘀 病程日久，邪毒滞溜，气血运行不畅，瘀血阻络，鼻窍失养，而为本病。

【诊断依据】

1. 病史 多有外感伤风鼻塞病史。

2. 临床症状 脓涕、鼻塞、嗅觉减退，可伴有明显的头痛，有一定的规律性，头痛的部位常局限于前额、鼻根部或颌面部等。

3. 局部检查 鼻黏膜充血肿胀，鼻甲肿大，尤以中鼻甲为甚，中鼻甲肥大或呈息肉样变，中鼻道、嗅裂、下鼻道或后鼻孔可见脓涕。前额部、颌面部或内眦鼻根部可有红肿及压痛。

4. 辅助检查 鼻窦X线或CT检查常显示窦腔模糊、密度增高混浊，可见液平面。

【辨证论治】

1. 辨证要点 病位在鼻。内责于肺，也可有脾胃、胆功能失调。本病有虚证与实证之分，实证起病急，病程短；虚证病程长，迁延不愈。虚实夹杂，往往病情缠绵难愈。

2. 治疗原则　以排脓通窍、调整脏腑功能为原则。

3. 证治分类

（1）**肺经风热证**

证候：起病急，鼻塞，流浊涕量多，鼻涕白黏或黄稠，头痛，嗅觉减退，可伴有发热恶风，畏寒咳嗽，咳痰，舌质红，舌苔薄黄，脉浮数。检查可见鼻黏膜充血肿胀，中鼻甲为甚，中鼻道或嗅裂可见黏性或脓性分泌物。前额、眉棱骨或颌面部压痛。

治法：疏风宣肺，清热通窍。

方药：银翘散（金银花、连翘、薄荷、淡豆豉、荆芥穗、牛蒡子、桔梗、甘草、淡竹叶、芦根）。

加减：鼻涕量多者，加蒲公英、瓜蒌、鱼腥草等；鼻塞明显者，加苍耳子、辛夷花等；鼻涕带血者，加白茅根、仙鹤草等；头痛者，加柴胡、菊花等。

（2）**胆腑郁热证**

证候：黄绿浊涕，量多，或有腥臭味，鼻塞，头痛，嗅觉减退，可伴有心烦易怒、咽干、口苦、失眠多梦、小便黄赤等，舌质红，舌苔黄或腻，脉弦数。检查见鼻黏膜充血肿胀，中鼻道、嗅裂或鼻底可见黏性或脓性分泌物，前额、眉棱骨或颌面部可有叩痛或压痛。

治法：清泄胆热，利湿通窍。

方药：龙胆泻肝汤（龙胆草、栀子、黄芩、泽泻、车前子、当归、柴胡、生地黄、甘草）。

加减：鼻塞甚者，加苍耳子、辛夷花、薄荷等；头痛甚者，加菊花、蔓荆子。

（3）**脾胃湿热证**

证候：鼻塞重，呈持续性，鼻涕黄浊而量多，不易擤出，或涕中带血，嗅觉减退，头昏闷胀，倦怠乏力，胸脘痞闷，口气重浊，纳呆食少，小便短赤，舌质红，苔黄腻，脉滑数。检查见鼻黏膜充血，肿胀明显，中鼻道、嗅裂或鼻底有黏性或脓性分泌物，颌面、前额或眉棱骨压痛。

治法：利湿化浊，清热通窍。

方药：甘露消毒丹（白豆蔻、藿香、茵陈、滑石、石菖蒲、黄芩、川贝母、射干、薄荷、连翘）。

加减：鼻塞甚者，加苍耳子、辛夷花等；头痛甚者，加白芷、菊花等；鼻涕带血者，加仙鹤草、白茅根、蒲公英等。

（4）**肺气虚寒证**

证候：鼻塞时重时轻，白黏鼻涕，遇风冷则症状加重，喷嚏频发，嗅觉减退，气短乏力，语声低微，伴有头昏，头胀，面色苍白，自汗，咳嗽痰多，舌质淡，苔白，脉弱。检查见鼻黏膜淡红、肿胀，中鼻甲肿胀或息肉样变，中鼻道可见白黏分泌物。

治法：温肺益气，散寒通窍。

方药：温肺止流丹（人参、荆芥、细辛、诃子、甘草、桔梗、鱼脑骨）。

加减：头痛，加羌活、白芷等；畏寒肢冷、遇寒加重者，加桂枝、防风等；鼻涕多者，加半夏、薏苡仁等。

（5）气滞血瘀证

证候：鼻涕黏稠，量多，嗅觉减退，鼻塞明显，头痛头昏，痛无定时，反复发作。舌质暗，有瘀点，苔白，脉细涩。检查见鼻黏膜暗红，中鼻甲肥大或息肉样变，中鼻道、嗅裂或鼻底有黏脓性分泌物。

治法：活血化瘀，通窍排脓。

方药：通窍活血汤（赤芍、川芎、桃仁、红花、麝香、老葱、生姜、大枣）。

加减：鼻涕黏稠量多者，加半夏、枳壳、瓜蒌等；鼻塞甚者，加苍耳子、辛夷花。

【外治法】

1. 滴鼻法　可选用芳香通窍的中药滴鼻剂滴鼻，以疏通鼻窍，改善通气，利于分泌物的排出。

2. 熏鼻法　可选用芳香通窍、行气活血的药物，如辛夷、白芷、薄荷、川芎等，水煎后，令患者用鼻吸入热气，从口中吐出，反复多次。每日早晚各1次，7日为1个疗程。

3. 上颌窦穿刺法　适合于上颌窦积脓患者，按常规方法行上颌窦穿刺，用生理盐水冲洗窦腔。

4. 负压置换法　用负压吸引器将窦腔内的脓液吸引出来，以达到治疗目的。

5. 物理治疗　可配合微波红光等物理疗法。

【临证备要】

1. 及时彻底治疗感冒伤风鼻塞及邻近器官（如口腔牙齿）的疾病。

2. 尽量保持鼻腔通畅。

3. 注意正确的擤鼻方法，以免鼻腔分泌物进入中耳，导致中耳疾病。

4. 饮食有节，避免肥甘厚腻，戒除烟酒。

5. 积极锻炼身体，增强自身体质，提高机体抵抗力。

第六节　鼻　鼽

鼻鼽是指以突然或反复发作的鼻痒、连续喷嚏、流清鼻涕、鼻塞等为主要症状的鼻病。可常年性发病，亦可呈季节性发作。西医学的变应性鼻炎、血管运动性鼻炎、嗜酸粒细胞增多性非变应性鼻炎等疾病可参考本节辨证论治。

【病因病机】

1. 病因　多由脏腑虚损，正气亏虚，卫表不固，风寒邪气外侵，寒邪束于皮毛，肺失宣降，通调水道失职，津液停聚，壅塞鼻窍所致。

2. 病机

（1）肺气不足，卫表不固　肺气亏虚，卫表不固，腠理疏松，风寒袭入，邪聚鼻窍，肺宣降失调，通调水道失职，津液停聚，发为鼻鼽。

（2）脾气虚弱，清阳不升　脾气不足，健运失职，清阳不升，鼻窍失养，御邪不利，外邪或邪气侵袭，津液停聚鼻窍而发为鼻鼽。

（3）肾阳亏虚，温煦失职　肾阳不足，摄纳无权，温煦失职，鼻窍失于温养，外邪邪气入侵，发为鼻鼽。

（4）肺经郁热，上犯鼻窍　肺经素有郁热，宣发肃降失职，邪热循经上犯鼻窍，发为鼻鼽。

【诊断依据】

1. 病史　可有家族史或过敏史。

2. 临床症状　本病具有突然发作和反复发作的特点。发作时主要表现为鼻痒、阵发喷嚏、清水鼻涕、鼻塞，或伴有眼痒、流泪、咽痒等症状。

3. 局部检查　在发作期鼻腔黏膜多为苍白或灰白色，亦可充血肿大，鼻腔有较多清稀分泌物。

【辨证论治】

1. 辨证要点　本病的辨证要注意辨标本、辨寒热、辨脏腑。本病发作期多为标证，缓解期多为本证。主要病位在肺脾肾。

2. 治疗原则　急则治标，缓则治本。发作期多为虚实夹杂证，缓解期以补益肺脾肾为主，若兼夹肺热患者，应辅以清肺热之品。

3. 证治分类

（1）肺气不足，卫表不固证

证候：鼻塞，鼻痒，连续喷嚏，清涕量多，遇寒加重，嗅觉减退，怕冷畏风，易自汗，懒言气短，语声低微，或咳嗽痰稀，平素易反复感冒。舌质淡，舌苔薄白，脉细弱。检查见下鼻甲苍白肿大，鼻黏膜淡白或灰白，鼻道可见水样分泌物。

治法：益气固表，温肺散寒。

方药：温肺止流丹（人参、甘草、诃子、细辛、荆芥、桔梗、鱼脑石）加减。

加减：鼻痒明显者，可酌加蝉蜕；若怕风怕冷者，可酌加桂枝、干姜等。

（2）脾气虚弱，清阳不升证

证候：鼻塞，鼻痒，清涕量多，连续喷嚏，面色少华，纳呆，腹胀，便溏，四肢困倦，疲乏无力，气短懒言，舌淡胖，边有齿痕，苔薄白，脉弱无力。检查见下鼻甲苍白水肿，黏膜淡白，或灰白，有水样分泌物。

治法：益气升阳，健脾通窍。

方药：补中益气汤（人参、黄芪、白术、炙甘草、陈皮、当归、升麻、柴胡）加减。

加减：若腹胀便溏、清涕量多，可酌加山药、干姜等；若怕风怕冷，遇寒则症状加重，可酌加防风、桂枝等。

（3）肾阳亏虚，温煦失职证

证候：鼻塞，鼻痒，连续喷嚏，清涕量多不止，易于清晨发作。面色苍白，形寒肢冷，腰膝酸软，耳鸣头晕，小便清长，夜尿多，或见遗精早泄。舌质淡，苔白，脉沉细无力。检查可见下鼻甲肿大，黏膜淡白，鼻道有水样分泌物。

治法：补肾益气，温阳通窍。

方药：肾气丸（熟地黄、山茱萸、山药、牡丹皮、泽泻、茯苓、桂枝、附子）加减。

加减：若鼻塞明显、清涕量多，可加半夏、薏苡仁；若喷嚏多、清涕长流而不止者，可加乌梅、五味子等；若遇风冷即打喷嚏、流清涕者，可加黄芪、防风、白术；腰膝酸软者，可酌加枸杞子、菟丝子、杜仲等；兼腹胀便溏者，可酌加白术、黄芪、砂仁。

（4）肺经郁热，上犯鼻窍证

证候：鼻痒，喷嚏，流清涕或黏涕，鼻塞，鼻腔干燥灼热，胸闷。咳嗽，咽干，舌质红，苔白或黄，脉数。检查见鼻黏膜暗红，鼻甲充血肿胀。

治法：清热润肺，通利鼻窍。

方药：辛夷清肺饮（黄芩、栀子、石膏、知母、辛夷花、枇杷叶、升麻、百合、麦冬、甘草）加减。

【外治法】

1. 滴鼻法　可选用芳香通窍的滴鼻剂，疏通鼻窍，改善通气。

2. 嗅法　可用芳香通窍之品共研细末，时时嗅之，通利鼻窍。

3. 熏鼻法　可选用芳香通窍的中草药，水煎后，令患者用鼻吸入蒸气，从口中吐出，反复多次。

【临证备要】

1. 寻找诱因及易发因素，尽量避免。

2. 有过敏史者，避免接触过敏原。

3. 饮食有节，避免嗜食肥甘厚腻之品。

4. 积极锻炼身体，增强自身体质。

第七节　乳　蛾

乳蛾指以咽痛或咽异物感，喉核红肿，表面或有黄白分泌物为主要临床表现的疾病。

本病以儿童及青少年为多见。起病急骤，病程短者，多为实热证，好发于春秋两季，偶可流行暴发。病程迁延、反复发作者，多为虚证或虚实夹杂证。

西医学的急性扁桃体炎、急性化脓性扁桃体炎、慢性扁桃体炎可参考本节辨证论治。

【病因病机】

1. 病因　起病急骤者，多为风热外袭，邪毒结聚喉核导致。若病程日久，脏腑失调，咽喉失养，邪毒久滞，易致症状反复发作。

2. 病机

（1）外邪侵袭，肺经有热　邪毒从口鼻而入，咽喉首当受邪。外邪侵袭，肺气失宣，风热循经上犯咽喉，气血运行不畅，邪毒搏结于咽喉，发为乳蛾。

（2）邪热传里，肺胃热盛　外邪未解，传入于里，肺胃受之，肺胃之热上蒸，灼腐喉核。亦有过食辛辣煎炒，醇酒厚味，脾胃蕴热，循经上攻喉核而为病。

（3）肺肾阴虚，虚火上炎　久病未愈，热毒滞留，热伤津液，肺肾津液不足，阴虚火旺，邪热上蒸，熏灼喉核而为病。

（4）脾虚湿困，喉核失养　素体脾胃虚弱，或饮食失调，气血生化不足，运化疏布失司，喉核失养；或脾运化失调，化湿不利，湿浊内生，结聚喉核而为病。

（5）痰瘀互阻，结聚喉核　症状反复发作，邪毒日久不去，气滞血瘀，痰浊内生，痰瘀凝聚喉核而为病。

【诊断依据】

1. 病史 常有过度疲劳、外邪侵袭、过度烟酒史。

2. 临床症状 急性发病者，咽痛剧烈，吞咽加重，疼痛连耳。可伴有高热、面赤、畏寒、头痛、纳差、乏力等。小儿可有高热、抽搐、呕吐等全身症状。反复发作者，咽干痒，梗梗不利，咽异物感。

3. 局部检查 起病急，病程短者，喉核充血肿胀明显，连及舌腭弓、咽腭弓，喉核上可有黄白色分泌物。重症患者喉核表面分泌物融合成片，但不超过喉核范围，易拭去。

病程日久或反复发作者，可见喉关颜色暗红，喉核增大，质地硬，表面不平，挤压喉核，可见白色分泌物自隐窝口溢出。

【辨证论治】

1. 辨证要点 起病急者，多为实热证，辨证多为外邪侵袭、肺经有热，或邪热传里、肺胃热盛。若病程反复发作或迁延不愈者，多为虚证或者虚实兼夹证，辨证多属肺肾阴虚、脾虚湿困或痰瘀互阻。

2. 治疗原则 实热证患者以疏风清热、解毒消肿为原则，虚证或虚实兼夹证患者以滋养肺肾、健脾利湿、祛痰散结、活血化瘀为原则。

3. 证治分类

（1）外邪侵袭，肺经风热证

证候：病初起时，咽干，灼热感，咽痛，吞咽加重，伴发热、头痛、咳嗽、怕风冷，舌质红，苔薄黄，脉浮数等。检查可见喉核充血肿胀，连及周围舌腭弓、咽腭弓黏膜，喉核表面有少量点状黄白色分泌物。

治法：疏风清热，消肿利咽。

方药：疏风清热汤（荆芥、防风、牛蒡子、甘草、金银花、连翘、桑白皮、赤芍、桔梗、黄芩、天花粉、玄参、浙贝母）。

加减：咽痛症状重者，可加用马勃清热解毒；咳嗽明显者，可加杏仁通利肺气。

（2）邪热传里，肺胃热盛证

证候：咽痛剧烈，疼痛连及耳根，吞咽疼痛加重，言语含糊，咳痰量多，伴有高热，口渴，咳嗽，黄痰，口臭，腹胀，便秘，小便短赤，舌质红，苔黄厚，脉洪大而数。检查可见喉核肿大，明显充血，有黄白色脓性分泌物连结成片，并有咽峡充血肿胀，下颌角或有压痛。

治法：清热解毒，消肿利咽。

方药：清咽利膈汤（连翘、栀子、黄芩、薄荷、牛蒡子、防风、荆芥、玄明粉、金银花、玄参、大黄、桔梗、黄连、甘草）。

加减：咳嗽黄痰多，加射干、浙贝母、瓜蒌以清化热痰而散结；持续高热者，加生石膏清热解毒；肿痛甚者，含服六神丸等以清热解毒，消肿止痛。

（3）肺肾阴虚，虚火上炎证

证候：咽干灼热，咽异物感，微痒微痛，午后症状加重，伴有午后颧红，手足心热，潮热盗汗，多梦失眠，或干咳少痰，耳鸣头晕，腰酸膝软，便干，舌质红、少苔，脉细数。检查可见喉核肥大，表面不平，色红，或有细白分泌物附着，喉核被挤压时，有黄白色分泌物自隐窝口内溢出。

治法：滋肾润肺，清咽利喉。

方药：百合固金汤（生地黄、熟地黄、麦冬、百合、川贝母、当归、白芍、甘草、玄参、桔梗）。

加减：偏于肺阴虚者，以养阴清肺汤加减；偏于肾阴虚者以六味地黄汤加玄参、桔梗之类。

（4）脾虚湿困，喉核失养证

证候：咽干痒，咽异物感，咳嗽有白痰，腹胀，易恶心呕吐，少气懒言，疲乏倦怠，大便稀溏，舌质淡，苔白腻，脉弱。检查可见喉核淡暗肥大，表面有白色黏性分泌物。

治法：健脾祛湿，消肿利咽。

方药：六君子汤（人参、白术、茯苓、炙甘草、陈皮、半夏）。

加减：湿邪明显者，加厚朴、枳壳；喉核肥大者，加浙贝母、生牡蛎。

（5）痰瘀互阻，结聚喉核证

证候：咽干，咽痛，痰黏量多，不易咳出，病程迁延，全身症状不明显，舌质暗或有瘀点，苔白或白腻，脉细。检查见喉关暗红乏泽，喉核肥大质韧，表面凹凸不平。

治法：活血化瘀，利咽祛痰。

方药：会厌逐瘀汤（桃仁、红花、甘草、桔梗、生地黄、当归、玄参、柴胡、枳壳、赤芍）合二陈汤（半夏、橘红、白茯苓、甘草）。

加减：喉核肥大暗红，质硬者，加三棱、莪术；复感热邪，喉核腺口有黄黏脓，加黄芩、车前草、蒲公英等。

【外治法】

1. 含漱　可用金莲花、金银花、菊花、桔梗适量，煎煮含漱。

2. 吹药　选用清热利咽的中药粉剂均匀吹于患处，每日 2～3 次。注意吹药时嘱患者不要吸气，以避免呛咳。

3. 含服　可选用清热消肿利咽的中药含片或滴丸含服。

4. 雾化吸入　可用清热解毒、消肿利咽的中草药水煎，雾化吸入，每日 1～2 次。

5. 烙法　反复发作喉核增生肥大者，可选用烙治法。

6. 啄治法　可用扁桃体手术刀或三棱针，在扁桃体组织做雀啄样治疗，每侧 4～5 下，以咳吐 2～3 口血为宜。3 日 1 次，5 次为 1 个疗程，一般不超过 3 个疗程。

【临证备要】

1. 重视体育锻炼，增强自身体质，预防感冒。

2. 饮食有节，少食肥甘厚腻之品，以免脾胃蕴热。

3. 规律作息，劳逸结合，以免虚火内生。

4. 乳蛾急性发作者应及时治疗，彻底治愈，以免迁延日久，缠绵难愈。

5. 注意口腔卫生，按时清洁口腔，减少粉尘等有害物质刺激，对邻近组织疾病要及时治疗。

第八节　梅核气

梅核气指以咽部异物感如梅核阻塞于咽喉，咽之不下，咳之不出为主要特征的疾病。

本病多发于情志抑郁患者，中年女性多见。由于咽喉的异物感，精神负担过重，有多疑心理，甚至影响正常工作和生活。

西医学的咽部神经官能症或癔症可参考本节辨证论治。

【病因病机】

1. 病因　本病往往与情志郁结、肝气不疏、气机不利有关。

2. 病机

（1）肝气郁结　平素情志不遂，肝气不舒，气机不畅，肝气郁结上逆于咽喉而为病。

（2）痰气互结　素体脾胃虚弱，思虑过甚，或肝郁日久，横犯脾土，以致脾胃健运失调，津液停滞，聚湿生痰，结于咽喉而为病。

【诊断依据】

1. 病史　可有情绪抑郁或精神疾病史。

2. 临床症状　咽部异物感为主要症状，其或如梅核，或如痰阻，或如虫扰，或如丝如发，咽之不下，咳之不出，无痛无痒，不碍吞咽及呼吸，不妨碍饮食。可伴有胸胁胀满，食少纳呆，多于心情抑郁时症状加重。

3. 局部检查　咽喉各部结构所见正常。

【辨证论治】

1. 辨证要点　病程短者，以肝郁气滞为主；病程长或反复发作者则肝脾不和，痰气互结，痰瘀阻滞。

2. 治疗原则　以疏肝理气、健脾化痰为治疗原则。治疗方面，在辨证用药的基础上，还应注意对患者精神上的疏导。

3. 证治分类

（1）肝气郁结证

证候：咽异物感，咽之不下，吐之不出，无吞咽障碍及呼吸不畅，常见心情抑郁，多疑多虑，胸胁胀满，心烦易怒，善太息，舌质淡红，苔薄白，脉弦。

治法：疏肝理气，解郁散结。

方药：逍遥散（柴胡、白芍、茯苓、当归、白术、薄荷、生姜、甘草）。

加减：若头痛、烦躁易怒、口干明显者，加牡丹皮、栀子；失眠者，加酸枣仁、夜交藤；情志抑郁者，配合越鞠丸加减。

（2）痰气互结证

证候：咽异物感，反复咳痰，咳吐不利，时轻时重，倦怠乏力，食少纳呆，脘腹胀满，反酸嗳气，舌质淡，苔白腻，脉弦滑。

治法：行气化痰，利咽散结。

方药：半夏厚朴汤（半夏、厚朴、茯苓、生姜、苏叶）。

加减：多疑多虑者，加炙甘草、浮小麦、大枣；胸闷气短痰多者，加瓜蒌仁、苏梗、薤白；纳呆、腹胀满、苔白腻者，加砂仁、陈皮。脾虚者，合四君子汤加减。气滞血瘀，咽喉脉络受阻，可用桃红四物汤（桃仁、红花、川芎、当归、熟地黄、白芍）合二陈汤（半夏、橘红、白茯苓、甘草）。

【外治法】

1. 含漱 可用玫瑰花、金莲花、麦冬适量，煎煮含漱。

2. 吹药 可用清咽利喉中药粉末少许吹布于咽部，每日 2~3 次。

3. 针灸 针刺廉泉，可配合合谷、内关、天突等穴。

4. 穴位贴敷 将药物制成膏剂，贴于天突穴，每日 1 次，每次贴敷 4~6 小时。

【临证备要】

1. 保持乐观开朗的心情、心胸宽广的性格，注意疏导患者的情绪。

2. 戒除烟酒，清淡饮食。

3. 强身健体，修身养性。

第九节 喉 痹

喉痹是指以咽部肿痛、咽干痒、咽异物感，或喉底有颗粒状突起为主要特征的咽部疾病。历代文献记载有"风热喉痹""风寒喉痹""阴虚喉痹""阳虚喉痹""帘珠喉痹""紫色喉痹""白色喉痹"等不同病名。

西医学的急慢性咽炎可参考本节辨证施治。

【病因病机】

1. 病因 若起病急骤者，多为起居不慎，风邪外袭，内犯于肺而致。若久病失治，或素体体弱，脏腑失调，咽喉失养，邪毒久滞，易致病程迁延，反复发作。

2. 病机

（1）外邪侵袭，邪聚咽喉 气候变化，起居不慎，外邪侵袭。风邪多夹寒或夹热，当风热之邪侵袭时，邪从口鼻而入，直袭咽喉，内犯于肺，肺失宣降，邪热上炎，发为喉痹；当风寒之邪外袭时，束肌表，遏卫阳，肺气不宣，营卫不和，邪郁不能外达，邪滞咽喉，发为喉痹。

（2）肺胃热盛，上灼咽喉 外邪未解，热盛传里；或过食辛热厚味，肺胃功能失调，热毒蕴积，复感外邪，内外邪热蒸灼，上攻咽喉而为病。

（3）肺肾阴虚，虚火上炎 素体虚弱，劳伤过度，温热病后，耗损肺肾阴津，不能上承滋养咽喉，阴液亏虚水不制火则虚火亢盛，循经上蒸，灼于咽喉为病。

（4）脾胃失调，咽喉失养 病后失养，思虑过度，劳伤脾胃，饮食不节，致脾胃功能失调，水谷精微生化不足，运化失调，咽喉失于温养，发为喉痹。

（5）肾阳亏虚，咽失温煦 操劳过甚，久病误治，房事不节，或过用寒凉之品，致肾阳亏虚，肾阳虚则虚阳浮越，阴寒内生，失去温运固摄功能，寒邪凝滞，阳气不能温养咽喉而为病。

（6）痰瘀互阻，结聚咽喉 情志不畅，气机郁滞，气滞痰凝，或饮食不节，损伤脾胃，运化失职，痰湿停聚，凝结咽喉；或喉痹反复发作，余邪滞留，日久经脉瘀滞，气血运行不畅，咽喉气血瘀滞而为病。

【诊断依据】

1. 病史　可有感冒病史，或症状反复发作史。

2. 临床症状　起病急者，多表现为咽痛，吞咽加重；病久者，则可出现咽干痒，咽灼热感，咽异物感。

3. 局部检查　咽黏膜充血、肿胀；或见咽部黏膜增生肥厚，咽后壁或有凹凸不平颗粒状隆起；或见咽部黏膜干燥。

【辨证论治】

1. 辨证要点　喉痹起病急者，多属实证。若反复发作，迁延不愈，则因体质不同可有阴虚、气虚、阳虚、痰瘀等不同证型。

2. 治疗原则　急性起病，实证患者，以疏风清热、解毒消肿为原则；虚证及虚实夹杂患者，以补益肺肾、健脾利湿、清利咽喉为原则。

3. 证治分类

（1）*外邪侵袭，邪聚咽喉证*

证候：咽痛，吞咽加重，咽干灼热，咽异物感，偏于风热者，咽痛较重，伴发热，恶风，咳痰黄稠，舌苔薄黄，脉浮数。检查可见咽部黏膜充血、肿胀，或颌下淋巴结肿大，或有压痛。偏于风寒者，咽痛较轻，伴恶寒发热，头痛无汗，咳嗽痰稀，舌质淡红，脉浮紧。检查见咽部黏膜淡红，轻度肿胀。

治法：疏风散邪，宣肺利咽。

方药：风热侵袭者，宜疏风清热、利咽消肿，用疏风清热汤（荆芥、防风、牛蒡子、甘草、金银花、连翘、桑白皮、赤芍、桔梗、黄芩、天花粉、玄参、浙贝母）；风寒侵袭者，宜疏风散寒，利咽宣肺，可选用六味汤（荆芥、防风、薄荷、桔梗、甘草、僵蚕）。

加减：若咳嗽痰多，可加杏仁、前胡；若鼻塞、流涕，可加苍耳子、辛夷花。

（2）*肺胃热盛，上灼咽喉证*

证候：咽痛较剧烈，吞咽困难，咽异物感，发热，咽干口渴，口气腐臭，大便干燥，小便短赤，舌质红，舌苔黄，脉洪数。检查见咽部黏膜充血肿胀明显，喉底颗粒红肿，颌下淋巴结肿大压痛。

治法：清热解毒，利咽消肿。

方药：清咽利膈汤（荆芥、防风、薄荷、金银花、连翘、栀子、黄芩、黄连、桔梗、甘草、牛蒡子、玄参、生大黄、玄明粉）加减。

加减：若咳嗽痰黄、颌下淋巴结肿痛明显，可加射干、瓜蒌仁、夏枯草；高热不退者，可加水牛角、大青叶；若有白色伪膜，可加蒲公英、马勃等。

（3）*肺肾阴虚，虚火上炎证*

证候：咽干不欲饮，灼热不适，微痛微痒，咽异物感，干咳少痰，或痰中带血，手足心热，午后较重，舌红少津，脉细数。检查可见咽部黏膜暗红，干燥少津。

治法：滋阴降火，清利咽喉。

方药：肺阴虚为主者，可选用养阴清肺汤（玄参、生甘草、白芍、麦冬、生地黄、薄荷、浙贝母、牡丹皮）。以肾阴虚为主者，可选用六味地黄丸（熟地黄、山药、山茱黄、牡丹皮、泽泻、茯苓）加减。

加减：若痰中带血，可加百合、白茅根、仙鹤草；咽干灼热重，午后盗汗，大便秘结，可加知母、黄柏。

（4）脾胃失调，咽喉失养证

证候：咽喉异物感或痰附着感，咽干灼微痛，遇寒凉加重，口干不欲饮或喜热饮，脘腹胀满易恶心，呃逆反酸，受凉、疲倦后则症状加重。平素困倦乏力，少气懒言，纳呆腹胀，大便溏薄，舌体胖大，舌质淡红有齿印，苔薄白，脉细。检查见咽黏膜淡红轻度肿胀，喉底颗粒可融合成片。

治法：益气健脾，化痰利咽。

方药：补中益气汤（人参、黄芪、白术、炙甘草、陈皮、当归、升麻、柴胡）加减。

加减：若咽部充血，黏膜肥厚明显者，可加丹参、川芎、郁金；痰黏咳吐不利者可加川贝母、香附、枳壳；咽干明显、伴灼热感者，可加沙参、玄参、百合、麦冬等；易呃逆、恶心反酸者，可加法半夏、佛手、厚朴等；若食少纳呆、脘腹胀满、大便稀溏、苔腻者，可加砂仁、茯苓、生薏苡仁等。

（5）肾阳亏虚，咽失温煦证

证候：咽异物感，白痰质稀量多，面色苍白，腰膝酸软，形寒肢冷，脘腹胀满，食少纳呆，下利清谷，夜尿频多清长，舌质淡嫩，舌体胖，苔白，脉沉细弱。检查见咽部黏膜淡红。

治法：补肾健脾，温阳利咽。

方药：附子理中丸（人参、白术、干姜、附子、甘草）加减。

加减：腰膝冷痛者，可加杜仲、牛膝等；咽部有痰，质稀量多者，可加半夏、茯苓等；脘腹胀满纳呆者，可加木香、砂仁等。

（6）痰瘀互阻，结聚咽喉证

证候：咽异物灼热感，痰黏难咳，咽干咽痛，易恶心呕吐，胸闷气短，舌质暗，或有瘀斑瘀点，苔白或微黄，脉弦滑。检查见咽黏膜暗红，喉底颗粒融合成片，咽侧索肥厚。

治法：化痰祛瘀，散结利咽。

方药：贝母瓜蒌散（贝母、瓜蒌、天花粉、橘红、桔梗、茯苓）加味。

加减：咳嗽有痰，咳吐不利者，可加杏仁、半夏、紫菀、款冬花等；咽异物感，刺痛，胸胁胀满者，可加香附、郁金、枳壳等。

【外治法】

1. 含漱　将中药煎水含漱，每日 3 ~ 4 次。如：①金银花、麦冬、薄荷、青果煎汤。②桔梗、菊花煎汤。

2. 吹喉　将中药制成细粉剂，均匀喷于咽喉部，以清热消肿止痛利咽。

3. 含服　将中药制成丸或片剂含服，延长药物直接作用于咽喉黏膜的时间，以清热利咽，消肿生津。

4. 雾化吸入　可用中药液置入超声雾化器中进行雾化吸入，如金莲花、板蓝根、菊花、蒲公英等煎水过滤。

【临证备要】

1. 急性发病时要积极治疗，避免反复发作。

2. 注意口咽卫生，饭后漱口。

3. 加强个人防护，避免有害气体对咽喉的刺激。

4. 饮食有节，预防感冒，加强锻炼。

第十节 喉 喑

喉喑是指以声音不扬，声音嘶哑为主要特征的喉部疾病，常伴有咽痒、咽干微痛等症状。发病无年龄、地域差异，以职业用声者居多。

西医学中急慢性喉炎、声带麻痹等可参考本节辨证论治。

【病因病机】

1. 病因 喉喑有虚实之分，实证者多由风邪外袭，痰热犯肺，邪滞喉窍，声门开合不利而致，即所谓"金实不鸣"。虚证者多因脏腑虚损，不能濡养喉窍，声户开合不利而致，即所谓"金破不鸣"。

2. 病机

（1）风寒侵袭 风寒外侵，肺气闭郁，宣降不利，风寒之邪凝聚于喉，阻滞脉络，致声户不畅，开合不利，发为喉喑。

（2）风热犯肺 外感风热，内伤于肺，肺失宣降，气机失调，则邪热上蒸喉窍，致声户不畅，开合不利，发为喉喑。

（3）痰热壅肺 嗜食辛辣厚味，肺胃湿热内蕴，肺宣降失调，复感风热之邪，内外热结，灼津为痰，痰阻声户，肌膜肥厚或腐坏，声门开合不利，发为喉喑。

（4）肺肾阴虚 素体虚弱，或久病失养，房劳不节，燥热伤津，阴液暗耗，以致肺肾阴虚，咽喉失养；阴虚生内热，虚火循经上灼咽喉，致声门开合不利，发为喉喑。

（5）肺脾气虚 素体虚弱，多言耗气，久病失养，或劳倦太过等，致肺脾气虚，鼓动声门乏力，发为喉喑。

（6）气滞血瘀 患病日久，邪毒未清，余邪滞留咽喉，阻滞血脉运行；或用嗓过度，耗伤气血津液，气阴亏虚，气虚则血滞，气滞则血瘀，血瘀痰凝，致声带肿胀，或形成小结及息肉，声户失司，发为喉喑。

【诊断依据】

1. 病史 多有外感病史，或用嗓过度、发声不当史，声音嘶哑反复发作史。

2. 临床症状 以声音不扬、声音嘶哑为主要症状，可伴有咽喉干燥、疼痛不适、咽异物感。

3. 局部检查 喉黏膜及声带充血肿胀；或声带肥厚，有小结或息肉，声门闭合不全；或声带运动受限；或声带松弛无力；或喉黏膜及声带干燥、变薄。

【辨证论治】

1. 辨证要点 本病初期多为实证，临床辨证多属外邪侵袭或痰热犯肺；病久则多为虚证或虚实夹杂证，临床辨证多属肺肾阴虚、肺脾气虚或气滞血瘀。

2. 治疗原则 金实不鸣以宣肺祛邪为原则，金破不鸣以补益肺脾为原则，在辨证用药的基础上应注意配合利喉开音药物。

3. 证治分类

（1）风寒侵袭证

证候：突然声音嘶哑，喉痛轻，微痒，咳嗽，发热，恶寒，头痛无汗，鼻塞，清涕，口不渴，舌苔薄白，脉浮紧。检查见喉黏膜淡红微肿，声门闭合不全。

治法：疏风散寒，宣肺利喉。

方药：三拗汤（麻黄、杏仁、生姜、甘草）加减。

加减：痰多，咽痒明显可加僵蚕、前胡、蝉衣。

（2）风热犯肺证

证候：起病急，声音嘶哑，咽喉痛，干痒，咳嗽，发热，恶风寒，头痛，口微渴，舌质红，苔薄黄，脉浮数。检查见喉黏膜及声带充血肿胀，声门闭合不全。

治法：疏风清热，利喉开音。

方药：疏风清热汤（荆芥、防风、牛蒡子、甘草、金银花、连翘、桑白皮、赤芍、桔梗、黄芩、天花粉、玄参、浙贝母）加减。

加减：声音嘶哑严重，甚或失音者，可加蝉蜕、木蝴蝶；痰黏难出者，可加瓜蒌皮、杏仁、竹茹。

（3）痰热壅肺证

证候：声音嘶哑，甚则失音，咽喉疼痛明显，咳嗽，有黄痰，痰黏稠难咳，发热，口渴欲饮，大便秘结，舌质红，苔黄厚，脉滑数。检查见喉黏膜及室带、声带明显充血肿胀，声带上有黏性分泌物附着，闭合不全。

治法：清热化痰，利喉开音。

方药：泻白散（桑白皮、地骨皮、甘草、粳米）加减。

加减：可加黄芩、杏仁以加强清热宣肺之功；痰多者加瓜蒌仁、浙贝母、天竺黄、竹茹；音哑严重，或失音者加木蝴蝶、蝉蜕。

（4）肺肾阴虚证

证候：声嘶日久，声音不扬，咽干咽痛，干咳少痰，清嗓频繁，午后明显，可兼有口干少饮、头晕耳鸣、腰膝酸软、失眠多梦、五心烦热等症，舌红少苔，脉细数。检查见喉黏膜及室带、声带黏膜干燥、变薄，声门闭合不全。

治法：滋养肺肾，润喉开音。

方药：百合固金汤（百合、生地黄、熟地黄、麦冬、玄参、当归、白芍、桔梗、甘草、川贝母）加减。

加减：阴虚火旺者，加黄柏、知母；咽喉干痒者，加蝉衣，杏仁；夜梦多，盗汗者，加五味子、生龙骨。

（5）肺脾气虚证

证候：病程长，声音嘶哑，语音低沉，讲话费力，遇劳加重，可兼有面色无华、气短懒言、困倦疲乏、纳呆便溏等症，舌体胖、有齿痕，舌质淡、苔白，脉细弱。检查见喉黏膜色淡红，声带肿胀，松弛无力，声门闭合不全。

治法：补脾益肺，益气开音。

方药：补中益气汤（人参、黄芪、白术、炙甘草、陈皮、当归、升麻、柴胡）

加减。

加减：声带肿胀，痰多湿重者，可加半夏、茯苓、扁豆；若咽痒，咳嗽，怕风者，加防风、蝉衣、杏仁。

（6）气滞血瘀证

证候：声嘶病程长，语声干涩，咽喉异物感，痰少而黏，频繁清嗓，胸闷气短。舌质暗红或有瘀点，苔薄白或薄黄，脉细涩。检查见喉黏膜及室带、声带、杓区黏膜暗红肥厚，或声带有小结或息肉，常有黏液附着。

治法：理气活血，化瘀开音。

方药：会厌逐瘀汤（当归、赤芍、红花、桃仁、生地黄、枳壳、柴胡、桔梗、甘草、玄参）加减。

加减：气滞明显者，加香附、郁金、陈皮；痰多者，加贝母、海浮石、桔梗等。

【外治法】

1. 超声雾化吸入 根据不同证型选用不同的中药水煎，取过滤液做超声雾化吸入，每次 10 分钟，每日 1~2 次。

2. 含服 选用具有清利咽喉的中药丸剂或片剂含服，可延长药物局部作用，有助于清热消肿止痛开音。

3. 手术治疗 声带小结或息肉长期不愈者，可手术摘除。

【临证备要】

1. 注意声带休息，正确用声，避免用声过度。

2. 对于急性患者及小儿患者，注意观察呼吸情况。

3. 感冒期间节制用声。

4. 避免烟雾粉尘等刺激，预防感冒。

主要参考书目

[1] 高思华，王键．中医基础理论［M］．北京：人民卫生出版社，2013

[2] 陈家旭．中医诊断学［M］．北京：中国中医药出版社，2015

[3] 贾波，李冀．方剂学［M］．北京：中国中医药出版社，2014

[4] 张伯礼，薛博瑜．中医内科学［M］．北京：人民卫生出版社，2012

[5] 方药中，邓铁涛．实用中医内科学［M］．上海：上海科学技术出版社，1985

[6] 中华中医药学会．中国中医药学科史［M］．北京：中国中医药出版社，2014

[7] 李曰庆，何清湖．中医外科学［M］．北京：中国中医药出版社，2012

[8] 谭新华，何清湖．中医外科学［M］．北京：人民卫生出版社，2011

[9] 陈德宇，万历生．中医外科临症治要［M］．北京：学苑出版社，2012

[10] 杨博华．中医外科临床技能实训［M］．北京：人民卫生出版社，2013

[11] 陆德铭，陆金根．实用中医外科学［M］．2版．上海：上海科学技术出版社，2012

[12] 上海中医药大学．中医老课本系列·中医外科学［M］．上海：上海科学技术出版社，2012

[13] 王沛，张耀圣，王军．今日中医外科［M］．2版．北京：人民卫生出版社，2012

[14] 马莳．黄帝内经素问注证发微［M］．北京：科学技术出版社，1998

[15] 秦越人．难经集注［M］．北京：人民卫生出版社，1956

[16] 孙星衍．神农本草经［M］．沈阳：辽宁科学技术出版社，1997

[17] 张机．金匮要略方论［M］．北京：人民卫生出版社，1956

[18] 巢元方．诸病源候论［M］．北京：人民卫生出版社，1982

[19] 朱丹溪．格致余论［M］．沈阳：辽宁科学技术出版社，1959

[20] 张介宾．景岳全书［M］．上海：上海科学技术出版社，1959

[21] 陈自明．妇人大全良方［M］．北京：人民卫生出版社，1985

[22] 傅山．傅青主女科［M］．北京：商务印书馆，1957

[23] 张锡纯．医学衷中参西录［M］．上海：上海科学技术出版社，1959

[24] 成都中医学院．中医妇科学［M］．北京：人民卫生出版社，1986

[25] 湖北中医学院．中医妇科学［M］．4版．上海：上海科学技术出版社，1979

[26] 辽宁中医学院．中医妇科学［M］．上海：上海人民出版社，1976

[27] 黄绳武．中医妇科学［M］．上海：上海科学技术出版社，1983

[28] 罗元恺．中医妇科学［M］．5版．上海：上海科学技术出版社，1986

[29] 罗元恺．中医妇科学［M］．北京：人民卫生出版社，1988

[30] 马宝璋．中医妇科学［M］．6版．上海：上海科学技术出版社，1997

[31] 夏桂成．中医临床妇科学［M］．北京：人民卫生出版社，1994

［32］张玉珍．新编中医妇科学［M］．北京：人民军医出版社，2001

［33］刘敏如，谭万信．中医妇产科学［M］．北京：人民卫生出版社，2001

［34］欧阳惠卿．中医妇科学［M］．北京：人民卫生出版社，2002

［35］夏桂成．中医妇科理论与实践［M］．北京：人民卫生出版社，2003

［36］马宝璋．中医妇科学［M］．北京：中国中医药出版社，2004

［37］尤昭玲，袁家麟．中医妇科学．北京：中国中医药出版社，2005

［38］丰有吉，沈铿．妇产科学［M］．北京：人民卫生出版社，2005

［39］张玉珍．中医妇科学［M］．2版．北京：中国中医药出版社，2007

［40］马宝璋，齐聪．中医妇科学［M］．北京：中国中医药出版社，2012

［41］汪受传，虞坚尔．中医儿科学［M］．北京：中国中医药出版社，2012

［42］汪受传，吴力群．全国中医药专业技术资格考试大纲与细则．中医儿科专业（中级）．北京：中国中医药出版社，2011

［43］曾庆华．中医眼科学［M］．北京：中国中医药出版社，2013

［44］段俊国．中医眼科学［M］．北京：人民卫生出版社，2012

［45］彭清华．中医眼科学［M］．北京：中国中医药出版社，2012

［46］彭清华．眼科病［M］．北京：人民军医出版社，2007

［47］庄曾渊，金明．今日中医眼科［M］．北京：人民卫生出版社，2011

［48］韦企平．视神经疾病中西医结合诊治［M］．北京：人民卫生出版社，2007

［49］中华中医药学会．中医耳鼻喉科常见病诊疗指南［M］．北京：中国中医药出版社，2012

［50］丁淑华，汪冰．五官科护理学［M］．9版．北京：中国中医药出版社，2012

［51］彭清华，忻耀杰．中医五官科学［M］．北京：人民卫生出版社，2015

［52］阮岩．中医耳鼻喉科学［M］．北京：人民卫生出版社，2012

［53］王德鉴，王士贞．中医耳鼻喉科学［M］．2版．北京：人民卫生出版社，2008

［54］王士贞．中医耳鼻咽喉科临床研究［M］．北京：人民卫生出版社，2009

［55］王永钦．中医耳鼻咽喉口腔科学［M］．北京：人民卫生出版社，2006